AF533113

Liesel Malm

Die Natur-Apotheke

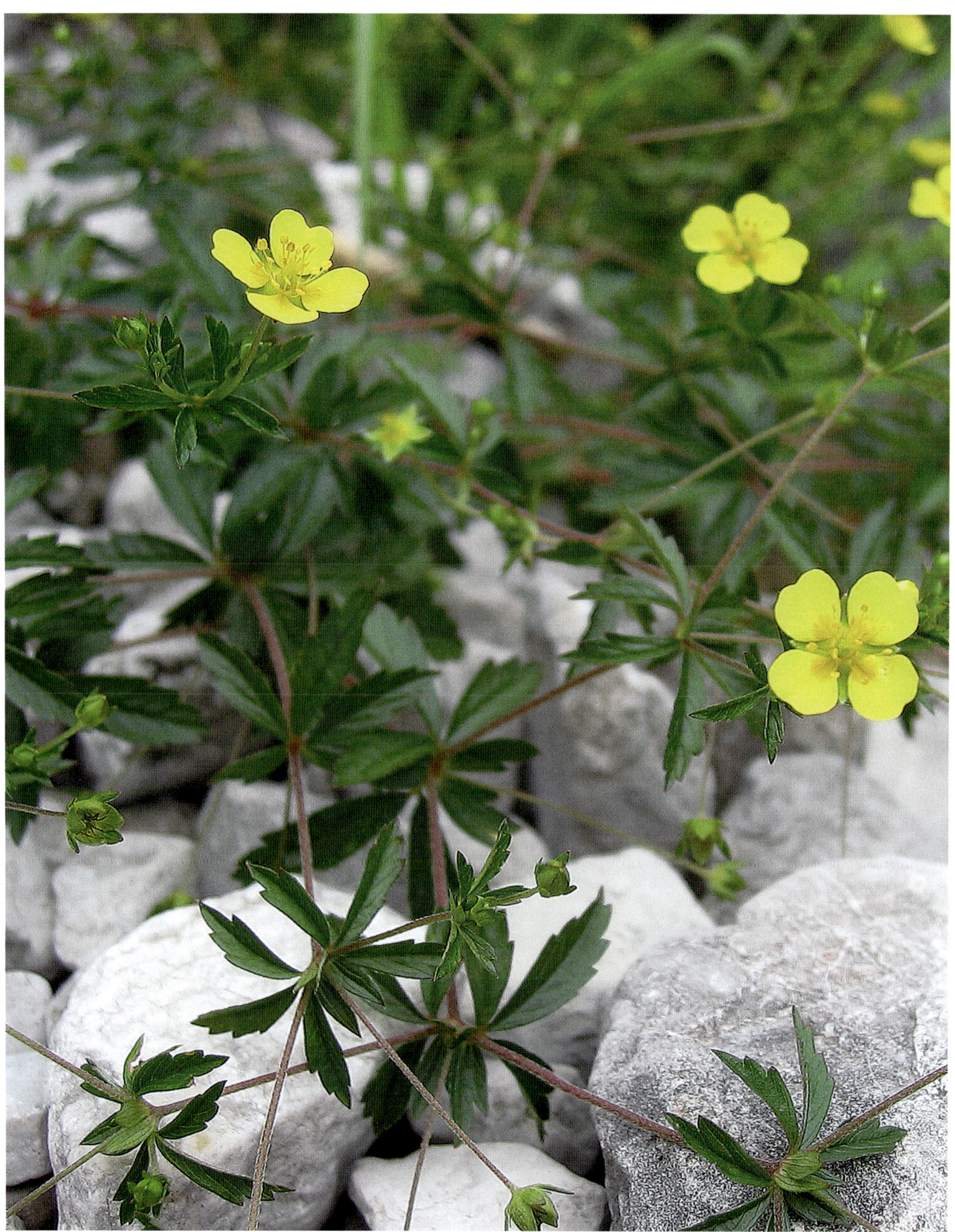

Kräuter-Liesel

Liesel Malm

Die Natur-Apotheke

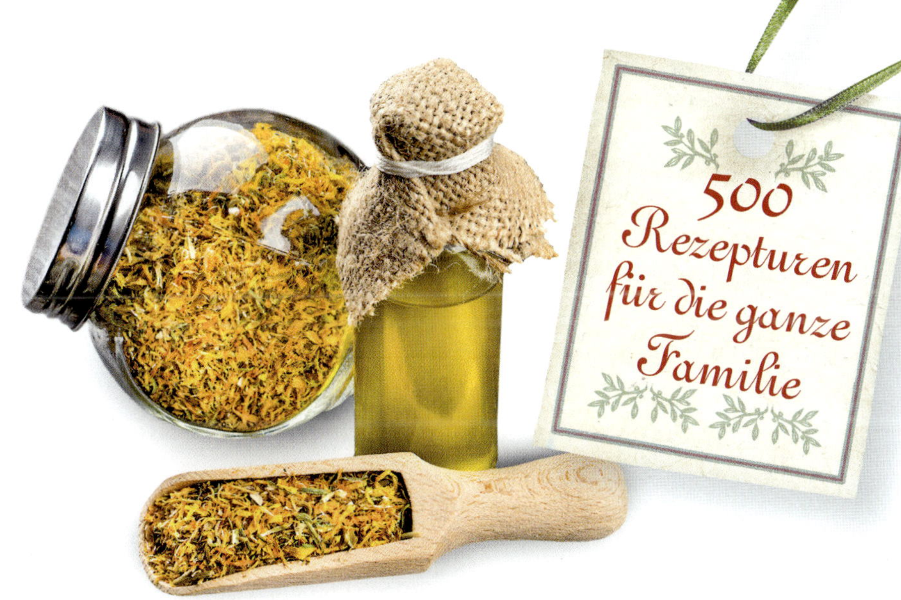

Bassermann

ISBN 978-3-8094-3649-2

4. Auflage 2020

Umschlaggestaltung: Atelier Versen, Bad Aibling
Satz, Layout und Producing: Jung Medienpartner GmbH, Limburg
Lektorat: Dagmar Fernholz, Lektorat Gesundheit, Köln
Herstellung: Elke Cramer
Projektleitung: Anja Halveland

Druck und Bindung: Mohn Media Mohndruck GmbH, Gütersloh

Printed in Germany

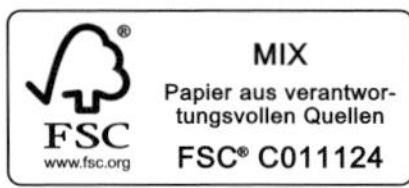

Penguin Random House Verlagsgruppe FSC® N001967

Inhaltsverzeichnis

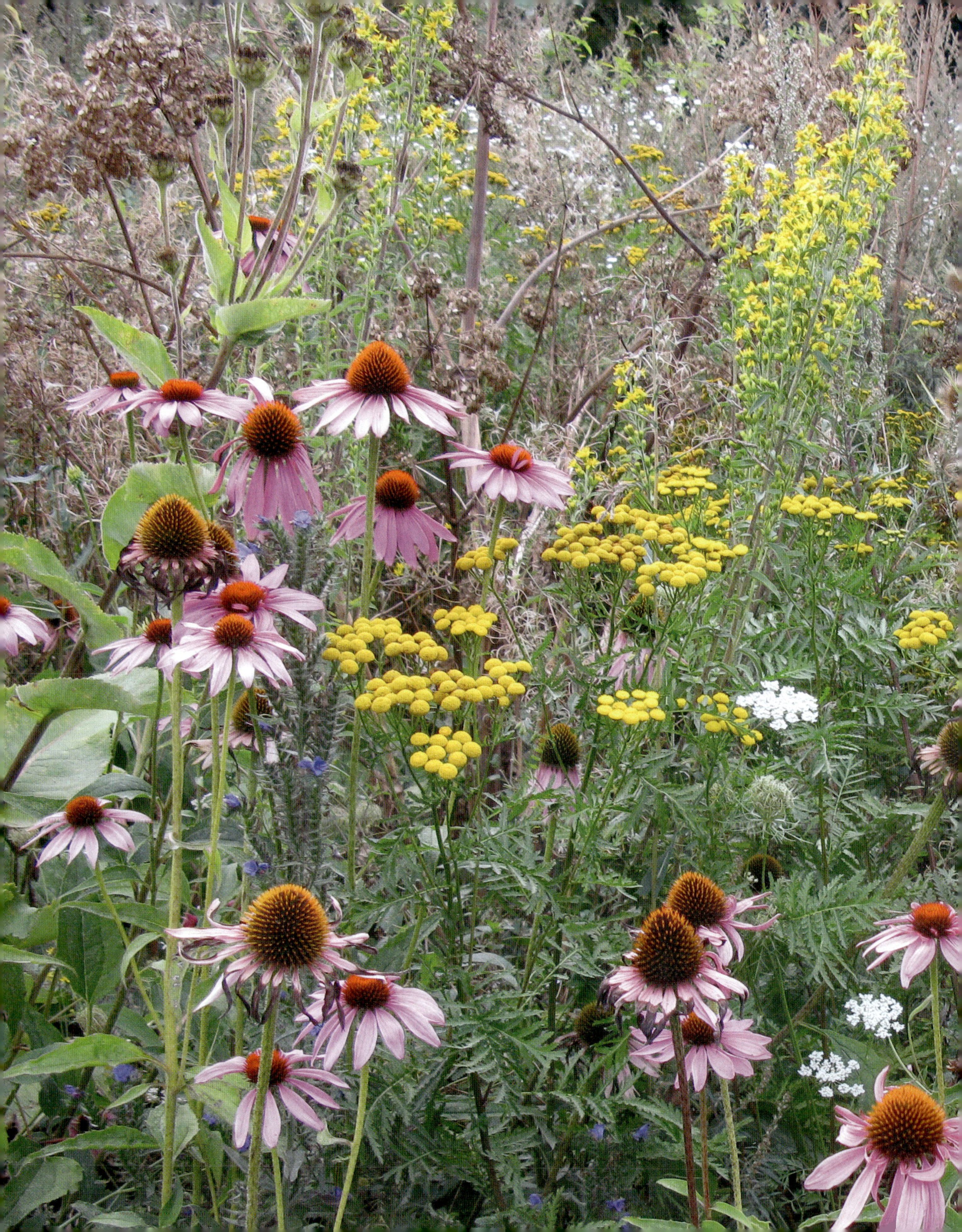

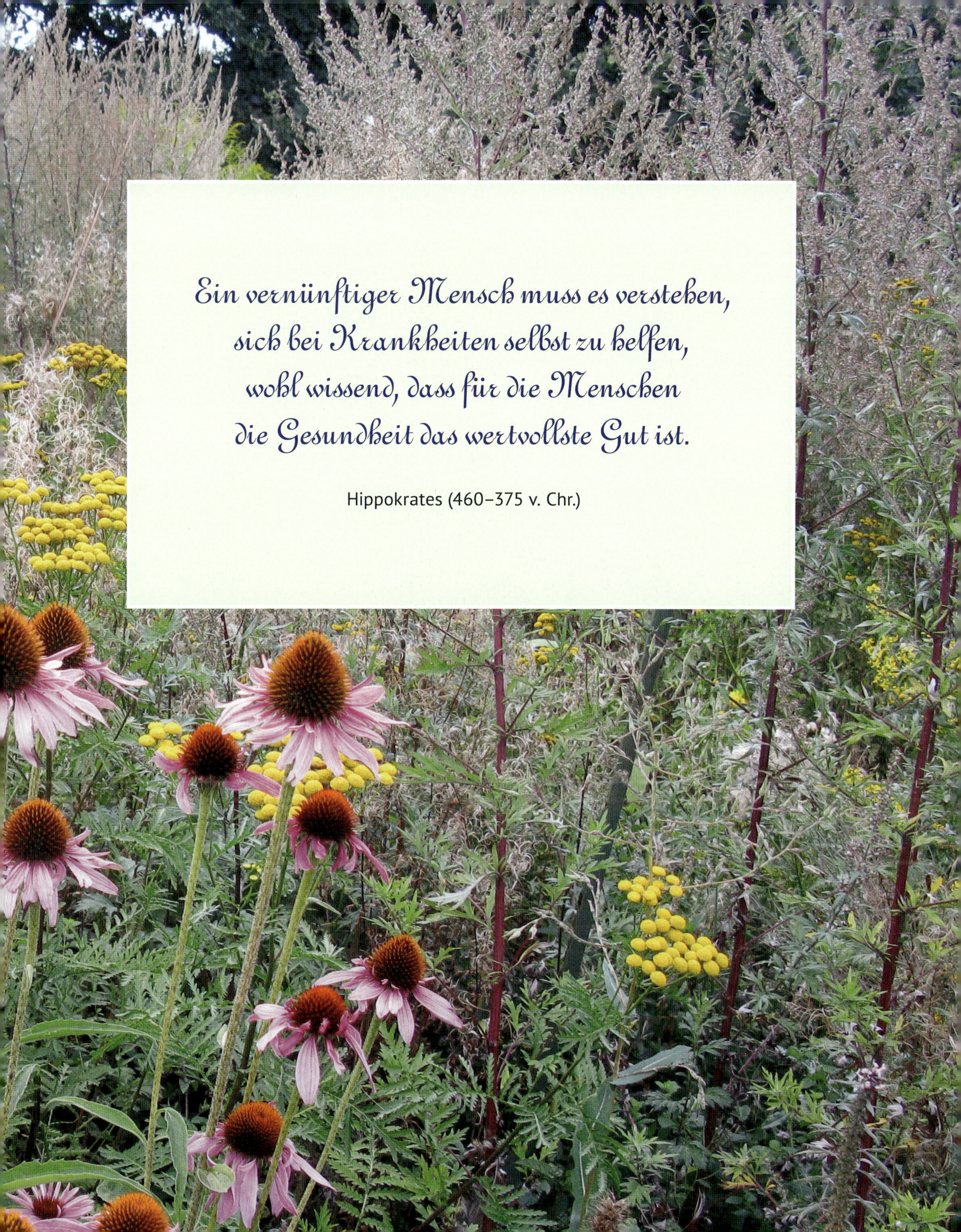

Ein vernünftiger Mensch muss es verstehen,
sich bei Krankheiten selbst zu helfen,
wohl wissend, dass für die Menschen
die Gesundheit das wertvollste Gut ist.

Hippokrates (460–375 v. Chr.)

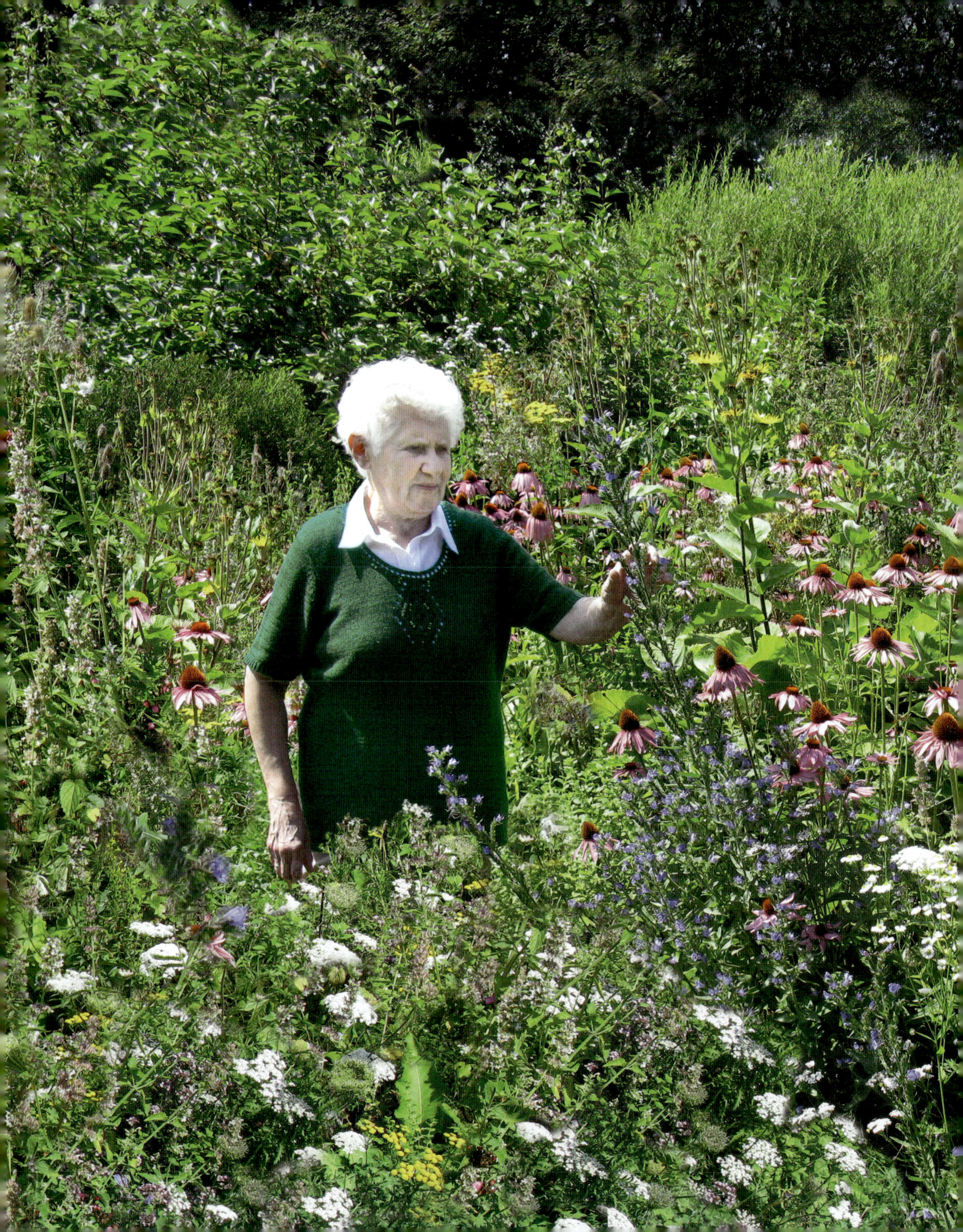

Vorwort

Obwohl wir bei ernsthaften gesundheitlichen Problemen den Rat eines Arztes oder Heilpraktikers einholen sollten, könnten wir doch mit Kräutern, Kräutertees und Pflanzenheilmitteln unsere Gesundheit optimal unterstützen – egal ob vorbeugend oder bei kleineren und größeren „Wehwehchen". Natürliche Heilmittel haben keine oder nur minimale Nebenwirkungen.

Ein jeder Mensch ist für sich selbst verantwortlich – er hat es in der Hand, ob er gesund bleibt oder wieder gesund wird. Das Wunschbild ist, jung und leistungsfähig bis ins hohe Alter zu sein. Dafür muss er aber auch etwas tun – bewusst leben und handeln. Ein verantwortungsbewusster Mensch, der nachdenkt und sich informiert, wird den richtigen Weg schon finden und Erfolg haben, denn mit einer gesunden Lebensführung kann der Mensch uralt werden.

Es ist für mich eine spannende Aufgabe, mit selbst hergestellten pflanzlichen Heilmitteln meine Gesundheit und die meiner Familie zu erhalten oder wiederherzustellen. Natürlich muss ich vorher abwägen: Kann ich es verantworten, oder muss ein Arzt zurate gezogen werden? Bei kleineren „Gebrechen" versuche ich es und habe auch meistens Erfolg. In Heilpflanzen verbergen sich sehr viele gute Eigenschaften. Man muss sie aber kennen und verstehen, um sie richtig anzuwenden. Und Vorsicht ist angeraten. Nicht immer tut es da weh, wo das Problem sitzt. Im Zweifelsfalle sollten Sie immer einen Arzt zurate ziehen.

Dieses Buch soll Ihnen eine Hilfestellung geben, einfache Pflanzen und Naturheilmittel richtig einzusetzen. Das ist aber leichter gesagt als getan, denn man muss die Heilpflanzen auch erkennen und bestimmen können. Dazu muss man sich sehr intensiv mit den Heilkräutern beschäftigen, Bücher studieren und am besten auch Kräuterseminare besuchen. Dazu kommt dann noch das Wissen um das Konservieren, die Herstellung von Heilmitteln und die richtige Anwendung. Doch es lohnt sich.

Unser modernes Gesundheitssystem und die Pharmazie haben in den letzten Jahrzehnten die guten und hilfreichen Kräuter leider verdrängt und uns damit abhängig gemacht. Früher kannten sich viele Apotheker auch noch sehr gut mit Heilkräutern aus. Das findet man heute nur noch selten. In jüngster Zeit findet aber ein Umdenken statt und viele Menschen, auch junge, interessieren sich für die Heilkraft der Kräuter, deren Anbau und Verwendung. Das ist sehr erfreulich und lässt mich hoffen.

Mit diesem Buch möchte ich einen Beitrag dazu leisten, die Heilmethoden unserer Vorfahren wiederzubeleben und weiterzugeben. Vielleicht gelingt es mir. Mein größter Wunsch wäre, dass die Phytotherapie, die Therapie mit Heilpflanzen, immer populärer wird, da sie keine oder sehr wenige Nebenwirkungen aufweist. Ich bin ein optimistischer Mensch und glaube fest daran, dass es so kommen wird! Beherzigen wir doch, was schon Paracelsus vor über 500 Jahren schrieb: „Gesunde Nahrung ist die beste Medizin."

Liebe Leserinnen und Leser, Sie werden feststellen, dass die Herstellung und Verwendung der Heilpflanzen-„Medizin" zwar recht aufwendig sein kann, sich am Ende aber lohnt. Mir haben meine selbst hergestellten Naturheilmittel, seien es Tees, Tinkturen oder Salben, immer geholfen. Ich wünsche Ihnen viel Freude und Erfolg beim Ausprobieren meiner Empfehlungen.

Ihre

Liesel Malm

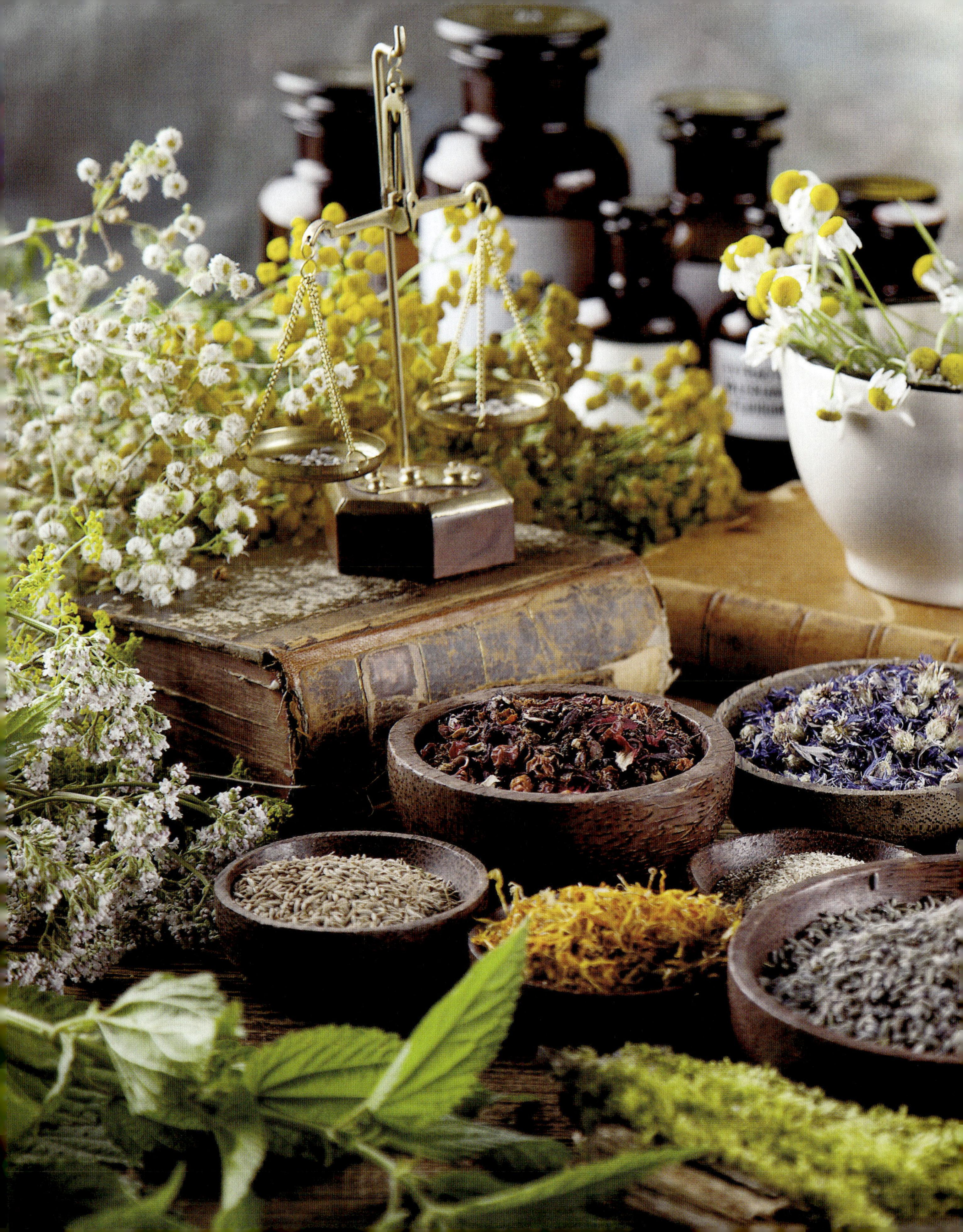

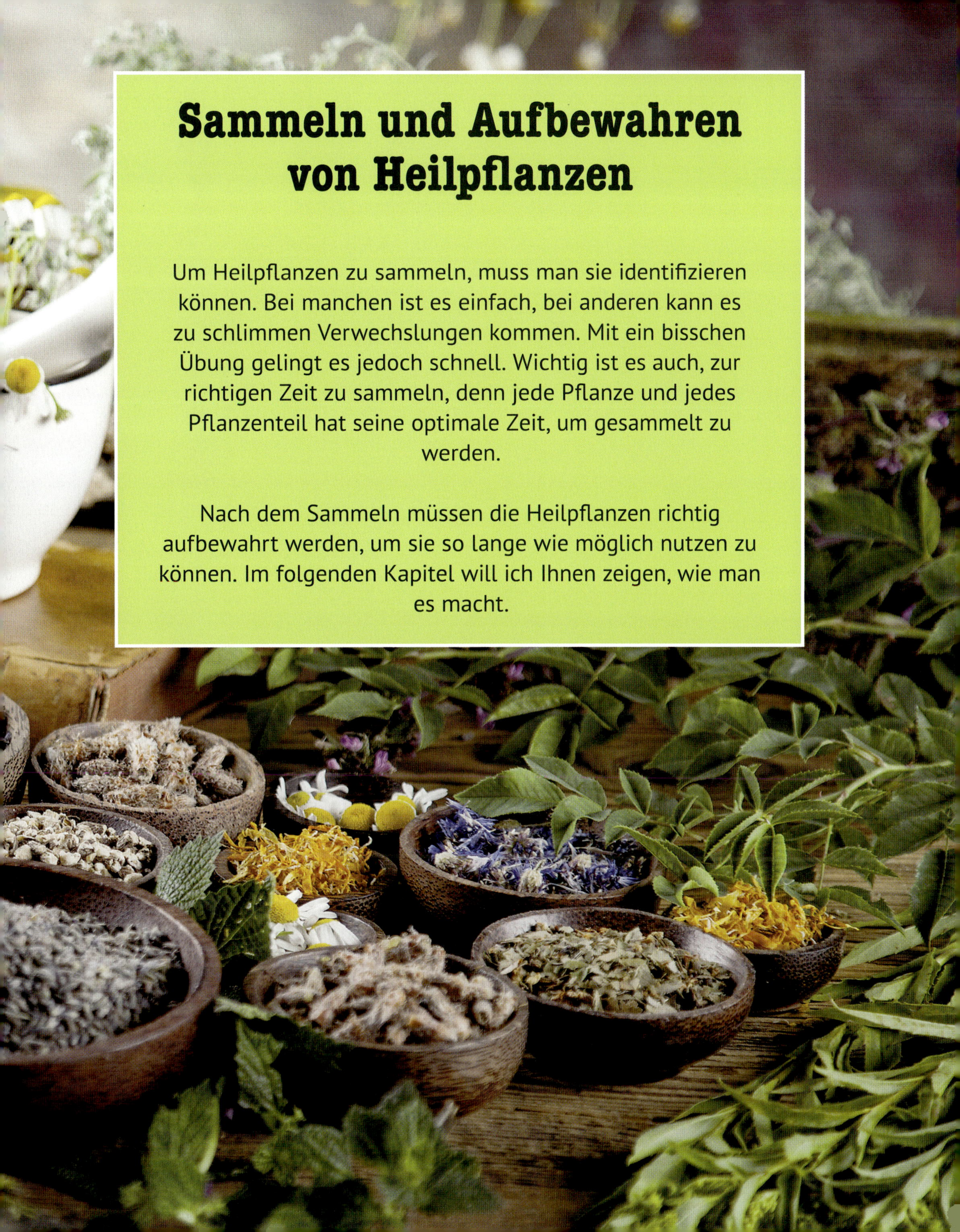

Sammeln und Aufbewahren von Heilpflanzen

Um Heilpflanzen zu sammeln, muss man sie identifizieren können. Bei manchen ist es einfach, bei anderen kann es zu schlimmen Verwechslungen kommen. Mit ein bisschen Übung gelingt es jedoch schnell. Wichtig ist es auch, zur richtigen Zeit zu sammeln, denn jede Pflanze und jedes Pflanzenteil hat seine optimale Zeit, um gesammelt zu werden.

Nach dem Sammeln müssen die Heilpflanzen richtig aufbewahrt werden, um sie so lange wie möglich nutzen zu können. Im folgenden Kapitel will ich Ihnen zeigen, wie man es macht.

Wichtige Hinweise zum Sammeln der Heilpflanzen

Kräuter sind unsere Freunde, und um diese Freundschaft zu erhalten, müssen wir einige Regeln beachten:

- Wer draußen in der Natur Kräuter und Heilpflanzen sammeln möchte, darf niemals geschützte Pflanzen ernten. Selbst ungeschützte Pflanzen erntet man nicht rigoros, sondern nimmt nur so viel, wie man unbedingt benötigt. Auch ein einzelnes Pflänzchen darf man niemals pflücken, es muss stehen bleiben, um sich vermehren zu können. Wer einen Garten hat, in dem er seine Kräuter kultivieren kann, hat es da wesentlich einfacher: Er kann tun und lassen, was er will.

- Grundsätzlich sollte auf eine optimale Sammelzeit der Heilpflanzen geachtet werden: **Wurzeln** werden am besten bei Vollmond gegraben, zumeist im Herbst, wenn das Oberirdische abgestorben ist, oder im zeitigen Frühjahr, wenn die Pflanzen noch nicht ausgetrieben haben – dann sind die guten Wirkstoffe noch in den Wurzeln vereint. Oder man wählt die Wurzeltage im abnehmenden und absteigenden Mond, was im Oktober, November und Dezember zusammentrifft. Es ist bis heute nicht wissenschaftlich bewiesen, ob der Mond tatsächlich einen direkten Einfluss auf die Natur hat. Doch nach meinen Erfahrungen hat sich sein Einfluss auf Natur, Menschen und Tiere bestätigt. Die beste Pflanzzeit ist während der absteigenden Mondbahn. Die aufsteigende Mondbahn dagegen ist die beste Wachstumsphase. Wenn auch Sie sich mit dem Einfluss des Mondes intensiver beschäftigen möchten, so empfehle ich die einschlägige Literatur dazu, zum Beispiel das Buch „Vom richtigen Zeitpunkt“ von Paungger und Thomas Poppe, erschienen im Heyne Verlag,

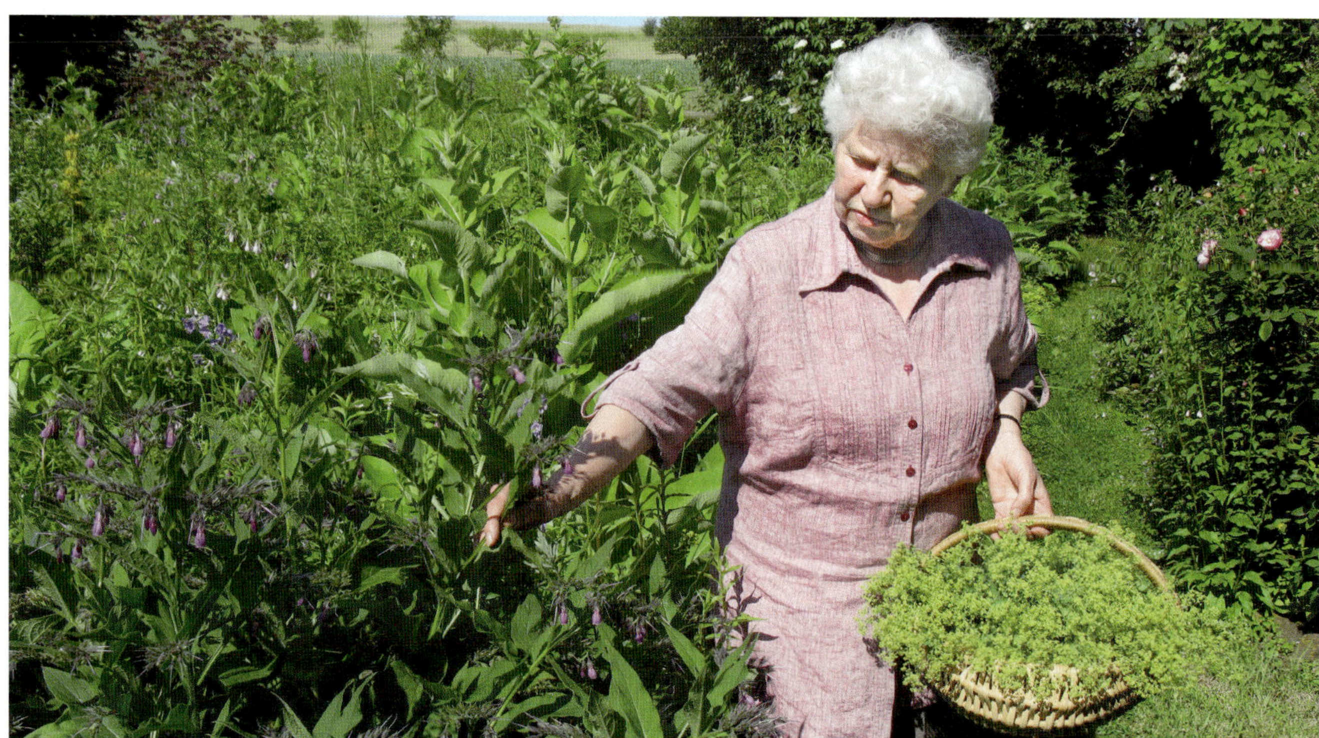

Für jede Heilpflanze gibt es die richtige Zeit zum Sammeln

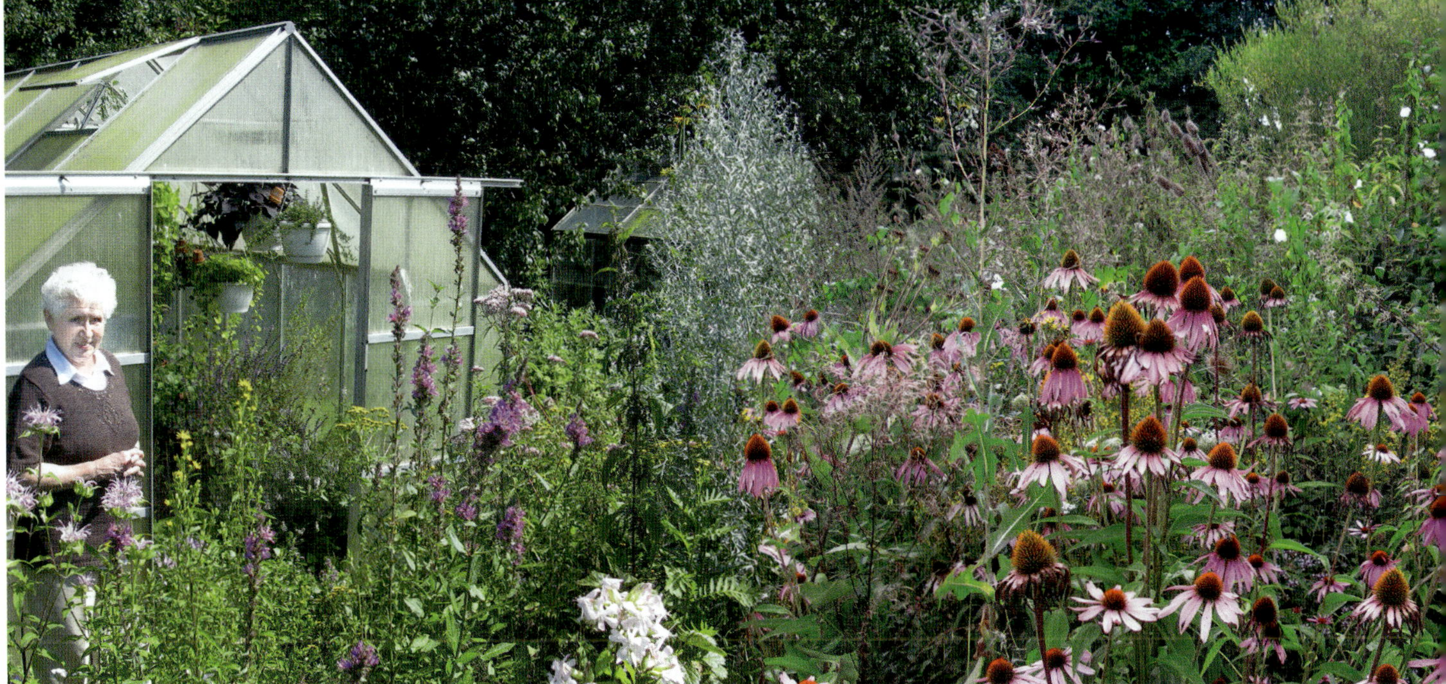

Blüten sammelt man, wenn die Pflanzen in voller Blüte stehen

München, oder den unter gleichem Titel erscheinenden jährlich neu aufgelegten Kalender der beiden Autoren. Weitere Infos gibt es auch unter „www.paungger-poppe.com".

Blätter werden den ganzen Sommer über, und an wässrigen Blatttagen, bei zunehmendem Mond gepflückt. Man erntet nur an jungen Pflanzen, alte Blätter sind meist von Schadstoffen aus der Luft belastet.

Blüten werden gesammelt, wenn die Pflanzen noch jung sind und gerade in voller Blüte stehen, bei schönem Wetter um die Mittagszeit. Dies sollte bei zunehmendem Mond, an Licht- und Blütetagen oder einfach bei Vollmond erfolgen.

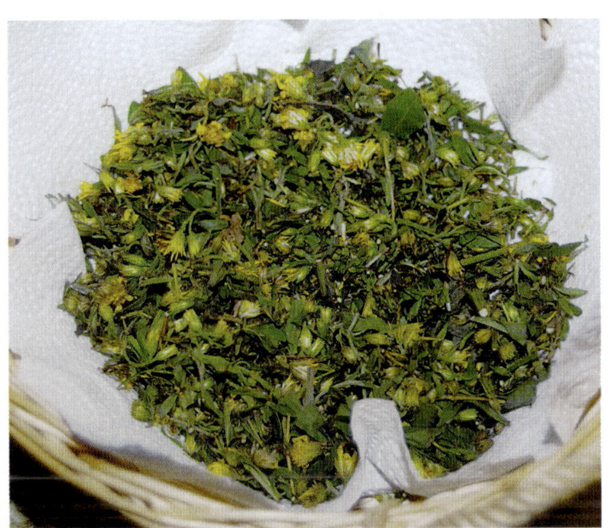

Frisch gesammelte Blüten und Blätter der Goldrute

- An Skorpiontagen gesammelte Kräuter (24. Oktober bis 22. November) besitzen nach meinen Erfahrungen besonders intensive Heilkräfte. Sie enthalten offensichtlich eine besonders starke Konzentration an Wirkstoffen. Eine plausible Erklärung dafür habe ich nicht.
- Wer einen Kräutervorrat für den Winter anlegen will, sammelt möglichst im abnehmenden und aufsteigenden Mond, da die Blüten dann leichter trocknen.
- Früchte und Samen werden geerntet, wenn sie gut reif sind, das ist meist im Herbst der Fall. Dann sollte die Zeit des aufsteigenden Mondes genutzt und die Fruchttage beachtet werden.

Richtiges Aufbewahren der Heilpflanzen

Es gibt mehrere Methoden, um die Heilkräfte der Kräuter, Samen, Früchte und Wurzeln als Vorrat zu erhalten:

Pflanzen trocknen

- Alles, was zu Sträußen gebunden werden kann, hängt man in einem luftigen, der Sonne abgewandten Raum zum Trocknen auf.
- Sobald die Sträuße rascheln, werden sie, bis auf die harten Stiele, mit einer Schere zerkleinert. Das Trockengut wird in luftdicht verschlossenen Gläsern, die in einen möglichst dunklen, trockenen Raum gestellt werden, gelagert. So kann man sich Tees für ein ganzes Jahr aufbewahren.
- Alle Kräuter, die für Tees gesammelt und nicht aufgehängt werden können (z. B. Blüten), legt man in Körbchen oder Siebe, die mit zartem Papier ausgelegt werden, zum Trocknen aus. Der Tee sollte innerhalb eines Jahres verbraucht werden, danach kann man ihn über den Kompost im Garten verstreuen.

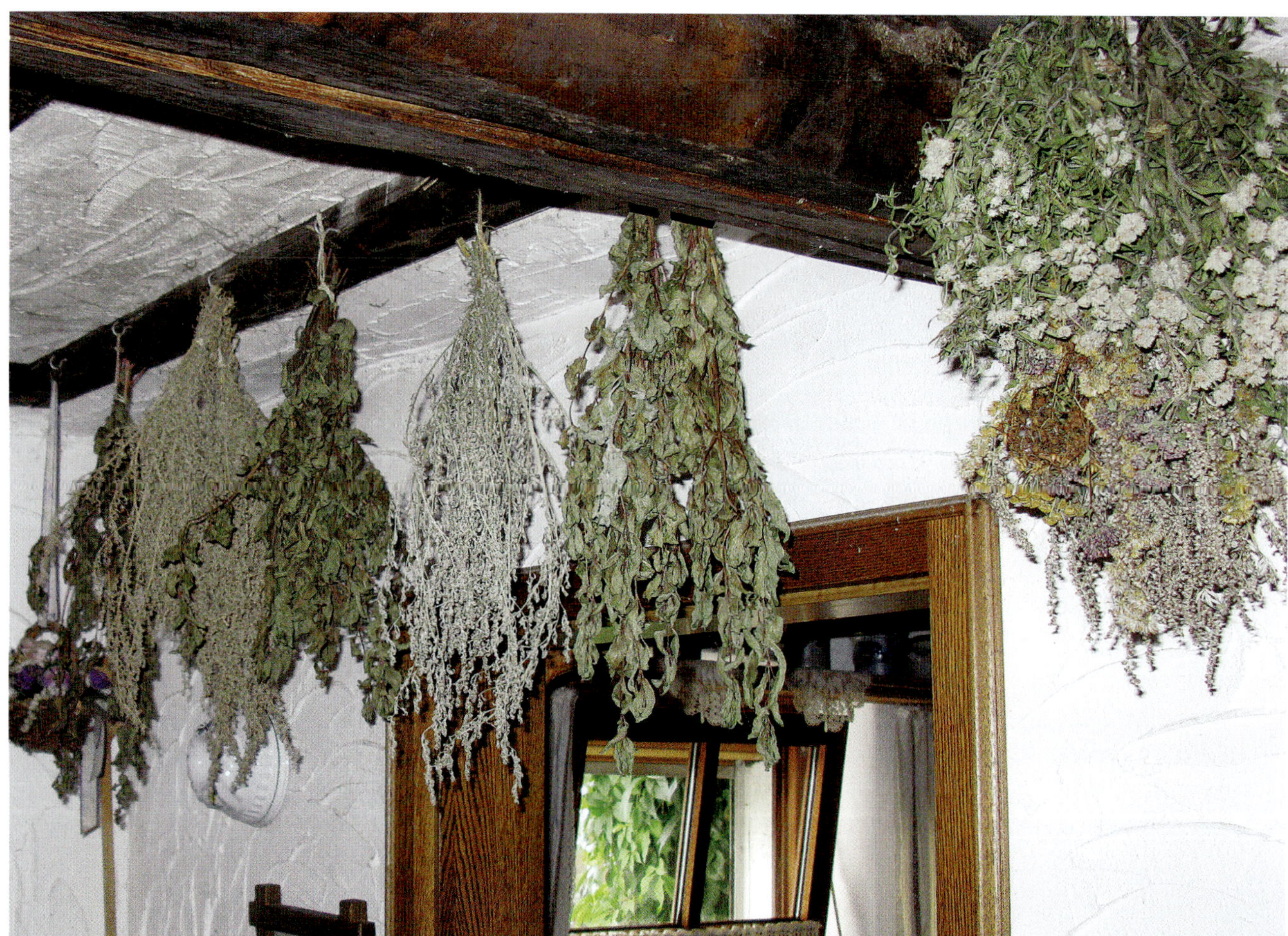

Gebundene Kräutersträuße werden zum Trocknen aufgehängt

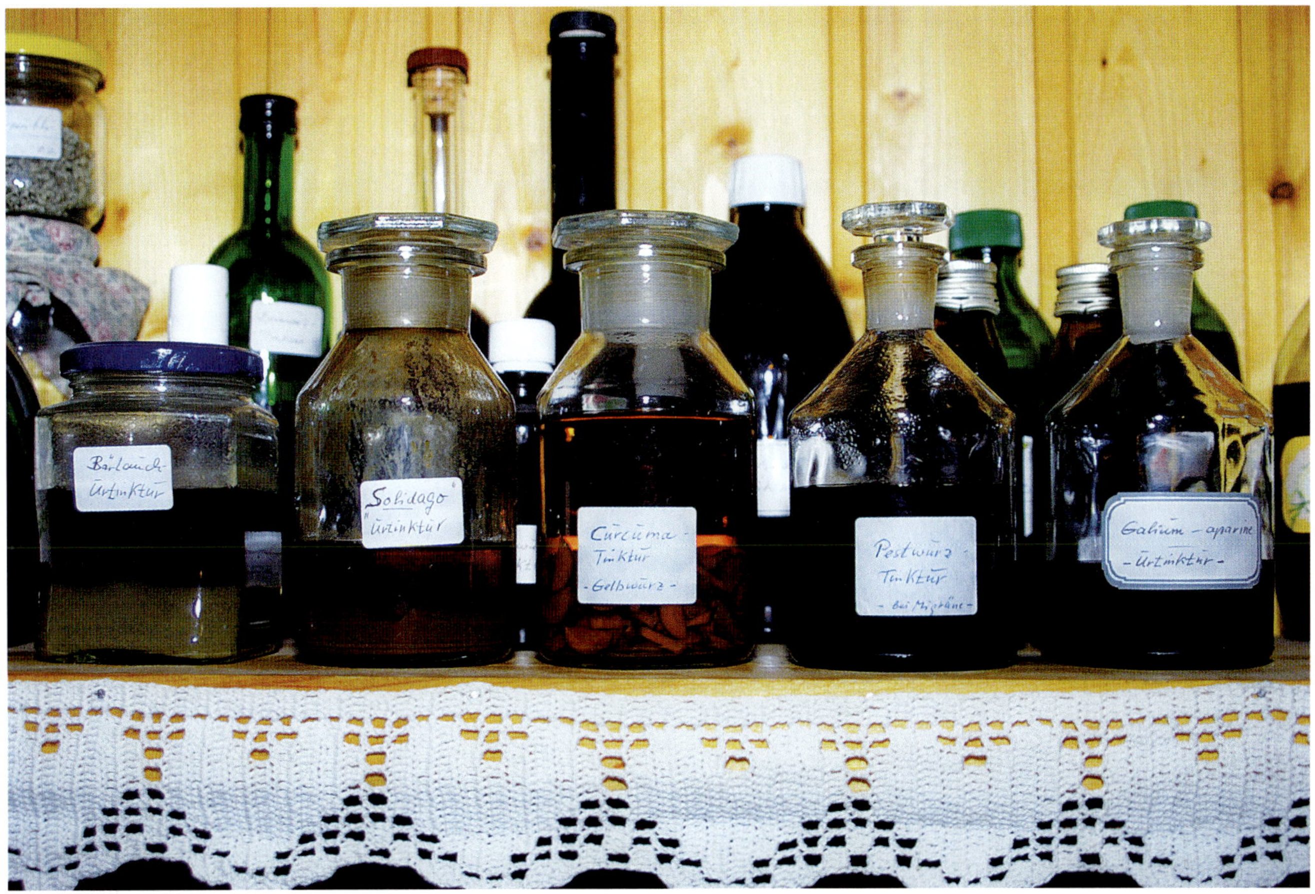

In Kräutertinkturen werden die Wirkstoffe der Kräuter mit Alkohol konserviert und lange haltbar gemacht

Konservieren als Tinktur – Einlegen in Alkohol

Eine weitere Möglichkeit des Haltbarmachens ist die Herstellung einer Tinktur, also das Einlegen in Alkohol:

- Grundsätzlich können alle Teile einer Heilpflanze, gemischt oder einzeln, in Alkohol eingelegt werden.

- Die Wurzeln werden gesäubert und zerkleinert. Dann werden sie in weithalsige Gläser oder Flaschen bis knapp zur Hälfte gefüllt und mit 38- bis 42%igem Alkohol übergossen.

- Die Gefäße lässt man dann bei Zimmerwärme für ca. 6–8 Wochen stehen, danach wird die Flüssigkeit abgefiltert und in etikettierte dunkle Flaschen oder Fläschchen abgefüllt. Fertig ist eine einsatzfähige Tinktur.

- Von allen oberirdischen Kräutern und Heilpflanzen lassen sich Tinkturen herstellen: Blüten und kleinere Blätter werden nicht gewaschen, größere Blätter säubert man vorsichtig, bevor sie zwischen Küchenpapier getrocknet und zerkleinert werden.

Die Tinkturen sind fast unbegrenzt haltbar, da der Alkohol die Substanzen konserviert.

Einlegen in Essig

Auch Essig eignet sich zum Konservieren von Kräutern und Früchten. Es können alle Teile einer Heilpflanze, gemischt oder einzeln, in Essig eingelegt werden. Essig ist ein uraltes Würz- und Heilmittel, das man bereits im Altertum bei den Ägyptern, Babyloniern und Griechen kannte und bis heute vielfältige Anwendung findet.

Ich benutze meist einen guten Bio-Weinessig aus dem Reformhaus, um meine Heilkräuter und deren Wirkstoffe zu konservieren.

Zur Herstellung eines Kräuter- oder Früchteessigs gehe ich so vor:

- Zerkleinerte Kräuter, Samen oder Früchte werden in weithalsige Schraubflaschen oder Schraubgläser gefüllt und mit Weinessig übergossen.

- Das Ganze lässt man für einige Wochen ziehen. Nach dem Abseihen wird der Essig in schöne helle Flaschen abgefüllt, sodass man den von Kräutern und Beeren schön eingefärbten Essig besser sehen kann.

- Mit einem hübschen Etikett und Bändchen verziert, ist so eine Essigflasche auch ein schönes und nützliches Mitbringsel.

Essig ist gesund und heilend

Bereits in der Antike kannte man die Heilkraft des Essigs: Die Ärzte und Heiler reinigten und desinfizierten Wunden mit einer Essiglösung. Die römischen Soldaten mischten ihr Trinkwasser mit Essig, um es länger haltbar zu machen und um eventuelle Keime und Bakterien abzutöten. Im Mittelalter schützten sich die Menschen vor ansteckenden Krankheiten, indem sie sich mit Essig getränkte Tücher vor Mund und Nase banden.

Ich empfehle aber, ausschließlich den guten Weinessig oder Apfelessig zu verwenden. Sie werden in diesem Buch viele Ratschläge zur Anwendung von Essig finden.

Essig wirkt antibakteriell und entzündungshemmend und fördert die Darmflora, bringt den Stoffwechsel in Schwung und fördert die Verdauung. Verdünnt aufgetragen pflegt er auch die Haut, und er kann bei regelmäßigem Genuss in Speisen auch einen erhöhten Cholesterinspiegel senken.

Wie Weinessig entsteht, ist ein ganz natürlicher Prozess, der automatisch abläuft, sobald Wein mit Luft in Berührung kommt. Er beginnt zu gären und wird sauer, also zu Essig. Damit der biologische Prozess der Essigsäure-Gärung optimal verlaufen kann, benötigen die Essigbakterien viel sauerstoffreiche Luft, gleichbleibende Wärme und viel Zeit (ca. 4–6 Wochen). So läuft es in der Natur ab. Wer sich zur gesunden Ernährung bekennt, der sollte grundsätzlich zu handwerklich produzierten Essigsorten greifen, die aus biologischer Gärung gewonnen werden.

Ich verwende Weinessig und Apfelessig auch gern, um meine Heilkräuter in Flaschen zu konservieren. Der so gewonnene Kräuteressig dient mir vielfach zur praktischen Anwendung bei Beschwerden und zum Würzen von Speisen.

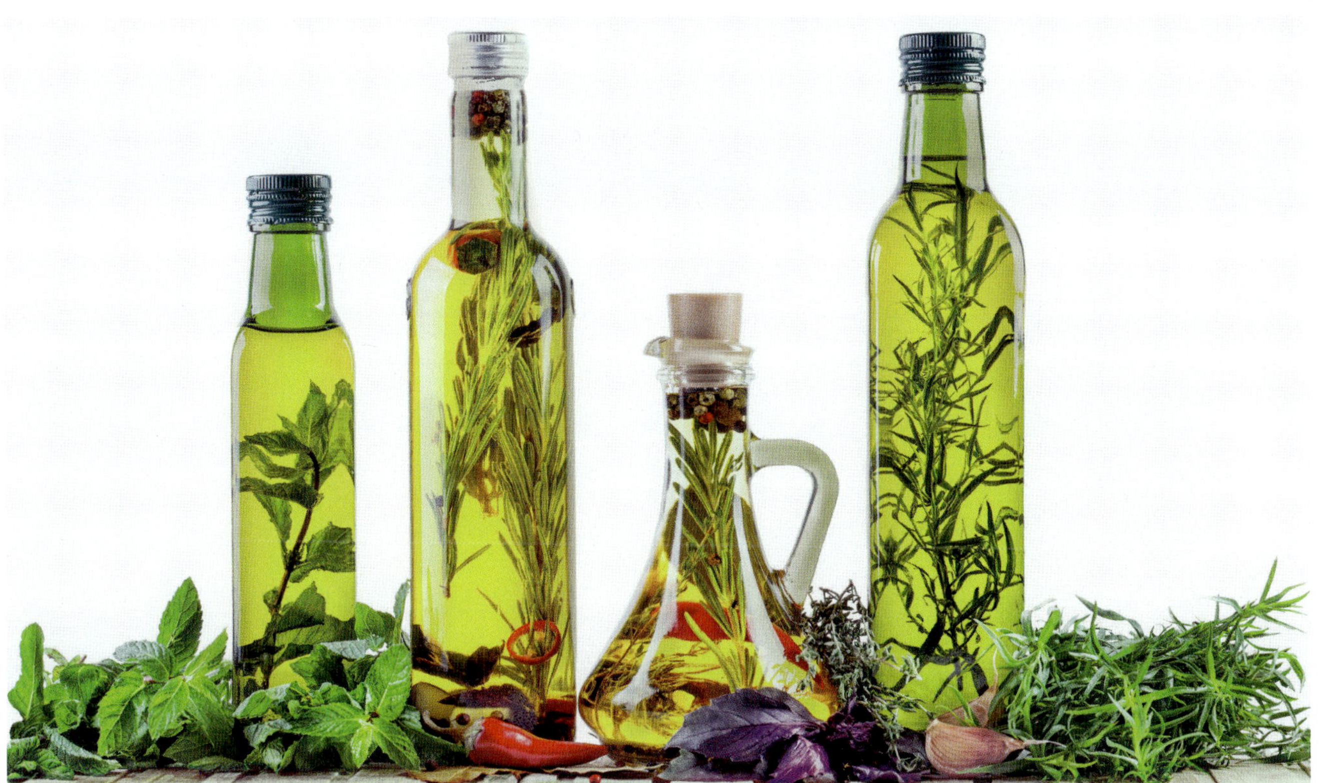

Zum Einlegen in Öl verwendet man am besten bereits getrocknete Pflanzen, auch wenn frische Pflanzen optisch schöner sind

Einlegen in Öl

Alle Teile der Kräuter können auch in Öl eingelegt werden. Am besten verwendet man kalt gepresstes Sonnenblumenöl und bereits getrocknete Kräuter. Frische Pflanzen können in Öl leicht schimmeln. Die Flaschen müssen täglich geschüttelt werden. Nach einigen Wochen wird der Inhalt dann in kleinere Flaschen abgesiebt.

Kräuteröl, wie beispielsweise das Königskerzenöl, sollte nicht in großen Mengen hergestellt werden. Am besten zum Abfüllen ein leeres Marmeladenglas oder eine Flasche mit Schraubdeckel verwenden. So ist das Öl etwa ein halbes Jahr haltbar, danach wird es ranzig.

Kräuteröle eignen sich besonders gut zum Ölziehen. Wer das Ölziehen praktizieren möchte, dem empfehle ich, dies auf Seite 171 genauer nachzulesen.

Wichtig!

Wer einen eigenen Kräutergarten hat, verwendet in der Regel frische Pflanzen oder Kräuter. Für das Einlegen muss man dann allerdings die 2- bis 3-fache Menge nehmen als von getrockneten Kräutern oder Pflanzen (aus der Apotheke oder selbst getrocknet) .

Nicht jeder hat die Zeit oder Gelegenheit, die Kräuter, Pflanzen und Beeren selbst anzubauen und zu pflücken. Um dennoch in den Genuss der eigenen Heilmedizin zu kommen, können Sie diese als Kräuter, Pulver oder Tinktur in der Apotheke oder im Reformhaus kaufen. Somit haben Sie eine Garantie, dass die Produkte nicht radioaktiv oder mit Schwermetallen oder Pestiziden belastet sind. Die in Apotheken verkauften Heilkräuter entsprechen zudem den Reinheitsgeboten und Gehaltsvorschriften des Deutschen Arzneibuchs. Zusätzlich kann man Sie in der Apotheke auch über Wirkung, Zubereitung und Dosierung der Heilkräuter beraten und informieren.

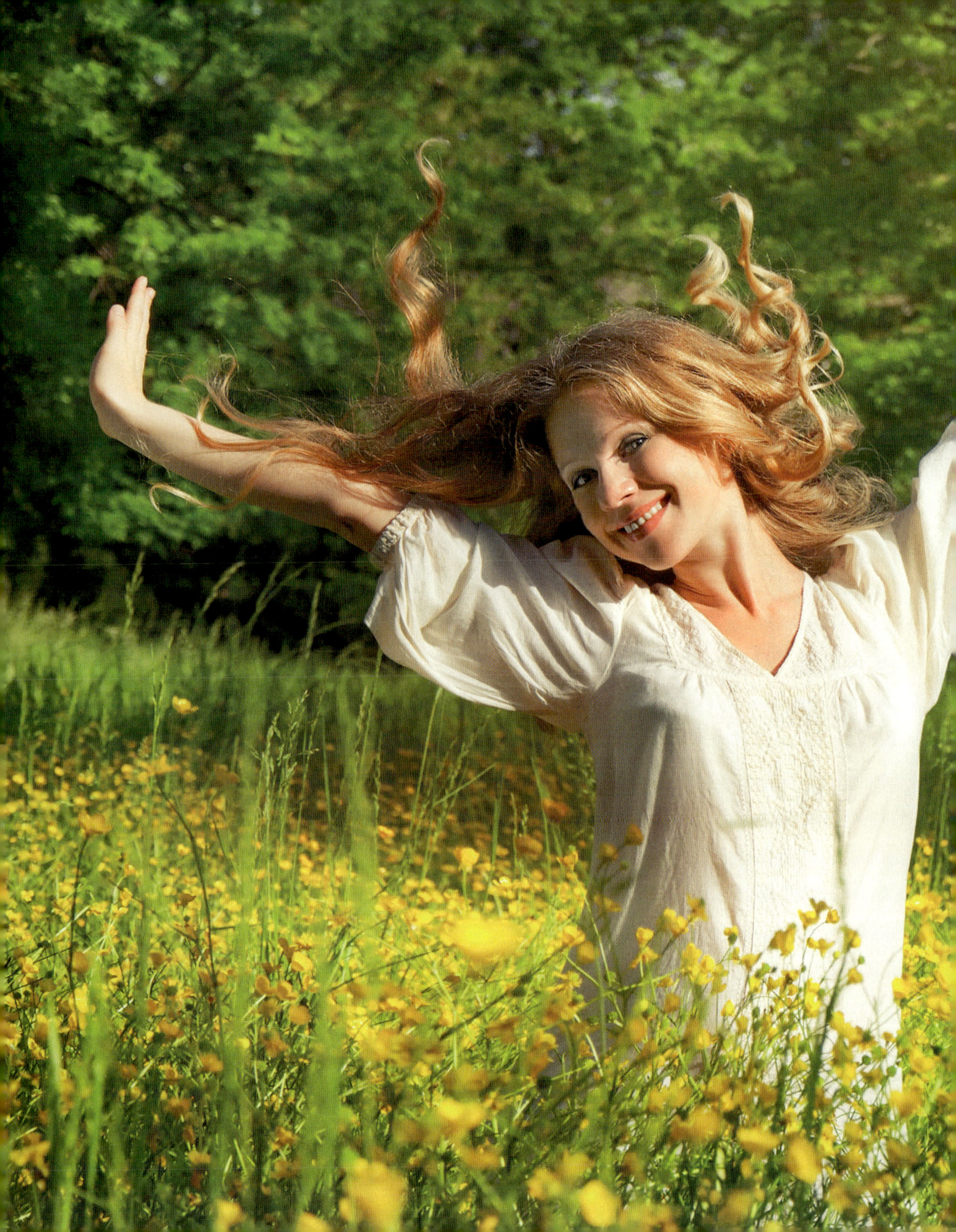

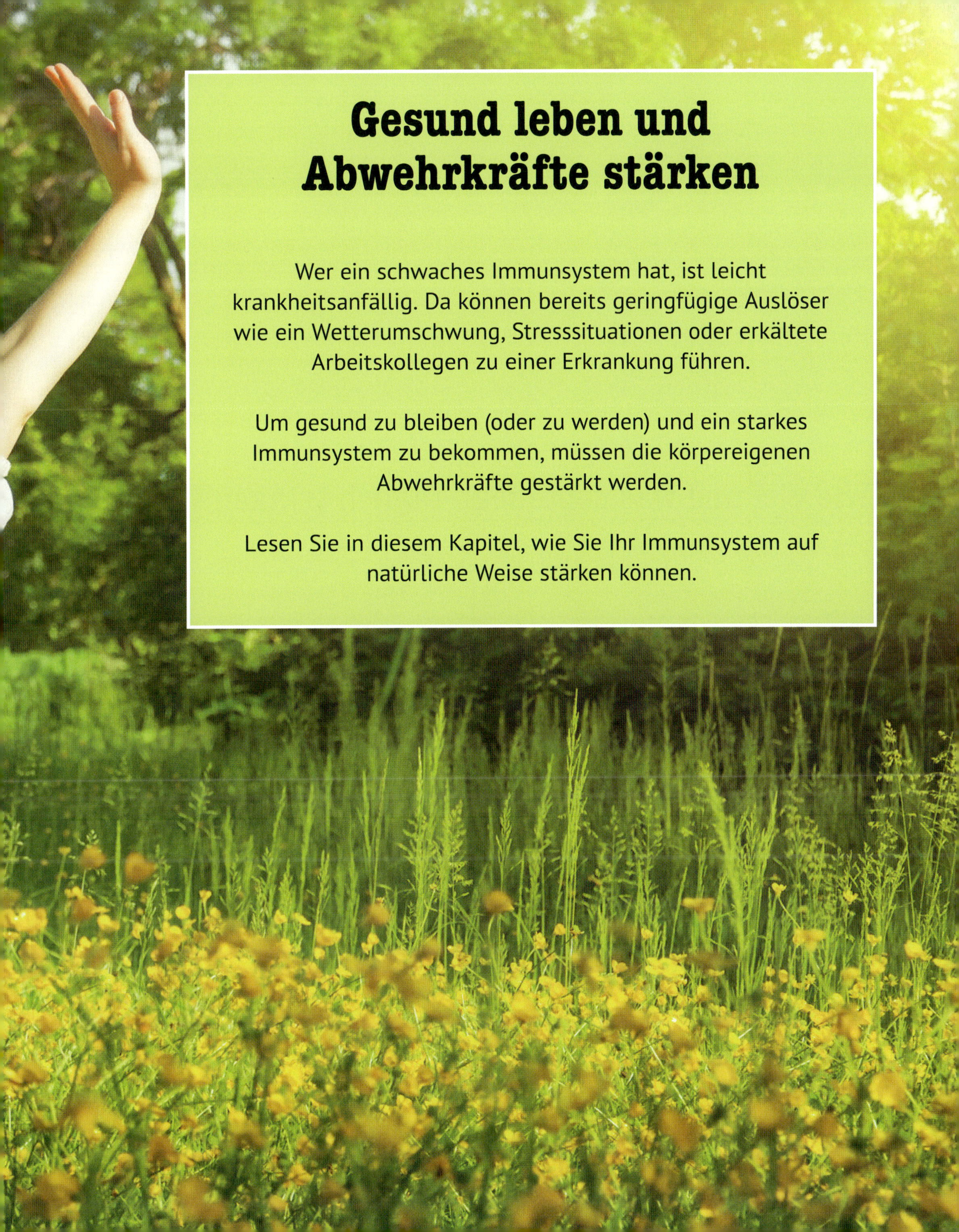

Gesund leben und Abwehrkräfte stärken

Wer ein schwaches Immunsystem hat, ist leicht krankheitsanfällig. Da können bereits geringfügige Auslöser wie ein Wetterumschwung, Stresssituationen oder erkältete Arbeitskollegen zu einer Erkrankung führen.

Um gesund zu bleiben (oder zu werden) und ein starkes Immunsystem zu bekommen, müssen die körpereigenen Abwehrkräfte gestärkt werden.

Lesen Sie in diesem Kapitel, wie Sie Ihr Immunsystem auf natürliche Weise stärken können.

Ausreichend trinken

Zum Gesundbleiben oder Gesundwerden ist es von größter Wichtigkeit, dass Sie genügend Flüssigkeit zu sich nehmen. Unser Körper besteht zu 70% aus Wasser. Ohne Wasser überlebt der Mensch nur wenige Tage. Durch reichliches Trinken werden Abfall- und Giftstoffe, die wir eingeatmet oder mit der Nahrung aufgenommen haben (zum Beispiel Kaffee, Alkohol, zu viel Kochsalz und auch Nikotin), mit dem Flüssigkeitsstrom ausgeschwemmt. Wir sind alle mehr oder weniger dieser Verunreinigung durch schädliche Stoffe ausgeliefert. Diese Verunreinigung kann sich in bleicher, trockener und runzeliger Haut, in schlechtem Geruch aus dem Mund, in Müdigkeit, Schwindel oder Ohrensausen bemerkbar machen. Für all diese Symptome kann ein Flüssigkeitsmangel die Ursache sein und auf eine Selbstvergiftung hindeuten. Indem wir reichlich trinken, können wir all dem gegensteuern und zusätzlich die Widerstandskräfte gegen Husten, Schnupfen, Grippe und andere Viren und Krankheitserreger verstärken.

Wie viel und was sollte man täglich trinken?

Da gehen sogar die Meinungen der Experten auseinander. Einige sagen, man soll trinken, wenn man durstig ist. Das kann aber nicht stimmen, denn ich verspüre nie Durst, weil ich nichts Falsches esse. Also halte ich mich an die Empfehlungen der Experten, reichlich zu trinken, und zwar 2–3 Liter Flüssigkeit am Tag, möglichst Wasser, am besten reines Quellwasser, leichte Kräutertees oder auch eine dünne Gemüsebrühe.

In der von mir praktizierten gesunden, ausgewogenen, laktovegetabilen Vollwertkost, die auch Milch, Milcherzeugnisse und Eier erlaubt, sind ungefähr 1½ Liter Flüssigkeit enthalten. Demzufolge bemühe ich mich, im Laufe des Tages zusätzlich noch 1½–2 Liter Flüssigkeit zu trinken. Diese Flüssigkeitsmenge wirkt belebend auf alle Organe

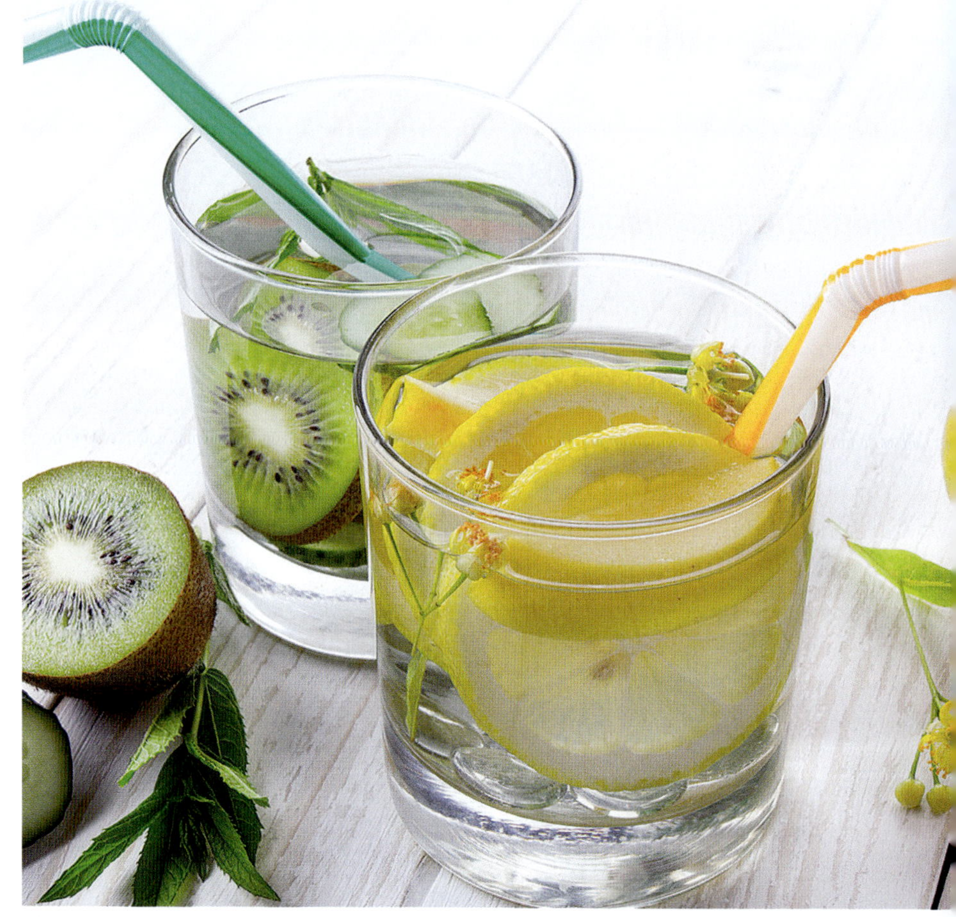

Kühles Mineralwasser mit Zitrone- oder Kiwischeiben ist sehr erfrischend und schmeckt gut

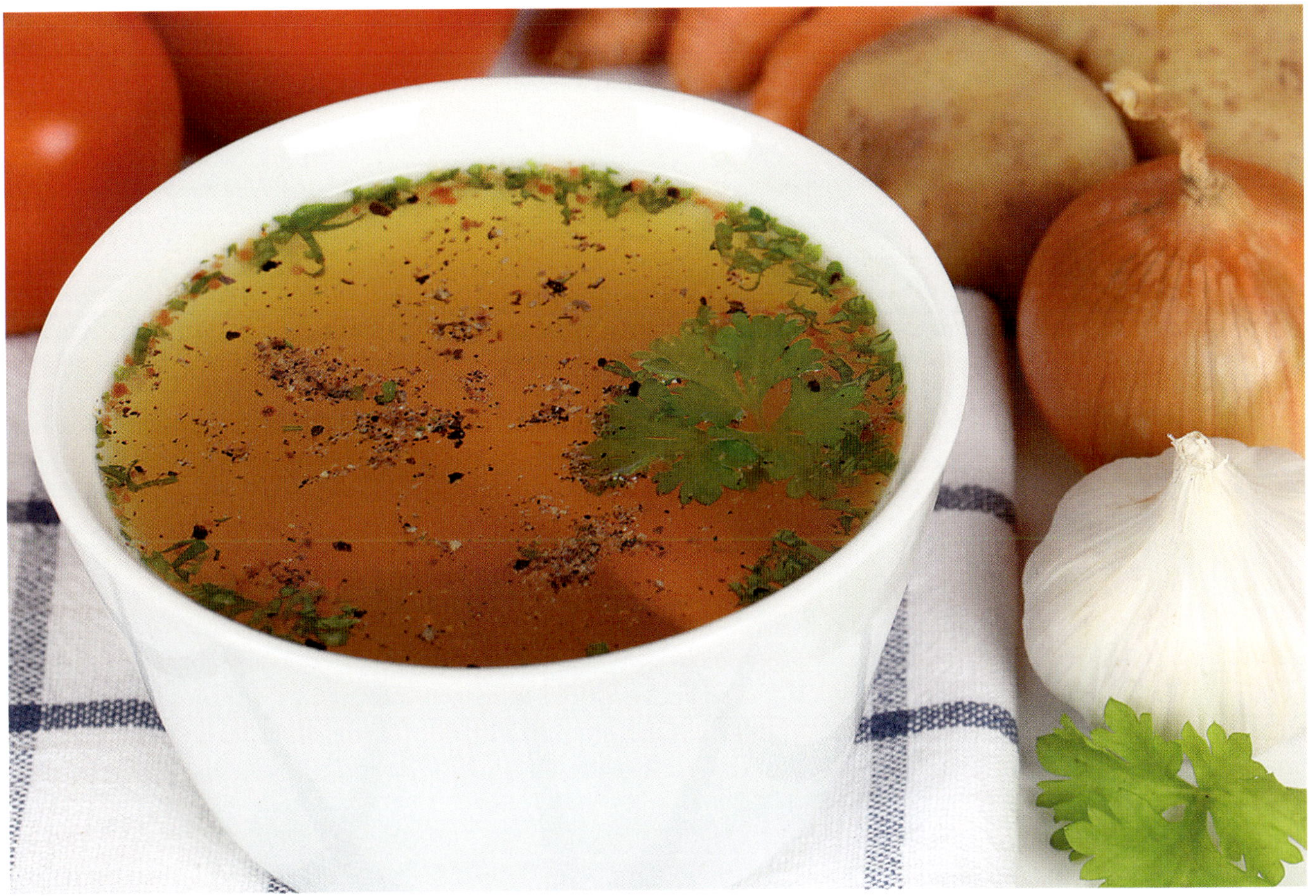

Eine würzige Gemüsebrühe schmeckt besonders an kalten Wintertagen und hilft, die säurehaltigen Nahrungsmittel zu neutralisieren

im menschlichen Körper und trägt dazu bei, den Magen- und Darminhalt weiterzubefördern. Man sollte auch nicht während des Essens trinken, sondern zwischen den Mahlzeiten, ansonsten wird der Magensaft zu sehr verdünnt und eine schlechtere Verdauung ist die Folge. Milch zählt übrigens nicht zu den Getränken, sondern zur Nahrung!

Für die Rheumatiker ist es besonders wichtig, reichlich Flüssigkeit zu sich zu nehmen. Die Schlacken lagern sich bevorzugt in den Gelenken ab, wodurch diese anschwellen und erhebliche Schmerzen verursachen können. Durch eine reichliche Flüssigkeitszufuhr kann eine Heilung oder zumindest eine Besserung der Beschwerden erreicht werden. Ich empfehle Kartoffelwasser und selbst hergestellte Gemüsebrühe.

Gemüsebrühe

1 Biokartoffel unter fließendem Wasser sauber bürsten, ungeschält in Stücke schneiden, Möhren und Sellerieknolle ebenfalls säubern, zerkleinern, dazugeben und alles in reichlich Wasser 30 Minuten köcheln lassen. Dann jeweils eine Handvoll junge Brennnesseln und frische Birkenblätter dazugeben, vom Herd nehmen und zugedeckt 15 Minuten ziehen lassen. Abgesiebt und in eine Wärmekanne gefüllt, ist die Gemüsebrühe trinkfertig.

Ackerschachtelhalmtee

Frisches Ackerschachtelhalmkraut mit kochendem Wasser überbrühen und 15 Minuten ziehen lassen. Den Tee schluckweise trinken.

Bei getrocknetem Schachtelhalm setzt man den Tee mit kaltem Wasser an und lässt ihn 1 Minute köcheln. Nach dem Absieben wird der Tee schluckweise getrunken. Ackerschachtelhalmtee ist ein hervorragender Ausschwemmtee und kann unbegrenzt genossen werden.

Vollwertige Ernährung

Wer das Trinken gut im Griff hat, kann den zweiten Schritt wagen und seine Ernährung auf eine fleischlose Vollwertkost, wie ich sie seit über 30 Jahren praktiziere und empfehle, umstellen. Ich möchte allen Lesern dieses Buches Mut machen, damit anzufangen, denn etwas zu ändern, was der Gesundheit dienlich ist, müsste doch Freude bereiten.

„Was immer du tun kannst oder träumst es zu tun, fang damit an!“ Das empfahl schon Johann Wolfgang von Goethe.

Gesundes Leben und gesunde Ernährung

Hier möchte ich Ihnen von meiner gesunden Lebensweise mit der fleischlosen Vollwertkost berichten.

Die Umstellung meiner Lebensweise kam nach meiner Krebserkrankung im Jahr 1985. Ich lag noch im Krankenhaus, da las ich zum ersten Mal etwas über Vollwertkost. Ich hatte bis dahin lediglich das Wort „Vollwertkost“ schon einmal gehört, was es aber bedeutete, wusste ich bis dahin nicht. Ich las unter anderem, dass die Vollwertkost in Amerika in der Krebstherapie eingesetzt werde. Das ließ mich aufhorchen. Jeden Arzt, jede Krankenschwester, jeden Besucher, der an mein Bett kam, fragte ich danach, aber keiner konnte mir eine zufriedenstellende Antwort geben.

Als ich nach fünf Wochen Krankenhausaufenthalt wieder zu Hause war, wurde von der Volkshochschule in einem Nachbarort ein Vollwertkochkurs angeboten. Ich war überglücklich und meldete mich sofort an. Am ersten Abend gab es nur Informationen. Ich war sehr erstaunt, sogar schockiert über das, was ich da zu hören bekam. Bis dahin dachte ich gut zu kochen, aber längst nicht alles, was ich auf den Tisch brachte, war vollwertig. Einen Gemüsegarten gab es zwar bei uns zu Hause und darin wurde auch biologisch angebaut, aber ich benutzte zum Kochen Zucker, weißes Mehl, Saucenpulver oder Pudding und kaufte im Winter Gemüse in Dosen. All diese Dinge und noch vieles mehr verwende ich seit über dreißig Jahren nicht mehr. Ich kaufe grundsätzlich nichts Eingepacktes, weil bei vielem Eingepackten Konservierungsstoffe verwendet werden, die alle nichts taugen.

Mein Brot, meine Brötchen und meinen Kuchen backe ich selbst mit frisch gemahlenem Dinkel. Dazu mache ich pikante oder süße Aufstriche. Ich habe sogar eine vegetarische „Leberwurst“ kreiert, die schon manch einer bei mir als „echte“ Leberwurst gegessen hat, ohne zu bemerken, dass es keine war.

Als ich am ersten Abend des Vollwertkostkurses nach Hause kam, habe ich meinen Kühlschrank ausgeräumt und vieles weggeworfen, zum Beispiel alle Wurst. Mein Mann stand verständnislos neben mir, bis ich ihm erklärte, dass Fleisch und Wurst ein „Krebsfutter“ sein soll. Ich hatte erkannt, dass es sich bei diesen nicht um gesunde Lebensmittel handelt. Man mag es kaum glauben, aber was ich damals weggeworfen habe, das habe ich bis heute nie mehr gekauft, auch nicht mehr gegessen.

Damals lebten noch zwei Söhne daheim. Da ich meine „Männer“ auf jeden Fall mit meinem Essen zufriedenstellen wollte, gab es für sie doch dann und wann Fleischgerichte. Ich machte mir folgenden Plan: Sonntags und zweimal in der Woche gab es Fleisch. Dazwischen gab es Dinkel-Frikadellen, Gemüsepizza, Flammkuchen, Haferklöße, auch einmal einen Gemüseeintopf.
Es hat scheinbar doch allen geschmeckt; gemeckert hat jedenfalls keiner.

kein Hähnchen und dergleichen. Ich esse grundsätzlich nichts, was Augen hat. Ein strenger Veganer bin ich aber nicht. Ich verwende gelegentlich frische Eier für Kuchen, Aufläufe und Mayonnaise, esse gute Sauerrahmbutter, auch frische Sahne, und einen guten Käse, der von allein haltbar geworden ist, verachte ich ebenfalls nicht.

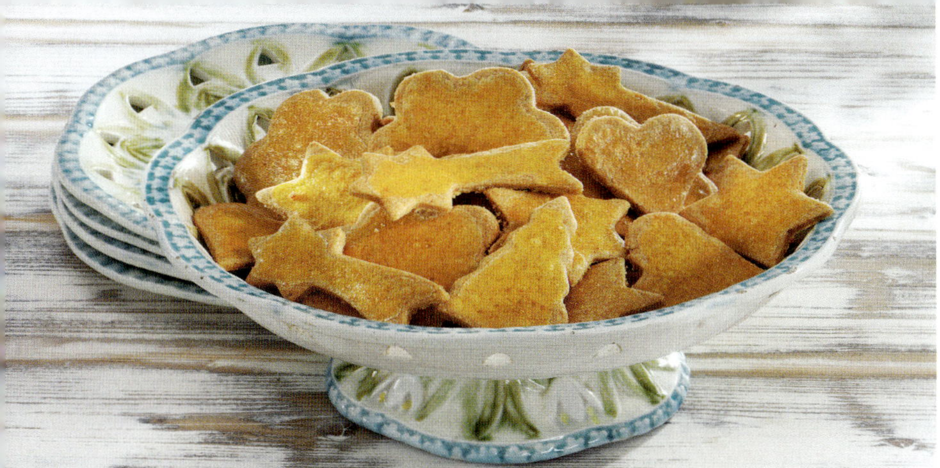

Meine vollwertigen Weihnachtsplätzchen gelingen inzwischen auch immer

Dann kam das erste Weihnachtsfest mit Vollwertplätzchen. Ich hatte mir viel Mühe gemacht, aber auch mir haben die Plätzchen nicht richtig geschmeckt. Heute habe ich meine eigenen Rezepte, denn ich hatte schnell herausgefunden, dass man sich nicht so streng an die Rezeptangaben in den Backbüchern halten darf, man muss ganz einfach selbst ausprobieren. Mit ein wenig Geduld und Ausdauer gelingt das.

Mit meiner Ernährungsumstellung lief alles bestens. Die Familie beschwerte sich auch nicht. Heimlich, still und leise reduzierte ich die Fleischtage weiter. Es gab jetzt sonntags und in der Woche nur noch einmal Fleisch. Irgendwann gab es dann nur noch sonntags Kurzgebratenes, der dicke Sonntagsbraten war längst tabu. Als die beiden Söhne ausgezogen waren, saßen mein Mann und ich allein am Esstisch. Eines Sonntags, mein Mann saß mir mit einem Steak gegenüber, ich aß Dinkel-Frikadellen, kam die Überraschung: „Mir musst du kein Fleisch mehr braten, ich würde jetzt genauso gern die Dinkel-Frikadellen essen wie du!". Von diesem Tag an gab es nur noch fleischlose Vollwertkost.

Heute, nach über dreißig Jahren, halte ich es immer noch so: Ich esse weder Fleisch noch Wurst, keinen Fisch, kein Frühstücksei,

In meinen Büchern „Die Kräuter-Liesel", „Kochen und Backen mit der Kräuter-Liesel" und „Kräuter-Liesels Smoothies", alle erschienen im Verlag Bassermann, München, finden Sie fast alle meine gesunden und oft gelobten Vollwertrezepte.

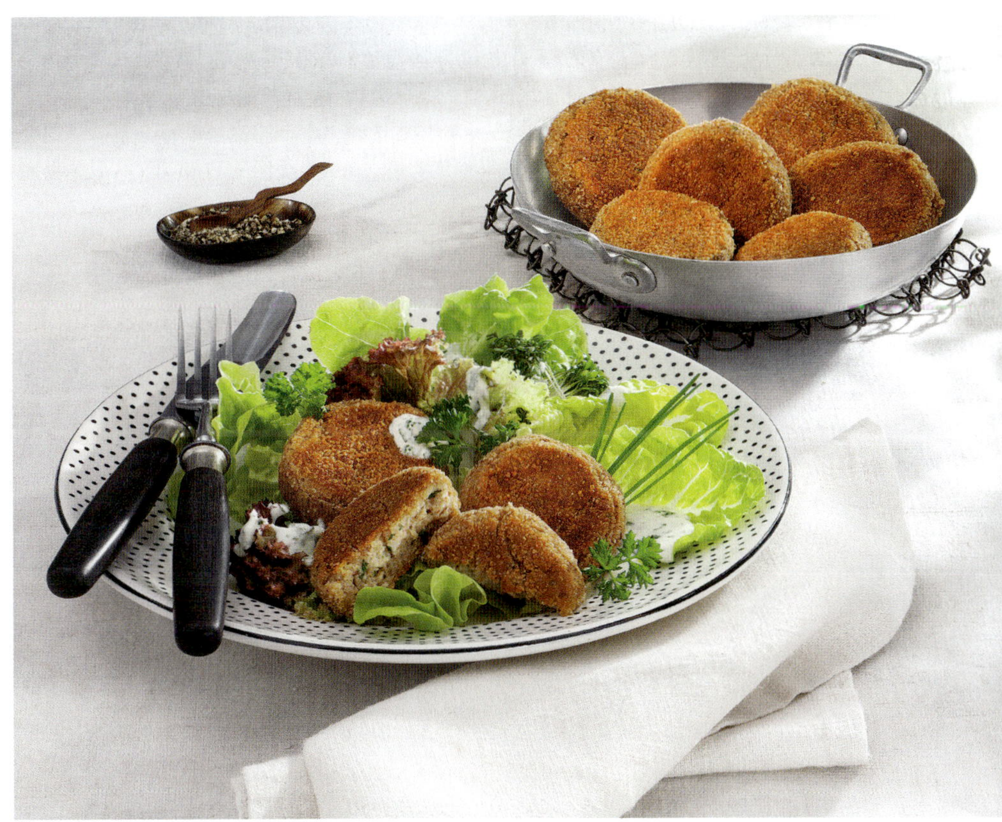

Meine selbst erfundenen Dinkel-Frikadellen haben inzwischen bei vielen Freunden Anklang gefunden und Einzug gehalten

Meine Empfehlungen zur Vollwerternährung

- Naturbelassene Lebensmittel verwenden! Möglichst viele Lebensmittel wie Obst, Gemüse, Nüsse und Milch frisch und unverändert oder mechanisch bearbeitet als Rohkost oder schonend durch Dämpfen gegart essen. Ungespritztes Obst und Gemüse aus biologischem Anbau, am besten aus dem eigenen Garten, essen.
- Das volle Getreidekorn verwenden! Geschrotet und vier bis zwölf Stunden eingeweicht im Frischkornbrei verwenden, gemahlen, gedarrt und gekocht in Suppe oder Sauce, gemahlen zum Brot- und Kuchenbacken verwenden, gekeimt über Rohkost streuen.
- Vor allem mit frischen Kräutern würzen!

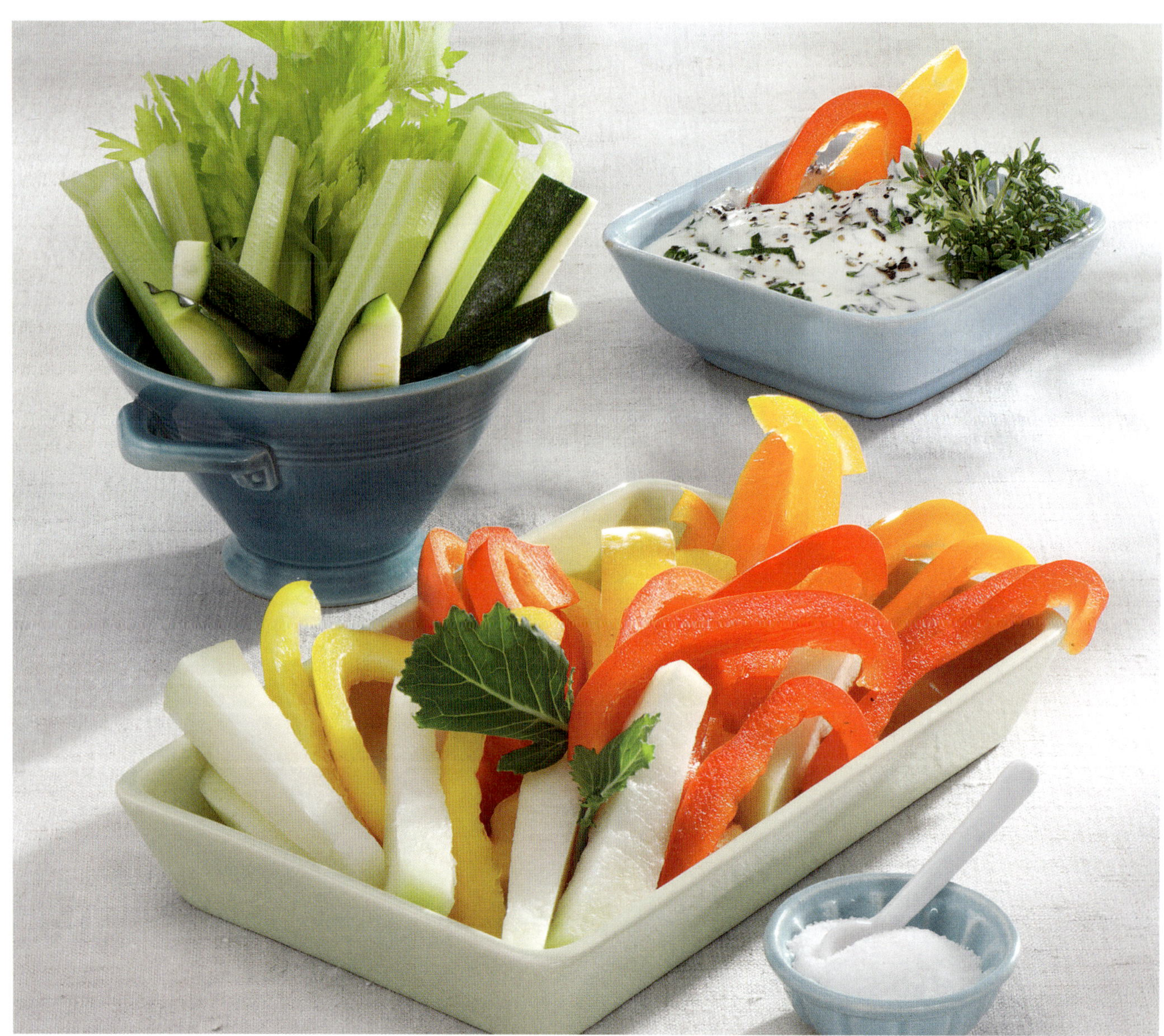

Frische Gemüsestreifen aus Kohlrabi, Paprika, Zucchini und Gurken mit einer leckeren Dip-Sauce aus Joghurt, Zwiebeln und Kräutern

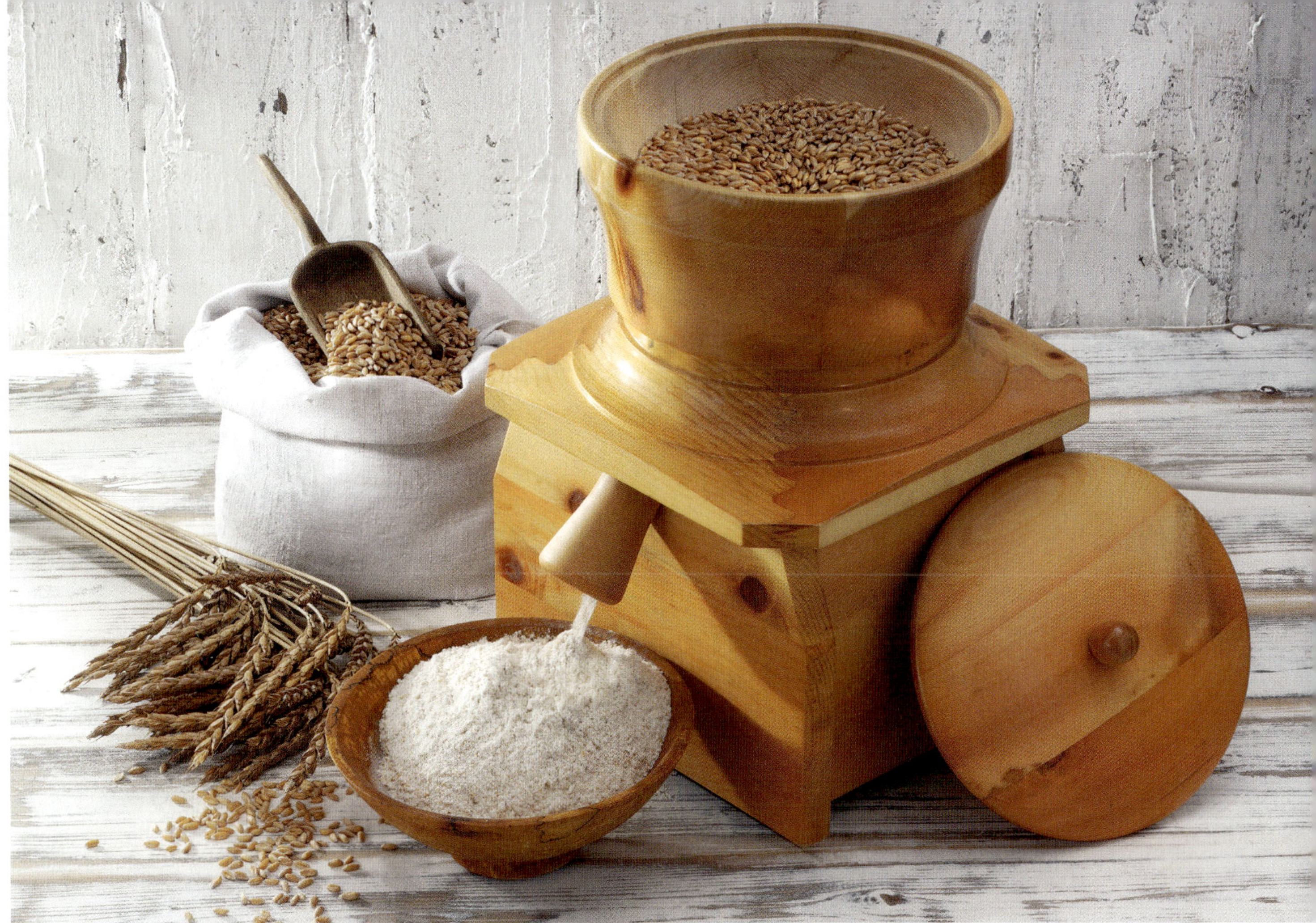

Brot und Brötchen backe ich immer selbst aus frisch gemahlenem Dinkel-Vollkornmehl. Gesünder geht es nicht.

- Weniger Salz verwenden, nur gutes Ursalz und Kräutersalz kaufen. Wenn man reichlich mit Kräutern würzt, kann man das Salz auch weglassen.

- Nur gute Fette verwenden. Das sind: kaltgepresste Öle wie Oliven- oder Sonnenblumen-, Distel- oder Kürbiskernöl und andere. Auf der Flasche muss „kaltgepresst" stehen, sonst ist es nicht kaltgepresst. Gute Sauerrahmbutter verwenden; es gibt verschiedene gute Bio-Produkte im Handel und in Reformhäusern zu kaufen.

- Auf alle Nahrungsmittel verzichten, die nur wertlose Kohlenhydrate und Dickmacher enthalten, wie zum Beispiel Gebäck oder Nudeln aus Weißmehl, Zucker oder weißer Reis.
- Auf industriell verarbeitete Nahrungsmittel, zum Beispiel Konserven, Püreepulver, Fertigklöße, Fertigsuppen, Fischstäbchen, Kondensmilch, Pudding, Saucenwürfel u.ä. verzichten.

- Auf Fleisch verzichten, oder zumindest weniger davon essen. Der Überkonsum von tierischen Nahrungsmitteln begünstigt Krankheiten wie Gicht, Rheuma, Diabetes oder Herzinfarkt. Die Eiweißversorgung wird gesichert durch pflanzliches Eiweiß in Getreide, Hülsenfrüchten, Kartoffeln und tierischem Eiweiß in Form von Milch, Käse, Joghurt mit rechtsdrehender Milchsäure und Eiern.

Körperreinigung

Im Laufe eines langen Winters haben sich in unserem Körper Schlacken angesammelt, vielleicht auch Giftstoffe. Wir sind im Winter weniger mobil, weil uns die Bewegung an der frischen Luft– wie Gartenarbeit oder Wanderungen–fehlt. Auf unseren Tellern sind die Salatportionen nicht so üppig wie im Sommer, denn der Garten legt eine Ruhepause ein. Aus diesem Grund ist es sinnvoll, im Frühjahr eine Körperreinigung vorzunehmen.

Jüngere Menschen können eine Fastenwoche einlegen, am besten in der Zeit des abnehmenden Mondes, denn wenn er zunimmt, kann man nicht abnehmen.

Ältere Menschen sollten auf das Fasten verzichten, denn der Kreislauf könnte Probleme bereiten. Hier empfehle ich eine Kur mit Ausschwemmtee, diese ist auch sehr hilfreich.

Welche Heilpflanzen helfen?

Ausschwemmtee

50 g getrocknetes Ackerschachtelhalmkraut
50 g getrocknete Schafgarbe
50 g getrocknete Brennnessel
50 g getrocknete Birkenblätter
50 g getrockene Taubnesselblüten

Die Kräuter gut vermengen. Von dieser Mischung 1 voll gehäuften Esslöffel mit 1 Liter heißem Wasser überbrühen, zugedeckt 10 Minuten ziehen lassen und dann über den ganzen Tag verteilt trinken.

Zur Körperreinigung den Tee 4 Wochen lang täglich trinken, dann eine Pause von 2 Wochen einlegen, anschließend das Ganze noch einmal wiederholen. Danach wird der Körper gereinigt sein.

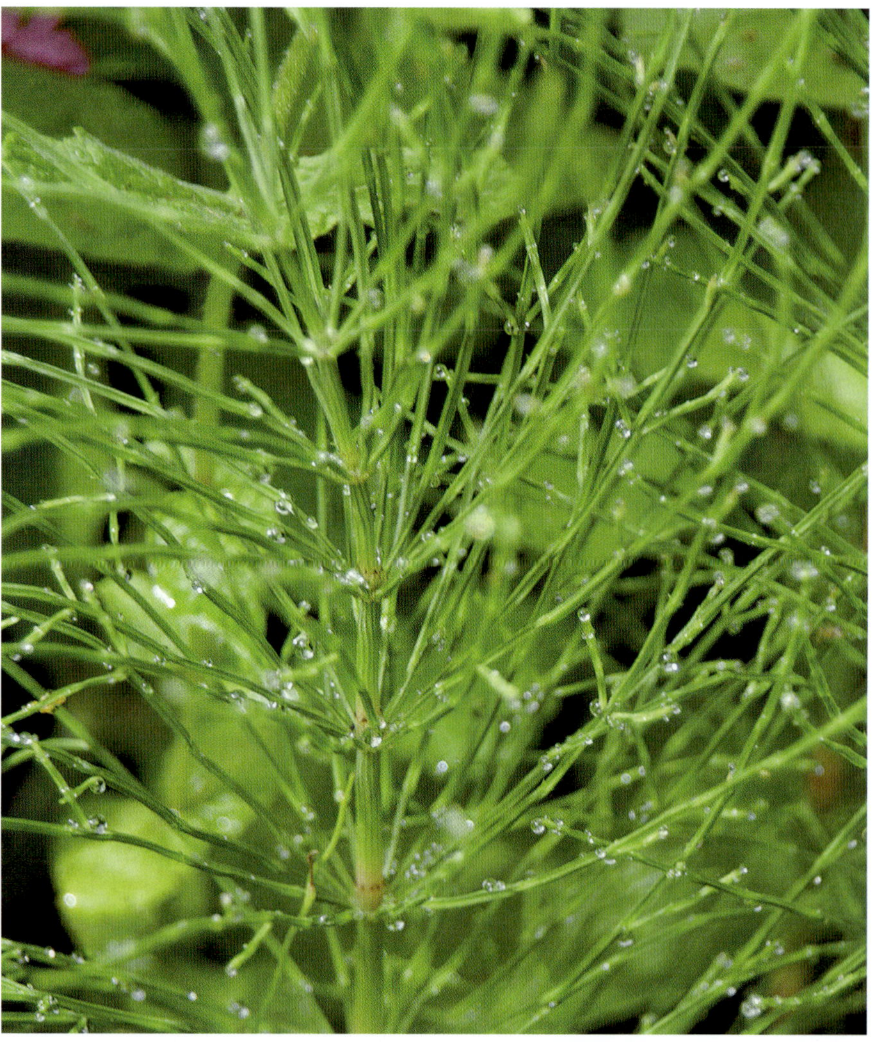

Der Ackerschachtelhalm ist eines der ältesten bekannten Heilkräuter

Ein weiterer Ausschwemmtee

50 g frische Fenchelfrüchte, gemörsert
30 g Kamillenblüten
30 g Lindenblüten
30 g Melissenblätter
50 g Stiefmütterchenkraut
50 g Löwenzahnkraut

Für die Teezubereitung möglichst frische Kräuter verwenden, ersatzweise getrocknete. Die Kräuter sorgfältig vermengen. Von dieser Mischung 1 gehäuften Esslöffel mit 1 Liter heißem Wasser übergießen, zugedeckt 10 Minuten ziehen lassen, in eine Wärmekanne füllen und über den Tag verteilt trinken.

Den Tee 4 Wochen lang täglich trinken, dann eine Pause von 2 Wochen einlegen und die Kur wiederholen.

Mein Tipp!

Wer nicht so gern Tee trinkt, kann diese beiden Ausschwemmteemischungen auch pulverisieren. Dazu gibt man die Kräuter in eine Elektrokaffeemühle und zermahlt sie. Das Pulver anschließend in ein leeres Honigglas füllen und im Dunkeln aufbewahren. Zur Körperreinigung nimmt man etwa ½ Teelöffel Pulver in den Mund und trinkt 1 Glas warmes Wasser hinterher, eine ½ Stunde später ein zweites Glas Wasser. Das Ganze 3-mal täglich wiederholen.

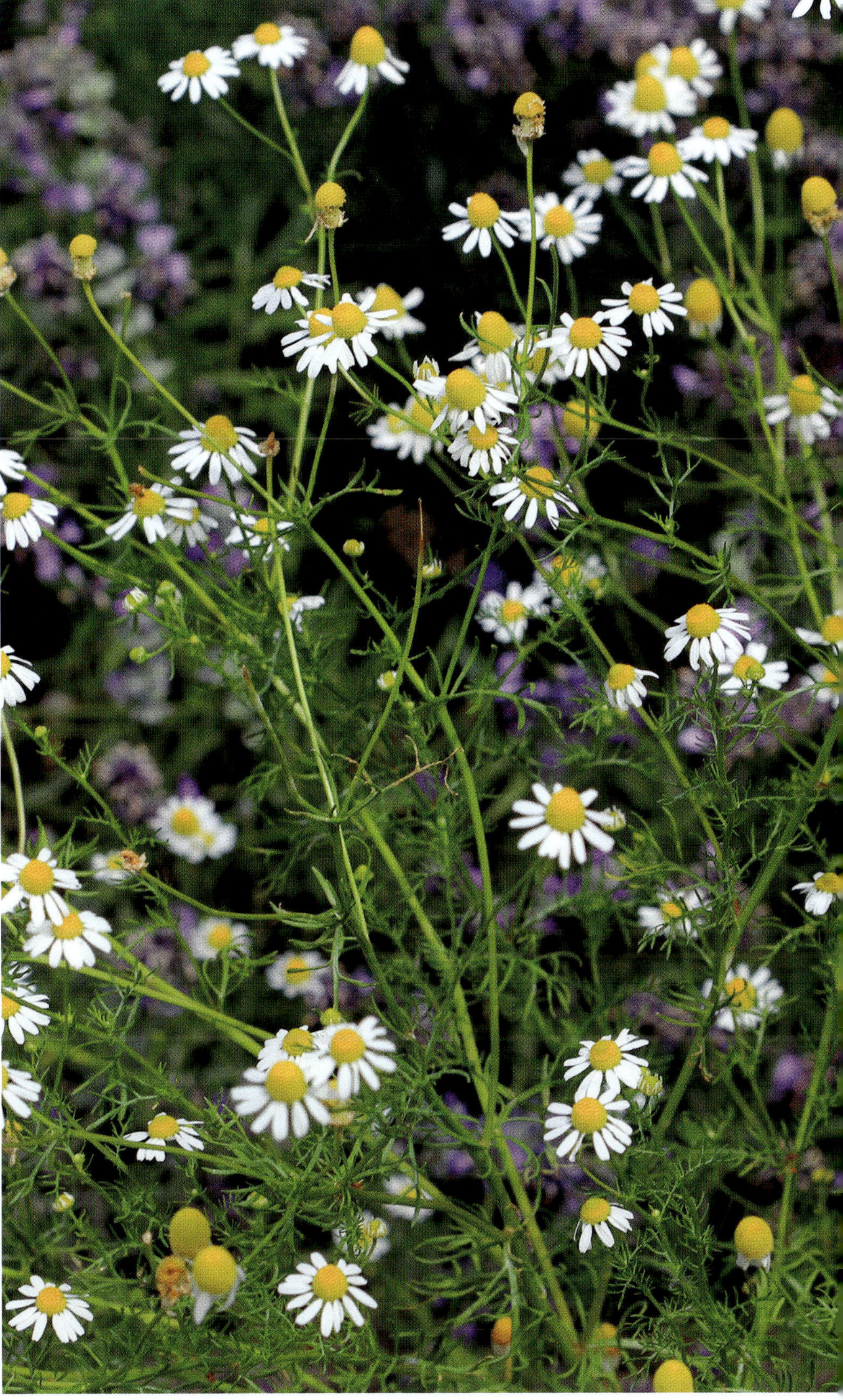

Die Echte Kamille ist als Heilpflanze vielseitig anwendbar

Bewegung im Freien als Vorbeugung

In unserer heutigen Zeit des technischen Fortschritts und der damit verbundenen stark reduzierten körperlichen Anstrengung bei der Arbeit durch technische Geräte ist die Beanspruchung unseres Körpers als Arbeitsgerät sehr stark zurückgegangen. Selbst Handwerker verfügen heute über viele arbeitserleichternde Werkzeuge und Gerätschaften, die ihre körperliche Arbeit sehr erleichtern.

Die Folge davon ist, dass unser Körper oft an Unterforderung leidet, die Muskeln und Sehnen erschlaffen und es dadurch zu Haltungsschäden des Knochenskeletts und der Wirbelsäule kommt. Mit dieser Unterforderung des menschlichen Muskelapparates gehen Muskelschwund, Bandscheibenschäden, Übergewicht, Leberverfettung, Diabetes, Arterienverkalkung und andere Krankheitsbilder einher. Darüber hinaus steigt das Risiko eines Herzinfarkts oder eines Schlaganfalls bei starkem Übergewicht – auch schon bei jungen Menschen.

Bis in die erste Hälfte des zwanzigsten Jahrhunderts musste die Mehrheit der Menschen in Mitteleuropa oft noch schwere körperliche Arbeit verrichten und die Ernährungssituation war meistens nicht sehr üppig. Viele Menschen litten damals noch an Mangelernährung, hatten nicht immer genug zu essen und mussten sich oft sehr einseitig ernähren. Besonders bei den Arbeiterfamilien in den Städten war dies meist der Fall. Fettleibigkeit und Übergewicht wurde damals noch als erstrebenswerter Zustand und Zeichen von Reichtum und Wohlstand gesehen.

Heute haben fast alle Menschen in unserer Wohlstandsgesellschaft mit den negativen Folgen dieser Entwicklung zu kämpfen. Unser menschlicher Körper ist in der langen Evolutionsgeschichte immer darauf ausgerichtet gewesen, hart zu arbeiten oder zu kämpfen. Die Menschen der Steinzeit waren noch Sammler und Jäger und legten täglich viele Kilometer auf der Suche nach Nahrung zu Fuß zurück. Die Männer jagten Tiere und die Frauen und Kinder sammelten Früchte, Wurzeln, Kräuter und alles, was essbar war.

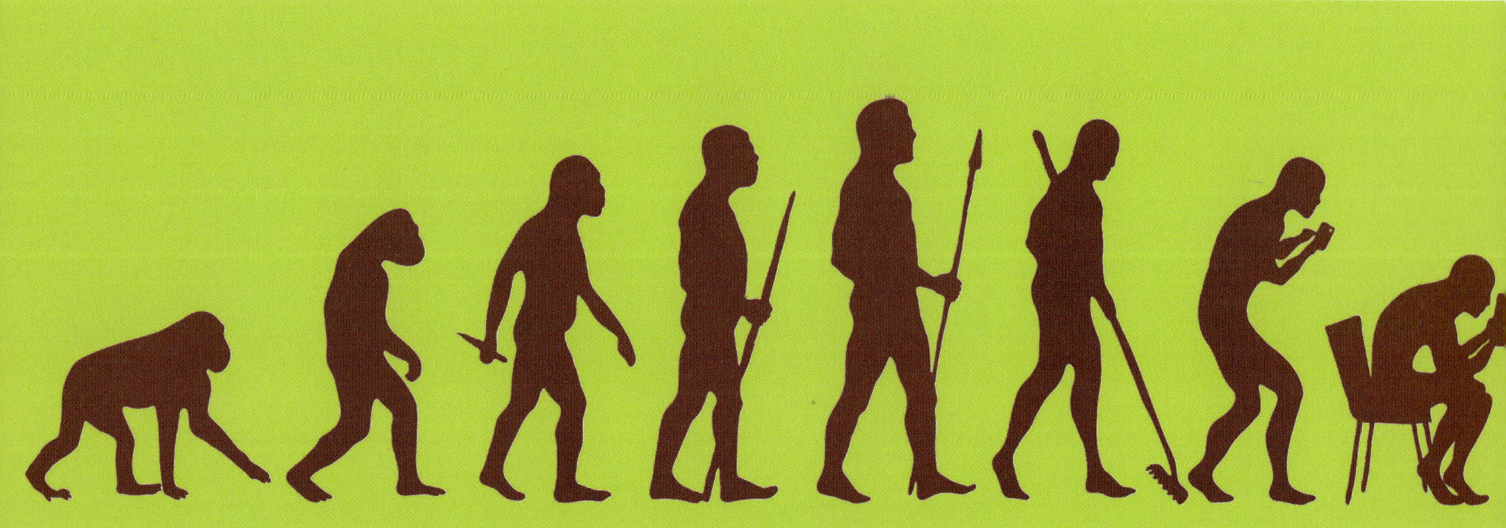

Lassen Sie es nicht so weit kommen!

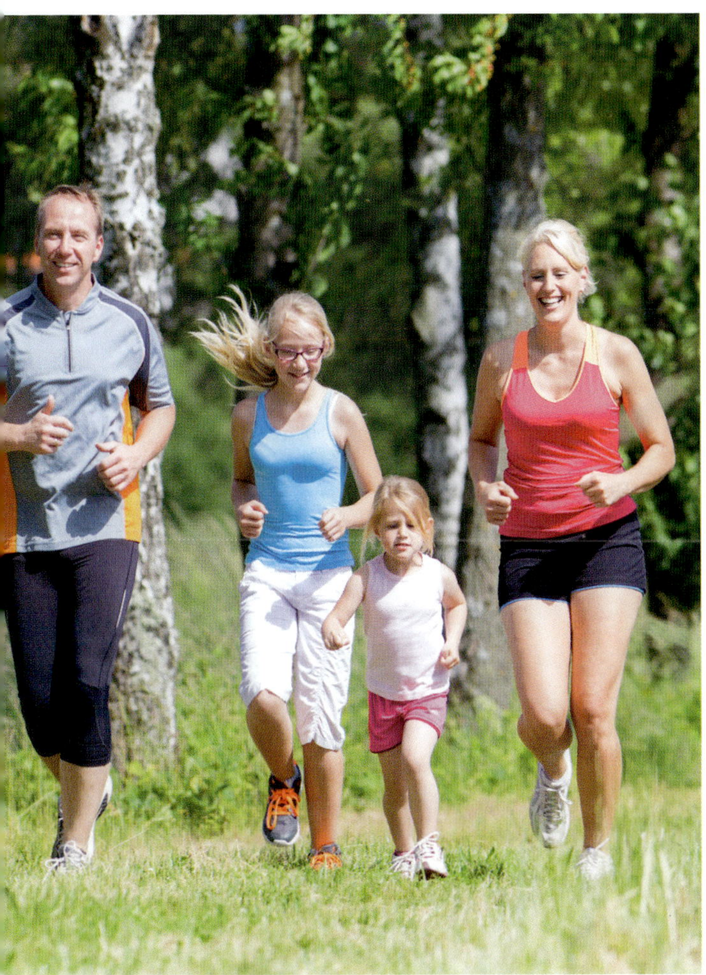
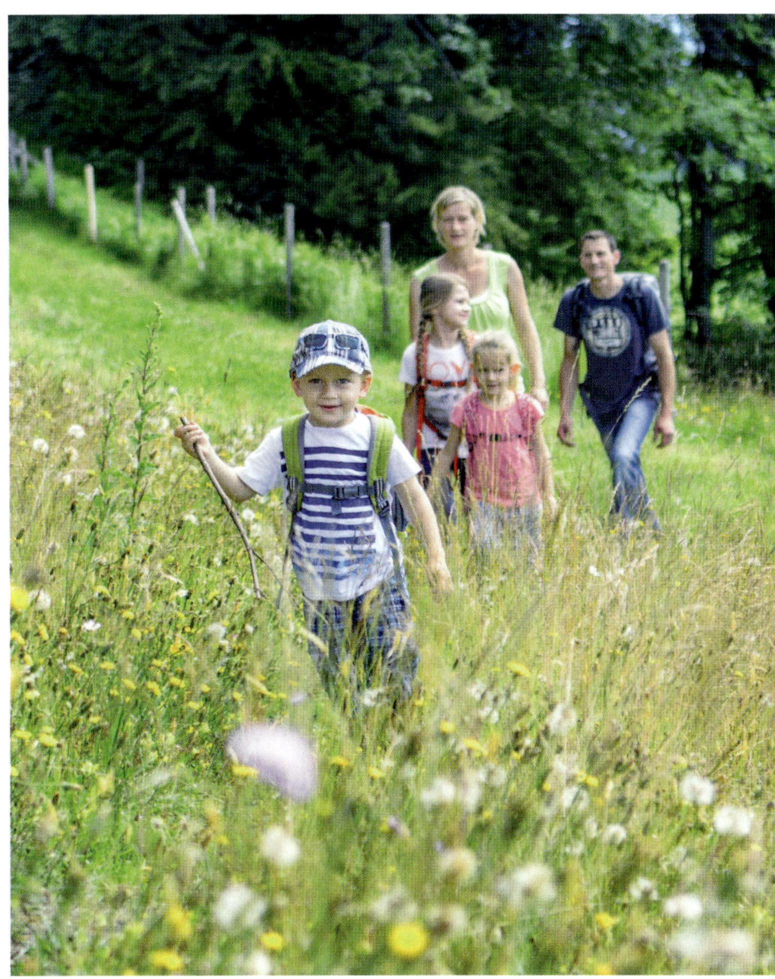

Viel Bewegung an der frischen Luft ist für Jung und Alt die beste Medizin zur Krankheitsvermeidung und Stärkung der Abwehrkräfte. Ganz nebenbei können Sie Ihren Kindern die Natur und ihre wunderbaren Heilpflanzen näherbringen.

Heutzutage haben die meisten Menschen eine Arbeit, die sie körperlich nicht mehr auslastet. Aber unser Körper ist noch immer so gebaut, als sollten wir Mammuts, Elche und Bären jagen. Die Evolution kommt nicht so schnell hinterher, wie wir unsere Lebensumstände verändern. Um unseren Körper gesund zu erhalten, müssen wir uns regelmäßig bewegen und auch an unsere Belastungsgrenzen gehen, damit die Muskulatur und die Gelenke trainiert und die überschüssigen Nahrungsreserven im Körper nicht in Fettreserven umgewandelt, sondern abgebaut werden.

Am besten tut man dies durch körperliche Aktivitäten im Freien, also an der frischen Luft. Gehen Sie regelmäßig zum Schwimmen und Wandern oder fahren Sie mit dem Fahrrad; am besten jeden Tag zwei bis drei Stunden. Mindestens zehn Stunden pro Woche sollten aber unbedingt sein.

Natürlich funktionieren auch andere Sportarten, die an der frischen Luft im Freien stattfinden. Wichtig ist die Aufnahme von Sauerstoff im Freien als Training für Herz, Kreislauf und Lunge. Vermeiden Sie dabei Überbelastungen von einzelnen Muskelpartien und Gelenken. Essen Sie wenig und trinken Sie viel. Am besten 3 Liter gesundes stilles Wasser am Tag. Ernähren Sie sich sparsam, aber vielseitig und vollwertig, dann haben Sie sehr gute Chancen auf ein langes, gesundes Leben.

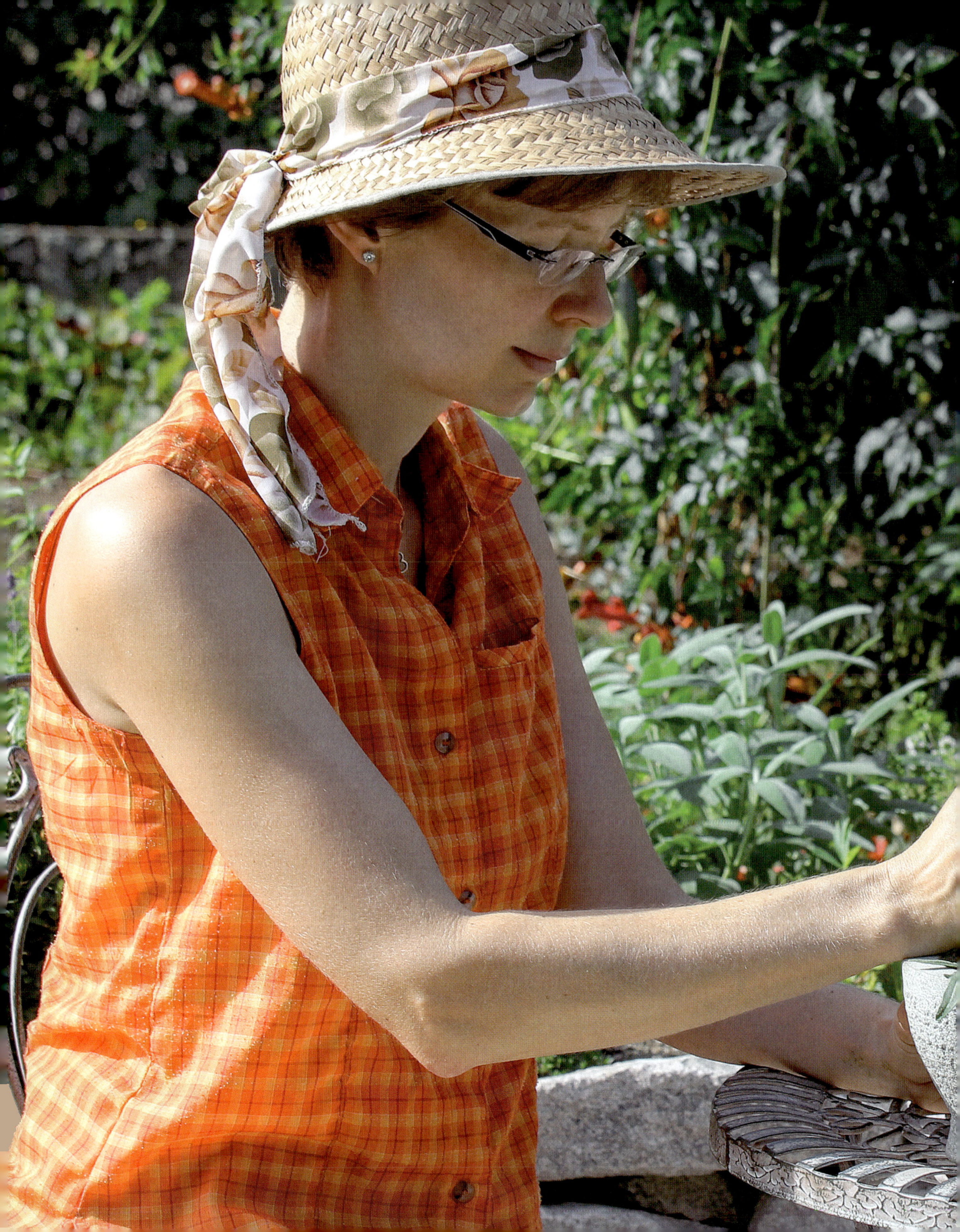

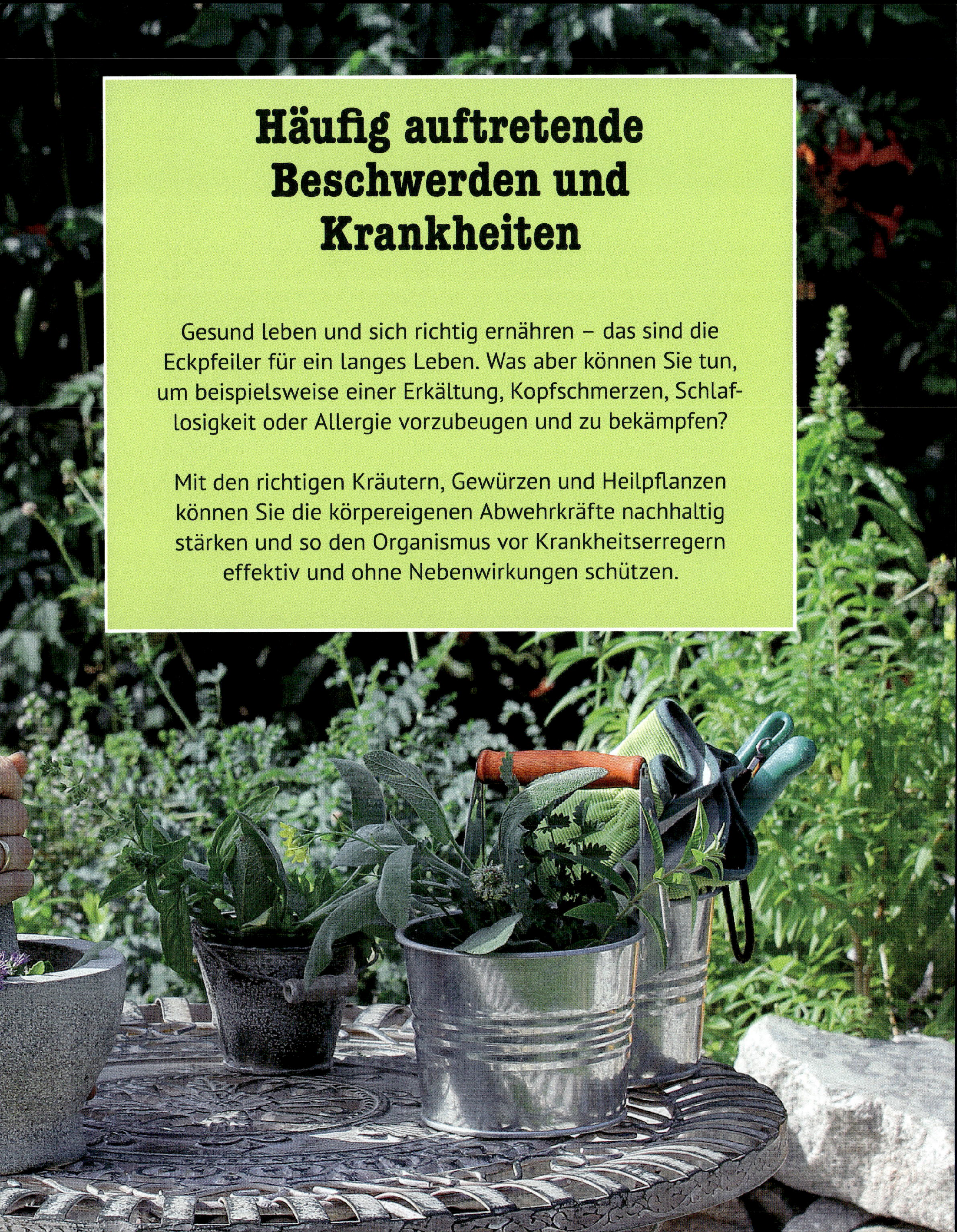

Häufig auftretende Beschwerden und Krankheiten

Gesund leben und sich richtig ernähren – das sind die Eckpfeiler für ein langes Leben. Was aber können Sie tun, um beispielsweise einer Erkältung, Kopfschmerzen, Schlaflosigkeit oder Allergie vorzubeugen und zu bekämpfen?

Mit den richtigen Kräutern, Gewürzen und Heilpflanzen können Sie die körpereigenen Abwehrkräfte nachhaltig stärken und so den Organismus vor Krankheitserregern effektiv und ohne Nebenwirkungen schützen.

Allergien

Es gibt viele Allergieformen, die bekannteste ist der Heuschnupfen. Ausgelöst wird er durch Blütenpollen. Wenn im Frühjahr Bäume und Sträucher blühen und im Sommer Gräser und Blumen hinzukommen, ist es für Allergiker besser, keine langen Spaziergänge in der Natur zu unternehmen. Sie könnten zur Qual werden.

Es gibt aber noch viele andere Auslöser für Allergien, zum Beispiel Insektenstiche, Medikamente, bestimmte Nahrungsmittel, Hausstaubmilben usw. Der Arzt wird eine Hyposensibilisierung durchführen und Schnupfenmittel verschreiben, die bei manchen Patienten auch ganz gut helfen. Leider werden so aber nur die Symptome und nicht die Ursachen der Allergien behandelt, die das schwache Immunsystem schwächen.

Ich empfehle statt dieser schulmedizinischen Therapien lieber Heilpflanzen, von denen es genügend gibt und die auch helfen.

Welche Heilpflanzen helfen?

Ackerstiefmütterchen (Viola arvensis)
Diese Pflanze kann frisch und auch getrocknet, als Tee oder Öl, zum Einreiben verwendet werden.

Ackerstiefmütterchenöl
Getrocknetes und geschnittenes Kraut bis zur Hälfte in eine Schraubflasche füllen, dann so viel gutes Olivenöl darübergießen, bis alles bedeckt ist. Anschließend die Flasche 14 Tage lang bei Zimmertemperatur stehen lassen – damit nichts schimmelt, das tägliche Schütteln nicht vergessen. Danach wird das Ganze abgeseiht und der Rückstand ausgepresst. Das wertvolle Öl zum Einreiben wird in einer braunen Flasche kühl und dunkel gelagert. Es dient der Linderung einer Allergie oder Neurodermitis.

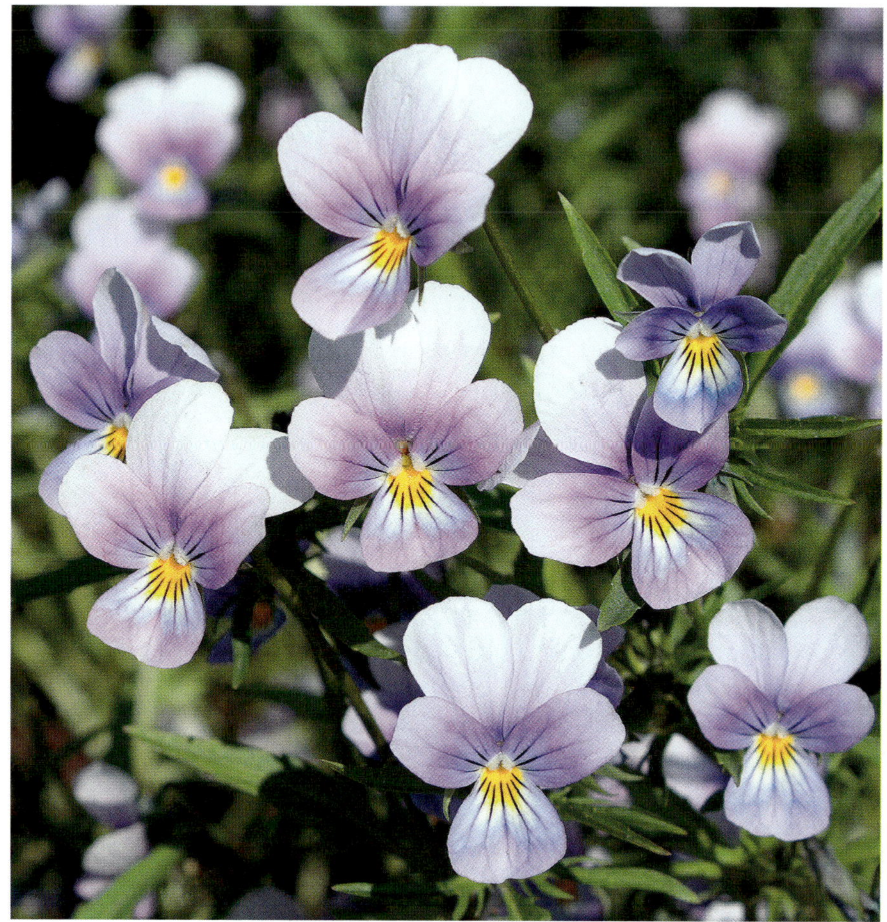

Ackerstiefmütterchen (Viola arvensis)

Knoblauch (Allium sativum) und Zwiebeln (Allium cepa)

Diese beiden Alleskönner haben entzündungswidrige Inhaltsstoffe und beugen so allergischen Reaktionen vor. Ich empfehle, sie bei der Zubereitung der Speisen großzügig zu verwenden.

Meerrettich (Armoracia rusticana) oder Wasabi (Eutrema japonicum)

Meerrettich gilt als äußerst wirksames Mittel zur Stärkung der Abwehrkräfte und hilft, Erkältungen zu bekämpfen und das Immunsystem auch vorbeugend zu stärken. Die Meerrettichwurzel sollte frisch gerieben sein, allerdings muss man vorsichtig damit umgehen, denn sie ist extrem scharf. Am besten ein Tuch vor die Augen halten und vorsichtig und langsam die ätherischen Öle einatmen.

Meerrettich (Armoracia rusticana), Wurzel

Die grünen, geschnittenen Wasabi-Blätter (Japanischer Meerrettich oder Wassermeerrettich) können unter den Salat gemischt werden oder in eine Suppe – aber auch mit dem Wasabi muss man vorsichtig umgehen, auch er ist sehr scharf. Die Pflanze kann man im Gartenfachhandel bestellen.

Große Brennnessel (Urtica dioica)

Medizinische Untersuchungen haben gezeigt, dass Brennnesselpräparate allergische Symptome im Nasenbereich beseitigen können. Die Brennnesselwurzeln werden ausgegraben, gesäubert und zerkleinert. Sie können frisch oder getrocknet für einen Teeaufguss verwendet werden. Brennnesselblätter eignen sich ebenfalls für einen Aufguss. Man trinkt den Tee und atmet dabei den Dampf kräftig ein. So bekommt man laufende Nasen, einen verschleimten Brustraum, Asthma und sogar Keuchhusten in den Griff. Wer keine frischen Brennnesseln zur Verfügung hat, kann in der Apotheke Dragees kaufen, die Brennnesselextrakte beinhalten.

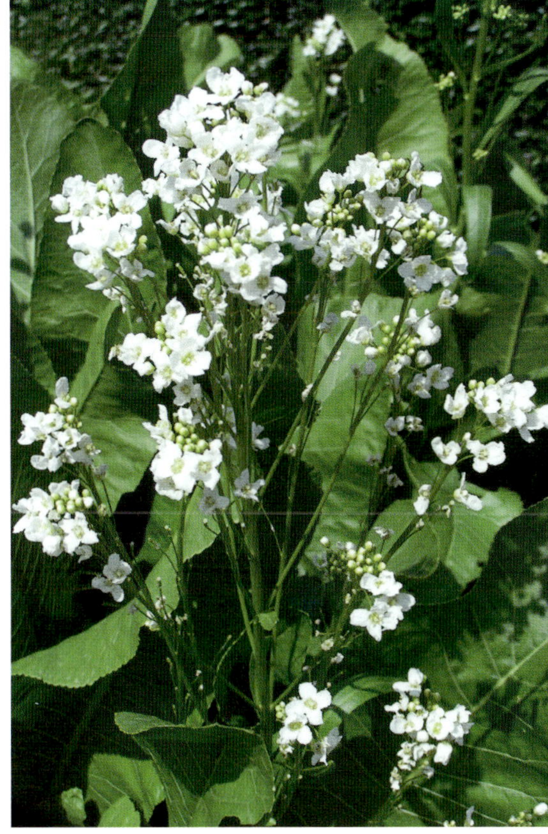

Meerrettich (Armoracia rusticana)

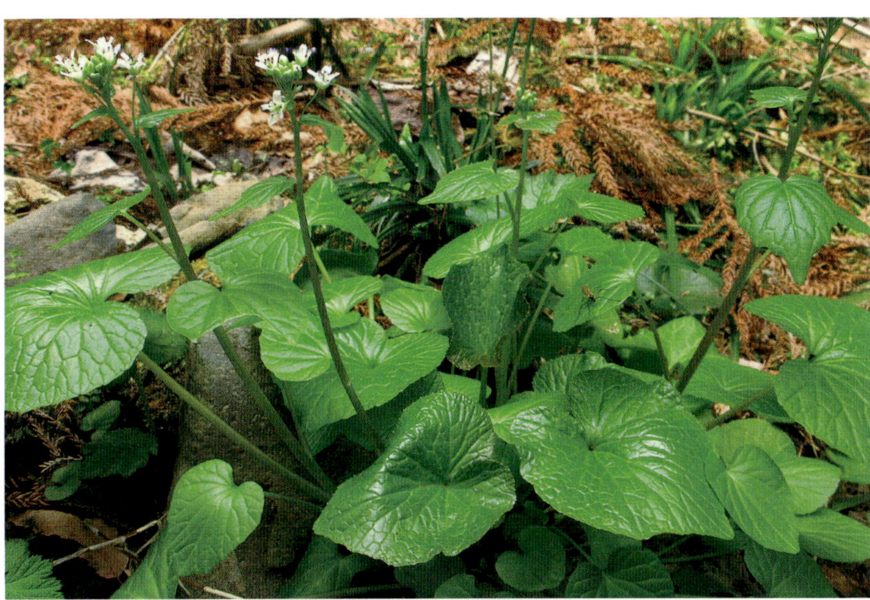

Wasabi (Wasabia Eutrema japonicum), Japanischer Meerrettich

Zistrose (Cistus incanus)
Sie wird zur Behandlung von Allergien oder Neurodermitis verwendet, da ihre Inhaltsstoffe die Krankheitserreger bekämpfen und die Haut heilen können. Man bereitet aus dem Kraut und den Blüten (aus dem Reformhaus oder Naturkostladen) einen Tee. Nach dem Abkühlen betupft oder wäscht man damit die erkrankte Allergiehaut, ohne diese abzutrocknen. Es gibt auch Cistussalbe und -creme.

Echte Kamille (Matricaria recutita oder Matricaria chamomilla)
Therapeuten wenden bei Allergien und Neurodermitis gern eine Aromabehandlung mit Kamillepräparaten an, vorausgesetzt der Patient ist nicht allergisch gegen Korbblütler, zu denen die Kamille zählt. Die Pflanze besitzt allergie- und entzündungshemmende Eigenschaften (vor Verwendung testen). Bei der Selbstbehandlung werden kranke Körperteile mit abgekühltem Kamillentee betupft, ohne diese abzutrocknen, oder Cremes und ätherische Öle aus der Apotheke verwendet.

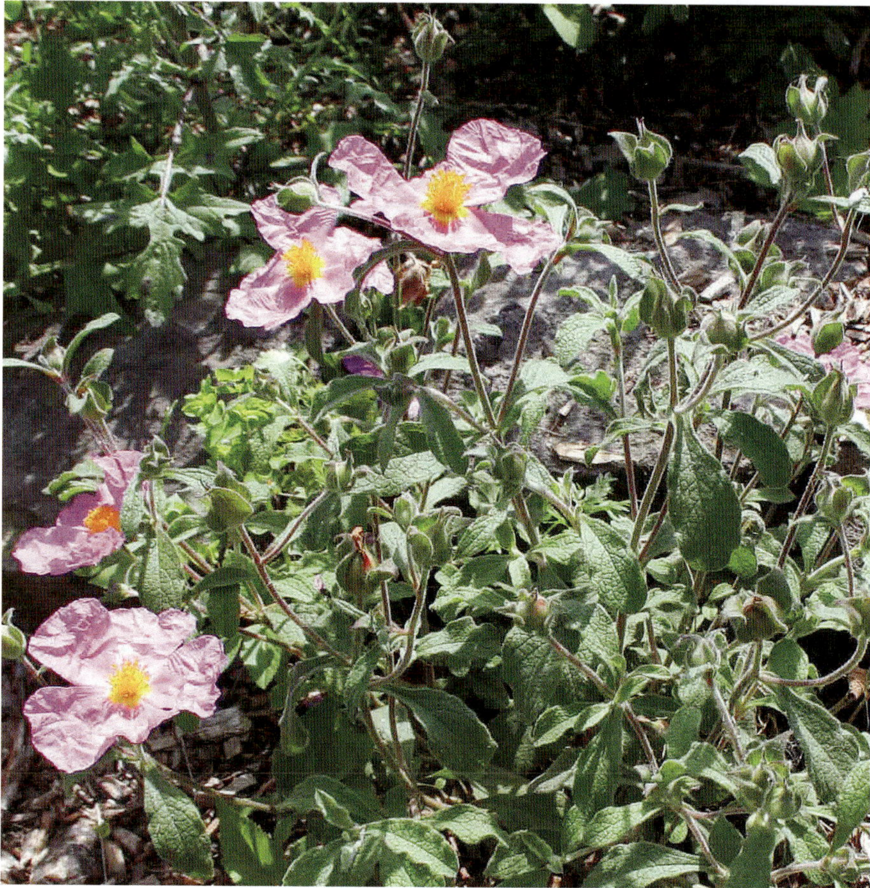

Zistrose

Was sonst noch hilft

Gerade Vitamin-C-reiche Pflanzen sind sehr immunstärkend. Hier kann man abwechseln zwischen
- Zitrusfrüchten
- Paprikaschoten
- Brunnenkresse
- Bittermelone
- Mispelfrüchten

und anderem Obst.

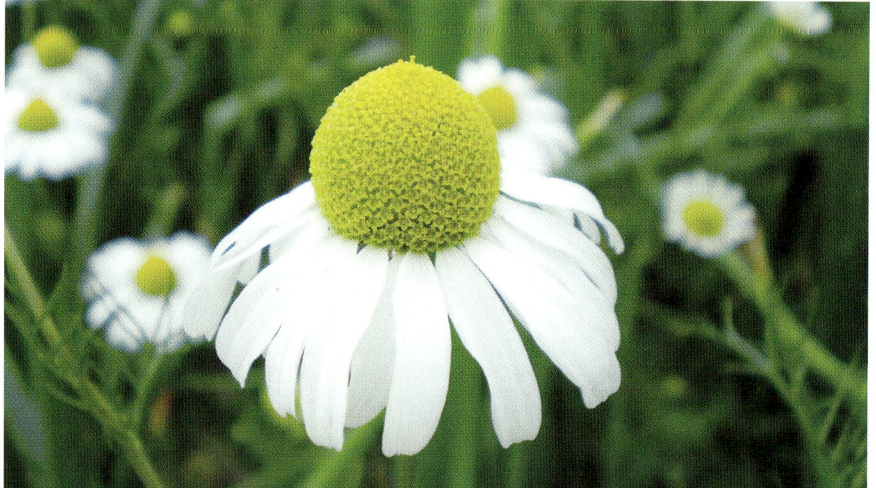

Echte Kamille

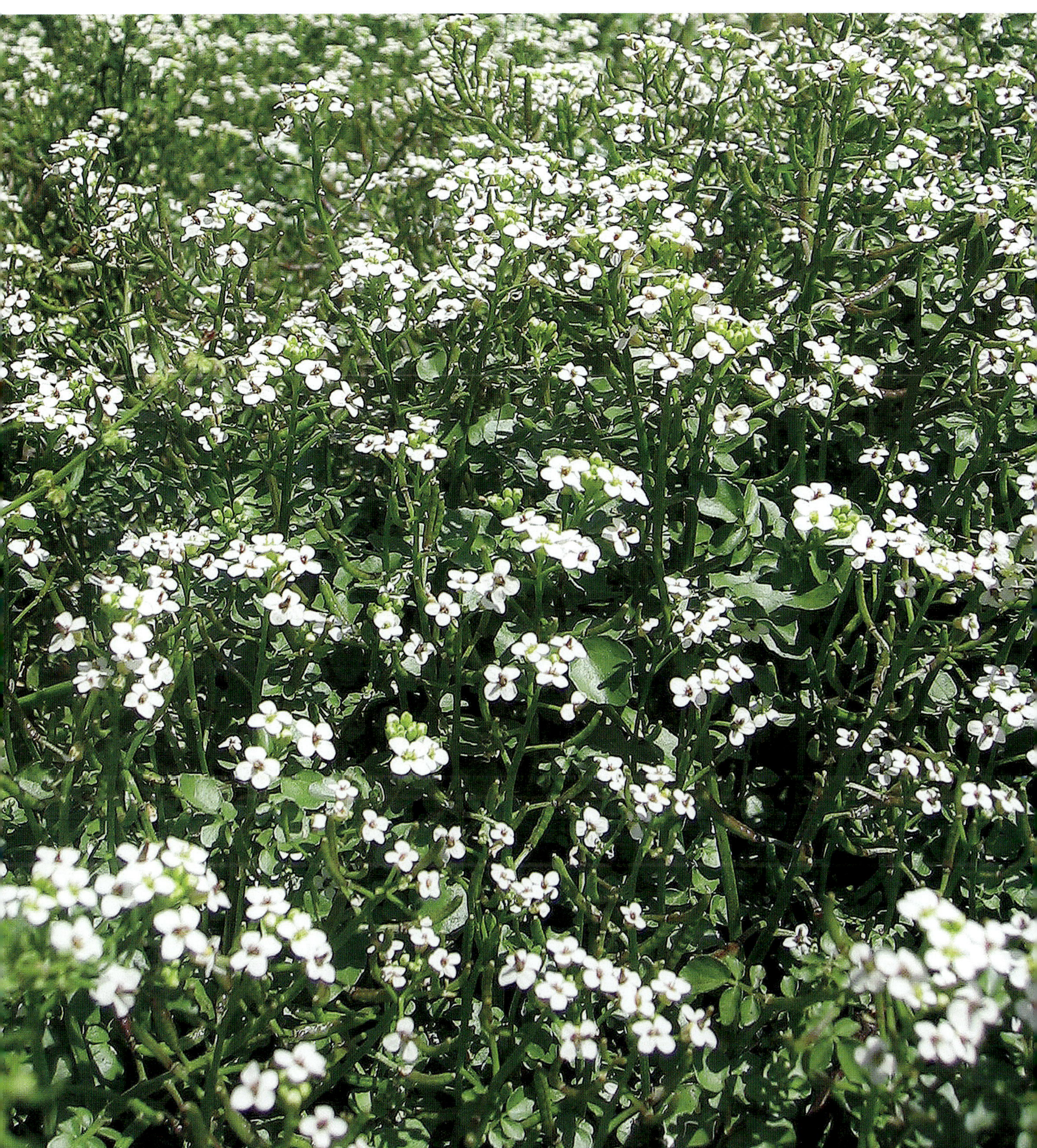

Brunnenkresse

Altersbeschwerden

Viele Menschen haben Angst vor dem Älterwerden, zu denen ich, Gott sei Dank, nicht gehöre. Das Rad der Zeit kann niemand aufhalten, man wird immer ein wenig älter. Und mit dem Älterwerden müssen manche lieb gewonnenen Tätigkeiten aufgegeben werden. So ist es auch bei mir. Mit meinen 83 Jahren kann ich nicht mehr all das bewältigen, was ich noch vor drei Jahren geleistet habe. Körperlich muss ich zurückstecken, aber geistig bin ich noch guter Dinge, und das nutze ich, indem ich Bücher schreibe. All das, was mich bewegt, was mir am Herzen liegt, bringe ich zu Papier.

Kein Mensch sollte vor dem Älterwerden Angst haben, sondern dankbar sein dafür und jeden Tag, jedes neue Jahr als Gottesgabe betrachten, denn das Alter ist die Krönung des Lebens.

Ich empfehle, auf ein gesundes, ausgewogenes Leben zu achten, mit einer vitalstoffreichen Ernährung. Das heißt bei mir immer: vollwertig-vegetarisch. Wer sich dazu noch genügend Bewegung verschafft, mit Spazierengehen, Gartenarbeit in frischer Luft, Jogging und Laufen (soweit das im Alter noch geht), der unternimmt viel für seine Gesundheit und gegen das Älterwerden. Ferner sollte man auf das Rauchen verzichten, keinen Alkohol trinken und Sonnenbäder meiden, aber auch keine Diät durchführen – denn das bedeutet meistens einseitiges Essen, das uns nicht bekommt.

Wer all diese Empfehlungen beherzigt, hat schon viel gewonnen. Ich möchte aber zusätzlich einige Heilpflanzen erwähnen, die uns unterstützen können, das Älterwerden leichter zu bewältigen.

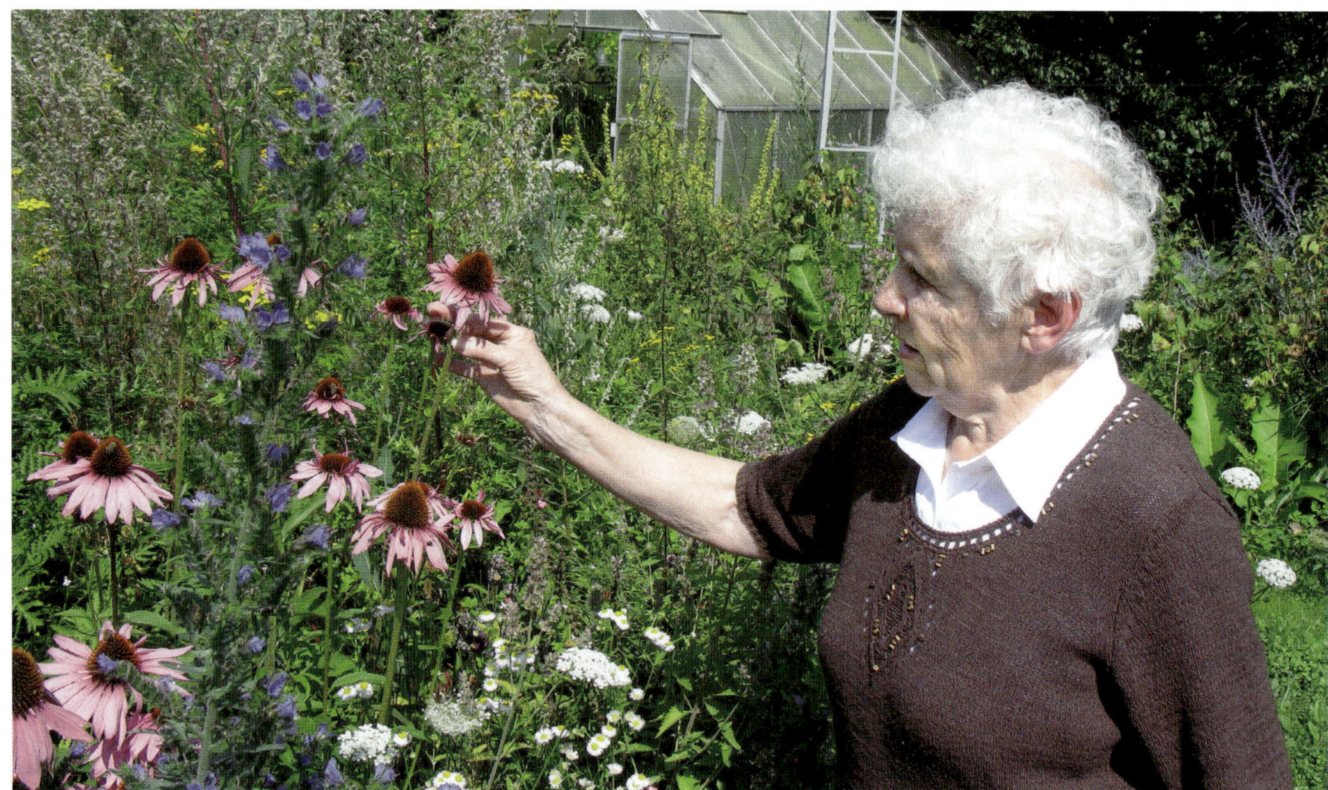

Genießen Sie, wann immer möglich, im Alter jeden Tag und erfreuen Sie sich an der Natur, die uns so reich beschenkt

Welche Heilpflanzen helfen?

Ginkgo (Ginkgo biloba)
Diese Heilpflanze verbessert die Durchblutung des Gehirns, und zwar „weg vom Rumpf", also in den Gliedmaßen und dort bis in die feinsten Kapillargefäße. Er soll auch bei Tinnitus helfen, das Gedächtnis stärken, Schwindel und Angstgefühle nehmen, das haben Untersuchungen bestätigt.

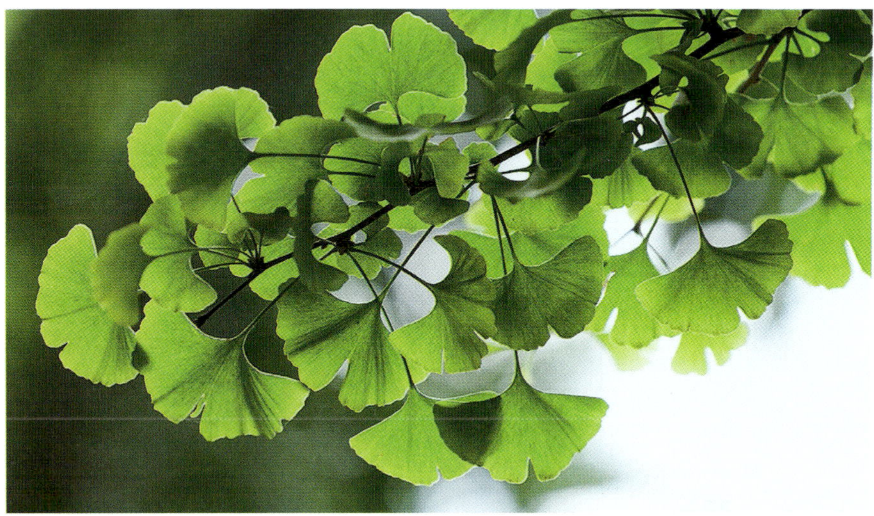

Ginkgo

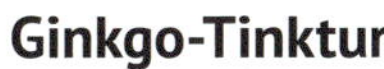

Ginkgo-Tinktur
Dazu füllen Sie eine größere Schraubflasche bis zur Hälfte mit geschnittenen, frischen Ginkgo-Blättern und den Rest, bis fast an den Rand, mit 38%igem Doppelkorn auf. Bei regelmäßigem Schütteln die Flasche 6–8 Wochen im warmen Zimmer stehen lassen, dabei darauf achten, dass die Blätter immer gut mit Flüssigkeit bedeckt sind. Anschließend wird die Flüssigkeit in kleine, dunkle Fläschchen gefiltert und etikettiert, die Tinktur ist nun gebrauchsfertig. Während einer Kur täglich 1–3 Teelöffel Tinktur einnehmen. Fertige Tinkturen und Kapseln gibt es auch in Apotheken zu kaufen.

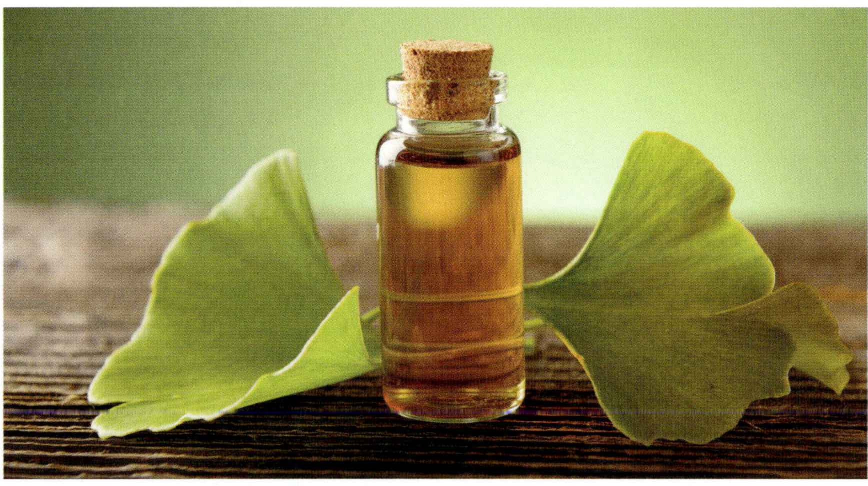

Ginkgo-Tinktur

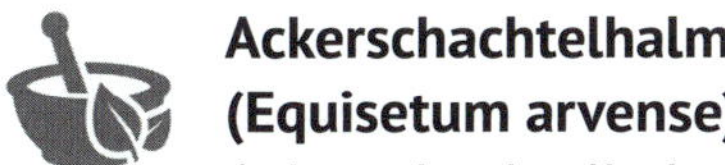

Ackerschachtelhalm (Equisetum arvense)
Ackerschachtelhalm ist reich an siliziumhaltiger Kieselsäure, die vor allem dort gebraucht wird, wo eine Verletzung ist, seien es Knochenbrüche, gerissene Bänder, Zahnfleischbluten oder auch bei Rheuma, Gicht und Blasenschwäche. Letzteres sind Unpässlichkeiten, die eher ältere als jüngere Menschen erleiden müssen. Da kann der Ackerschachtelhalmtee manchmal gute Dienste leisten.

Ackerschachtelhalmtee
Am Abend wird ein gehäufter Esslöffel der getrockneten Blätter mit etwa ½ Liter kaltem Wasser in einem Topf angesetzt und bedeckt. Am nächsten Morgen das Ganze zum Kochen bringen und 10 Minuten leise köcheln lassen, erst dann sind die Schachteln aufgeschlossen und die Inhaltsstoffe freigesetzt. Den Tee in eine Wärmekanne abseihen und über den Tag verteilt schluckweise trinken.

Ginseng – Heilmittel seit Jahrtausenden
Die Wurzel der Ginsengpflanzen ist seit 2000 Jahren bekannt – vor allem in den traditionellen asiatischen Heillehren –, meist als allgemeines Stärkungsmittel bei Schwächezuständen aller Art sowie als natürlicher Blutverdünner (Blutgerinnungshemmer).

In Studien wird die überragende Wirkung der Ginsengwurzel bestätigt. Ginseng ist eine sehr stark wirksame Heilpflanze und sollte mit Vorsicht verwendet werden. Wenn Sie regelmäßig andere Medikamente einnehmen, müssen Sie die Verträglichkeit mit dem Hausarzt abklären. Ginsengextrakte gibt es in der Apotheke.

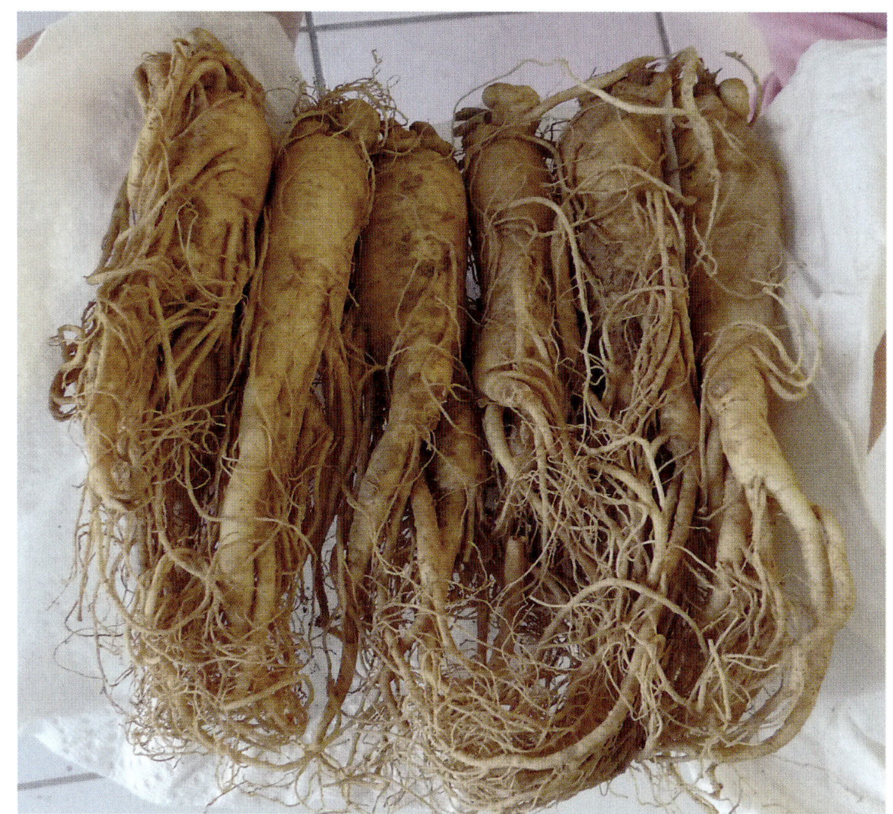

Ginseng-Wurzeln

Jiaogulan
ist eine widerstandsfähige, bis zu 2 Meter hohe Rankpflanze, die im heimischen Anbau sehr leicht zu ziehen und zu pflegen ist. Frisch oder getrocknet: Ihre Blätter und andere Teile können als Tee, Salat oder auch Gemüse verarbeitet und genossen werden. In China und anderen asiatischen Ländern wird es als „Kraut der Unsterblichkeit" bezeichnet. Der Pflanze werden viele gute Inhaltsstoffe zugesprochen, die sich auf unsere Gesundheit, Energie, Psyche und Widerstandskraft positiv auswirken. Naturmediziner sind überzeugt, dass die Wirkstoffe auch die freien Radikalen eindämmen und Krebskrankheiten zurückdrängen können. Die Pflanze ist

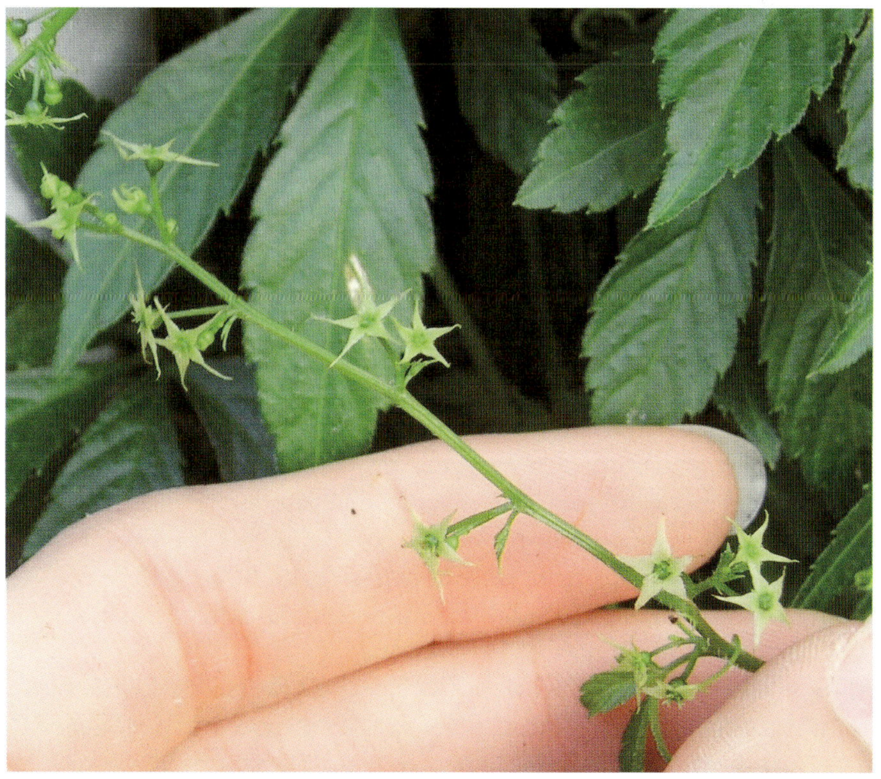

Jiaogulan

es also wert, in unserem Garten zu sein. Sie ist eine Rankpflanze, deren Ranken wir mithilfe einer Stütze in die Höhe leiten, oder wir pflanzen sie in Ampeln und lassen sie nach unten ranken.

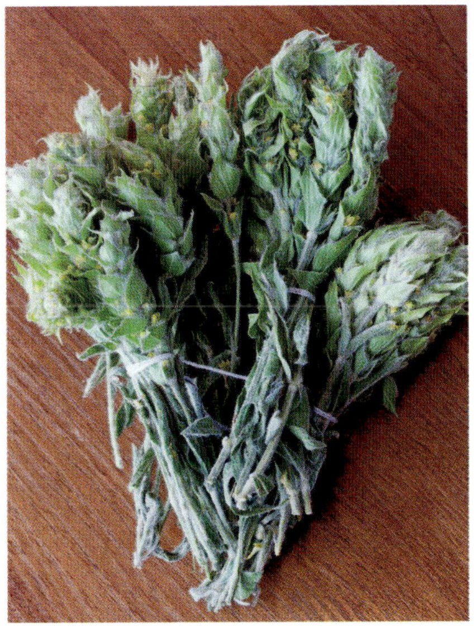

Getrocknetes Griechisches Eisenkraut

Pralle Sonne verträgt sie nicht gut. Jiaogulan ist eine einjährige Pflanze und kann im Frühjahr als Jungpflanze über den Heilkräuterfachhandel bestellt werden. Eine Pflanze reicht Ihnen normalerweise für ein Jahr.

Griechisches Eisenkraut (Sideritis scardica)

Es gibt viele verschjedene Sideritis-Pflanzen. Ich spreche hier nur von der Sideritis scardica. Diese Pflanze soll Heilung für das Gehirn bringen. Vergesslichkeit, Lernstörungen, Nervosität, Migräne, Schlaflosigkeit, Prüfungsangst, Depression und sogar Alzheimer sollen vom Griechischen Eisenkraut Besserung erfahren. Es darf nur nicht verwechselt werden mit dem Französischen Eisenkraut, der Verbene, und dem Deutschen Eisenkraut, dem Echten. Es wird schwierig sein, Griechisches Eisenkraut in Mitteleuropa in der Natur zu finden. Man kann es aber im Garten anbauen. Es gibt Kräuterfarmen, die es anbieten. Noch einfacher ist es, den Tee im Reformhaus oder Naturkostladen zu kaufen. Der Tee wird auch als Griechischer Bergtee angeboten. Wichtig ist aber, dass nur Sideritis scardica darin ist. Es wird empfohlen, täglich vier große Tassen Tee zu trinken, das schafft man leicht. Wem es aber doch zu viel sein sollte, der kann sich vom getrockneten Tee eine Tinktur ansetzen (vgl. Seite 17).

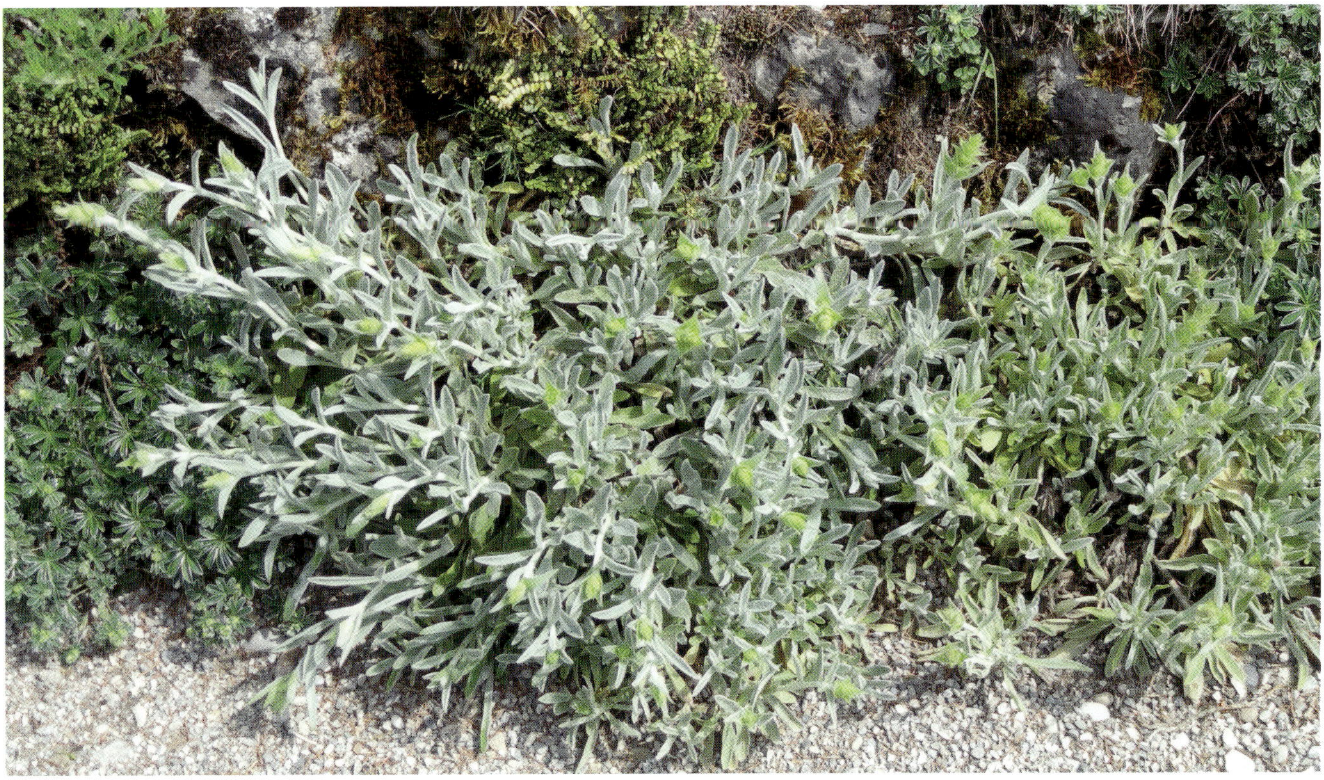

Griechisches Eisenkraut

Was sonst noch hilft

- Knoblauch (Allium sativum) ist ebenfalls eine Pflanze, die dem älteren Menschen nützlich sein kann. Er senkt einen hohen Cholesterinspiegel und auch den hohen Blutdruck. Außerdem wirkt er antibiotisch und antiviral. Das sind alles Eigenschaften, von denen der ältere Mensch profitieren kann.

- Portulak (Portulaca oleracea) ist eine kleine Wildpflanze, die kaum einer kennt, die aber reich an Substanzen ist, die unser Abwehrsystem stärken. Am besten mischt man Portulak unter folgendes Gemüse: Brokkoli, Blumenkohl, Kartoffeln, Spargel und Kohl. Eine Auswahl dieser Gemüse sollte auf unserem täglichen Speiseplan stehen, dann sind wir gegen Krankheiten gefeit.

- Reichlich Obst. Es sollte jedoch immer als separate Mahlzeit verzehrt werden und in der richtigen Reihenfolge. Lebensmittel, die wir am schnellsten verdauen – wie Obst –, sollten zuerst gegessen werden, langsamer verdauliche erst danach. Wenn schwer verdauliche Lebensmittel vor den leicht verdaulichen gegessen werden, gären letztere über eine lange Zeit im Magen und verursachen Beschwerden.

- Sparsames Salzen: Beim Würzen der Speisen sollte der ältere Mensch darauf achten, Salz nicht zu reichlich zu verwenden, sondern eher feine, frische Kräuter benutzen. Alle Lippenblütler mit ihren ätherischen Ölen bieten sich an, unsere Speisen zu würzen und zu verfeinern: Majoran, Ysop, Salbei und Rosmarin. Sie sollten es ganz einfach ausprobieren.

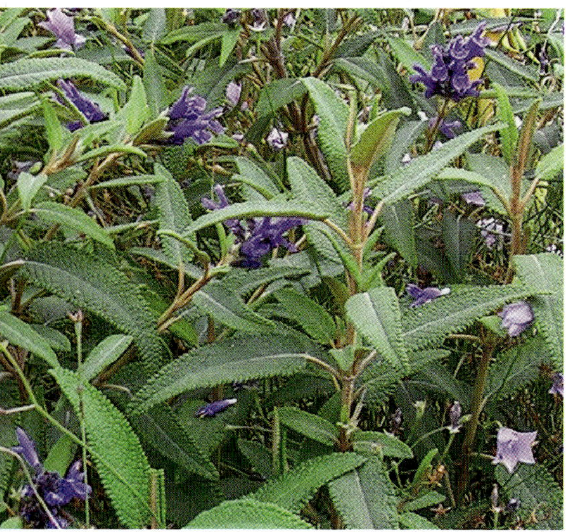

Anstatt Salz zum Würzen lieber Kräuter benutzen. Salbei ist auch eine beliebte Heil-Würzpflanze.

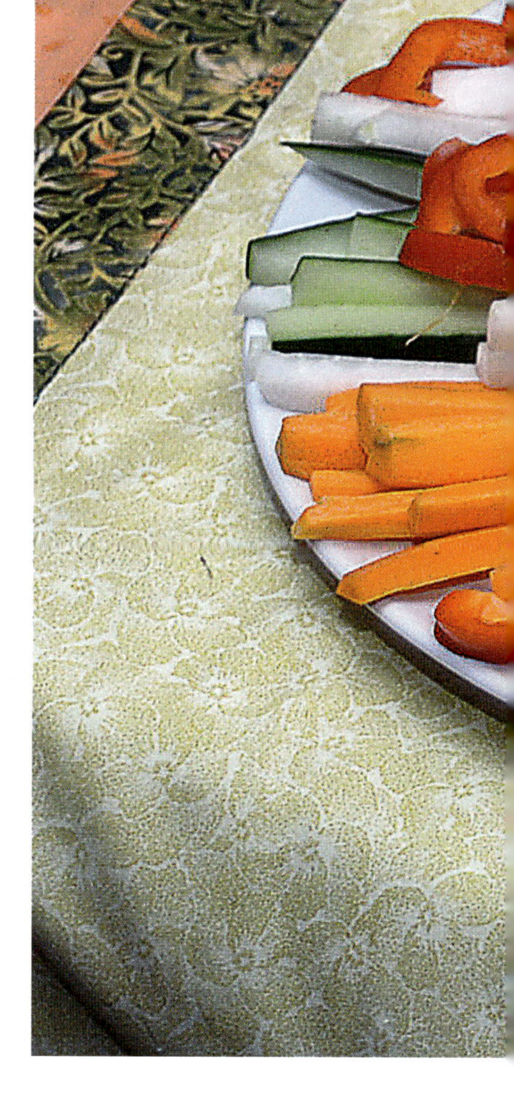

Ein Rohkostteller: lecker und gesund

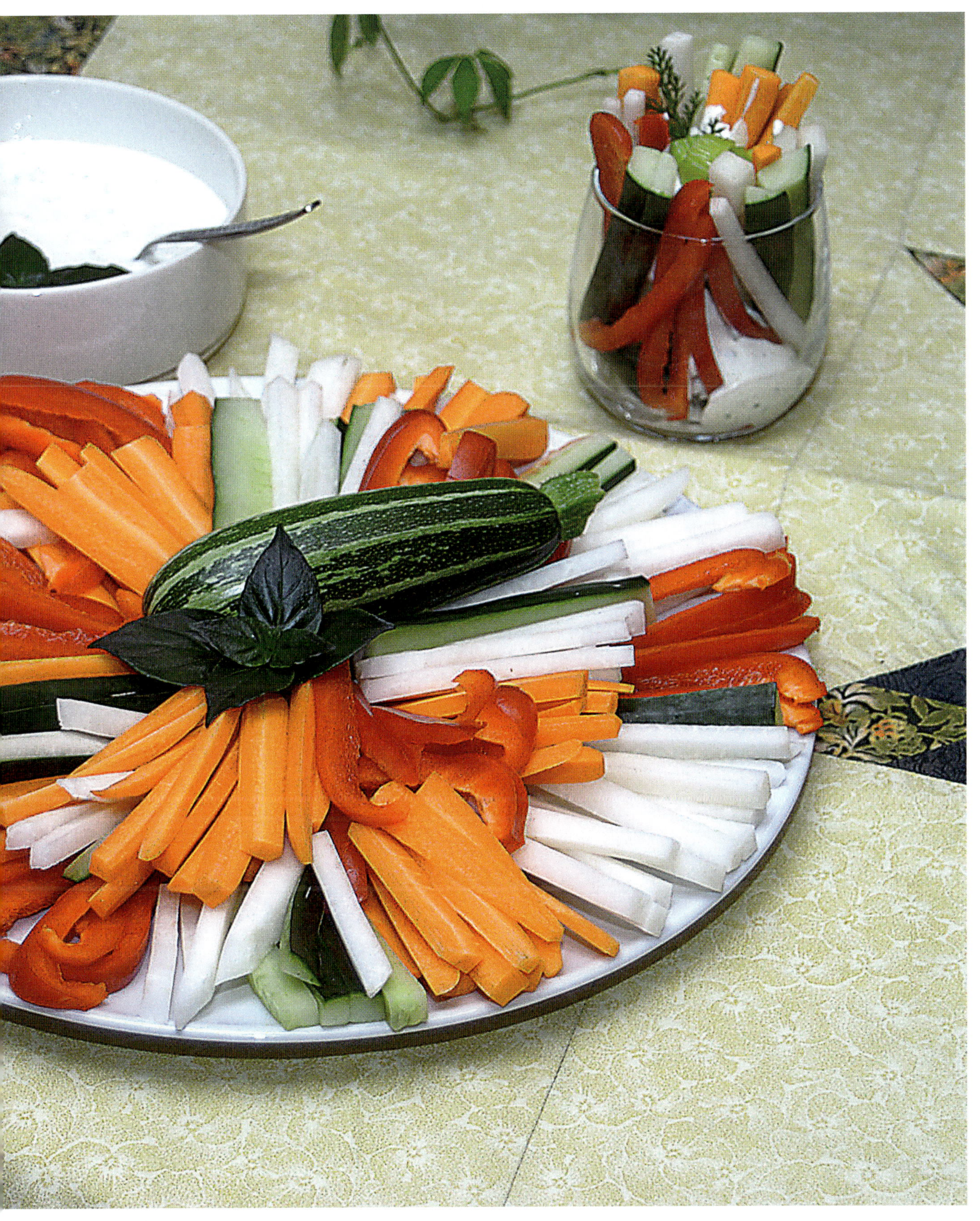

Naturheilmittel „Aconit Schmerzöl“
Anthroposophisches Arzneimittel bei schmerzhaften Verspannungen, Gelenkerkrankungen und Nervenschmerzen zur äußerlichen Anwendung, also zum Einreiben der schmerzenden Körperstellen. Darin enthalten sind der giftige Blaue Eisenhut (Aconitum napellus) in stark verdünnter/potenzierter Form. Er lindert Muskel- und Nervenschmerzen. Kampfer (Cinnamomum camphora) regt die Durchblutung an und durchwärmt. Ätherisches Lavendelöl beruhigt, entspannt und duftet angenehm.

Hinweise zur Anwendung: Aconit Schmerzöl zieht gut ein und ist sparsam einzusetzen. Das Naturheilmittel ist zwar rezeptfrei erhältlich, Sie sollten aber die Anwendung unbedingt mit Ihrem Arzt abstimmen.

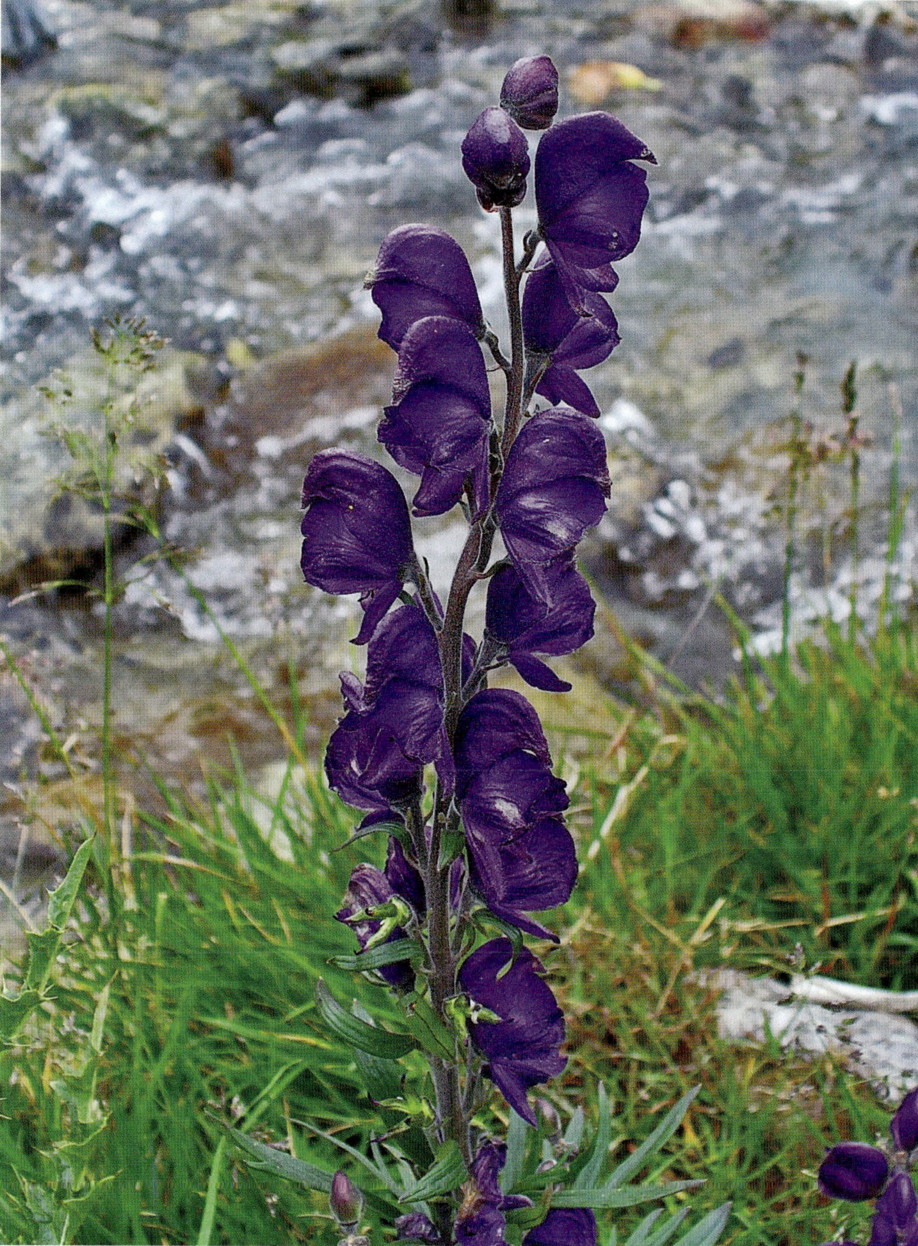
Blauer Eisenhut ist eine sehr giftige Pflanze, die nur in der Homöopathie eingesetzt wird

Heidelbergers-7-Kräuter-Stern
Die heutige Nahrungsmittelindustrie vermeidet jeden bitteren Geschmack in Nahrungsmitteln und ist bemüht, uns alles „mundgerechter“ zu machen. So erklärt es sich, dass wir unsere zivilisierten Geschmacksnerven immer mehr an die unnatürliche Süße gewöhnt haben und dass natürliche Bitterstoffe als unangenehm empfunden werden. Doch sind Bitterstoffe für unsere Gesundheit sehr wichtig, besonders für unsere Verdauung und den Stoffwechsel. Unser Verdauungssystem muss sehr leistungsfähig sein, um alle die Giftstoffe, die wir aufnehmen, auch schnell und vollständig wieder auszuscheiden. Ohne Einnahme von Bitterstoffen ist das erwiesenermaßen nicht möglich. Durch fehlende Einnahme der natürlichen Bitterstoffe über die Nahrung haben besonders ältere Menschen erhebliche Gesundheitsprobleme.

Bertrand Heidelberger, geboren 1845, war ein medizinischer Autodidakt und Heilkundler. Bereits in jungen Jahren erkrankte er schwer und litt im fortgeschrittenen Alter am Grauen Star. Seine Erfahrungen mit der damaligen Schulmedizin waren für ihn sehr unbefriedigend und inakzeptabel. Daher begann er seine

Mitmenschen genau zu beobachten und in der Naturheilkunde zu forschen. Er erkannte, dass vor allem der Schleim, der bei der Nahrungsaufnahme in den Körper gelangt, den Magen und die Nieren und nach und nach auch alle weiteren inneren Organe verunreinigt und dass dies der Auslöser für viele Erkrankungen ist.

Nun ist die Bildung von Schleim etwas ganz Natürliches, und mithilfe des Schleims werden auch Gifte aus dem Körper ausgeschieden. Doch die schleimgebundenen Gift- und Abfallstoffe können in größeren Mengen im Körper eingelagert und dadurch große Wassermengen im Körper gebunden werden. Diese eingelagerten Abfallstoffe können die Ursache vielfältiger Krankheiten sein.

Bertrand Heidelberger hat mit seiner Mischung von Heilkräutern, die pulverisiert werden, ein natürliches Heilmittel gefunden, das ohne jede Nebenwirkungen hilft, den Schleim und die gebundenen Abfallstoffe abzubauen. Nach Heidelbergers Erkenntnissen ist es für eine gute Gesundheit zwingend notwendig, dass die Blutzirkulation ungestört ablaufen kann. Diese wird aber erheblich durch die Verschleimung des gesamten Verdauungstraktes gestört. Heidelbergers Kräuterpulver besteht aus sieben Kräutern, die alle bitter sind. Bitterstoffe sind für die Verdauung und den Abbau von Schlacken und Schleim sehr förderlich. In der Regel verzehren wir aber zu wenig Bitterstoffe. Das Pulver ist bei der ersten Einnahme zunächst gewöhnungsbedürftig, weil relativ bitter, aber es ist von großem Nutzen für die Gesundheit des ganzen Körpers.

Jeder Körper benötigt unterschiedlich lange Zeit, um sich zu regenerieren. Die Erfahrungswerte der Menschen, die das Pulver täglich einnehmen, sind aber beeindruckend positiv. Ich selbst habe beste Erfahrungen damit gemacht und kenne viele Menschen, denen dieses Kräuterpulver geholfen hat, chronische Krankheiten wie zum Beispiel Asthma zu lindern und vor allem Erkältungskrankheiten vorzubeugen. Darüber hinaus wirkt das Pulver stabilisierend auf den gesamten Organismus und besonders auf die Verdauung und die Entsäuerung des Körpers.

Im Heidelberger Kräuterpulver sind folgende Pflanzen enthalten: Wermutkraut, Anissamen, Kümmelsamen, Fenchelsamen, Schafgarbenkraut, Bibernellwurzel und Wacholderbeeren.

Am wirkungsvollsten ist die tägliche Einnahme eines halben Teelöffels des Pulvers, indem man es zwei bis drei Minuten im Mund hält und dann schluckt. Etwas weniger bitter ist der Genuss eines mit dem Pulver aufgebrühten Tees, den man nach eigenem Ermessen dosieren kann. Man sollte dieses Naturmedikament aber nicht ständig nehmen. Es empfiehlt sich nach einem Einnahmezeitraum von drei Monaten eine Pause von zwei Monaten.

Das Pulver kann man aus oben genannten getrockneten Pflanzen selbst herstellen oder einfach bestellen. Das Pulver ist rezeptfrei und wird im Handel und in Apotheken unter dem Namen „Heidelbergers 7-Kräuter-Stern" geführt. Dazu gibt es auch eine sehr informative Informationsbroschüre von Günter A. Ulmer im Buchhandel zu kaufen.

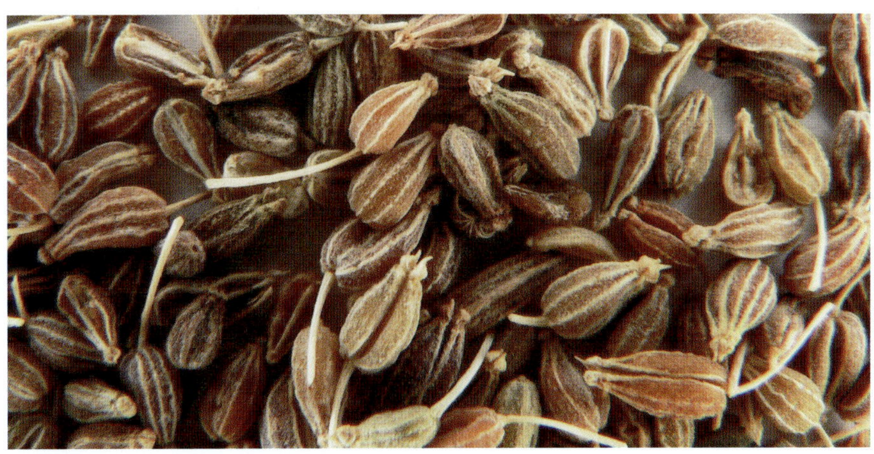

Anissamen

Depression

Jeder Mensch erlebt von Zeit zu Zeit einen Tiefpunkt, von dem er sich aber schnell wieder erholt und hochkommt. Eine Depression dagegen ist eine ernste Erkrankung. Betroffene kommen ohne Hilfe meistens nicht mehr aus dem „tiefen Loch" heraus. Wer unter einer starken Depression leidet, sollte sich in ärztliche Behandlung begeben. Bei einer leichteren Phase können Partner oder Freunde Hilfe anbieten, indem sie zuhören, trösten und ganz einfach da sind.

In der Natur gibt es ein paar hilfreiche Kräuter, die eine leichtere Depression heilen können.

Welche Heilpflanzen helfen?

Johanniskraut (Hypericum perforatum)
Die Pflanze bekam ihren Namen, weil sie um den 24. Juni blüht, also um Johannis. Es ist wissenschaftlich erwiesen, dass die zarte Pflanze bei Angstgefühlen und depressiven Verstimmungen helfen kann. Schon der Anblick der schönen Pflanze beruhigt und stimmt froh.

Johanniskrauttee
2 volle Teelöffel getrocknetes Johanniskraut mit ½ Liter heißem Wasser übergießen, zugedeckt 10 Minuten ziehen lassen, in eine Wärmekanne abseihen und morgens und nachmittags jeweils 1 Tasse trinken, nicht mehr.

Wichtig!

In der Schwangerschaft sollte kein Johanniskrauttee getrunken werden.

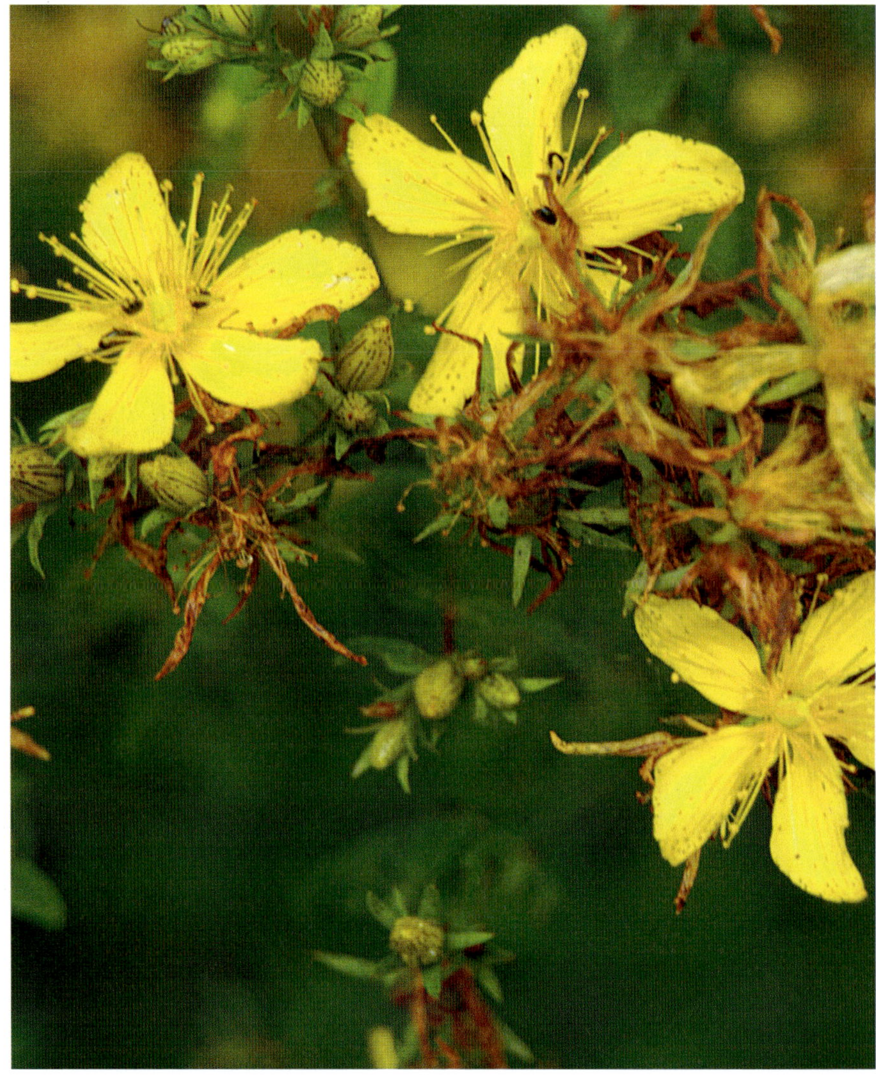

Johanniskraut: ein bekanntes Mittel gegen Depressionen

Diese 1–2 Tassen Johanniskrauttee täglich sollen manchmal eine bessere Wirkung erzielen als ein Medikament aus der Apotheke – und das ganz ohne Nebenwirkungen, wenn man es nicht übertreibt. Da die Haut durch das Kraut sonnenempfindlich werden kann, sollte nach einer 4-wöchigen Teekur eine Pause eingelegt werden.

Süßholzwurzel (Glycyrrhiza glabra)

Die Süßholzwurzel soll ebenso stark wirkende Inhaltsstoffe besitzen wie das Johanniskraut. Die Süßholzwurzel ist aber allein nicht für einen Tee geeignet. Daher verwendet man sie immer in Kombination mit anderen Tees. In jeden Johanniskraut-Tee gebe ich etwa 30 Gramm Süßholzwurzel hinzu (siehe auch Seite 107).

Weinrauten-Trinkkur (Ruta graveolens)

Für eine Trinkkur mit Weinrauten-Heilwein nimmt man zwei Handvoll frische Raute und füllt diese zusammen mit einem Liter guten Rotwein in eine verschließbare Glaskanne oder ein großes Einmachglas. Dieses eine Woche am Fenster stehen lassen und dann die Weinrauten abseihen. Davon täglich etwa 0,05 bis 0,10- Liter trinken, bis die Flasche leer ist. Nach einigen Wochen Pause kann dies wiederholt werden.

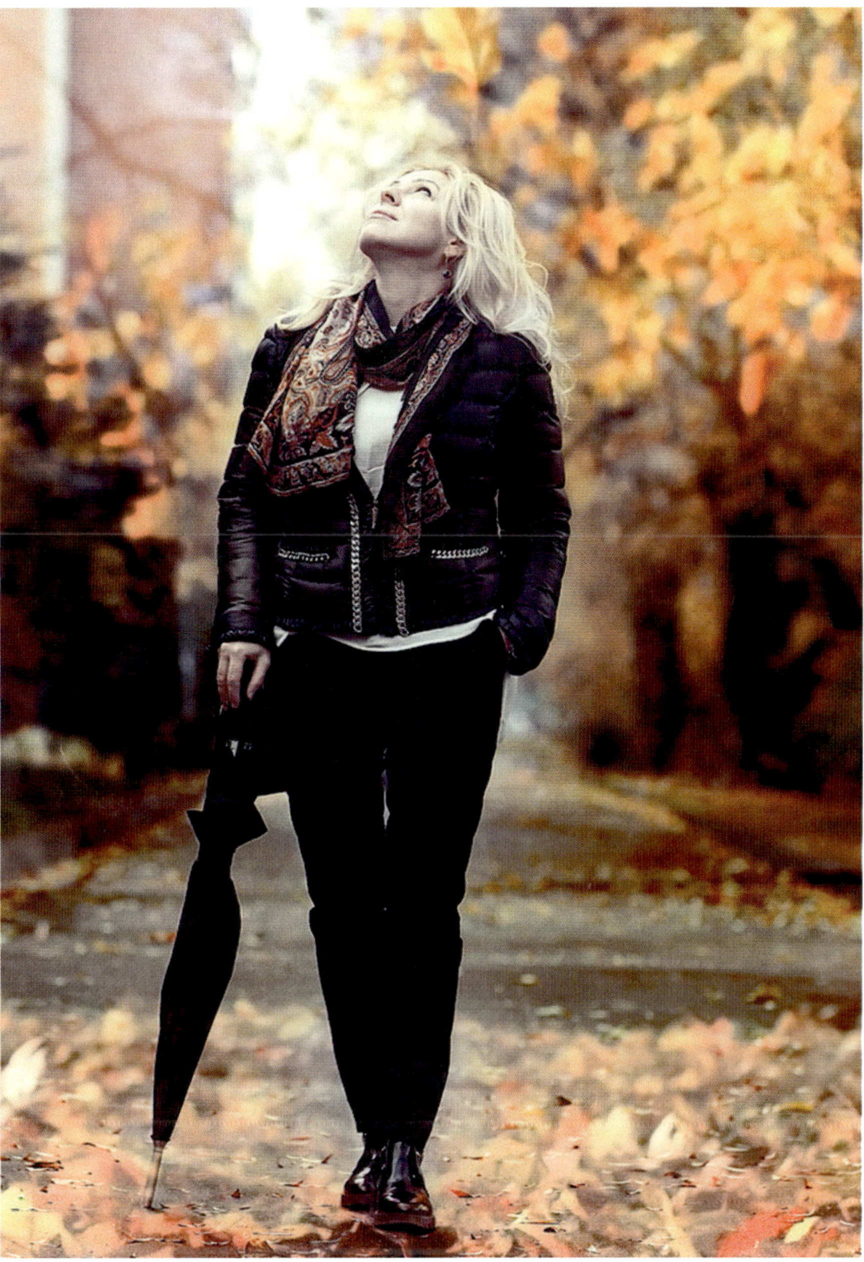

Gehen Sie im Herbst spazieren. Das wirkt gegen die Novemberdepression.

Was sonst noch hilft

Es gibt depressive Menschen, die immer einen Drang verspüren zu essen. Wenn das Essen hilft und es gesunde Lebensmittel sind und diese in Maßen genossen werden, ist nichts dagegen einzuwenden.

Diese Lebensmittel sollten magnesium- und kaliumreich sein, dann beinhalten sie antidepressive Eigenschaften wie beispielsweise Portulak, Giersch, Thymian. Diese Kräuter sollten täglich und reichlich über den Salat gestreut werden.

Erkältung, grippaler Infekt

Erkältungen werden durch Husten, Niesen oder Händeschütteln weitergegeben. Aus diesem Grund ist es ratsam, sich in Grippezeiten häufig die Hände zu waschen. Wir sagen allgemein, wenn wir uns unwohl fühlen, wir haben die Grippe, aber nicht jedes Unwohlsein ist eine Grippeerkrankung.

Erkältungen, grippale Infekte, aber auch die „echte“ Grippe, die sogenannte Influenza, werden durch Viren ausgelöst. Zusätzlich können Bakterien ins Spiel kommen, wenn die Erkältung nicht vollständig auskuriert wurde: Aufgrund des Virenbefalls ist unser Abwehrmechanismus geschwächt, Bakterien können dann das betroffene Gewebe ein zweites Mal infizieren. Es kann zu ernsthaften gesundheitlichen Komplikationen kommen, beispielsweise als „bakterielle Superinfektion“.

Viren und Bakterien können stundenlang auf Gegenständen, wie Türknäufen, überleben, sodass man sich in Erkältungszeiten schnell angesteckt hat. Deswegen ist es sehr wichtig, dass wir unser Immunsystem stärken. Hierfür liefert uns die Natur eine Reihe von Kräutern, die uns dabei helfen können. Denn: Vorbeugen ist bekanntlich besser als Heilen.

Wichtig!

Eine echte Grippe geht meist mit Fieber und Gliederschmerzen einher und gehört auf jeden Fall in die Behandlung eines Arztes!

Welche Heilpflanzen helfen?

Roter Sonnenhut (Echinacea purpurea und andere Spezies)
Der Sonnenhut ist ursprünglich aus Amerika und wird dort von den Indianern schon viele hundert Jahre verwendet. Untersuchungen bestätigen, dass die Pflanze das Immunsystem stärkt und uns dadurch im Kampf gegen Viren und Bakterien hilft. Ich stelle seit vielen Jahren selbst mein eigenes Echinacin her. Da für die Tinktur Wurzeln, Blüten und Blätter verwendet werden, muss man eine ganze Pflanze ausgraben. Somit sind alle Wirkstoffe gegeben.

Mein Tipp!

Echinacea-Tropfen können in Erkältungszeiten vorbeugend genommen werden, aber auch noch, wenn man bereits erkältet ist. Man nimmt dann täglich 1- bis 3-mal 25 Tropfen.

Bei einer Erkältung ist das Trinken besonders wichtig, kalte Getränke aber vermeiden. Ideal wäre heißes Zitronenwasser mit Sanddornsaft vermischt und mit Honig gesüßt.

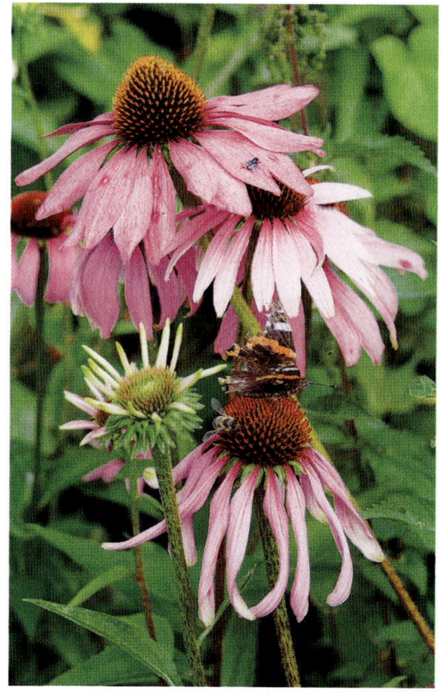

Roter Sonnenhut gegen die Erkältung

Echinacea-Tinktur
Von Blüten, Blättern und Wurzeln wird so viel klein geschnitten, dass man eine große Flasche zur Hälfte bestücken kann. Der Rest der Flasche wird bis zwei Finger breit unter den Rand mit gutem Obstler aufgefüllt, so bleibt noch genügend Platz für das regelmäßige Schütteln. Nach 6–8 Wochen Lagerung bei Zimmertemperatur wird die Flüssigkeit gefiltert und in kleine, dunkle, etikettierte Fläschchen abgefüllt.

Knoblauch (Allium sativum) und Ingwer (Zingiber officinale)
Knoblauch gilt aufgrund seiner Inhaltsstoffe als sehr gesund. So fanden Wissenschaftler heraus, dass die Knoblauchzehen das Wachstum von Bakterien und Pilzen hemmen und sogar leicht antiviral wirken.

Täglich 2 frische Knoblauchzehen auf ein Butterbrot geschnitten reichen schon aus, um gesund zu bleiben. Oder aber eine Gemüsesuppe, der man erst am Ende der Garzeit eine ganze, geschnittene Knolle Knoblauch zufügt, sodass sie höchstens noch 10 Minuten leise mitköchelt (dann riecht man nicht).

Wo Knoblauch eingesetzt wird, darf der Ingwer nicht fehlen. Beide Heilpflanzen vertragen sich gut und wirken kombiniert besonders hilfreich.

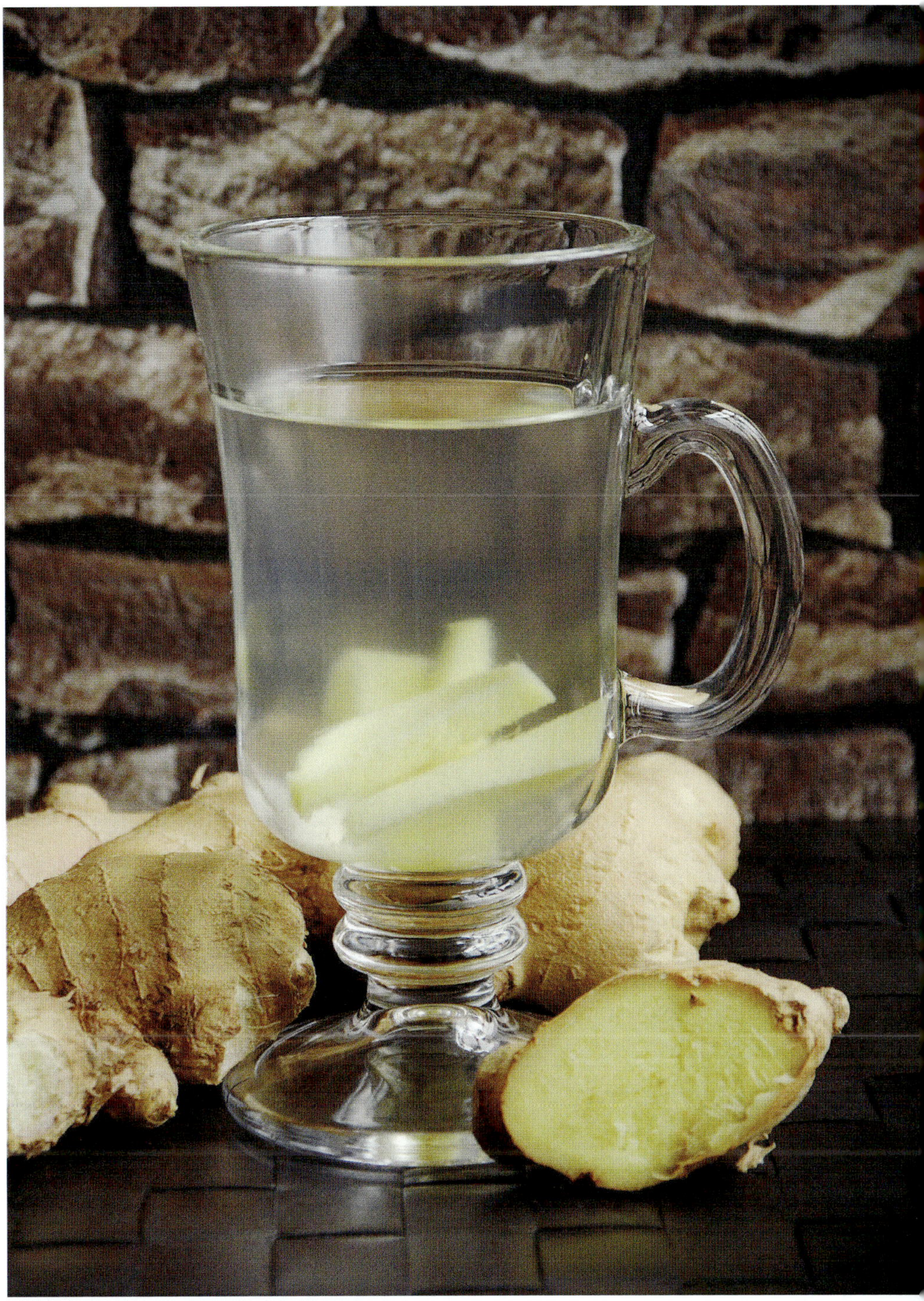

Knoblauch-Ingwer-Tee

Knoblauch-Ingwer-Tee
½ Knolle Knoblauch möglichst sehr klein schneiden und 4 cm von einer Ingwerhand fein reiben, beides in einen Topf geben, mit 1 Liter kochendem Wasser übergießen, zugedeckt 10 Minuten ziehen lassen und in eine Wärmekanne abseihen. Den Tee über den Tag verteilt trinken, eventuell mit Honig süßen.

Echter Eibisch (Althea officinalis) und Echte Königskerze (Verbascum)

Tee von Echtem Eibisch lindert Halsschmerzen, Husten und andere Erkältungsprobleme. Es ist durch Untersuchungen nachgewiesen, dass die Pflanze entzündungshemmende Substanzen beinhaltet. Ebenso lindert ein Tee von Echter Königskerze Erkältungsprobleme. Diese beiden Kräuter können einzeln, aber auch gemischt verwendet werden.

Teemischung aus Echtem Eibisch und Echter Königskerze

2 gehäufte Esslöffel einer getrockneten Mischung mit 1 Liter kochendem Wasser übergießen, 10 Minuten ziehen lassen und in eine Wärmekanne abseihen. Den Tee über den Tag verteilt trinken.

Wenn für den Tee von beiden Pflanzen nur die Blüten verwendet werden, dann übergießt man diese nur mit siedendem Wasser, ansonsten werden die Wirkstoffe zerstört.

Was sonst noch hilft

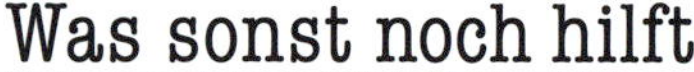

Mischtinktur

20 ml Weidenrindetinktur
20 ml Thymiantinktur
20 ml Salbeitinktur
20 ml Spitzwegerichtinktur
20 ml Kapuzinerkressetinktur

Ich habe alle Tinkturen selbst hergestellt. Das Prinzip der Herstellung ist immer gleich und

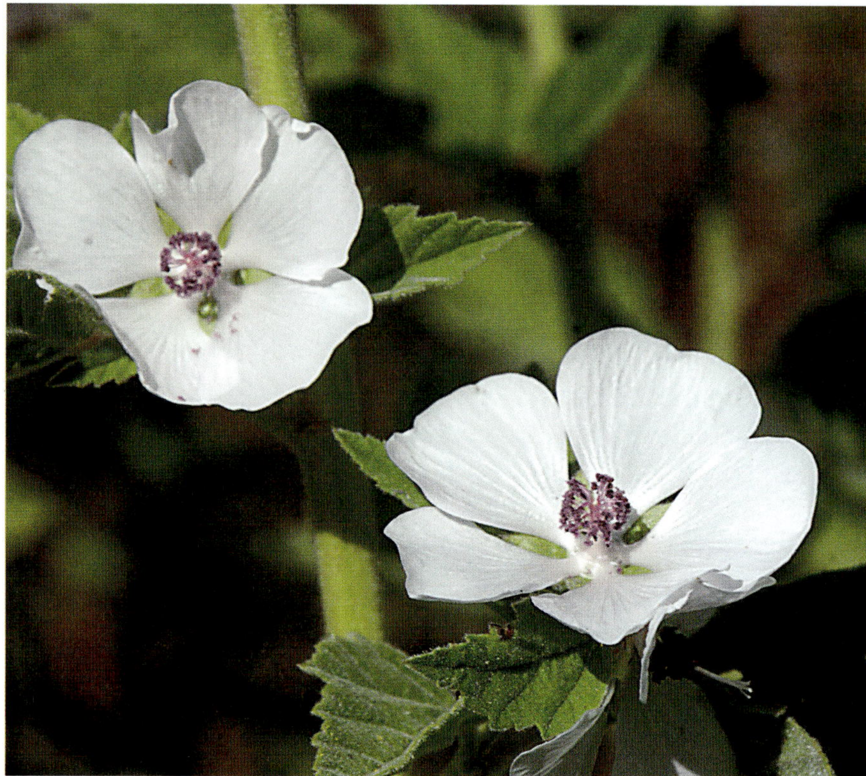

Der Echte Eibisch blüht in Weiß

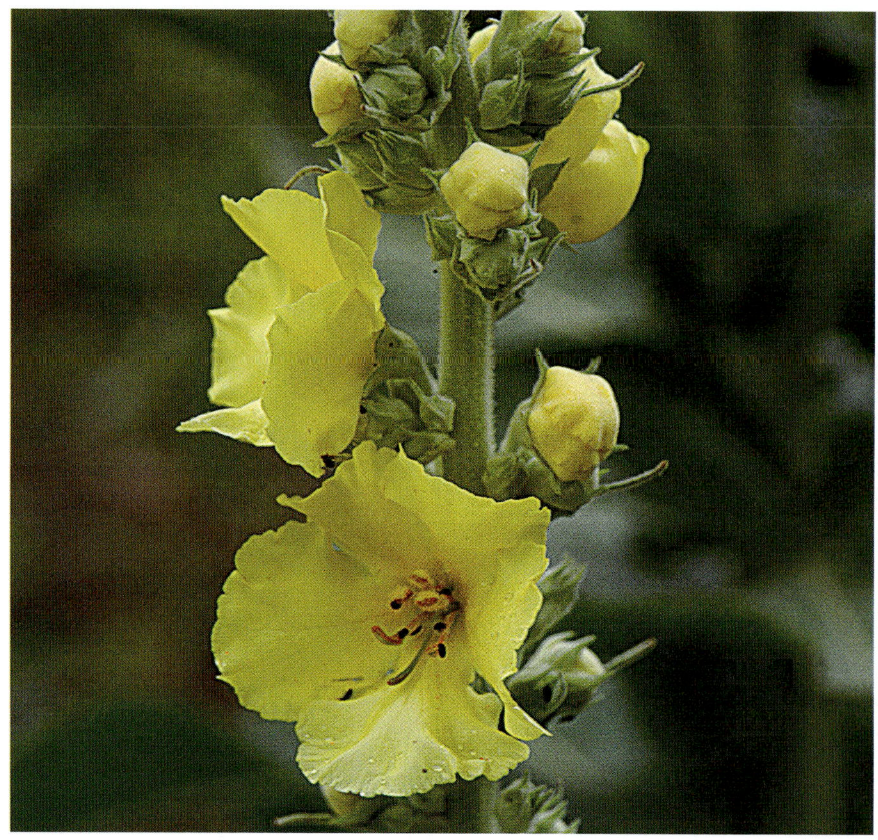

Blüte der Königskerze

kann für alle aufgeführten Tinkturen angewendet werden (vgl. Seite 17). Sie können sie einzeln verwenden, ich mische sie aber auch gern (siehe Fotos S. 52/53).

Dazu schütte ich jeweils 20 ml Tinktur in eine etwas größere Flasche, das ergibt 100 ml Mischtinktur. Bevor die Mischtinktur in kleine, dunkle Flaschen abgefüllt werden kann, wird alles durch reichliches Schütteln gut vermischt – fertig ist eine hilfreiche Medizin. Bei Bedarf nimmt man 3-mal täglich, vor den Mahlzeiten, 15–25 Tropfen. Vor dem Schlucken behält man die Naturmedizin eine Weile im Mund, damit sie eingespeichelt wird und somit schneller ins Blut gelangt.

- Spirulina-Alge: Die Algen helfen, Erkältungen und anderen durch Virusinfektionen hervorgerufene Krankheiten vorzubeugen. Sobald die ersten Symptome wie Kopfschmerzen, Müdigkeit, Husten und Fieber auftreten, sollten sofort Spirulina-Presslinge (im Reformhaus erhältlich) eingenommen werden, bis zu 20 Stück am Tag. Wenn eine Erkältung mehr als einmal im Jahr auftritt, ist das ein Beweis für ein schwaches Immunsystem. Dann sollte Spirulina regelmäßig eingenommen werden. Nachweislich stärkt Spirulina das Immunsystem. Zur Einnahme reichen 1- bis 3-mal am Tag 3 Stück Presslinge.

- Brunnenkresse (Nasturtium officinale) hilft uns beim Gesundbleiben: Im Sommer, wenn sie verschwenderisch an reinen Bachläufen wächst, sollte man sie reichlich sammeln und frisch als Zusatz über jeden Salat streuen.

- Bienengetränk: Wenn eine Grippewelle grassiert, mische ich mir schon vorbeugend ein Bienengetränk, es hat mich noch nie im Stich gelassen. Auch wenn alle um mich herum kränkeln, werde ich deshalb nicht krank (siehe Kapitel „Husten und Keuchhusten“ auf Seite 186).

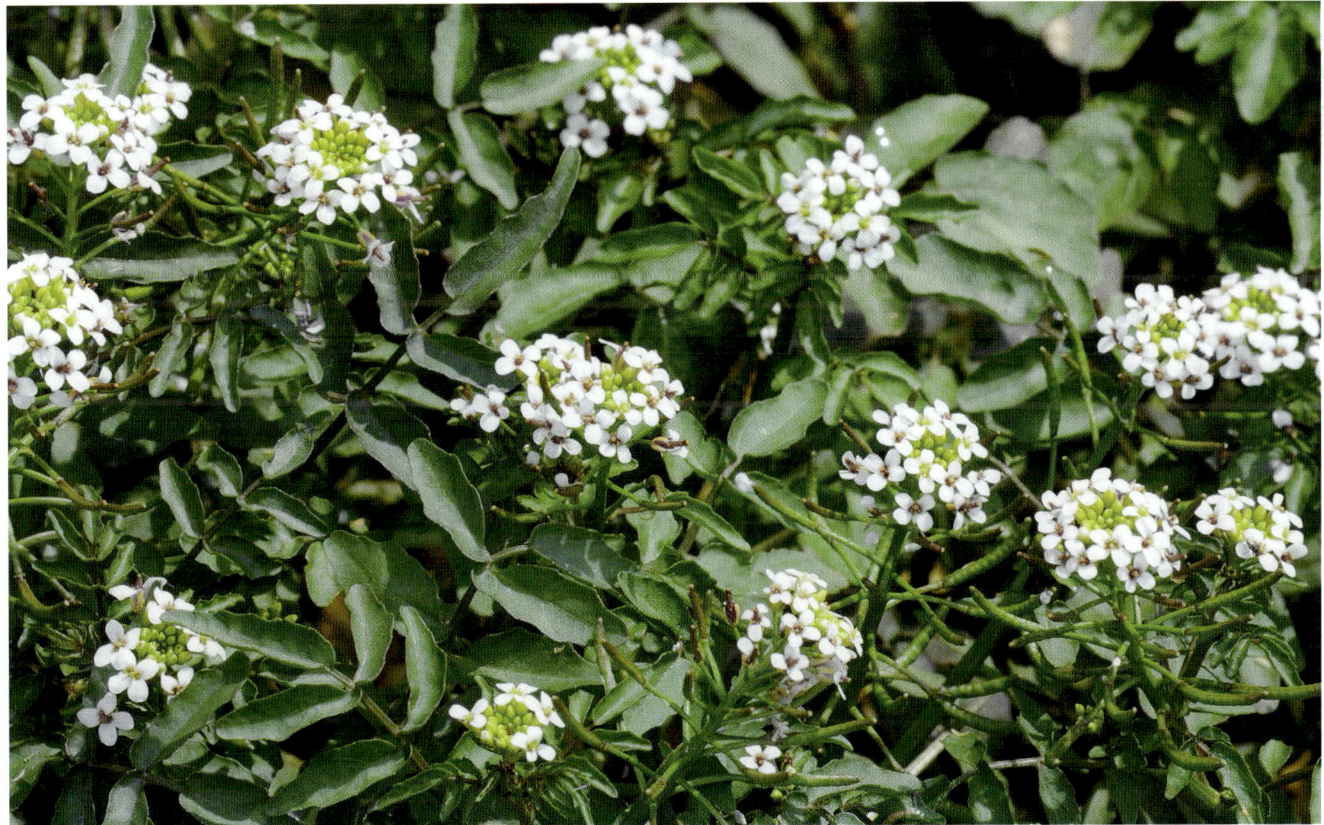

Die Brunnenkresse macht fit

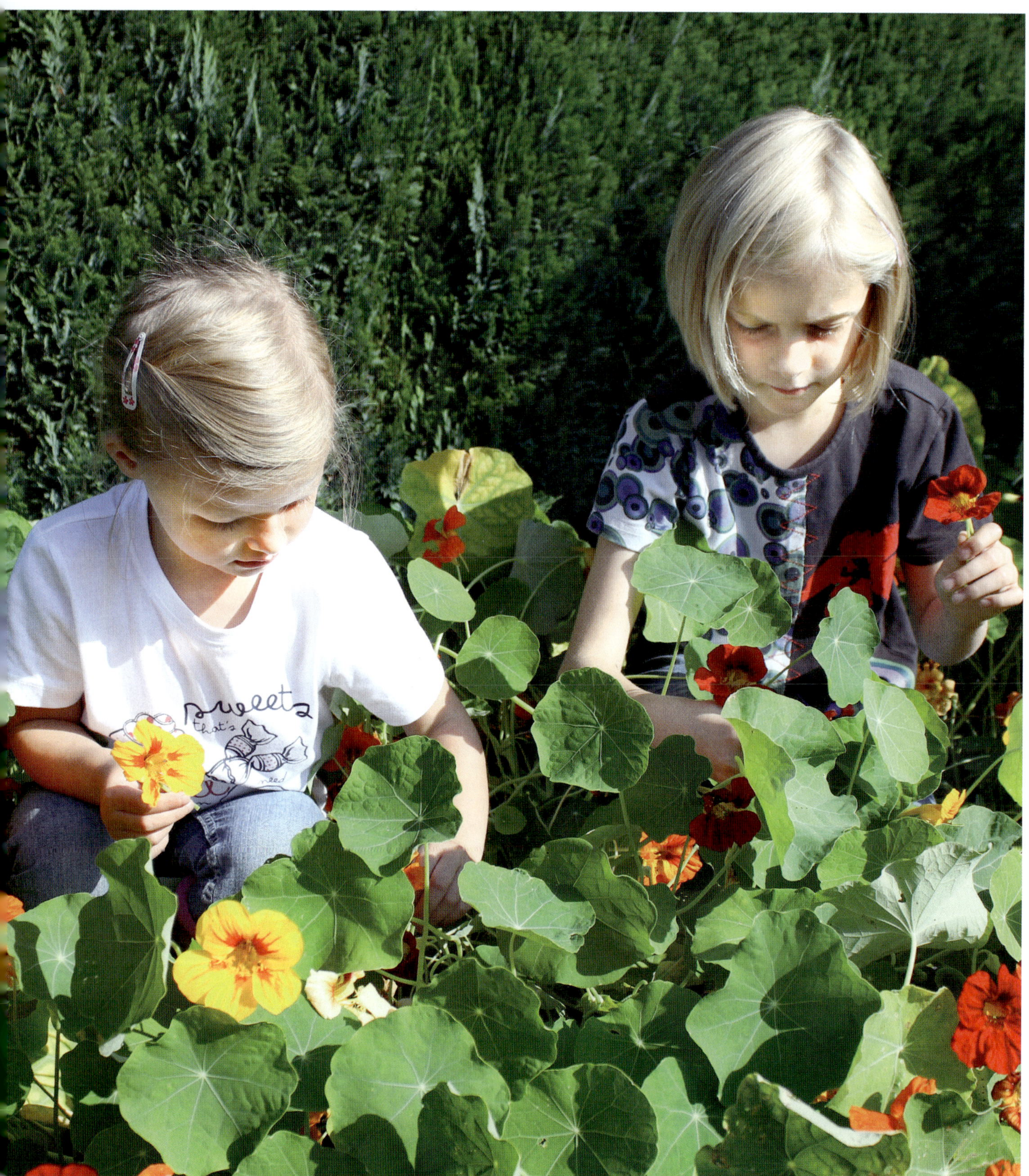

Kapuzinerkresse ernten für die Mischtinktur (siehe Seite 50)

Zwiebeltee bei Reizhusten

Bei hartnäckigem Reizhusten empfiehlt sich ein Zwiebeltee. Die in der Zwiebel enthaltenen Senföle haben eine desinfizierende Wirkung und erleichtert das Abhusten. Zubereitet wird er wie folgt:

Drei dicke Zwiebeln in Scheiben schneiden und in einem Liter Wasser 5 Minuten leicht köcheln lassen. Den Sud anschließend abseihen und in einer Thermoskanne warmhalten. Den Tee über den Tag verteilt trinken und nach Belieben mit etwas Honig süßen.

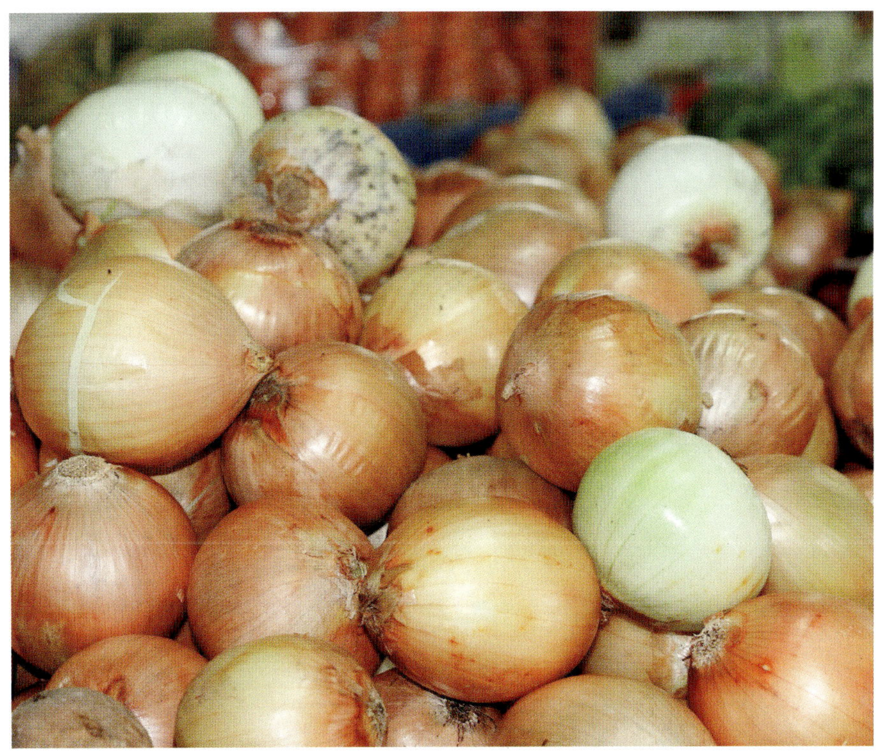

Kochen Sie sich einen Zwiebeltee

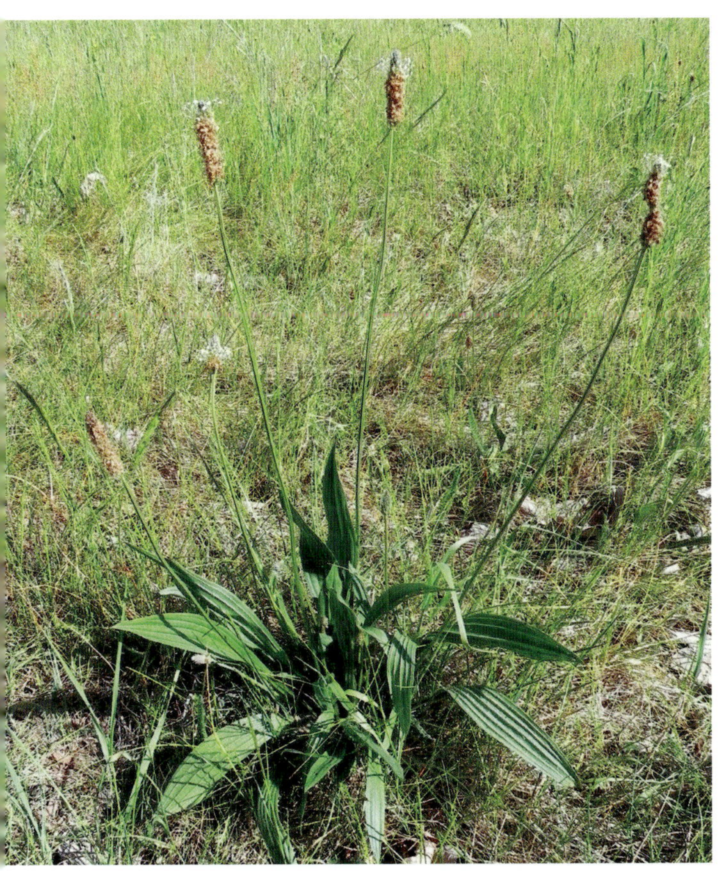

Spitzwegerich wirkt bei Erkältungskrankheiten

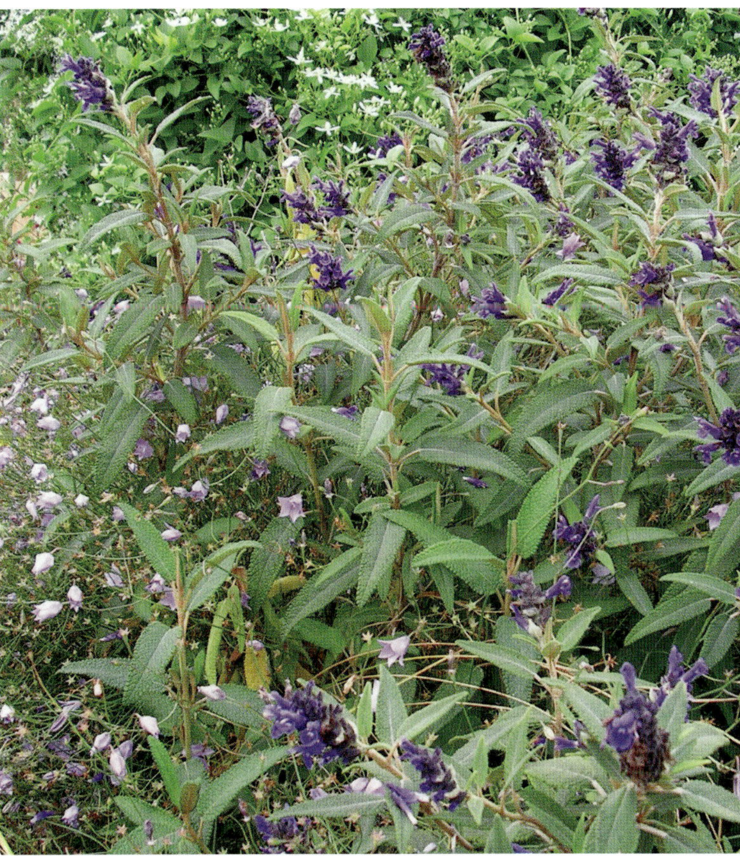

Salbei ist ein echter Erkältungskiller

Fieber

Fieber ist keine eigentliche Krankheit, es kündigt uns an, dass eine Störung in unserem Körper ist und er sich gegen eingedrungene Feinde wehrt. Durch die erhöhte Temperatur sterben die meisten krankmachenden Organismen ab, und wir sind schneller wieder gesund. Erst wenn die Temperatur über 39 °C steigt, wird es als hohes Fieber bezeichnet, gegen das man etwas unternehmen und evtl. den Arzt rufen muss. Wir sollten das Fieber aber nicht zu stark bekämpfen, denn oft ist es der Begleiter der eigentlichen Krankheit und nach zwei Tagen wieder verschwunden. Begleiterscheinungen wie Müdigkeit, Kopfschmerzen und Schwindelgefühle bessern sich bei Bettruhe und Wärme. Es ist empfehlenswert, viel zu trinken und leichte Kost zu sich zu nehmen. Das kann eine Gemüsebrühe beziehungsweise -suppe oder ein gedämpftes Gemüse mit Naturreis sein. Kräutertees stärken die Selbstheilungskräfte, regen den Appetit und die Verdauung an.

Welche Heilpflanzen helfen?

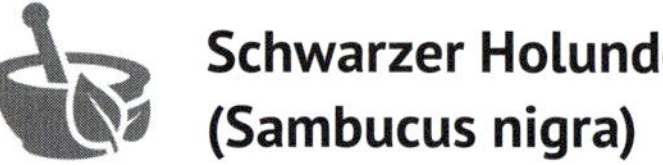

Schwarzer Holunder (Sambucus nigra)
Die ätherischen Öle des Holunders haben eine schweißtreibende Wirkung, sind schleimlösend und senken das Fieber.

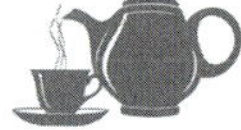

Schwarzer Holundertee
2 gehäufte Teelöffel getrocknete Blüten mit ¼ Liter heißem Wasser übergießen, zugedeckt 5–10 Minuten ziehen lassen und dann abseihen. Den Tee schluckweise trinken.

Schwarzer Holundersaft
Der mithilfe eines Entsafters aus reifen Beeren selbst hergestellte

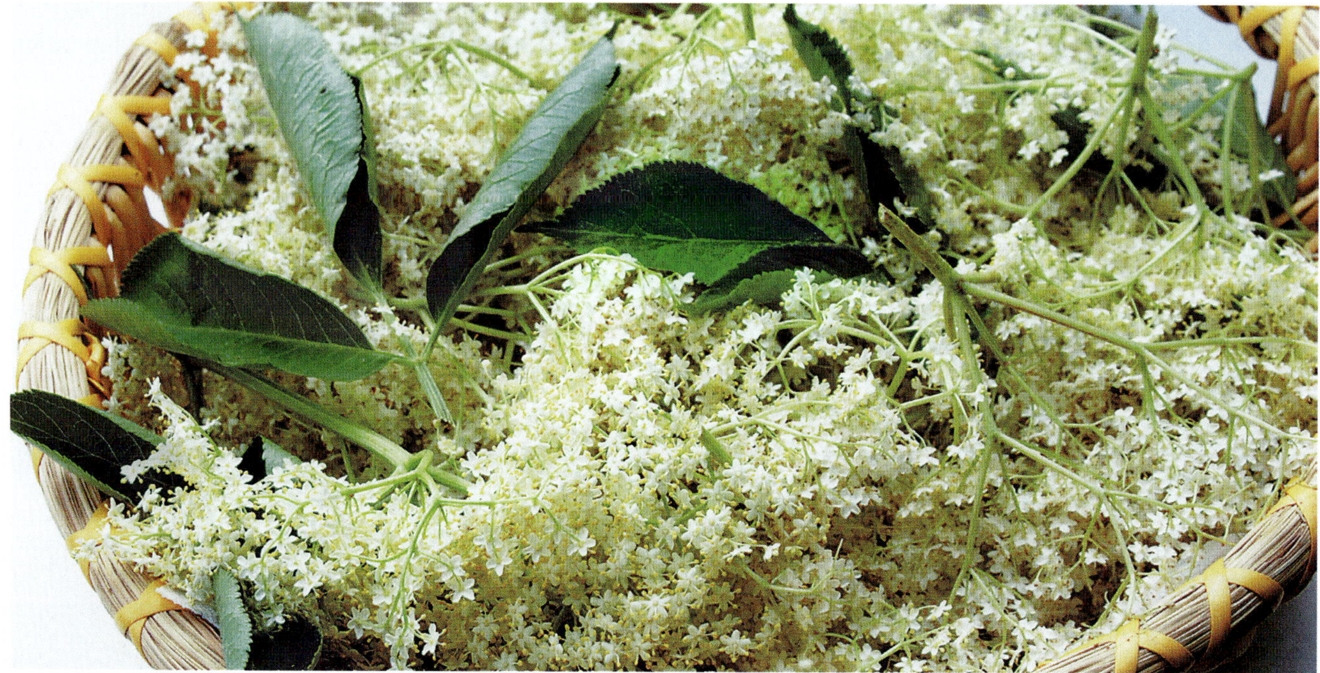

Holunderblüten

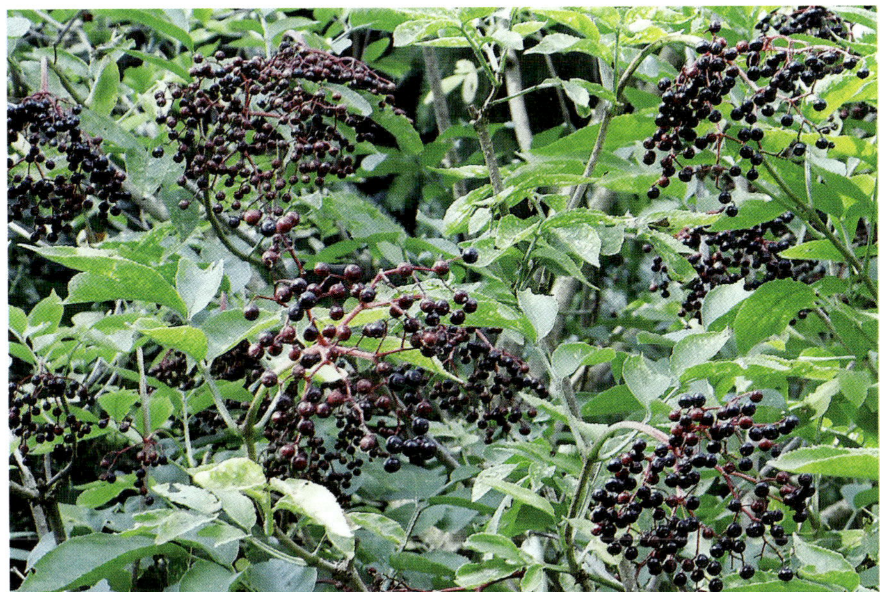

Holunderbeeren

Saft wird erwärmt, mit Honig gesüßt und schluckweise getrunken. Ersatzweise kann man den Holundersaft auch in der Apotheke und im Reformhaus kaufen.

Brennnessel-Wegerich-Tee
1 Esslöffel der getrockneten Kräutermischung (Mischung 1:1) mit ½ Liter kochendem Wasser übergießen und ziehen lassen. Den Tee zwischen den Mahlzeiten trinken.

Ingwertee
Der Tee gehört zu den besten Bakterienkillern, er ist fiebersenkend und schmerzstillend. Für den Tee werden einige Ingwerscheibchen in einen Topf gegeben und mit kochendem Wasser überbrüht. Das Ganze lässt man dann zugedeckt 10 Minuten ziehen. Nach dem Abseihen den Tee schluckweise trinken.

Fieberteemischung
getrocknete Kamille
getrocknete Schafgarbe
getrocknetes Hirtentäschel
getrocknete Zitronenmelisse
getrocknetes Mädesüß
getrocknete Pfefferminze
getrocknetes Johanniskraut
Frischer Ingwer (siehe auch Fotos auf Seite 56/57).

2 Ingwerscheibchen und 2–3 der ausgewählten Kräuter (insgesamt 2–3 gehäufte Esslöffel) mit 1 Liter kochendem Wasser übergießen und 10 Minuten zugedeckt ziehen lassen. Danach den Tee in eine Wärmekanne abseihen und über den Tag verteilt trinken.

Löwenzahn-Wein
2–3 gut gesäuberte, kleingeschnittene Löwenzahnwurzeln in ½ Liter Weißwein geben. Die Flasche für drei Tage in der Sonne stehen lassen, öfters schütteln. Während des Fieberanfalls sollte man 2-mal am Tag 1 kleines Glas voll trinken.

Was sonst noch hilft

- Rote-Bete-Most: Der Most, den man im Reformhaus oder Naturkostladen kaufen kann, stärkt die Abwehrkraft. Täglich 1 Wasserglas voll trinken.
- Schwarze Johannisbeeren: Die frischen Beeren lindern in ihrer Reifezeit Fieber und löschen den Durst.

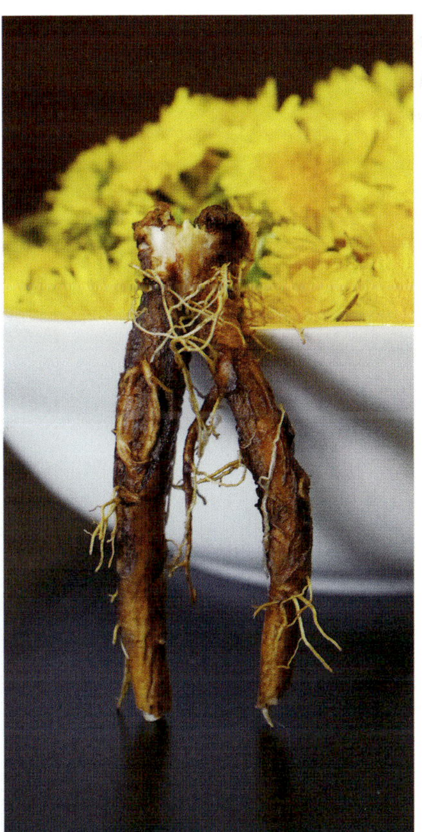

Löwenzahnwurzel

Fotos zur Fieberteemischung auf Seite 55

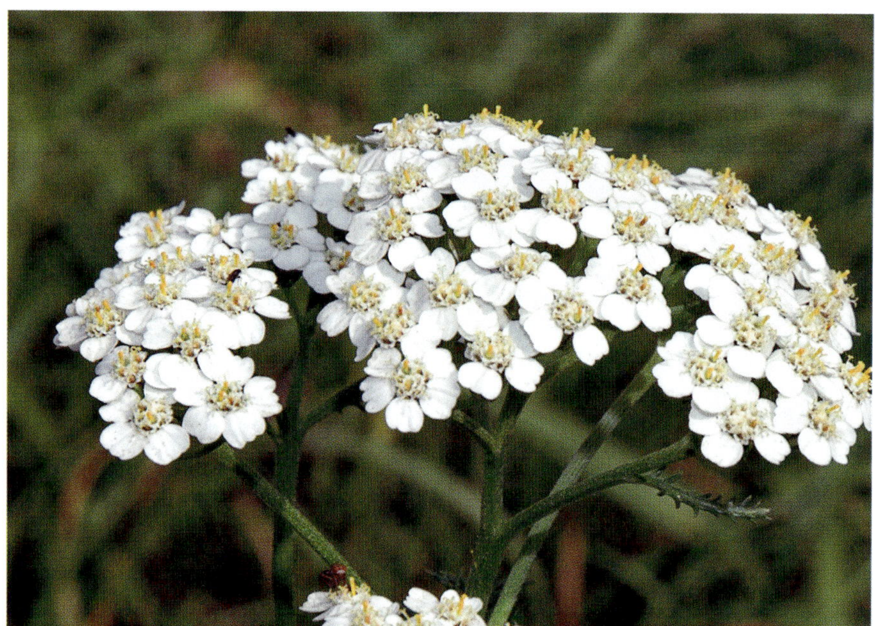

Blüte der Schafgarbe

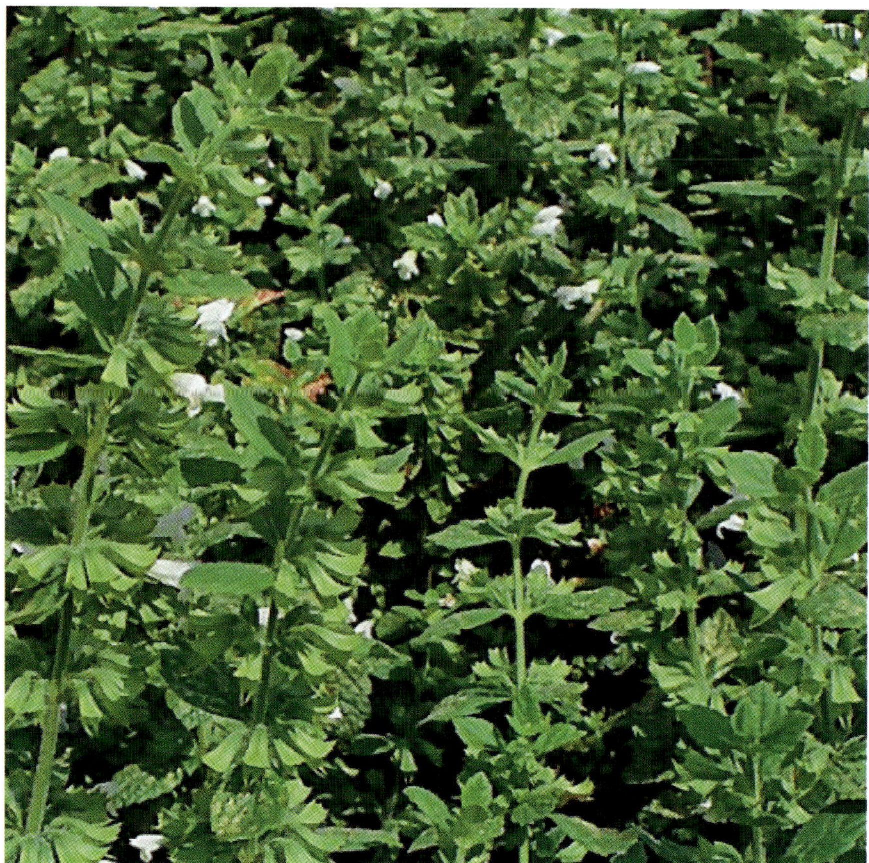

Zitronenmelisse

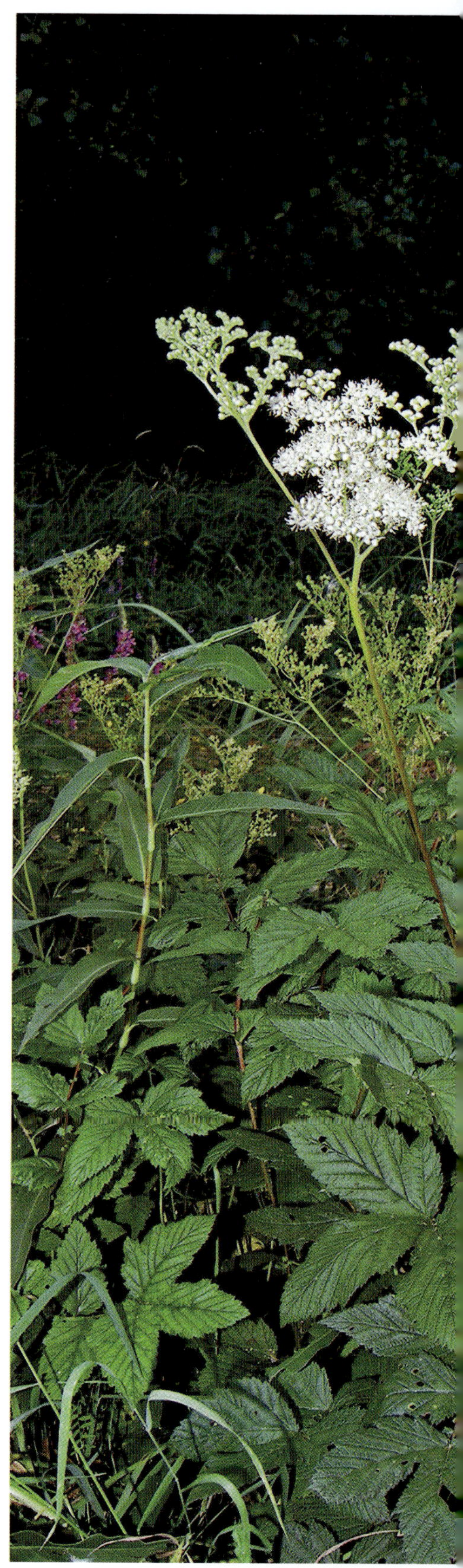

Mädesüß

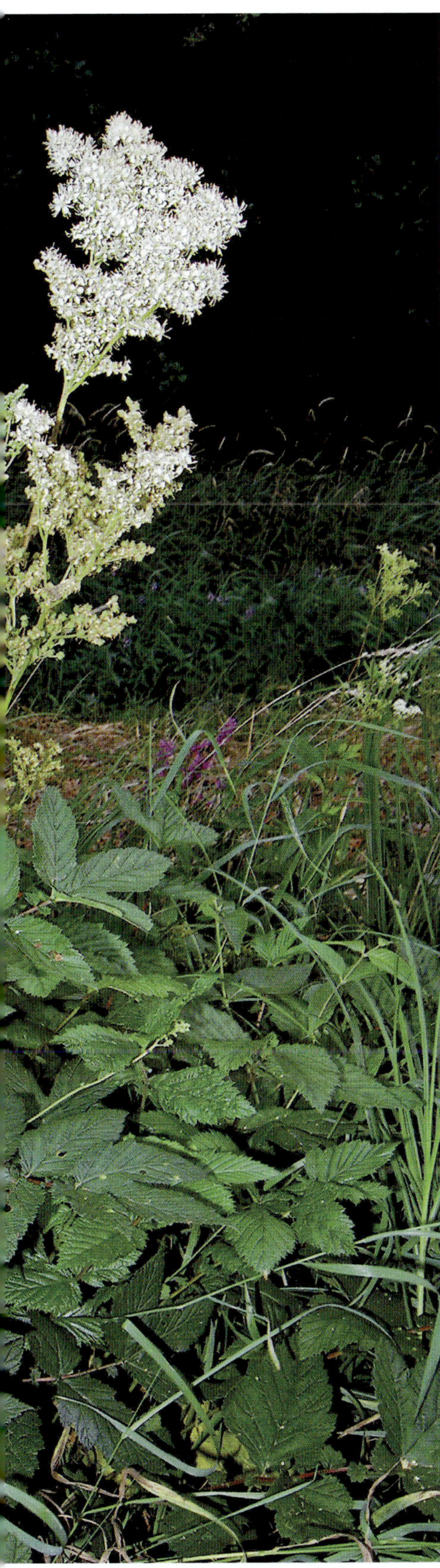

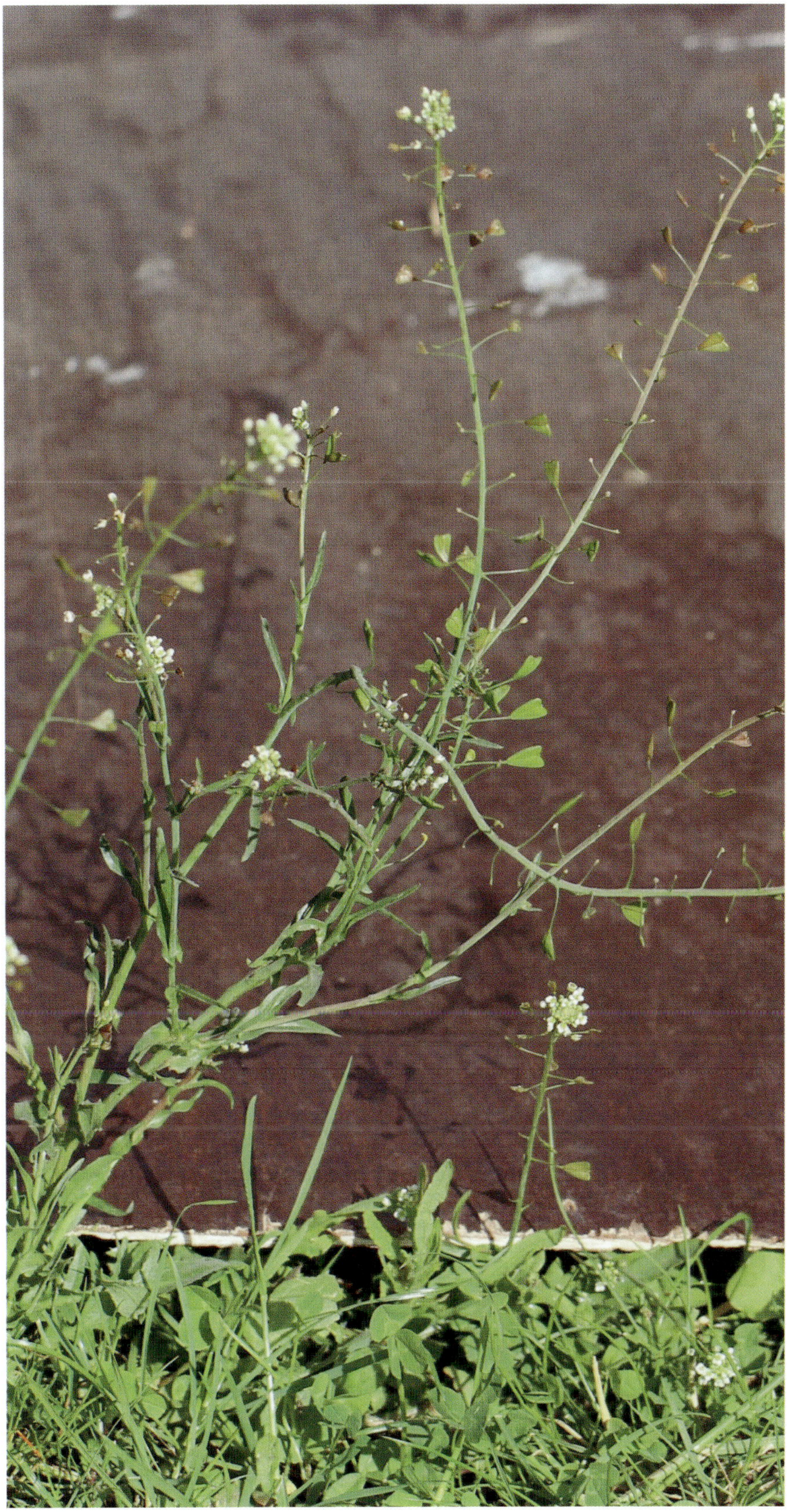

Hirtentäschel

Herzprobleme

Heilkräuter haben schon seit Jahrhunderten den besten Ruf und bis heute nicht an Bedeutung verloren, das Gegenteil ist der Fall. In vielen Heilpflanzen hat die moderne Forschung Wirkstoffe gefunden, die schon von den großen Kräuterkundigen des Mittelalters gepriesen und bei Krankheiten eingesetzt wurden. Bei alltäglichen Befindlichkeitsstörungen wirken Heiltees sanft auf den ganzen Körper und führen auch zur Besserung der Beschwerden oder gar zur Heilung. Natürlich muss derjenige, der die Heilpflanzen nutzen möchte, sei es als Tee oder Tinktur, sich bestens mit ihnen auskennen. In jeder Pflanze ist ein Hauptwirkstoff enthalten, aber auch sehr viele Begleitstoffe. Und gerade diese Zusammenwirkung der Inhaltsstoffe einer Heilpflanze bringt den besten Erfolg beim Einsatz gegen eine Krankheit.

Selbstverständlich sollte man sich bei Herzproblemen zuerst an einen Arzt wenden und die Beschwerden untersuchen lassen.

Welche Heilpflanzen helfen?

Weißdorn (Crataegus)
Die einzige Pflanze, die völlig ungiftig ist, ist der zu den Rosengewächsen gehörende Weißdorn. Aus diesem Grund kann er vom Laien bedenkenlos in der Selbstmedikation angewendet werden. Leider kann man ihn zur Blütezeit im zeitigen Frühjahr nur an zwei Tagen ernten, danach fallen die kleinen Blüten schon ab. Die kleinen Büschel (Blüten, Knospen und die kleinen Blättchen rundherum) werden gepflückt, gut getrocknet und mit einer Schere etwas kleiner geschnitten, bevor sie lichtgeschützt in Schraubgläsern verwahrt dann als Tee in der Tasse enden.

Weißdorntee
4 Teelöffel getrockneten Weißdorn mit 1 Liter siedendem Wasser übergießen. Den Tee zugedeckt 10 Minuten ziehen lassen, bevor er in eine Wärmekanne abgeseiht und über den Tag verteilt getrunken wird.

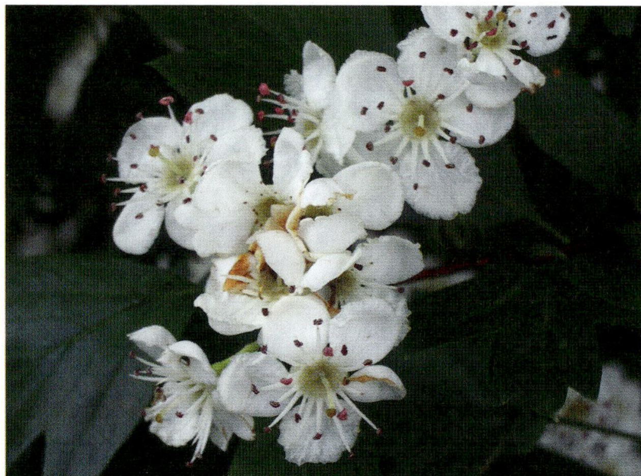

Der Weißdorn blüht wunderschön in Weiß

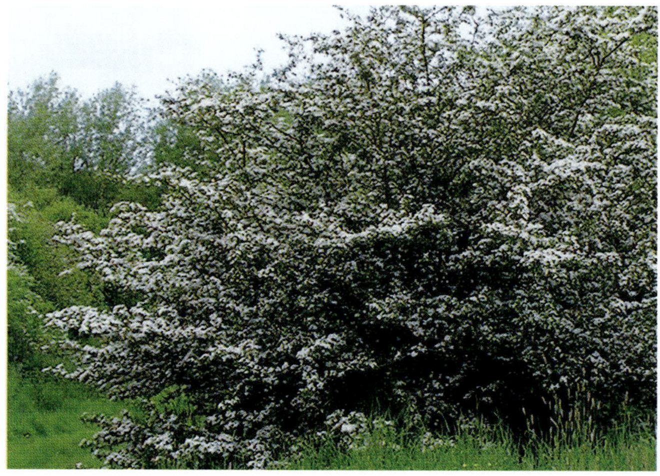

Weißdornbusch in der Blüte

Wichtig!

Wenn man bei Herzproblemen Heilpflanzen einsetzen will, muss man sich besonders gut auskennen, denn fast alle Herzpflanzen sind stark giftig: Roter Fingerhut, Bilsenkraut, Kletteroleander, Maiglöckchen, Besenginster und Arnika. Nur zum Teil giftig ist die Mistel. Diese Pflanzen dürfen nur vom Arzt oder vom Heilpraktiker – in homöopathischer Weise – verordnet werden.

Weißdorntinktur

Größere Schraubgläser werden bis zur Hälfte mit frischen Büscheln bestückt und mit 38%igem Doppelkorn aufgefüllt. Während die Gläser bei Zimmerwärme ca. 6–8 Wochen ruhen, werden sie öfters geschüttelt, danach wird die Tinktur abgeseiht und in kleine braune Flaschen gefüllt.
Bei Herzbeschwerden nimmt man 1- bis 3-mal täglich 25–30 Tropfen der Tinktur in etwas Wasser ein.

Im Herbst wird auch von den Weißdornfrüchten eine Tinktur in gleicher Weise angesetzt. Beide Tinkturen können dann separat eingenommen werden, oder im Verhältnis von 1 : 1 gemischt. Nach einer 4-wöchigen Einnahme sollte eine Pause von 8 Tagen einlegt werden. Weißdorn kann man nicht überdosieren.

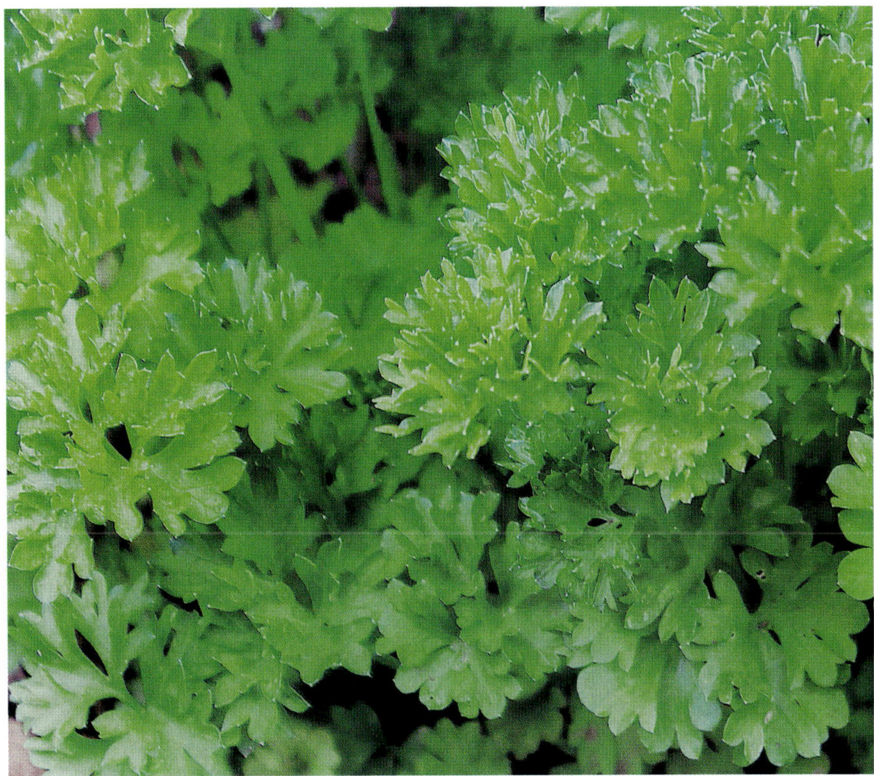

Petersilie ist jedem wohlbekannt, selten jedoch als Heilmittel

Petersilie (Petroselinum crispum)

Hildegard von Bingen schreibt: „... aber wer im Herzen oder in der Milz oder in der Seite Schmerzen hat, der koche Petersilie in Wein und füge etwas Essig und genug Honig bei und dann siebe er es durch ein Tuch und so trinke er oft und es heilt ihn."

Petersilien-Honig-Herzwein

In einem Kochtopf 1 Liter guten Wein, 10 große, glatte oder krause Petersilienwedel, 2 Esslöffel Essig und 100 g Akazienhonig geben. Das Ganze unter ständigem Umrühren (Achtung, Schaumbildung) 5 Minuten leise köcheln lassen, vom Herd nehmen und abgekühlt in zwei kleinere Flaschen füllen. Es empfiehlt sich, täglich 1–3 Likörgläschen davon zu trinken. Bitte beachten: Man darf den Wein nicht im Kühlschrank aufbewahren.

Petersilientee

10 frische Wedel in einen Kochtopf geben und 1 Liter kochendes Wasser darübergießen. 5–10 Minuten ziehen lassen und dann in eine Wärmekanne abfiltern. Dies ergibt 4 große Tassen Tee, von denen man jeweils 1 Tasse morgens, mittags, nachmittags und abends vor dem Schlafen trinkt. Bitte beachten: Petersilie immer frisch verwenden, getrocknet hat sie keine Wirkung mehr.

Exkurs „Magnesiummangel“

Bei einem Magnesiummangel entstehen nicht nur Kopfschmerzen. Magnesium wird überall im Körper gebraucht und bei einem Mangel gerät vieles durcheinander. An sämtlichen Vorgängen in unserem Körper ist Magnesium beteiligt, ohne dieses funktioniert gar nichts. Jede Zelle unseres Körpers braucht Magnesium, auch die Zellen in unserem Gehirn. Wir bleiben dadurch jung und vital. Damit unsere Zähne gesund und unsere Knochen stark bleiben, brauchen sie neben Kalzium auch Magnesium, das alle Mineralien dorthin transportiert, wo sie gebraucht werden.

Auch der Blutdruck, der Cholesterinspiegel und sogar die Insulinproduktion werden vom Magnesium beeinflusst. Wir sollten also darauf achten, dass kein Mangel an diesem wichtigen Mineral entsteht. Das ganze Leben stirbt ohne und blüht und gedeiht mit Magnesium.

Sorgen Sie dafür, dass Sie täglich magnesiumhaltige Pflanzen und Kräuter in Ihren Speiseplan einbauen. Hierzu sind frische Obst- und Kräuter-Mixgetränke wie Smoothies bestens geeignet.

Um ganz sicher zu sein, dass unser Körper nicht an Magnesiummangel leidet, empfehle ich Magnesiumöl, das man selbst herstellen kann. Hierzu können Sie über das Internet oder Ihre Apotheke eine 1-Liter-Flasche bestellen, in der schon 0,1 Liter Magnesiumchlorid enthalten sind. Sie müssen nur noch 0,9 Liter klares Wasser auffüllen und etwas schütteln, damit es sich mit dem Magnesiumchlorid vermischt. Nun besitzen Sie fertiges Magnesiumöl zum Aufsprühen. Es ist zwar eigentlich kein Öl, aber es fühlt sich auf der Haut sehr ölig an und zieht sehr schnell ein.

Man füllt das Magnesiumöl in eine kleinere Sprühflasche und besprüht 1- bis 2-mal täglich die gewünschten Körperstellen. Das Öl wird „transdermal“ (über die Haut) aufgenommen und von hier aus in den ganzen Körper transportiert. Diese „Transdermale Magnesiumtherapie“ ist sehr effizient und das Magnesium kommt zu hundert Prozent überall dort an, wo es hin soll. Man kann auch Magnesiumpräparate einnehmen, aber diese werden zu 70 Prozent wieder über den Darm ausgeschieden.

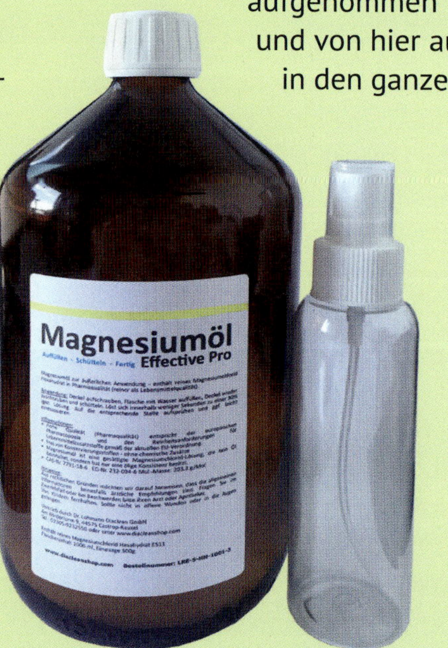

Magnesiumöl aus der Apotheke

Manche Leute sagen mir: „ich habe keinen Magnesiummangel, ich habe mein Blut untersuchen lassen.“ Aber das ist ein Irrtum, denn im Blut ist immer rund 1 Prozent Magnesium enthalten. Dafür sorgt das Blut schon selbst, indem es sich das Magnesium aus den Depots im ganzen Körper holt.

Ich empfehle Ihnen, die Transdermale Magnesiumtherapie zu testen, da nicht sicher ist, dass Ihr Körper mit der Nahrung genügend Magnesium aufnimmt.

Wenn wir Pflanzen aus unserem eigenen Biogarten für unser Essen ernten, so mag noch alles stimmen, aber wenn wir die Pflanzen zukaufen, wissen wir nicht, ob sie genügend Magnesium aus dem Boden aufnehmen konnten. Chemisch behandelte und gedüngte landwirtschaftliche Flächen enthalten meist nur sehr wenig Magnesium. Ein wichtiger Grund dafür, dass man nur Gemüse aus eigenem Garten oder vom Biobauern verwendet.

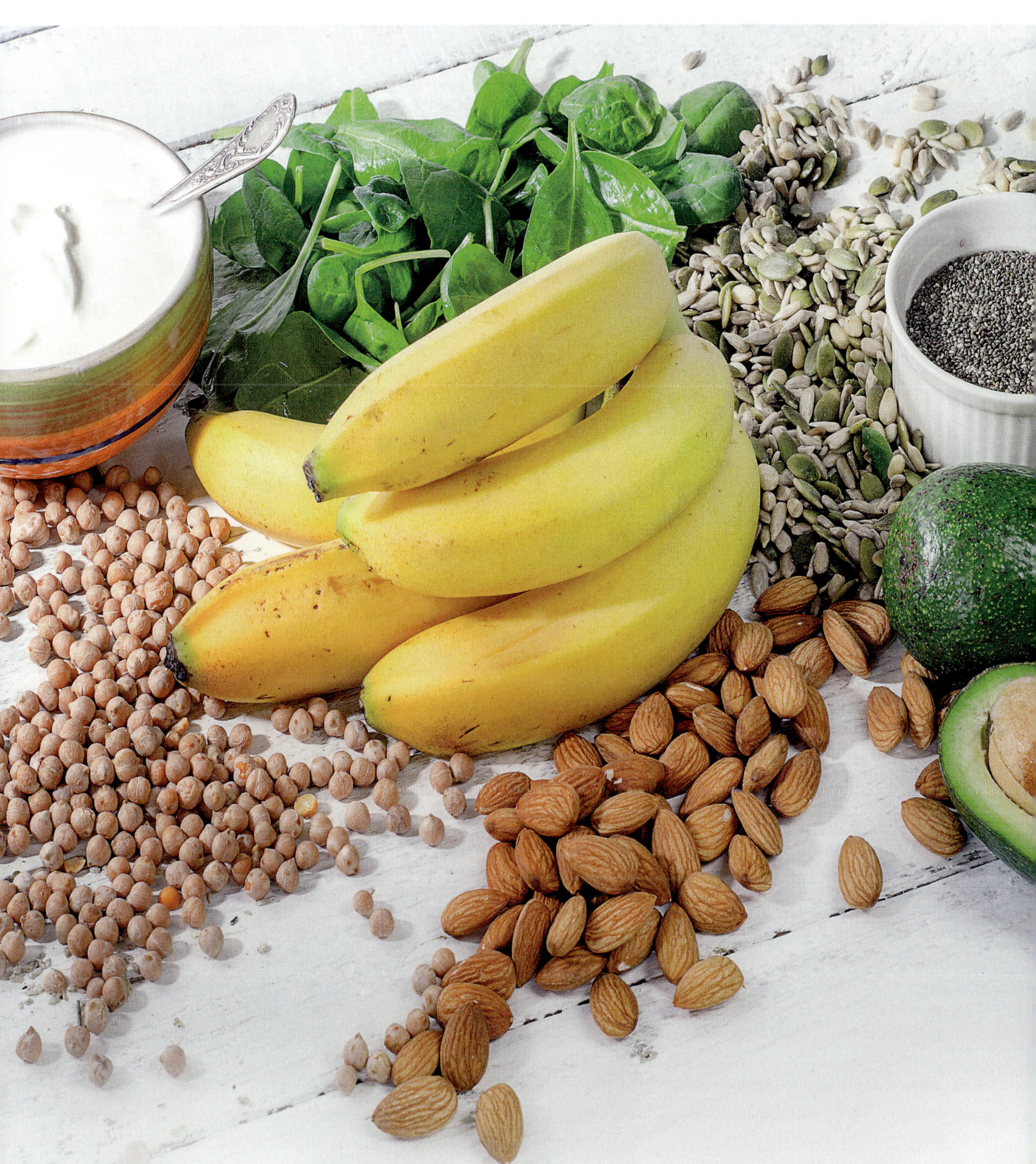

Magnesiumreiche Nahrung mit Nüssen,verschiedenen Samenkernen, Kichererbsen. Feldsalat, Obst und Joghurt

Bohnenhülsentee
In einem schönen, sonnigen, trockenen Sommer, wenn es makellose Bohnenhülsen von Buschbohnen gibt (egal ob Brech-, grüne oder gelbe Bohnen), kann man diese waschen, trocknen und mit einer Gartenschere zerkleinern, in Gläser füllen und für einen Tee verwenden. Für den Tee 2 gehäufte Esslöffel Bohnenhülsen in 1 Liter kaltem Wasser ansetzen und kurz aufkochen, dann den Herd ausschalten und die Flüssigkeit zugedeckt noch etwas weiter köcheln lassen. Danach den Tee in eine Wärmekanne abseihen und über den Tag trinken. Bohnenhülsentee gibt es auch fertig in der Apotheke zu kaufen.

Kräuterteemischung
Interessante Kräuterteemischungen sind:

- Johannisbeerenblätter und Zitronenmelisse
- Frauenmantel und Hirtentäschel
- Eichenrinde, Apfelschalen und Kalmus
- Schafgarbe und Schlüsselblume
- Eichenrinde und Rosmarin
- Hirtentäschel und Mistel oder
- Majoran und Beifuß

Man mischt die Kräuter jeweils zu gleichen Teilen. Für den Tee 1 gehäuften Esslöffel der Mischung mit 1 Liter kochendem Wasser übergießen, zugedeckt 10 Minuten ziehen lassen und dann in eine Wärmekanne abseihen. Den Tee über den Tag verteilt trinken.

Galgant (Alpinia officinarum)
Hildegard von Bingen schreibt: „Der Galgant ist ganz warm und hat keine Kälte in sich und ist heilkräftig. Und wer Herzweh hat, und wer im Herz schwach ist, der esse bald genügend Galgant, und es wird ihm besser gehen." Galgantpulver wird aus der Wurzel hergestellt und kann als Pulver oder Tablette in der Apotheke gekauft werden. Es hilft dem schwachen Herzen schnell auf die Sprünge und bringt eine Linderung der Beschwerden, heilt jedoch die Herzkrankheit nicht.

Man nimmt eine Messerspitze Pulver in den Mund und speichelt es schön ein, schluckt es aber erst, wenn es zu scharf wird, so gehen die Wirkstoffe schneller ins Blut. Ich habe, für alle Fälle, immer ein kleines Döschen mit Pulver in meiner Tasche.

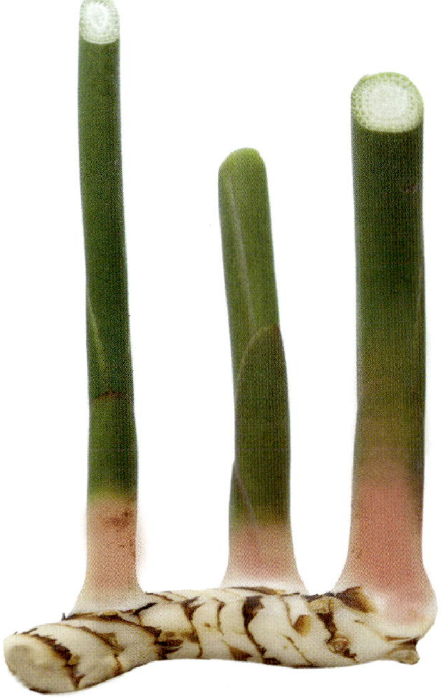

Die Wurzel des Galgant

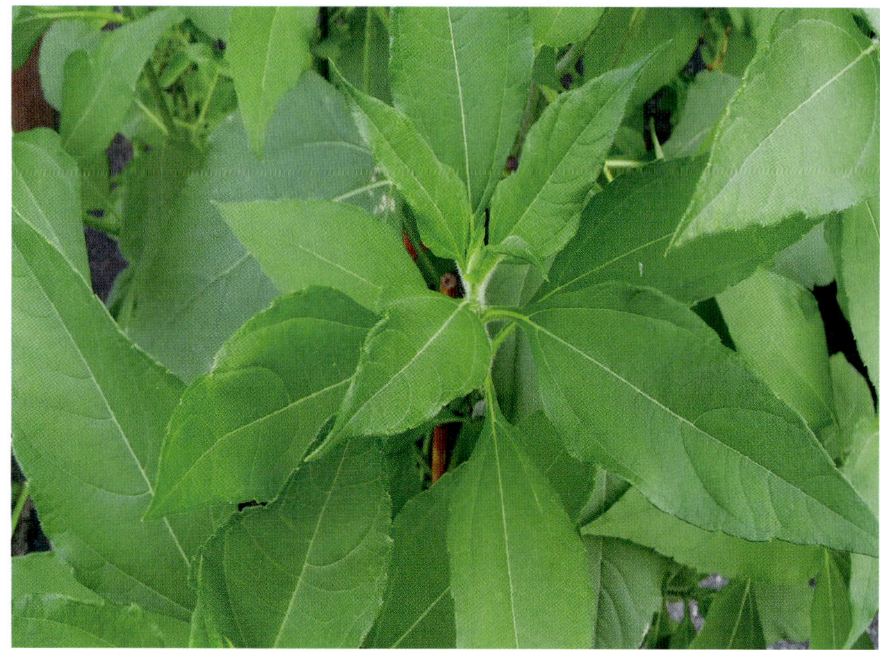

Blätter des Galgant

Galenga. ꝯplo. cal'. in. iij. sicca. in 2°. Electio. grossum ex eo. iuuamitum ꝯfert uene scia
tice oris odore bonū. ꝯfortat stōm frim. auget coytum. Nocumitum. nocet cordi. Rem
nocumiti. cum ferculis unctuosis. Quod gnāt humore; acutu. ꝯue nit. fris 7 huis.
senib;. hyeme. oib; regionib;.

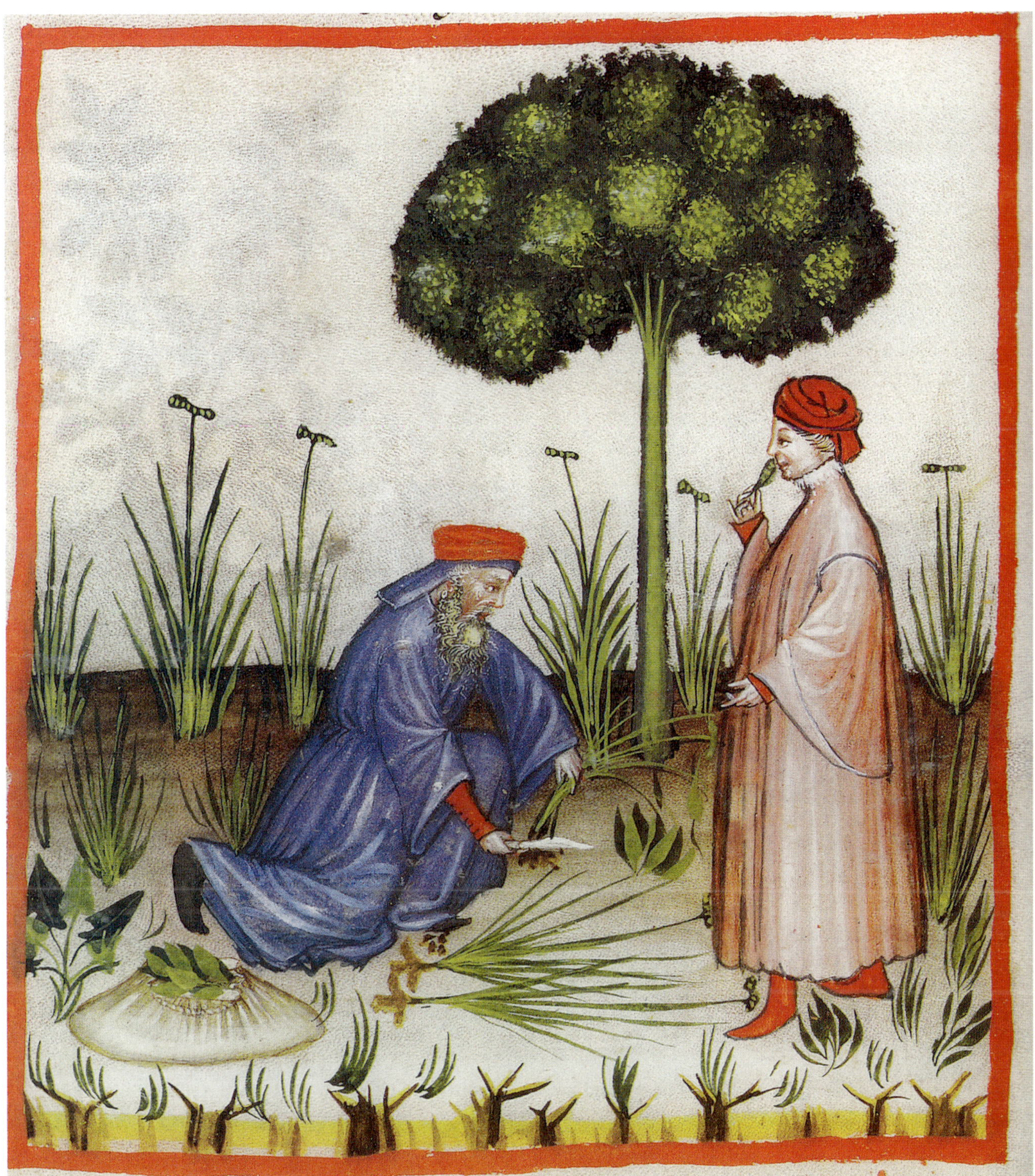

Diese Abbildung aus dem 13. Jahrhundert zeigt, dass der Galgant schon damals genutzt und kultiviert wurde.

Enzian (Gentiana lutea)
Über den großen, gelben Enzian schreibt Hildegard: „... Wer aber einen Schmerz im Herzen hat, dass er meint, sein Herz hinge nur noch an einem Strang, der pulverisiere Enzian, und er esse dieses Pulver in Suppen, und es stärkt sein Herz ...“ Enzianpulver (aus der Apotheke) wird nicht mitgekocht, man streut es erst zu Tisch über die Suppe und löffelt es dann oben ab.

Schlüsselblume (Primula veris)
Bereits seit dem Mittelalter wird die Schlüsselblume zur Herzstärkung angewendet.

Schlüsselblumenwein
1 Liter Weißwein und eine Handvoll frische Schlüsselblumen vermischen und 8 Tage ziehen lassen, danach den abgeseihten Wein in eine Flasche füllen. Täglich 1 kleines Glas voll trinken.

Melissen-Minze-Rotwein
Eine Handvoll Melissen- und etwas weniger Minzblättchen in 1 Liter guten Rotwein geben und 5–6 Tage in der Wärme stehen lassen, danach in eine Flasche abseihen. Morgens und abends je 1 kleines Glas trinken.

Rosmarin-Knoblauch-Wein
4–5 Zweige frisches Rosmarin in 1 Liter guten Rotwein kochen, 5–6 klein geschnittene Knoblauchzehen und 1 Teelöffel

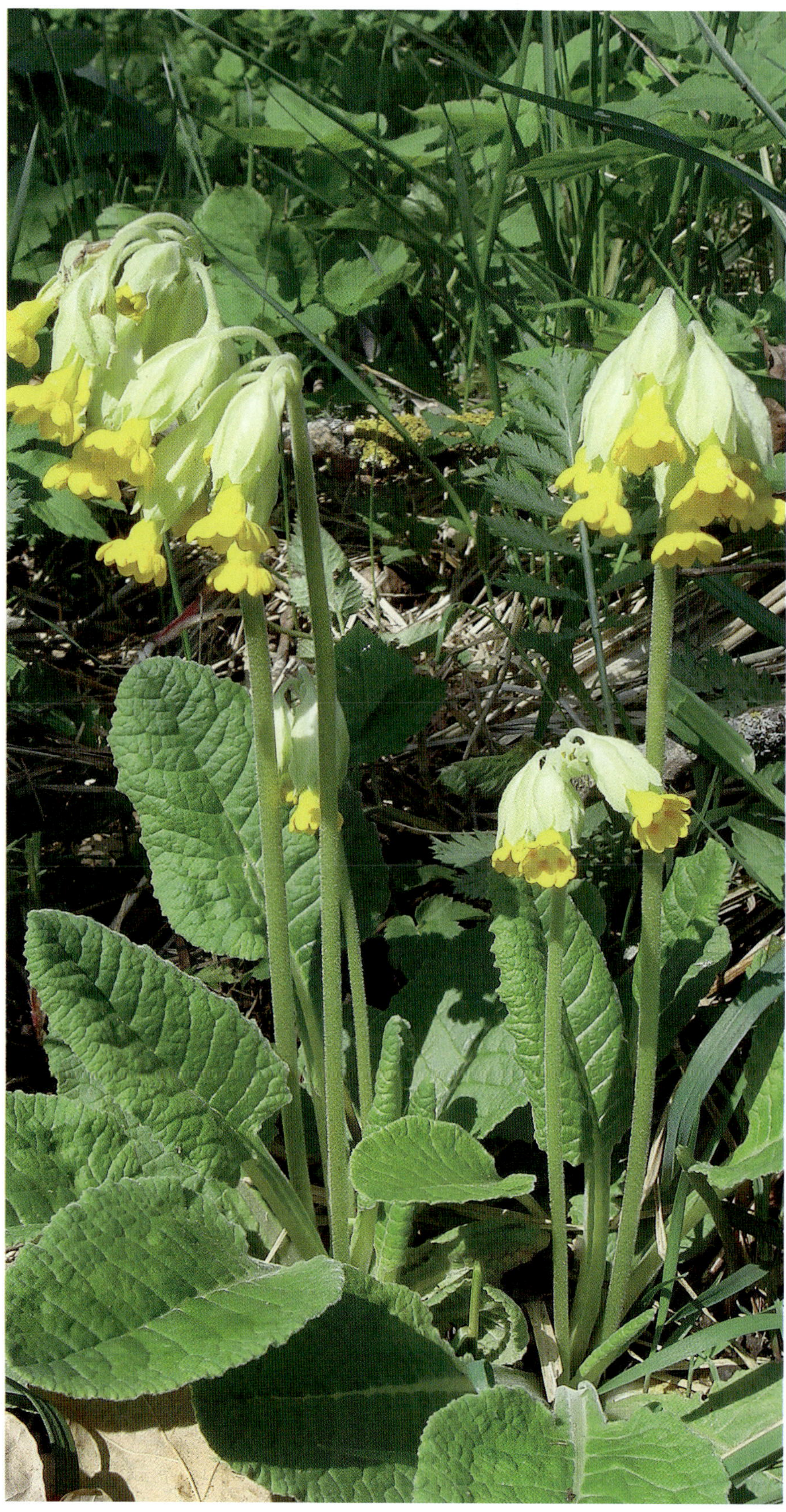

Schlüsselblume

leicht zerquetschte Wacholderbeeren hinzufügen. Nach dem Erkalten den Wein abseihen und in eine Flasche füllen. Morgens und abends je 1 kleines Glas davon trinken.

Pelargonie (Pelargonium echinatum und Pelargonium reniforme)

Die Blätter beider Pelargonienarten wirken herzstärkend, daher täglich 2 frisch gewaschene Blätter der Pflanzen kauen. Dabei lässt man sie möglichst lange im Mund und trinkt nur hinterher 1 Glas Wasser.

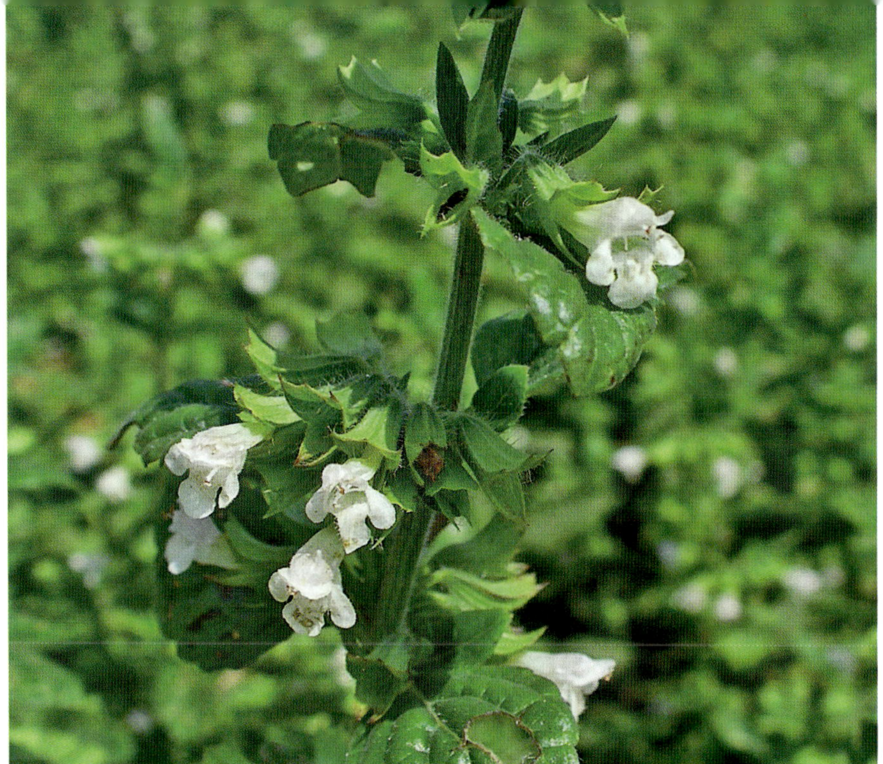

Melisse

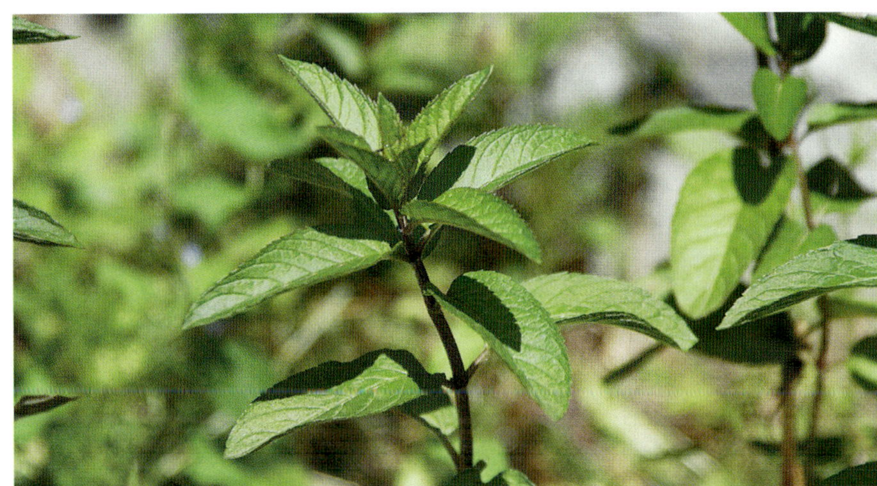

Minze

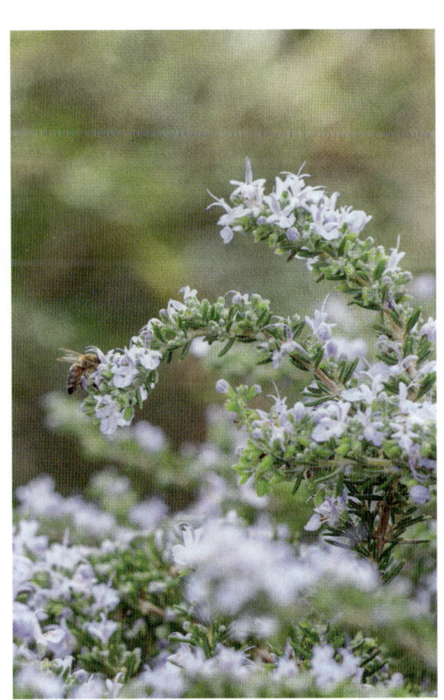

Blühender Rosmarinstrauch

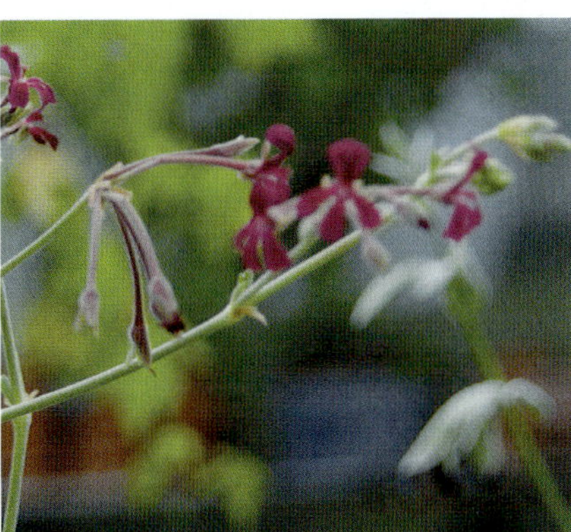

Pelargonie

Mein Tipp!

1 kleine Zwiebel und 2 Knoblauchzehen sehr fein hacken, auf ein Butterbrot streuen und langsam essen – das ist lecker und wirkt herzstärkend.

Kopfschmerzen und Migräne

Bei starken Kopfschmerzen oder gar Migräne ist der Mensch krank und kaum noch in der Lage, seiner täglichen Arbeit nachzugehen. Die normalen Kopfschmerzen hören gewöhnlich nach einigen Stunden auf. Migräne sind Kopfschmerzattacken, die zusammen mit Symptomen wie Übelkeit auftreten, über mehrere Stunden andauern und immer wiederkehren. Sowohl bei (starken) Kopfschmerzen als auch bei Migräne ist Bettruhe in einem verdunkelten Zimmer und bei völliger Ruhe angesagt. Außerdem sollten große Anstrengungen und Aufregungen vermieden werden.

Welche Heilpflanzen helfen?

Ehrenpreis (Veronica officinalis)
Ein Tee aus Ehrenpreis hilft bei Kopfschmerzen, die durch nervliche Anspannung verursacht wurden.

Ehrenpreistee
1 gehäufter Teelöffel getrocknetes, zerkleinertes Kraut mit Blüten mit ¼ Liter kochendem Wasser übergießen. Den Tee zugedeckt 5 Minuten ziehen lassen und nach dem Abseihen schluckweise trinken. Wer frisches Ehrenpreiskraut verwendet, muss die 2- bis 3-fache Menge verwenden.

Ehrenpreisurtinktur
Reichlich frisches Ehrenpreiskraut mit dem Wiegemesser sehr fein schneiden und dann durch ein Tuch zu Saft pressen. Den aufgefangenen Saft abmessen und im Verhältnis 1:1 mit 56%igem Alkohol aus der Apotheke mischen. Nach dem Schütteln ist die Urtinktur fertig. Diese füllt man in ein kleines, dunkles und

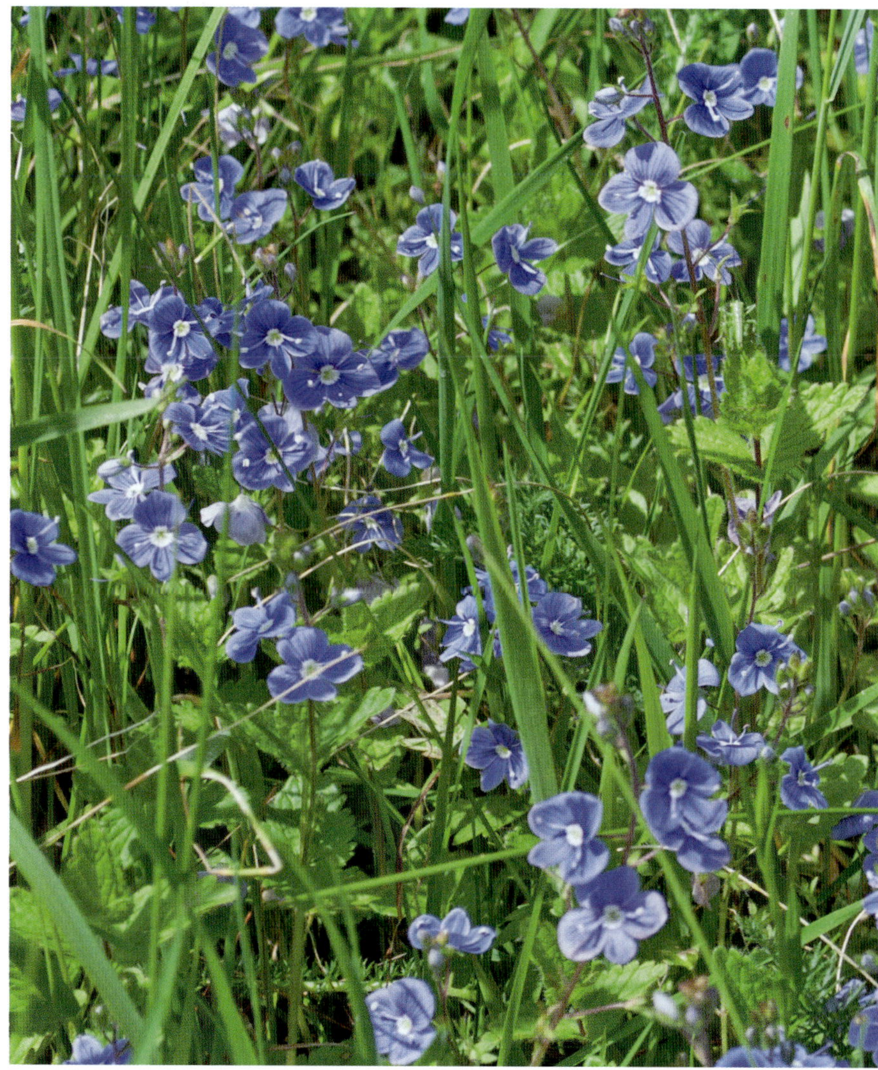

Ehrenpreis hiflt bei Kopfschmerz

etikettiertes Fläschchen um. Im Bedarfsfall täglich 3-mal 3 Tropfen in etwas Wasser aufgelöst einnehmen.

Quendel (Thymus serpyllum)
Der Quendel gilt als der wilde Bruder des Thymians und wird ähnlich eingesetzt.

Quendeltee
Der Tee hilft sowohl bei Kopfschmerzen als auch bei Erkältung. Dafür 2–3 kleine Zweige frischen Quendel mit ¼ Liter kochendem Wasser übergießen, 10 Minuten zugedeckt ziehen lassen, absieben und sofort trinken.

Quendeltinktur
Man füllt eine weithalsige Flasche bis zur Hälfte mit frischem, geschnittenen Quendel, gießt 38%igen Doppelkorn darüber, bis alles gut bedeckt ist, und lässt sie 6–8 Wochen bei Zimmerwärme stehen (täglich schütteln). Danach wird der Inhalt gefiltert und in kleinere, dunkle Fläschchen abgefüllt. Bei Bedarf täglich 3-mal 10–20 Tropfen in etwas Wasser einnehmen.

Pestwurz (Petasites hybridus)
Ihren Namen erhielt die Pflanze durch ihren Einsatz als Heilmittel gegen die frühere Krankheit „Pest“. Heutzutage weiß man um die Wirkung der Pestwurz bei Kopfschmerzen und Migräne.

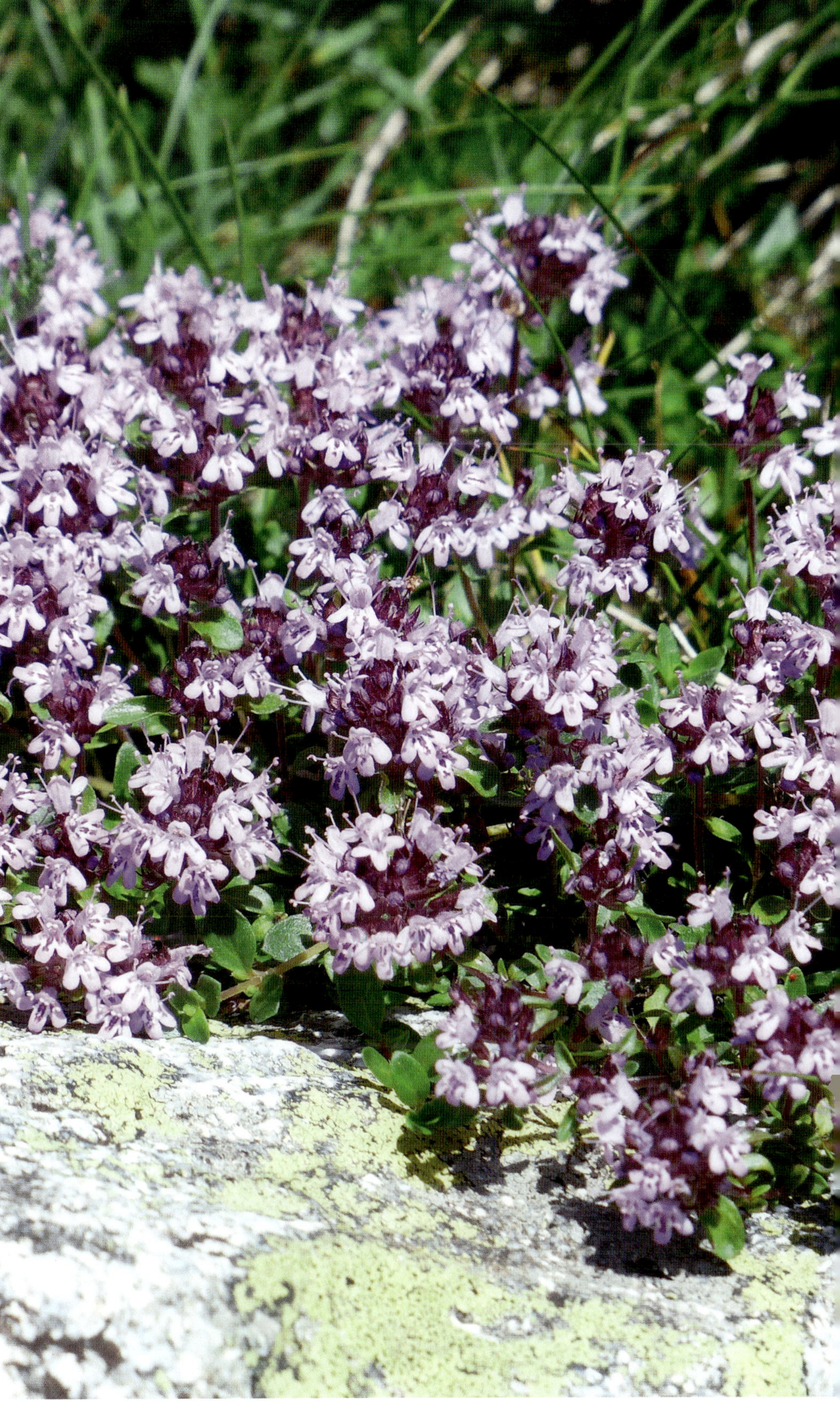

Quendel

Pestwurztinktur

Für eine Tinktur, die bei Migräne sehr hilfreich ist, werden im Herbst die Wurzeln ausgegraben und unter fließendem Wasser gesäubert. Eine Flasche wird bis zur Hälfte mit den klein geschnittenen Wurzelstückchen bestückt und mit 38%igem Alkohol aufgefüllt. Der Flascheninhalt sollte einige Wochen bei Zimmerwärme ziehen, bevor er abgeseiht und in kleinere Fläschchen abgefüllt wird. Bei einem Migräneanfall täglich 10–15 Pestwurztropfen auf etwas Honig einnehmen. Die Apotheken verkaufen auch Pestwurzkapseln, diese sind verschreibungspflichtig.

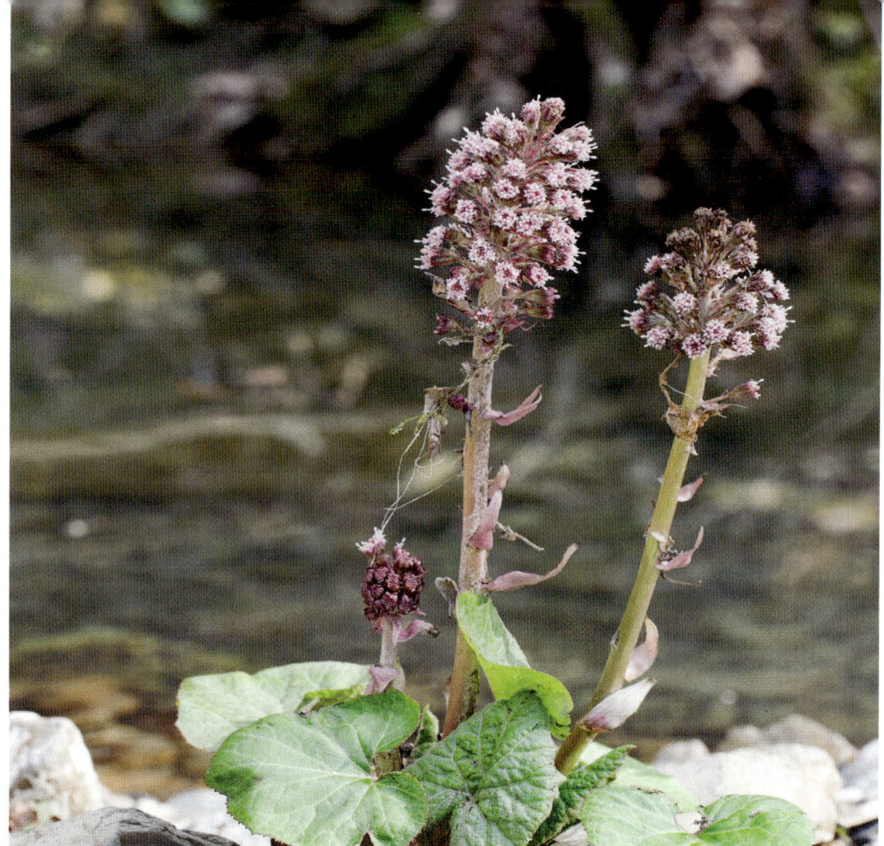

Pestwurz

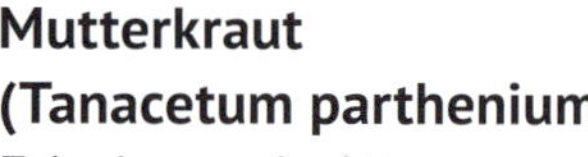

Mutterkraut (Tanacetum parthenium)

Frisch geschnittenes Mutterkraut wird auf einem Butterbrot verteilt und mit etwas Kräutersalz bestreut. Es soll so die beste Wirkung haben, aber leider schmeckt es nicht gut, man muss es mögen. Nachteilig ist, dass es allergische Stoffe besitzt, die den Mund leicht entzünden können. Man sollte es ausprobieren.

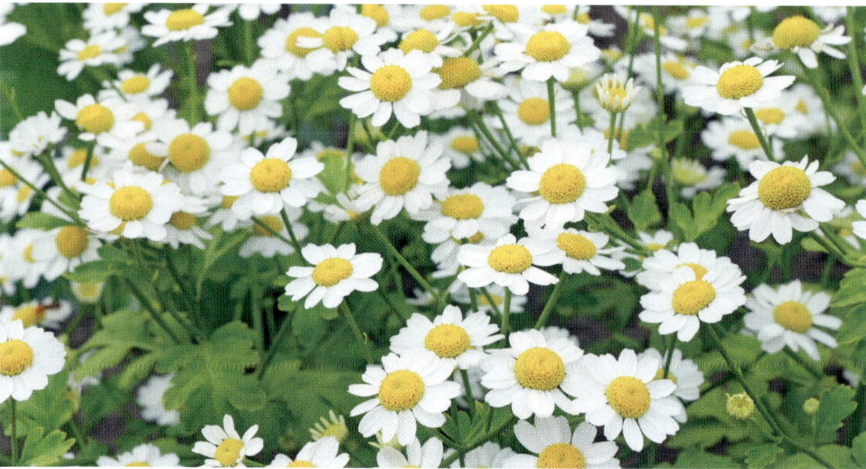

Mutterkraut; unten in getrocknetem Zustand

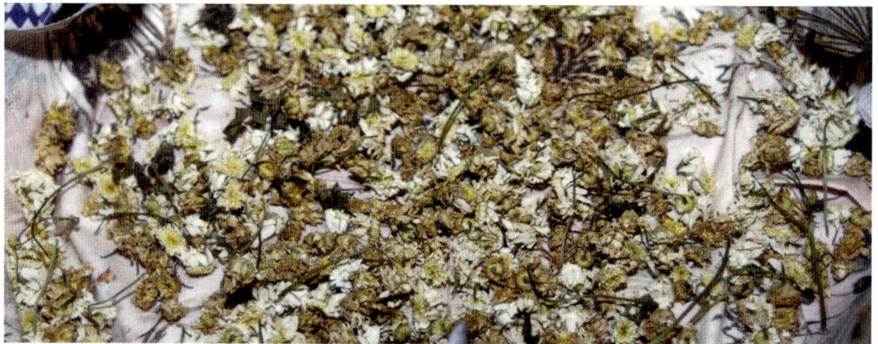

Mutterkrauttee

6–8 frische Mutterkrautblätter mit ½ Liter kochendem Wasser überbrühen, 10 Minuten zugedeckt ziehen lassen, abseihen und in 2 Portionen trinken.

Mutterkrauttinktur
Frische, fein geschnittene Mutterkrautblätter bis zur Hälfte in eine große weithalsige 1-Liter-Flasche schichten, dann mit 1 Liter 38-prozentigem Alkohol auffüllen, bis alles gut bedeckt ist. Die Flasche 3–4 Wochen bei Zimmerwärme stehen lassen, nicht länger, sonst wird die Tinktur zu bitter. Anschließend wird die fertige Tinktur in kleine, dunkle Fläschchen abgefüllt. Bei Bedarf nimmt man täglich 3-mal 1 Teelöffel voll in etwas Wasser ein. In der Apotheke gibt es auch fertige Tinkturen und Kapseln zum Einnehmen.

Engelwurz (Angelica archangelica)
Engelwurz (auch Angelikawurzel genannt) wird bei Kopfschmerzen eingesetzt, die vom Magen her kommen, aber auch bei schlechter Verdauung.

Engelwurztee
1–2 volle Esslöffel geschnittene, getrocknete Wurzeln werden mit 1 Liter kaltem Wasser angesetzt, zum Kochen gebracht und zugedeckt 10 Minuten ziehen gelassen. Der Tee wird in eine Wärmekanne abgeseiht und über den Tag verteilt getrunken.

Magnesiumsalat
frischer Portulak
frische grüne Bohnen
frische Spinatblätter
grüner Salat
frisches Koriandergrün
frische Löwenzahnblätter
frische Brennnesselblätter

Die grünen Bohnen muss man wegen ihrer Giftigkeit 10 Minuten kochen. Die restlichen Zutaten bleiben roh und können nach dem Waschen beliebig zusammengemischt werden.
Für die Salatsoße Kräutersalz, Pfeffer, Essig, Olivenöl, eine kleine Zwiebel und 1 Teelöffel Mohnsamen (enthält Magnesium) gründlich verrühren und über den Salat geben. Dazu isst man eine Scheibe Vollkornbrot.

Magnesiumöl
Das Magnesiumöl hilft auch bei Kopfschmerzen und Migräne.
Zur Anwendung wird das Öl am ganzen Körper auf die Haut gesprüht und vorsichtig verrieben. Das Magnesium dringt vollständig über die Haut in den Körper ein und wird dort über die Blutbahn verteilt. Die Behandlung kann man 1- bis 2-mal am Tag wiederholen. Siehe weitere Informationen auf Seite 60.

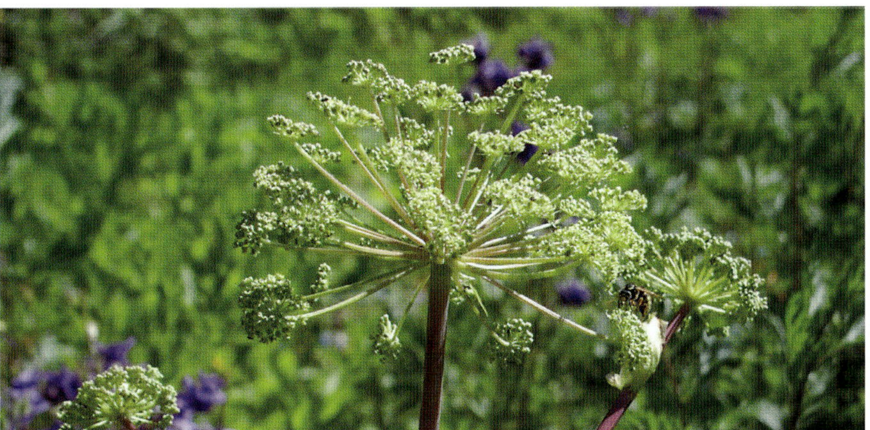

Die Engelwurz

Wichtig!

Achten Sie darauf, ausreichend viel Magnesium in Form von Pflanzen oder Kräutern zu sich zu nehmen, denn ein Mangel verursacht nicht nur Kopfschmerzen. Das Mineral wird im kompletten Körper benötigt und ist an vielen Vorgängen beteiligt, sodass bei einem Mangel vieles durcheinandergerät und einiges nicht mehr funktionieren kann. Jede Zelle im Körper ist darauf angewiesen, ebenso die in unserem Gehirn so bleiben wir jung und vital. Auch Herz und Nerven kommen ohne das Mineral nicht aus. Damit unsere Zähne gesund und unsere Knochen stark bleiben, brauchen sie nicht nur Kalzium, sondern auch Magnesium, das alle Mineralien dorthin transportiert, wo sie benötigt werden. Ebenso werden Blutdruck, Cholesterinspiegel und Insulinproduktion vom Magnesium beeinflusst. Viel Magnesium enthalten Nüsse, Samenkerne, Schnittlauch, Petersilie, Kresse, Basilikum, Salbei, Majoran, Koriander, Kohlgemüse, Salat, Milchprodukte und Obst. Siehe auch „Magnesiumsalat“ links.

Krebs (Vorbeugung und Therapiebegleitung)

Selbstverständlich muss eine Krebskrankheit von Ärzten behandelt werden. Es gibt jedoch natürliche Maßnahmen, die man selbst durchführen kann und darf. So werden die Nebenwirkungen einer Strahlen- oder Chemotherapie abgemildert und leichter erträglich.

In erster Linie sollte man bestrebt sein, nur gesundes Essen zu sich zu nehmen, denn der Körper lebt von dem, was wir ihm geben. Bei denaturierter Nahrung kann es zu fatalen Folgen kommen, eine Gesundung stellt sich nicht ein.

Die besten Antikrebsnahrungsmittel sind milchsauer vergorene Gemüse und Säfte (sprich Most), die man selbst herstellen oder im Reformhaus kaufen kann, denn die Milchsäure ist ein wichtiger Bestandteil unserer Nahrung. Fehlt sie, kann es zu erheblichen Gesundheitsstörungen kommen. Oft wird angenommen, milchsaure Gemüse oder Säfte würden unseren Körper „sauer“ machen – das Gegenteil ist jedoch der Fall, sie halten unseren Körper basisch. Gemüse beinhaltet von Natur aus Milchsäure. Das bekannteste milchsaure Gemüse ist das Sauerkraut. Im rohen Zustand ist es am gesündesten. Aber auch leicht gedünstet, gewürzt mit Kümmel, Wacholderbeeren, Lorbeerblatt und Apfel, ist das Sauerkraut noch sehr gesund, da aufgrund der niedrigen Temperatur beim Dünsten die Stoffe, die krebsabwehrend wirken, erhalten bleiben.

Bei der Vergärung von Gemüse entsteht rechtsdrehende Milchsäure, die der körpereigenen Milchsäure des Menschen entspricht. Nur wenn wir krank werden, produziert unser Körper linksdrehende Milchsäure, die er aber nicht benötigt und deshalb nicht verwertet. Also sollten wir darauf achten, dass wir nur Milchprodukte mit rechtsdrehender Milchsäure L(+) kaufen. Suchen Sie auf der Verpackung einen solchen Vermerk, denn wenn nichts angegeben wird, handelt es sich um linksdrehende Milchsäure. Im Kefir ist ebenfalls rechtsdrehende Milchsäure. Wer täglich eine Tasse Kefir trinkt, verhindert dadurch die Ansiedlung schädlicher Bakterien im Darm (siehe Seite 202).

Den größten Teil meines Gartengemüses lege ich milchsauer ein. Dazu zählen Bohnen, Weißkraut, Möhren, Kohlrabi, Blumenkohl, Gurken, Rote Bete, Sellerie und Rotkraut. Das bekannteste milchsaure Gemüse ist, wie schon erwähnt, das Sauerkraut.

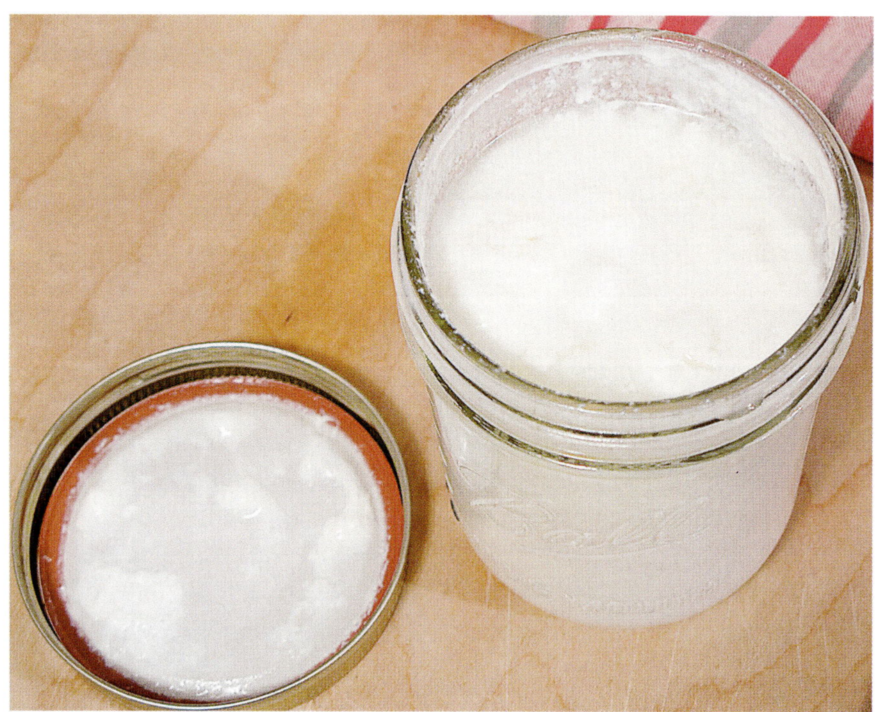

Selbst gemachter Kefir

Exkurs: Gemüse einsäuern
Grundsätzlich kommt alles Gemüse roh in die Gläser (außer Bohnen, siehe unten). Zum Einsäuern benutze ich alte Einmachgläser, meist 1-Liter-Gläser, dabei ist größte Sauberkeit geboten. Nach dem gründlichen Spülen werden die Gläser nochmals mit abgekochtem Wasser ausgespült. Dazu lege ich ein nasses Geschirrtuch in das Spülbecken und gebe in jedes Glas einen Silberlöffel. Die Gläser stelle ich auf das nasse Tuch und gieße dann vorsichtig das kochende Wasser bis ca. 5 cm hoch über den Silberlöffel hinein. Dann schwenke ich das Wasser nach allen Seiten, damit das Innere der Gläser keimfrei wird. Zum Abtropfen stülpe ich die Gläser auf ein sauberes Geschirrtuch. Danach schichte ich das vorbereitete, gewaschene und zerkleinerte rohe Gemüse in die Gläser. Diese dürfen aber nur bis zu ¾ gefüllt werden, denn es muss noch Platz zum Gären bleiben. In 1 Liter abgekochtes und erkaltetes Wasser gebe ich dann 10 g Salz (= 1 gestrichener Esslöffel) und bedecke damit das Gemüse. Bei Mischgemüsen gebe ich zusätzlich 1 Teelöffel Gurkengewürz pro Glas hinzu.

Im Gegensatz zu anderem Gemüse müssen die Bohnen vorher abgekocht werden, denn in ihnen befindet sich das giftige Phasin. Nach 10-minütiger Kochzeit ist es jedoch zerstört. Nach dem Abkühlen gebe ich die Bohnen in die Gläser, das Abkochwasser benutze ich dabei zum Auffüllen. Auf 1 Liter gebe ich 10 g Salz (= 1 gestrichener Esslöffel). Die Brühe muss 2 cm über dem Gemüse stehen, aber auch das Bohnenglas darf nicht ganz voll sein.

Mit Gummiring, Deckel und Klammern verschlossen lasse ich die Gläser sichtbar, damit ich sie kontrollieren kann, bei Zimmerwärme stehen. Zuerst wird die Flüssigkeit trübe, dann bilden sich Bläschen. Je nach Wetterlage geschieht das mehr oder weniger schnell, bei gewittrigem Wetter säuert es etwas leichter. Nach 2–4 Tagen stelle ich die Gläser in den kühlen Keller. Zuerst verschwinden die Bläschen, dann wird die Flüssigkeit wieder klar, und oben hat sich ein Vakuum gebildet. Die Gläser müssen immer fest verschlossen bleiben. Nach 6 Wochen ist die Milchsäuregärung abgeschlossen und das Gemüse könnte verzehrt werden, ich bewahre es aber gern für den Winter auf.

Grundsätzlich wird milchsaures Gemüse nicht eingekocht. Nach dem Öffnen eines Glases ist das Gemüse fertig zum Verzehr. Ein 1-Liter-Glas ergibt für mich 3 Portionen. Wenn ich ein Tellerchen voll entnommen habe, gebe ich eine kleine, gewürfelte Zwiebel und frische Kräuter, 2 Esslöffel gutes Pflanzenöl und Pfeffer darüber. Den sauren Gemüsesaft kann man trinken.

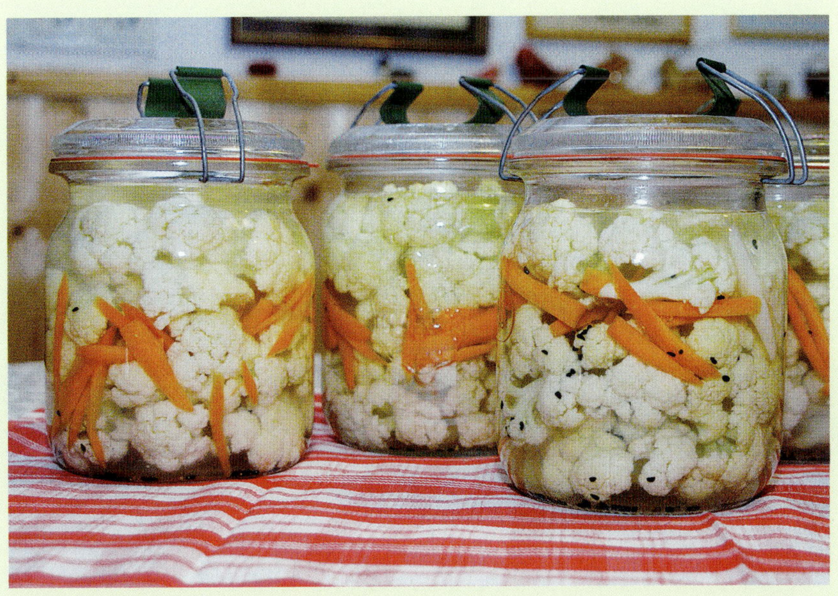
Milchsauer eingelegtes Gemüse

Welche Heilpflanzen helfen?

Murdannia (Murdannia loriformis)

Diese Pflanze, die seit Jahren bei mir im Gewächshaus hängt, wird in der Traditionellen Thailändischen Medizin (TTM) seit mehr als 1000 Jahren gegen Krebs eingesetzt. Durch neue Forschungen an der thailändischen Universität Chiang Mai wurde die Wirksamkeit der Pflanze gegen Krebs bestätigt. Es ist eine sehr wüchsige Pflanze, die leider in unserer Region nicht winterfest ist. Sie ist aber durch Wurzelteilung oder Stecklinge zu vermehren.

Ich pflege den Sommer über drei Pflanzen. Zwei davon ernte ich ab, die dritte Pflanze lasse ich unbehelligt, diese teile ich dann im Herbst in drei Pflanzen und pflege sie den Winter über in der Wohnung. Den Sommer über hängen sie dann wieder im Gewächshaus.

Ich würde jedem Krebskranken empfehlen, sich diese Pflanze zu halten. In erster Linie stärkt sie das Immunsystem, sie hilft der Leber beim Entgiften und hat eine tumorhemmende Wirkung. Es ist auch erwiesen, dass Murdannia Tumorzellen im Darm am Wachstum gehindert hat. Wer

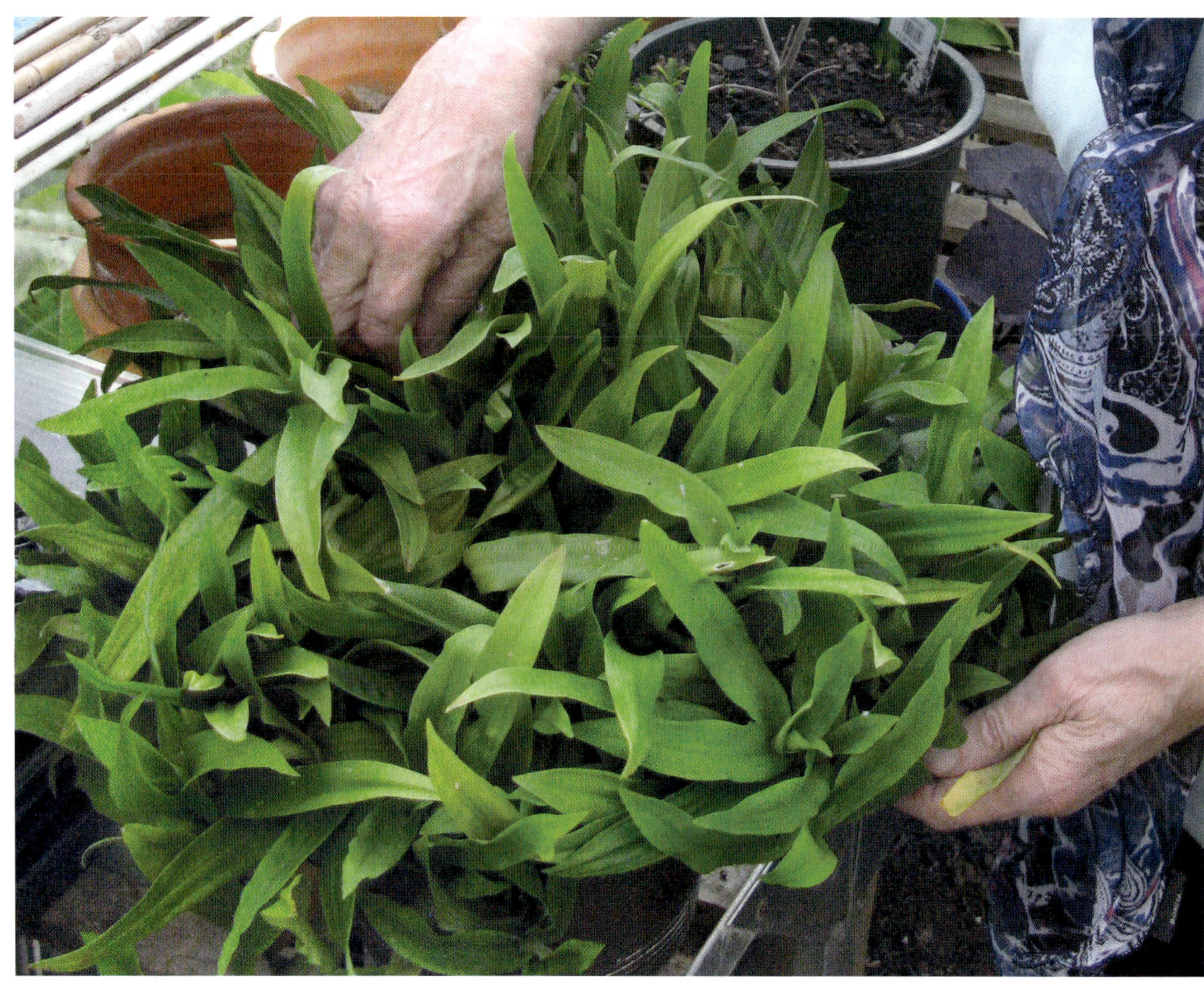

Murdannia hilft gegen Krebs, aber gute Pflege ist erforderlich

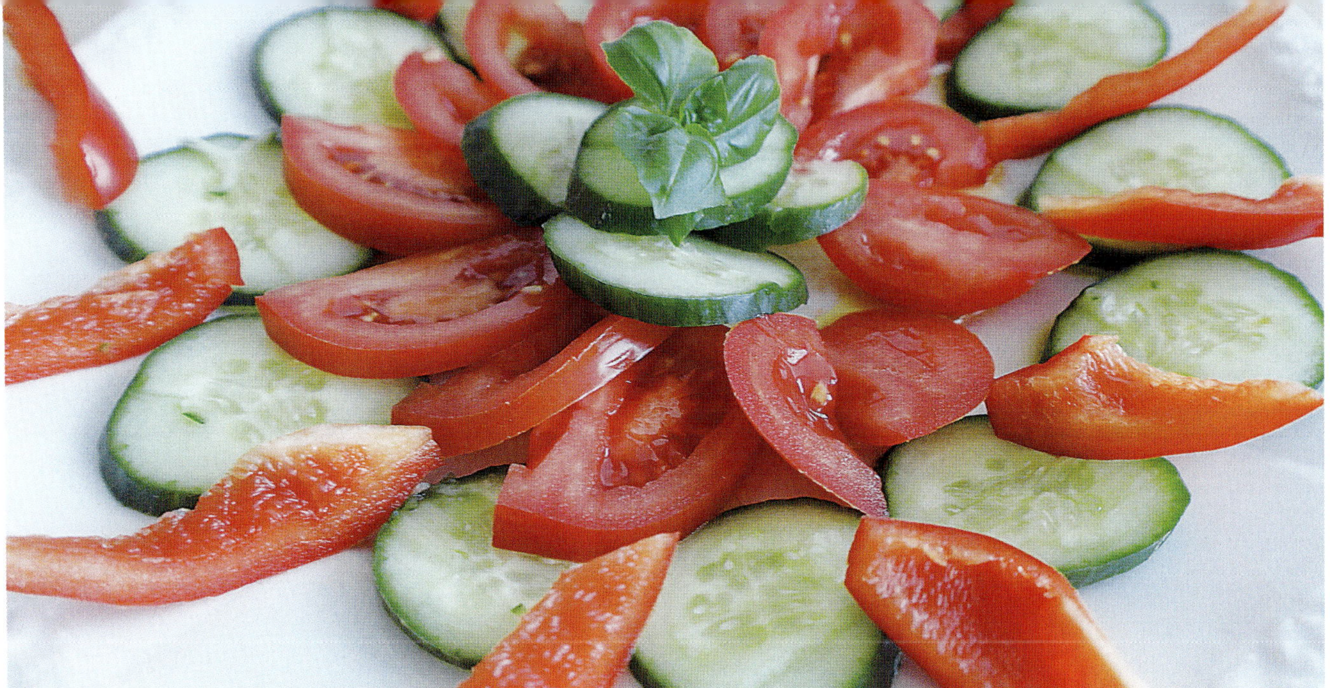

Gemischtes Gemüse gegen die Krankheit

sich für eine Chemotherapie entscheidet, sollte begleitend Murdannia einsetzen. Die Nebenwirkungen sollen dann leichter zu ertragen sein.
Ich esse fast täglich 2–3 frische Blätter vorbeugend, klein geschnitten und über meinen Salat gestreut. Um einen Erfolg zu spüren, ist es jedoch besser, sie noch großzügiger zu verwenden.

Murdannia-Saft
Im Fall einer Erkrankung werden eine Handvoll Blätter und Triebspitzen mit einem Wiegemesser sehr fein zerkleinert, in ein dünnes Tuch gelegt und ausgepresst. Von dem fertigen Saft täglich 2 Teelöffel mit 100 ml Wasser verdünnt trinken. Mittlerweile gibt es in Apotheken auch Kapseln mit pulverisiertem Kraut zu kaufen, leider sind diese noch sehr teuer.

Was sonst noch hilft

Es ist bewiesen, dass mit steigendem Fleischkonsum auch die Krebsrate steigt und mit steigendem Obst- und Gemüseverzehr, der rohfaserreich ist, die Krebsrate fällt. Hier einige Gemüsearten, in denen sich krebshemmende Stoffe befinden:

- Brokkoli (Foto auf Seite 74): Er soll nur kurz gedünstet werden, damit er noch Biss hat. Etwas Kräutersalz und zerlassene Butter darüber, mehr braucht er nicht.

- Puff- oder Saubohne (Foto auf Seite 74): Am besten schmecken die jungen Schoten, wenn die Kerne noch nicht ganz ausgebildet sind. Man schneidet sie schräg in kleine Stücke, dünstet sie mit einer kleinen Zwiebel in Butter, streut 1 Esslöffel fein gemahlenen Dinkel darüber, löscht mit etwas Wasser ab, gibt Kräutersalz und Pfeffer hinzu, lässt alles einmal aufkochen und fertig ist ein sehr schmackhaftes Gemüse. Dazu reicht man Pellkartoffeln.

- Rote Bete: Nach neuesten Untersuchungen stoppt der frische und ganz besonders der milchsauer vergorene Saft (Most) der Roten Bete das Wachstum von Tumoren. Vorzüglich schmeckt ein Salat aus geraspelter, roher Rote Bete. Man würzt mit wenig Kräutersalz, Pfeffer, einer Messerspitze Kurkuma-Pulver und Leinöl und gibt eine in Würfelchen geschnittene Mandarine hinzu. Dazu schmeckt Vollkornreis.

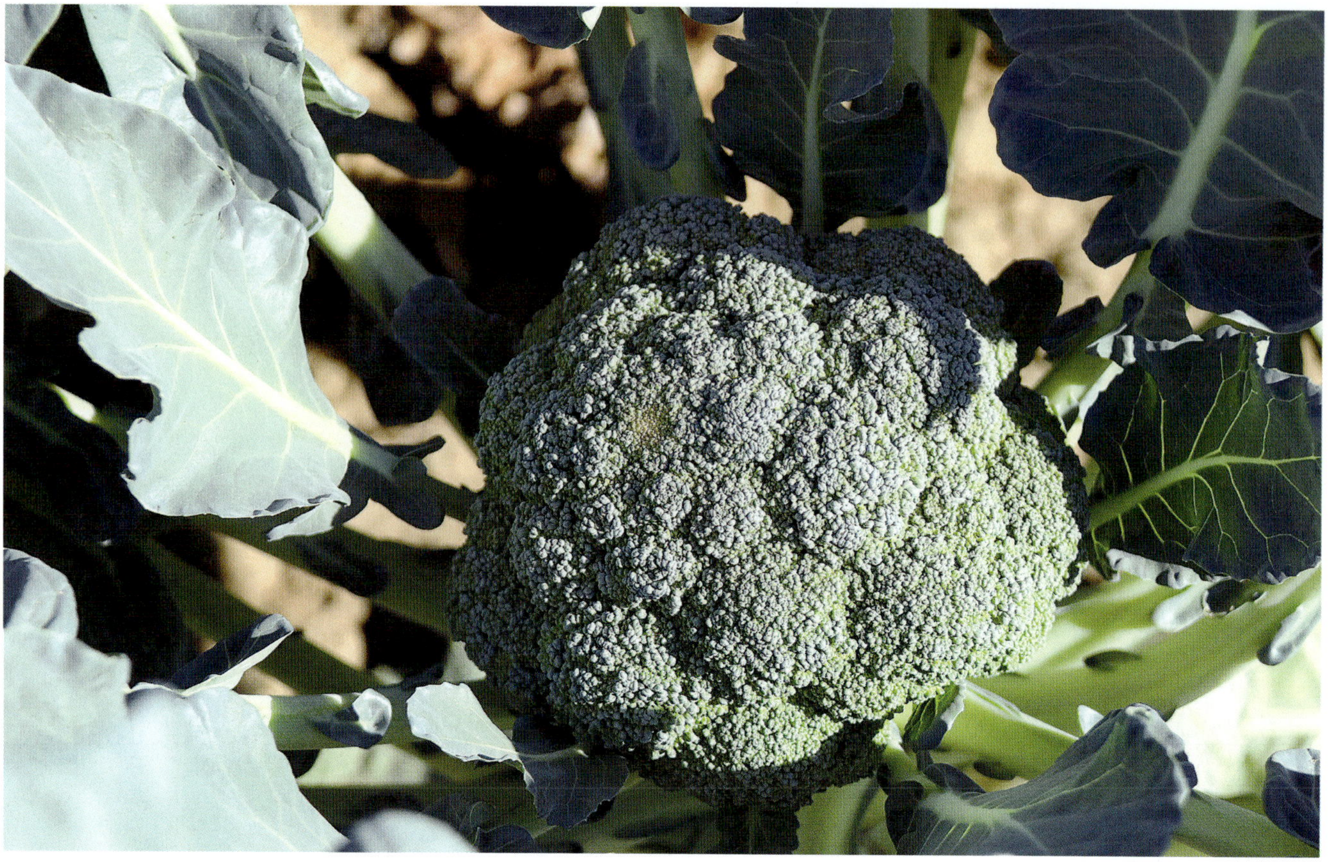

Brokkoli ist ein Anti-Krebs-Gemüse

Gemischter Salat mit krebsfeindlichen Zutaten

Lauch, Gurken, Tomaten, Paprika, rote Kleeblüten, Ringelblumenblüten, Portulak, Salbei, Kreuzkümmel, Zwiebeln und Knoblauch mischen. Für die Soße wird Leinöl, Nachtkerzenöl, Rosmarin, Zitronensaft und etwas Kräutersalz verrührt.

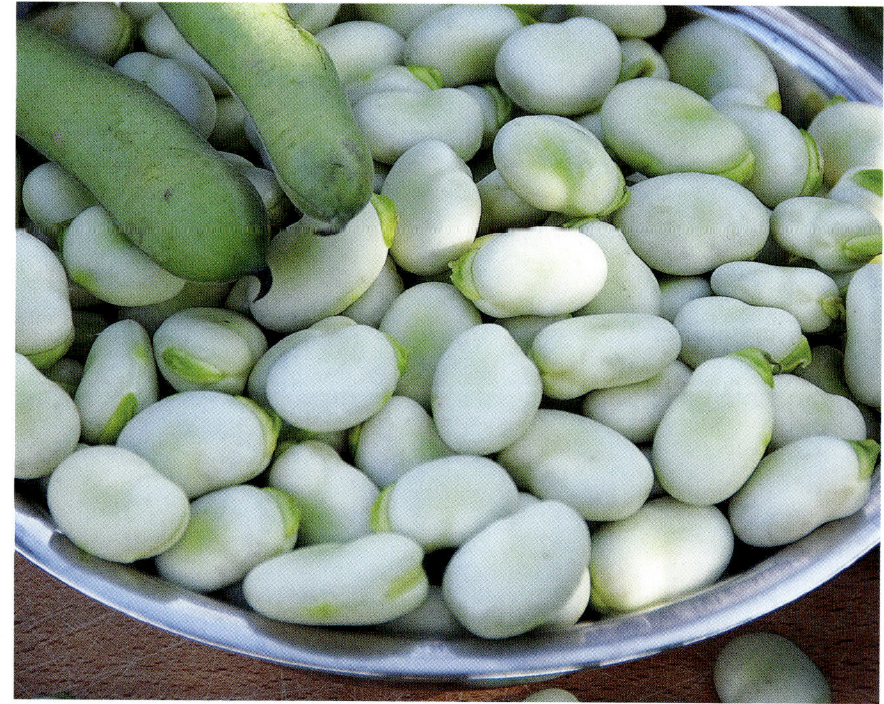

Die Sau- oder Puffbohne

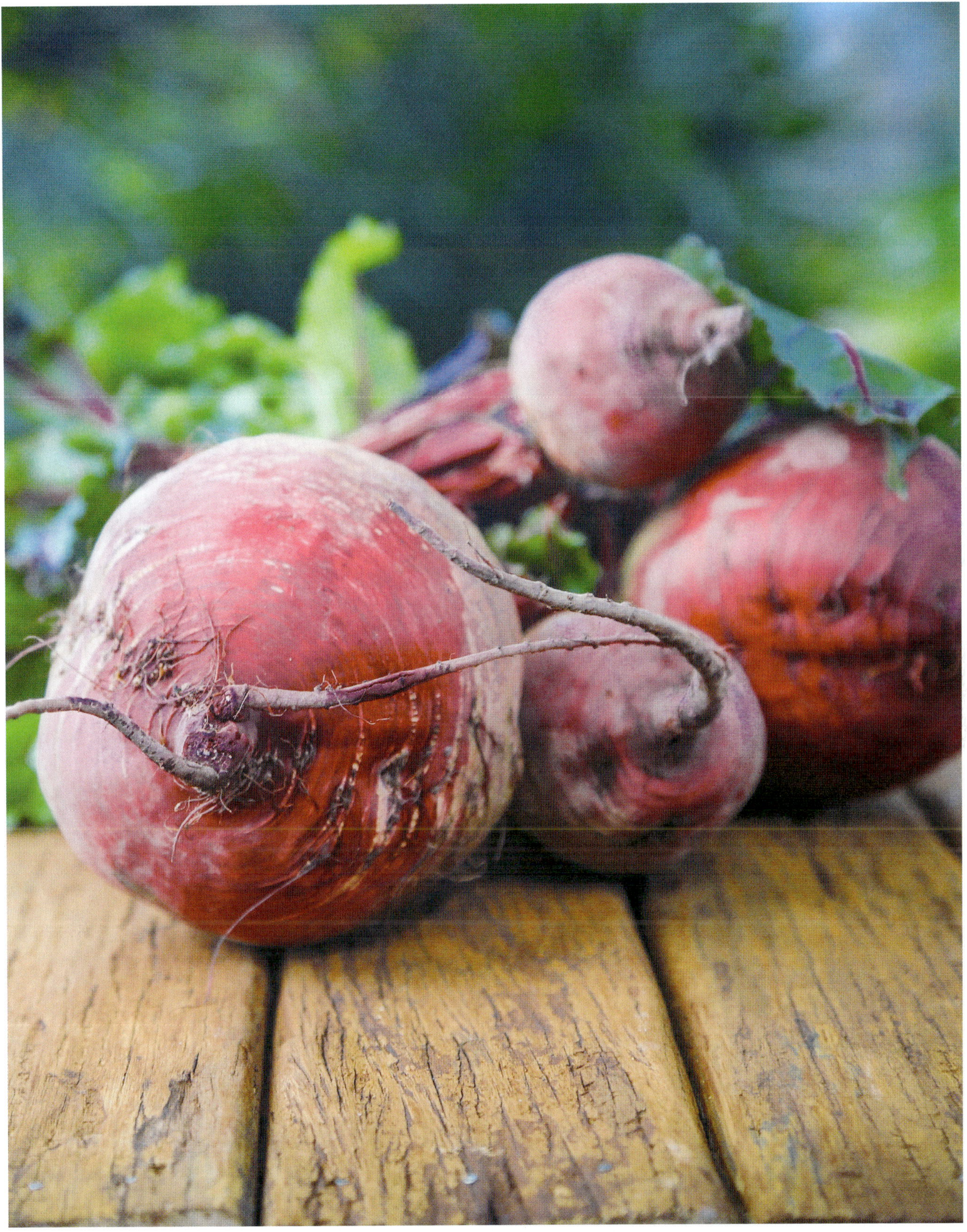

Rote Bete

Smoothie

Für dieses Getränk, das die Abwehrkräfte stärkt, 1 Apfel, 2 Möhren, 1 Zitrone und 1 Grapefruit in kleine Stücke schneiden und mit etwas Wasser in einen Mixer geben, dann fügt man noch 2–3 frische Blättchen von einer Stevia-Pflanze dazu und mixt alles zusammen. Den Smoothie anschließend in ein großes Glas füllen und, je nach Konsistenz, trinken oder löffeln.

„Essiac"

So heißt eine Medizin, mit der eine amerikanische Krankenschwester Krebspatienten behandelt hat. Das Originalrezept bekam sie von den Ojibwa-Indianern. Der Name der Krankenschwester: Rene Caisse. Ihr Name rückwärts gelesen ergibt „Essiac". Gemeinsam mit einem Arzt behandelte sie mit dieser Medizin viele Krebspatienten, viele wurden gesund. Als Rene Caisse verstarb, durfte die Essiac-Medizin nicht mehr eingesetzt, aber auch nicht weiter verbreitet werden.

Die Essiac-Essence bestand aus den vier Kräutern: Große Klettenwurzel, Kleiner Sauerampfer, Rotulmenrinde und Medizinal-Rhabarberwurzel. Um das Rezept dennoch nutzen zu können, fügte man diesen vier großen „Krebspflanzen" noch vier weitere hinzu: Kardobenedikten-Distel, Rotkleeblüten, Brunnenkresse und Braunalge und nannte das Ganze „Flor-Essence", das mittlerweile weltweit vertrieben wird.

Ich kaufe mir gelegentlich auch eine Packung, auch wenn es etwas teuer ist, denn für die Gesundheit sollte uns nichts zu teuer sein. Man kann die Essence auch vorbeugend trinken, und nicht nur, wenn man an Krebs erkrankt ist, sie hilft auch bei anderen Krankheiten.

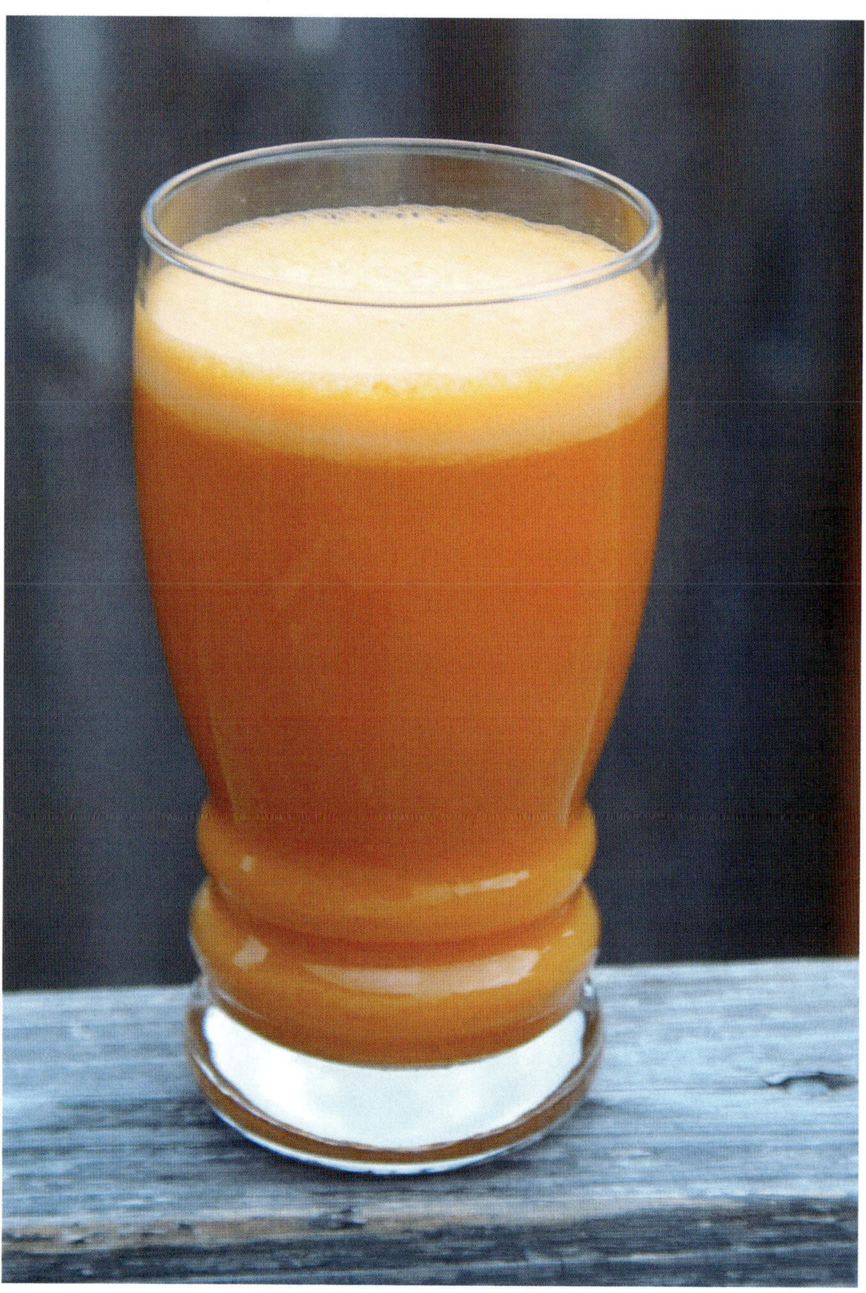

Ein frischer Smoothie stärkt die Abwehrkräfte

Ringelblumenöl
Die Ringelblume gehört zu den krebsabwehrenden Pflanzen. Man füllt eine Schraubflasche bis zur Hälfte mit Blütenzungen (Blütenblättchen) der frischen Ringelblume und gibt dann gutes Sonnenblumenöl darüber, bis alles bedeckt ist. Das Ganze muss dann 2 Wochen in der Wärme stehen, dabei das tägliche Schütteln nicht vergessen. Von dem fertigen Öl täglich 2 Esslöffel voll einnehmen.

Johanniskrautöl
Das Johanniskraut gehört zwar nicht zu den krebsabwehrenden Pflanzen, aber es hat mir geholfen, meine innere Ruhe während der Anwendungen im Krankenhaus zu bewahren. Das macht man genauso wie das Ringelblumenöl (links), eben nur mit den Blüten des Johanniskrauts. Hiervon aber täglich nicht mehr als zwei Teelöffel einnehmen. Das Johanniskrautöl kann auch gut für entspannende Massagen verwendet werden.

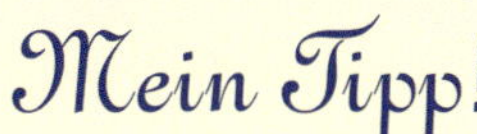

Begleitend zu einer Krebstherapie können auch Bienenprodukte verwendet werden, sie helfen nachweislich die Nebenwirkungen zu mindern: Honig und Blütenpollen (gemörsert) gibt man in das Müsli. Propolis, das nicht wasserlöslich ist, nimmt man als Propolis-Tinktur aus der Apotheke. Man isst es auf einem Stückchen Brot (10–15 Tropfen). Von Gelee-Royal nimmt man einfach ein erbsengroßes Stück in den Mund. Siehe auch Seite 284.

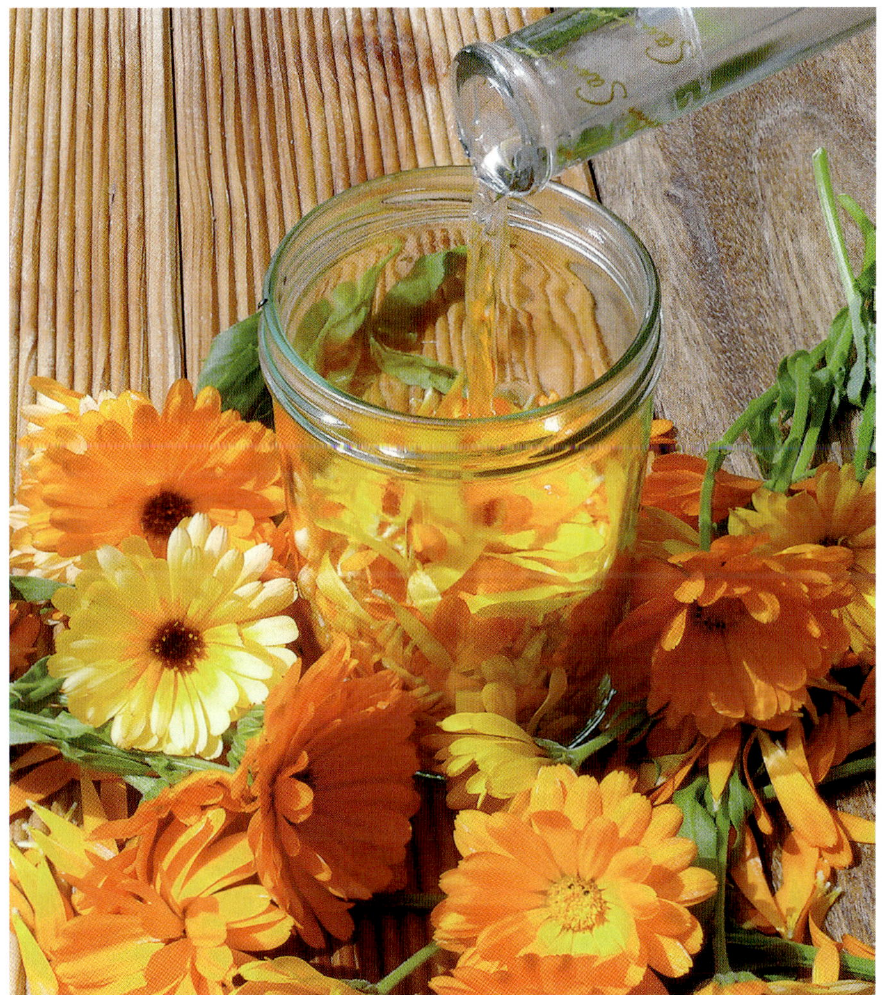

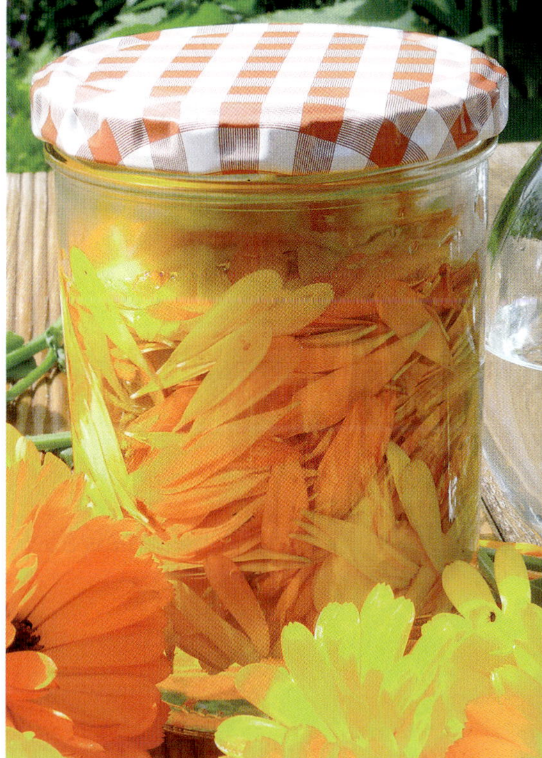

Ringelblumenöl lässt sich gut selbst herstellen

Rückenschmerzen und Hexenschuss

Wohl jeder Mensch hatte schon einmal in seinem Leben Rückenprobleme und -schmerzen. Gerade der Hexenschuss gehört zu den häufigsten akuten Rückenschmerzen. Er sticht ins Kreuz wie ein glühendes Schwert. Das kann nach einer hastigen Körperbewegung passieren, nach einem schweren Heben oder nach einer Erkältung. Wenn die Schmerzen länger als ein paar Tage dauern, sollte ein Arzt aufgesucht werden.

Auch mit natürlichen Mitteln kann man versuchen, die Schmerzen in den Griff zu bekommen. Wenn das nicht so schnell gelingt, kann auch mal zu einer Schmerztablette gegriffen werden, um wieder beweglich zu sein. Stillsitzen oder gar Bettruhe wären genau das Falsche. Als Erstes sollte man versuchen, die verkrampften Muskeln mit Wärme zu entspannen. Dafür legt man sich am besten eine Wärmflasche auf den Rücken.

Welche Heilpflanzen helfen?

Fichtennadel (Picea abies)

Sowohl die frischen Fichtenspitzen als auch das ätherische Öl der Fichte fördern die Durchblutung und lindern (rheumatische) Schmerzen.

Fichtennadelbad

Für ein abendliches warmes Fichtennadelbad etwa 1 kg Fichtentriebe in einen großen Topf füllen und mit Wasser bedecken. Das Ganze zum Kochen bringen, bei schwacher Hitze 20 Minuten leise köcheln und nach dem Erkalten ins Badewasser abseihen.

Nach dem Bad kann man den schmerzenden Rücken noch mit etwas Johanniskrautöl (siehe Seite 46) leicht einreiben und mit einer Wärmflasche im Rücken entspannen.

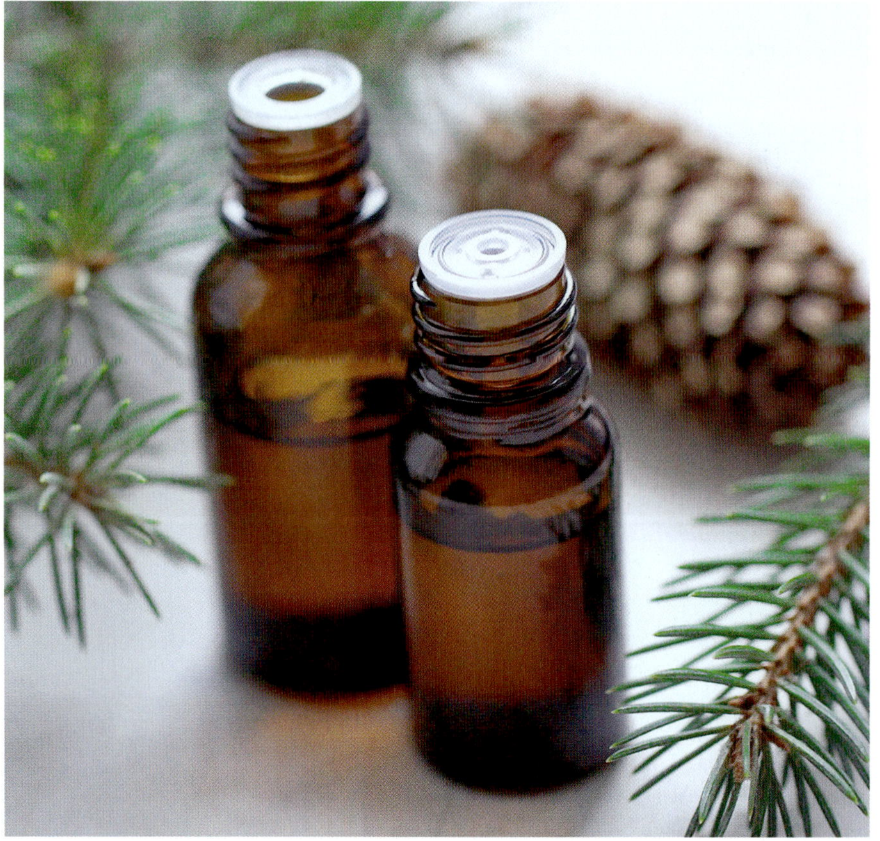

Fichtennadelöl

Bild rechts: Junge Fichtenaustriebe

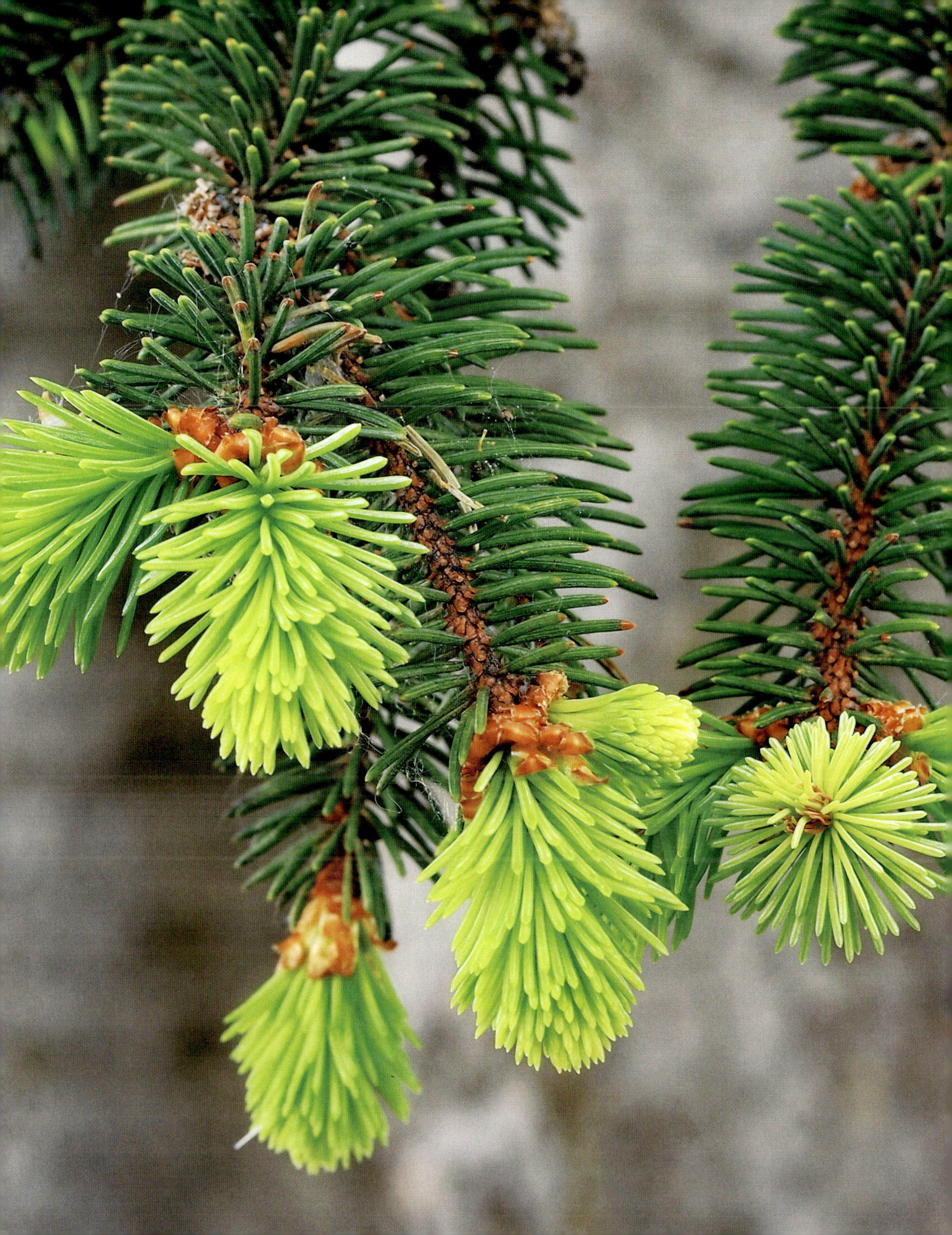

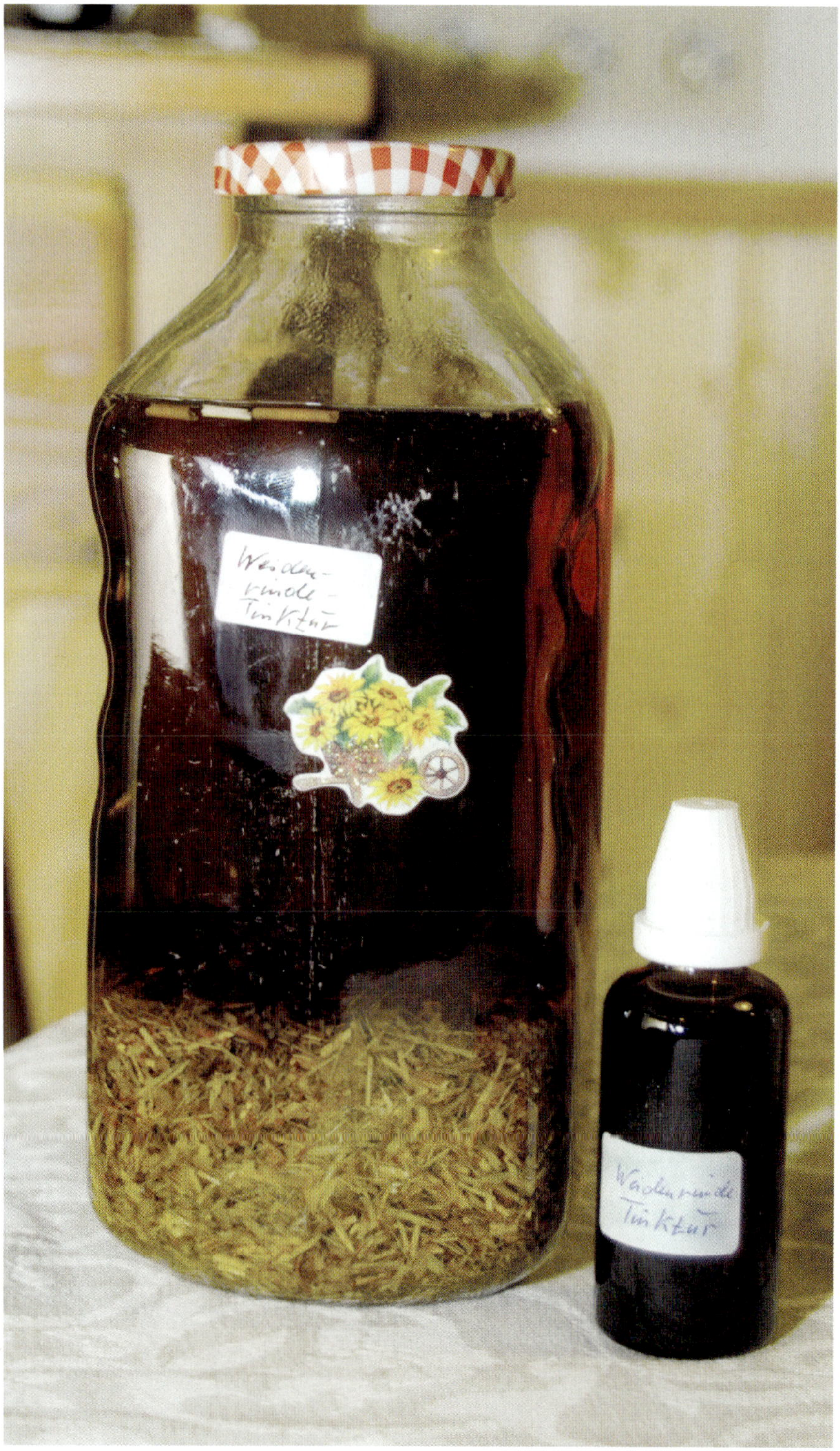

Weidenrindentinktur zum Einnehmen

Weidenrinde (Salix caprea)

Aus der Rinde der Salweide erzeuge ich mir im Frühjahr, bevor der Baum sein Laub austreibt, mein eigenes „Aspirin", eine Weidenrindentinktur.

Weidenrindentinktur

Ein etwa zweijähriger Ast der Weidenrinde wird mit einem Tuch gesäubert. Danach wird die Rinde rundherum mit einem Messer in kleinen Stückchen abgeschabt und bis zur Hälfte in eine Schraubflasche gefüllt, der Rest wird mit 38%igem Doppelkorn aufgeschüttet, bis alles gut bedeckt ist. Die Flasche bleibt für 6–8 Wochen in der Wärme stehen, dann wird der Inhalt in kleine, dunkle Fläschchen abgefiltert. Bei Schmerzen nimmt man 2-mal täglich 20 Tropfen.

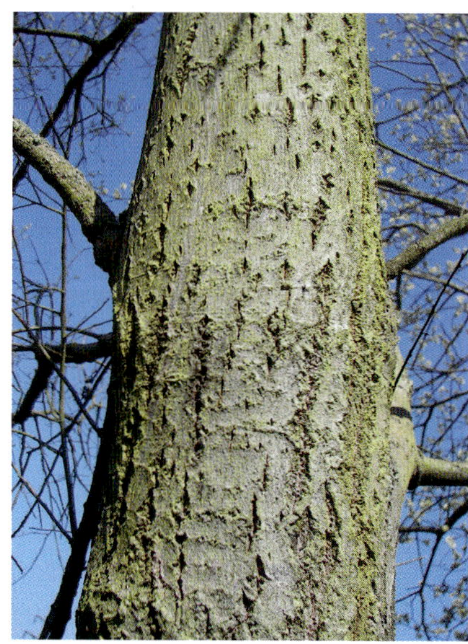

Rinde der Salweide

Beinwell (Symphytum officinale)

Die Tinktur, zum Einreiben, ist bei vielen Unpässlichkeiten anwendbar und sollte deshalb immer griffbereit im Haus vorhanden sein. Gerade bei Rückenschmerzen, speziell bei einem Hexenschuss, hilft die Beinwelltinktur vorzüglich. Bereits nach zweimaligem Einreiben sind die Rückenschmerzen meist schon verschwunden, zumindest wesentlich gebessert.

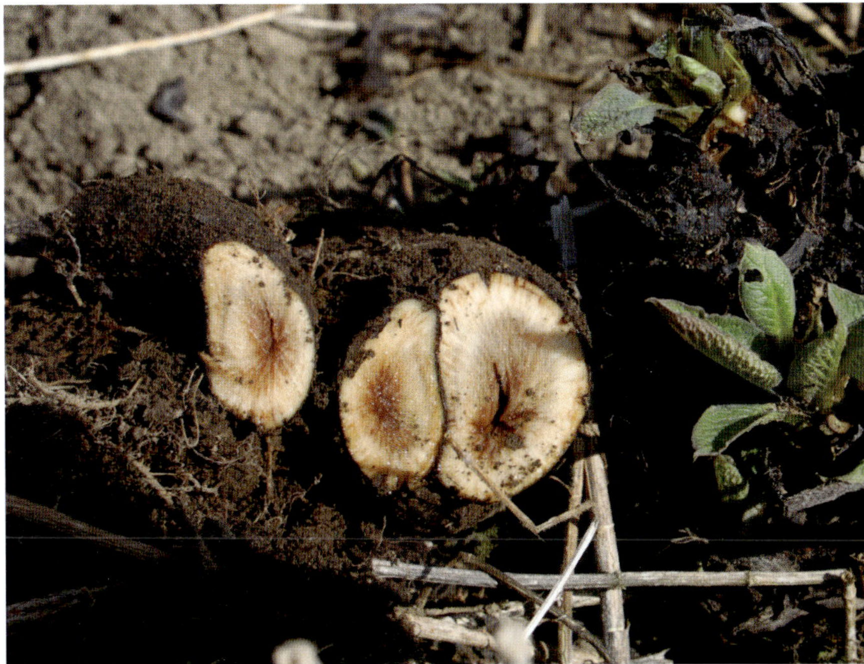

Wurzel des Beinwell

Wichtig!

Die Tinktur besitzt toxische, leberschädigende Inhaltsstoffe und sollte deswegen nicht zur innerlichen Anwendung verwendet werden.

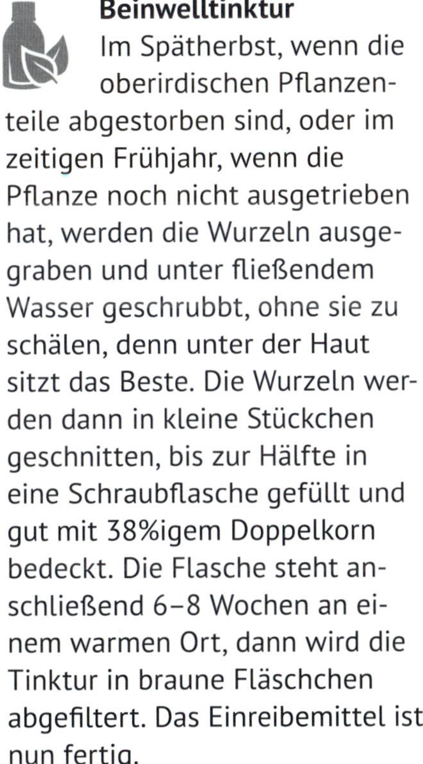

Beinwelltinktur

Im Spätherbst, wenn die oberirdischen Pflanzenteile abgestorben sind, oder im zeitigen Frühjahr, wenn die Pflanze noch nicht ausgetrieben hat, werden die Wurzeln ausgegraben und unter fließendem Wasser geschrubbt, ohne sie zu schälen, denn unter der Haut sitzt das Beste. Die Wurzeln werden dann in kleine Stückchen geschnitten, bis zur Hälfte in eine Schraubflasche gefüllt und gut mit 38%igem Doppelkorn bedeckt. Die Flasche steht anschließend 6–8 Wochen an einem warmen Ort, dann wird die Tinktur in braune Fläschchen abgefiltert. Das Einreibemittel ist nun fertig.

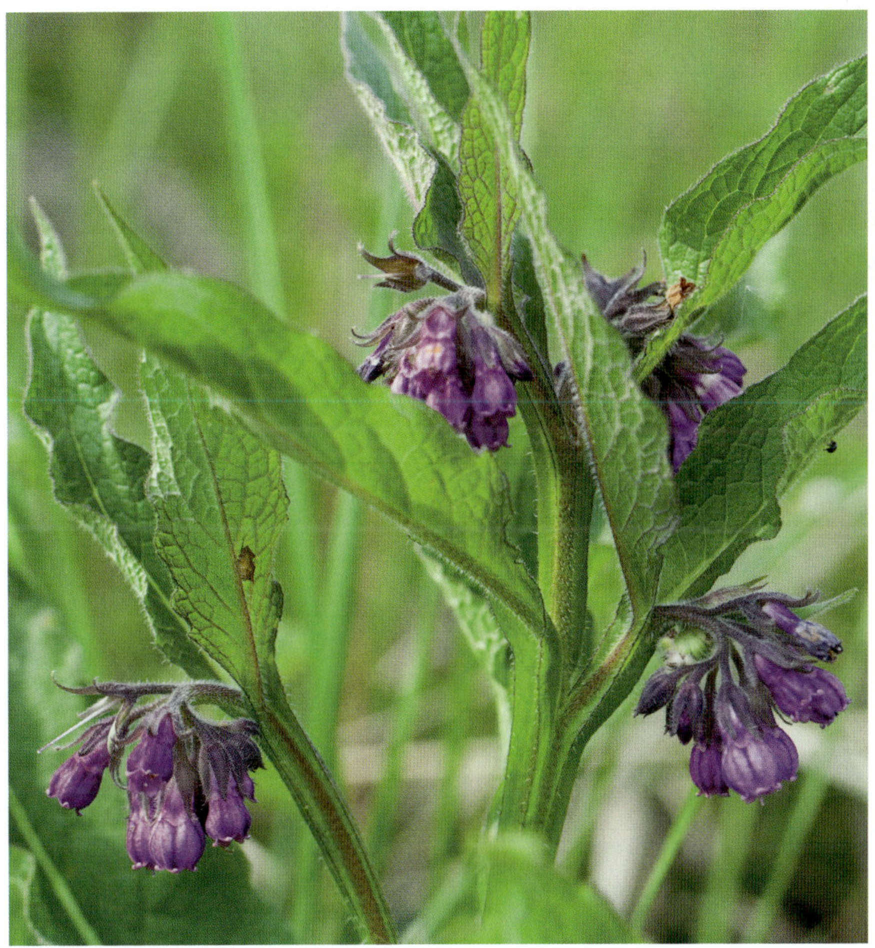

Beinwell in der Blüte

Bockshornklee (Trigonella foenum-graecum)

Bereits Sebastian Kneipp lobte ihn bei jedem Anlass und setzte sich für seinen Anbau ein.

Auflage mit Bockshornklee

Der Bockshornkleesamen wird in einer Kaffeemühle zu Pulver gemahlen. Dieses wird mit so viel warmem Wasser verrührt, bis eine streichfähige Masse entsteht, die dann in die Mitte eines Leinentuchs gestrichen und von beiden Seiten mit dem Tuch bedeckt wird. Die Auflage wird einmal pro Tag, für etwa 30 Minuten, auf den schmerzenden Rücken gelegt. Es entsteht ein angenehmes, wärmendes Gefühl.

Den Samen sowie das Pulver gibt es auch in der Apotheke zu kaufen.

Was sonst noch hilft

Umschlag mit Kartoffeln: Man kocht einige Kartoffeln in der Schale. Sobald sie weich genug sind, werden sie mit einer Gabel zerdrückt und zwischen zwei Stoffküchentücher gelegt.
Der Umschlag sollte etwa 30 Minuten lang an der erkrankten Stelle einwirken.

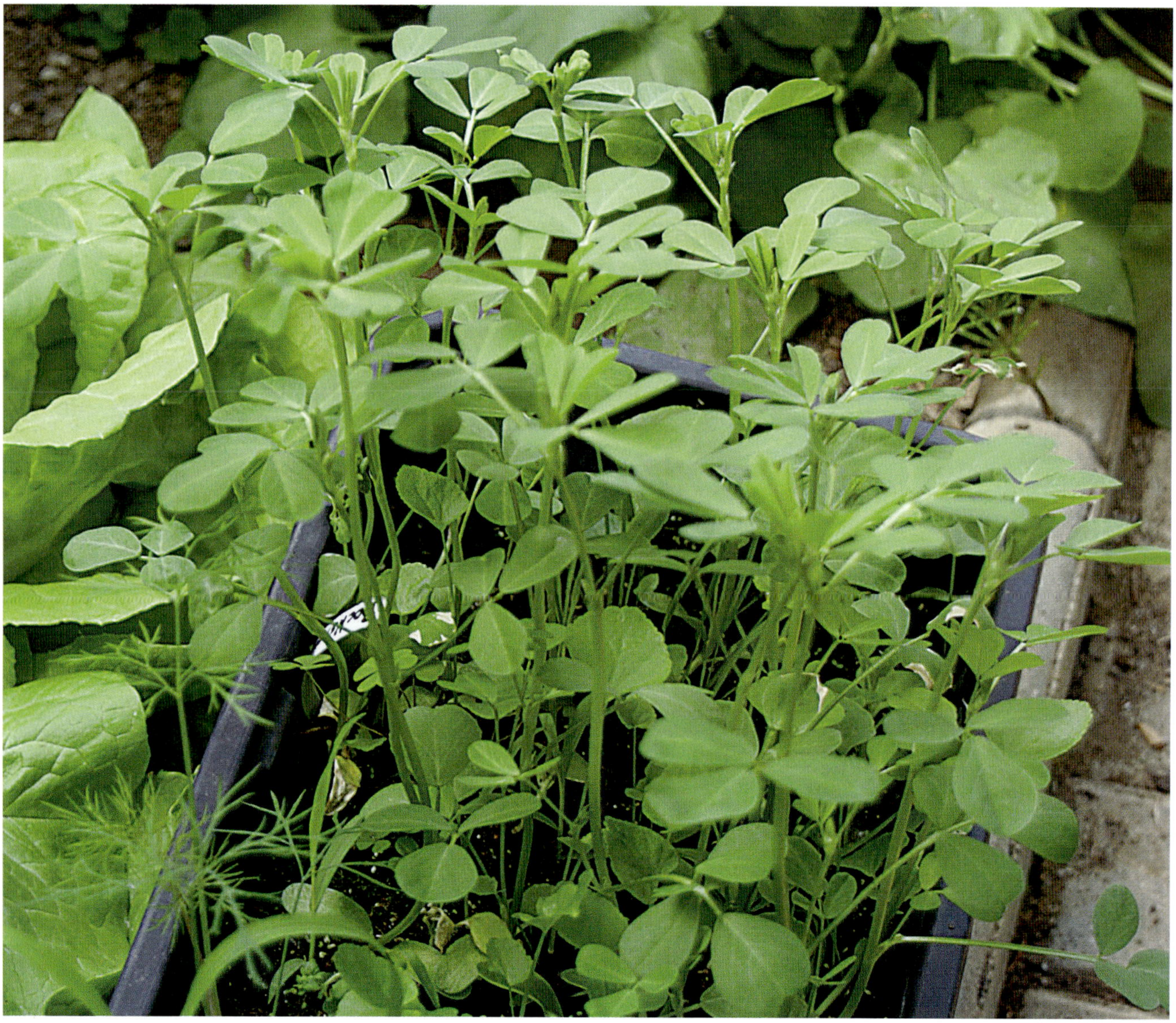

Bockshornklee wächst auch im Blumenkasten

Schlafstörungen

Wer unter Schlafstörungen leidet, egal ob beim Ein- oder Durchschlafen, sollte seinen Schlafplatz von einem guten Rutengänger untersuchen lassen, denn bisweilen sind Erdstrahlen oder Wasseradern die Ursache. Manchmal muss das Bett nur ein wenig zur Seite gerückt werden – schon ist das Problem beseitigt. Außerdem sollte, wenn möglich, der Kopf immer in Richtung Norden liegen, die Füße dagegen in Richtung Süden. Alternativ liegen der Kopf im Osten und die Füße im Westen. Niemals sollte der Kopf im Süden liegen, dann wird man nicht gut schlafen.

Ein weiterer Grund für Schlafstörungen können auch Transformatorhäuschen, Hochspannungs- oder Handymasten sein, da diese permanent Strahlen abgeben. Gerade (elektro-)sensible Menschen, die im Süden des Transformatorhäuschens wohnen, leiden besonders unter Schlafproblemen. Zusätzlich stehen beispielsweise die Handymasten im Verdacht, Krebserkrankungen auszulösen. Wer dies alles beachtet, hat schon viel gewonnen.

Welche Heilpflanzen helfen?

Knoblauchtinktur
Man gibt 250 g geschälte, geschnittene Knoblauchzehen in eine große Schraubflasche, übergießt sie mit Wodka, bis alles gut bedeckt ist, und lässt die Flasche 14 Tage in der Wärme stehen. Regelmäßiges Schütteln nicht vergessen. Danach können die Knoblauchzehen abgesiebt oder in der Tinktur gelassen werden. Je länger der Knoblauch in der Tinktur liegt, desto besser wird sie. Vor dem Schlafengehen gibt man 25 Tropfen dieser Tinktur sowie 1–2 Teelöffel Akazienhonig in 1 Glas warmes Wasser. Das Ganze wird so lange verrührt, bis der Honig sich aufgelöst hat, danach langsam trinken.

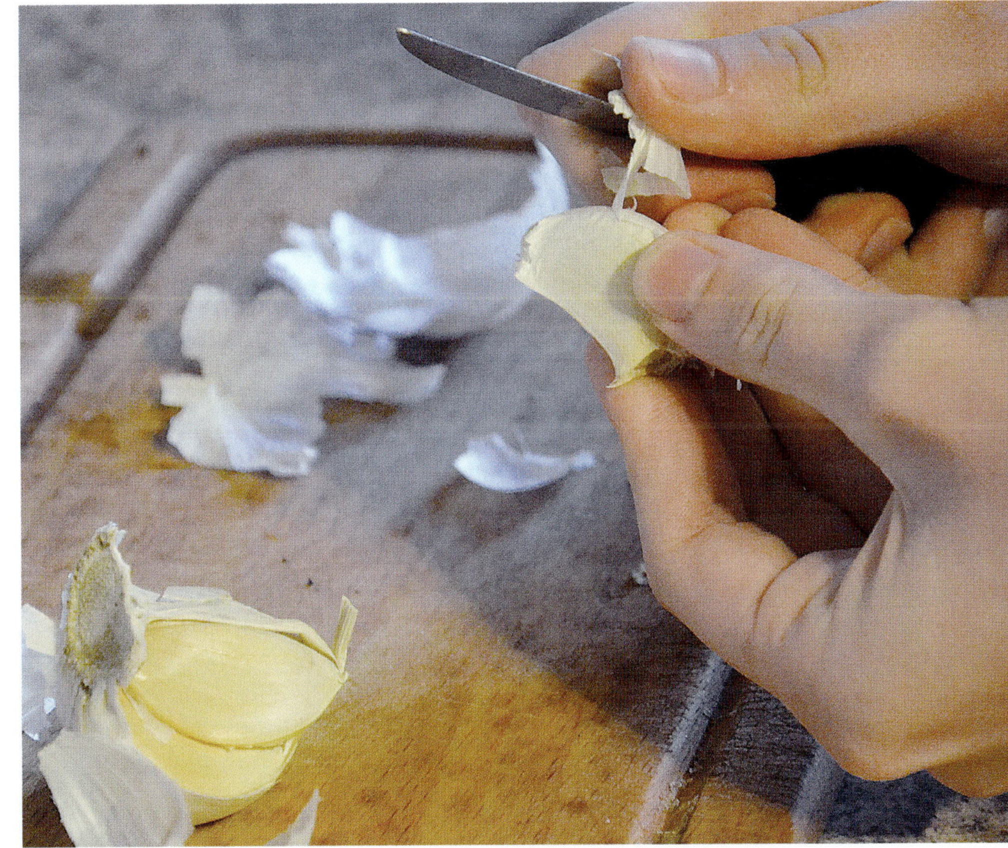

Vor dem Ansetzen der Tinktur wird der Knoblauch geschält

„Mein wirkungsvollster Einschlaftee“
50 g getrocknete Hopfenzapfen, 50 g getrocknete Melissenblätter, 30 g getrocknete Lavendelblüten, 20 g getrocknete Baldrianwurzeln

Alle Kräuter gründlich vermengen. 1 gehäuften Teelöffel der Mischung mit ¼ Liter kochendem Wasser übergießen, 10 Minuten zugedeckt ziehen lassen, absieben und eine ½ Stunde vor dem Zubettgehen schluckweise trinken. Ein guter Schlaf ist gewiss.

Kräuterteemischung
getrocknete Heidekrautblüten (Foto Seite 86)
getrocknete Ringelblume
getrockneter Majoran (Foto Seite 87)
getrockneter Basilikum (Foto Seite 87)
getrocknetes Kardobenediktenkraut (Foto Seite 86)
getrocknete Schafgarbe
getrockneter Frauenmantel
getrocknete Kamille
getrocknete Weidenrinde
getrocknete Schlüsselblume

Aus höchstens 5 dieser genannten Kräuter eine Mischung herstellen. 1 vollen Esslöffel des Gemischs mit ½ Liter kochendem Wasser übergießen, 5–10 Minuten zugedeckt ziehen lassen und dann von mittags bis abends schluckweise trinken.

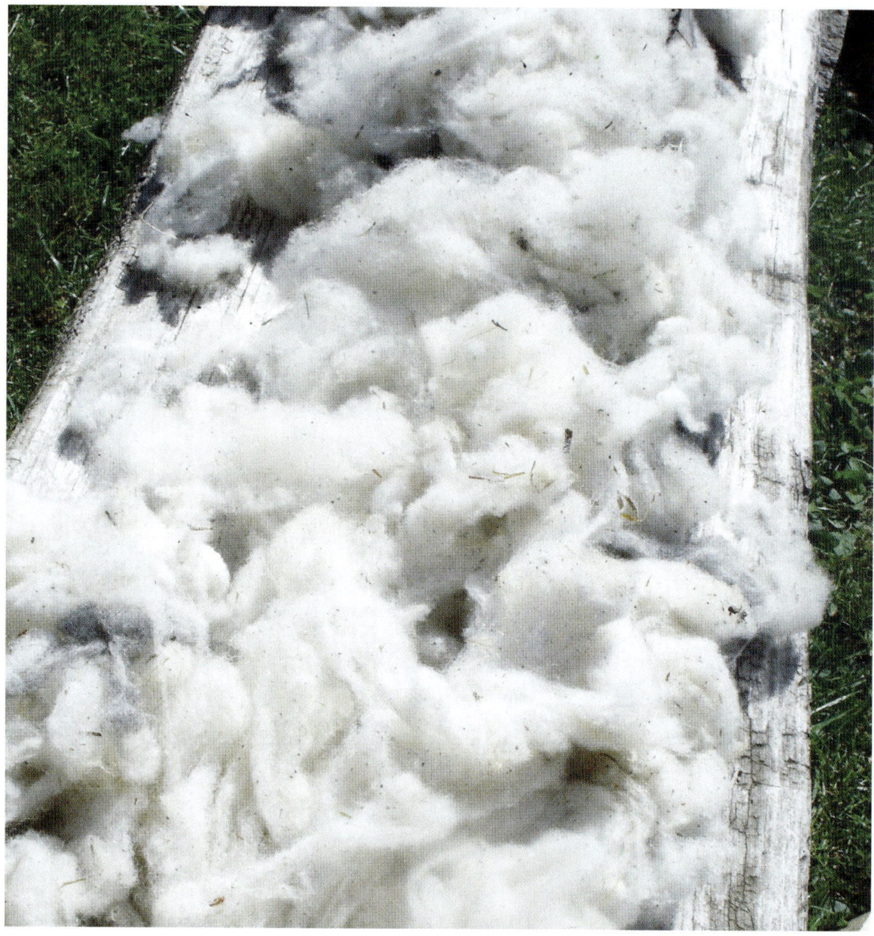

Schafwolle hilft als Füllung im Kissen beim Einschlafen

Mein Tipp!

Lavendel-Einschlafkekse
Zutaten (für 30 Stück):
120 g weiche Butter,
3 EL Akazienhonig,
1 Messerspitze Stevia,
180 g frisch gemahlener Dinkel,
2 EL frische Lavendelblüten

Zubereitung:
Butter, Honig und Stevia schaumig rühren. Mehl und Lavendelblüten unterheben und daraus einen weichen Teig herstellen. In der Schüssel für 15 Minuten im Kühlschrank ruhen lassen. Den Backofen auf 200 °C vorheizen. Den ausgerollten Teig mit Förmchen ausstechen und auf ein mit Backpapier ausgelegtes Blech setzen.

Die Kekse werden zehn Minuten gebacken. Nachdem sie fünf Minuten abgekühlt sind, behutsam auf ein Gitter setzen und auskühlen lassen.

Was sonst noch hilft

- Dinkelspelz: Hierbei handelt es sich um die Schale des Dinkels, die bei der Aufbereitung vom Korn getrennt wird und zu 90% aus Kieselsäure besteht, die unserem Körper guttut. Zusätzlich hält er Erdstrahlen ab: Ich hatte mir eine Auflage in Form einer Steppdecke sowie ein Kissen genäht. Ein Rutengänger sollte meinen Schlafplatz auf Strahlen testen. Er war erstaunt, dass trotz mehrmaliger Messung der Schlafplatz strahlenfrei war.

- Schafwolle: Menschen, die auf ein Federbett bzw. auf Federn allergisch reagieren, sollten ihre Decke und Kissen mit Schafwolle füllen.

- Kräuterkissen: Von Vorteil ist auch ein mit Hopfenzapfen und Lavendelblüten gefülltes Kräuterkissen. Dafür aus dünnem Baumwollstoff eine Hülle (30 x 30 cm) nähen und, bevor man sie verschließt, mit gut gemischten, getrockneten Kräutern füllen. Das Kisschen unter dem Kopf, zusammen mit dem angenehmen Duft der Kräuter, verhilft zu einem

Trinken Sie noch eine Tasse warme Milch mit Honig

Mein Tipp!

Verbannen Sie im Schlafzimmer große Spiegel, besonders Spiegeltüren am Kleiderschrank zu Füßen des Bettes, denn diese reflektieren ungesunde Erdstrahlung und die elektromagnetische Strahlung aus dem All und von Hochspannungsleitungen in ungewollte Richtungen und stören so den Schlaf.

Außerdem sollten Sie keine rote Bettwäsche verwenden, da diese Farbe reizt, und auch darauf achten, dass die Bettwäsche aus Naturfasern und in hellen, sanften Tönen ist, da diese beruhigend wirken. Wenn Sie dies alles beachten, werden Sie höchstwahrscheinlich noch nicht einmal mehr meinen Einschlaftee benötigen.

Sehr wichtig ist es, dass man bis zum späten Nachmittag das Meiste des täglichen Flüssigkeitsbedarfs getrunken hat und nicht auf den Abend legt. Ebenso verhält es sich mit dem Essen: Am Abend isst man nur noch eine Kleinigkeit, denn mit vollem Magen lässt es sich nicht gut einschlafen.

guten Schlaf. Wer Hopfenzapfen und Lavendelblüten im Kräutergarten ernten kann, trocknet diese am besten für eine solche Füllung, ansonsten kann man sie im Reformhaus oder in der Apotheke kaufen.

- 1 Glas warme Milch, in der man 1 Teelöffel Honig aufgelöst hat, kann auch zu einem guten Schlaf verhelfen.

- 1 Tasse schwarze Johannisbeeren. Dazu werden die Beeren etwas zerdrückt sowie 1 Handvoll frische Pfefferminzblätter geschnitten und zusammen in ein größeres Schraubglas gefüllt und mit gutem Obstler abgedeckt. Das Ganze lässt man 1–2 Wochen an einem warmen Ort stehen. Damit nichts schimmelt, sollte das Glas öfters geschüttelt werden. Danach die Flüssigkeit in eine Flasche abfiltern und 2–3 Esslöffel flüssigen Honig darin auflösen. 1 kleines Glas, vor dem Zubettgehen getrunken, bringt einen guten Schlaf.

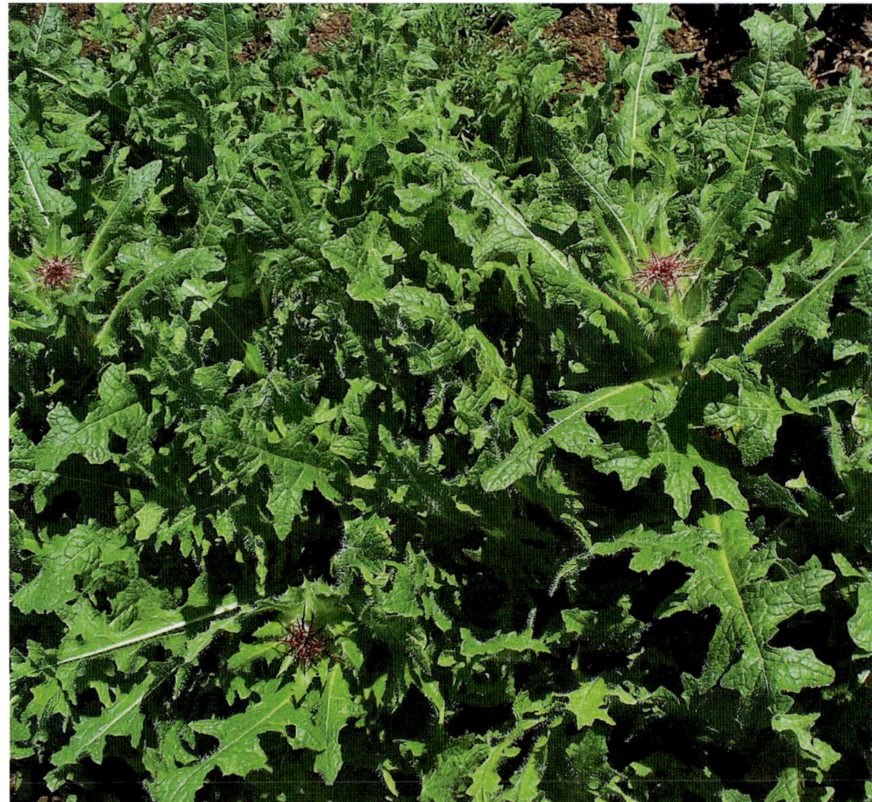

Kardobenediktenkraut

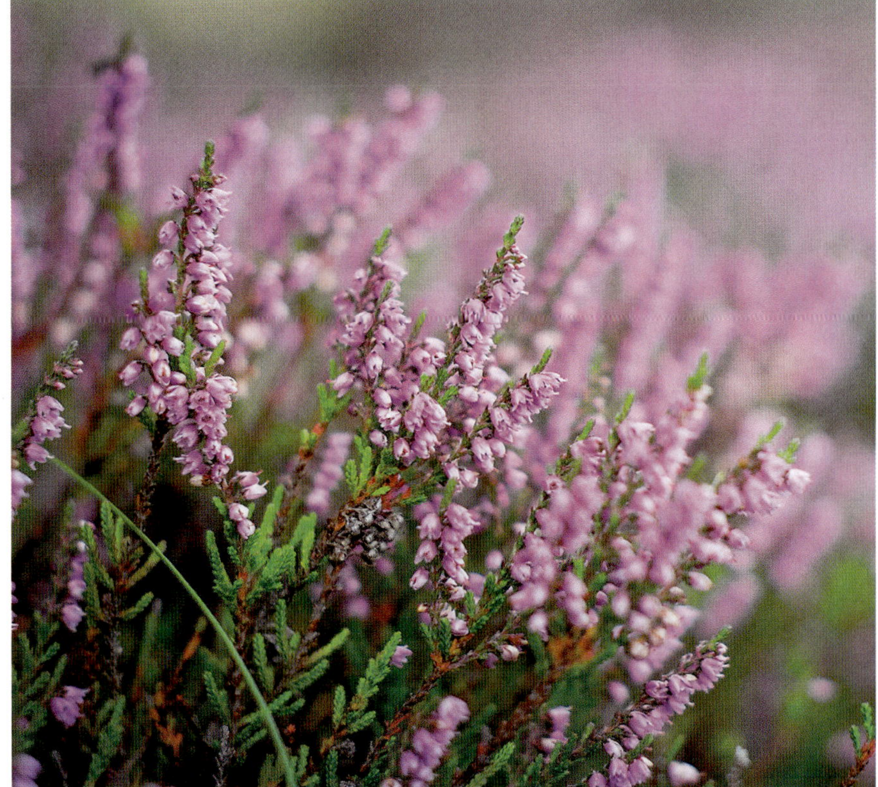

Heidekraut

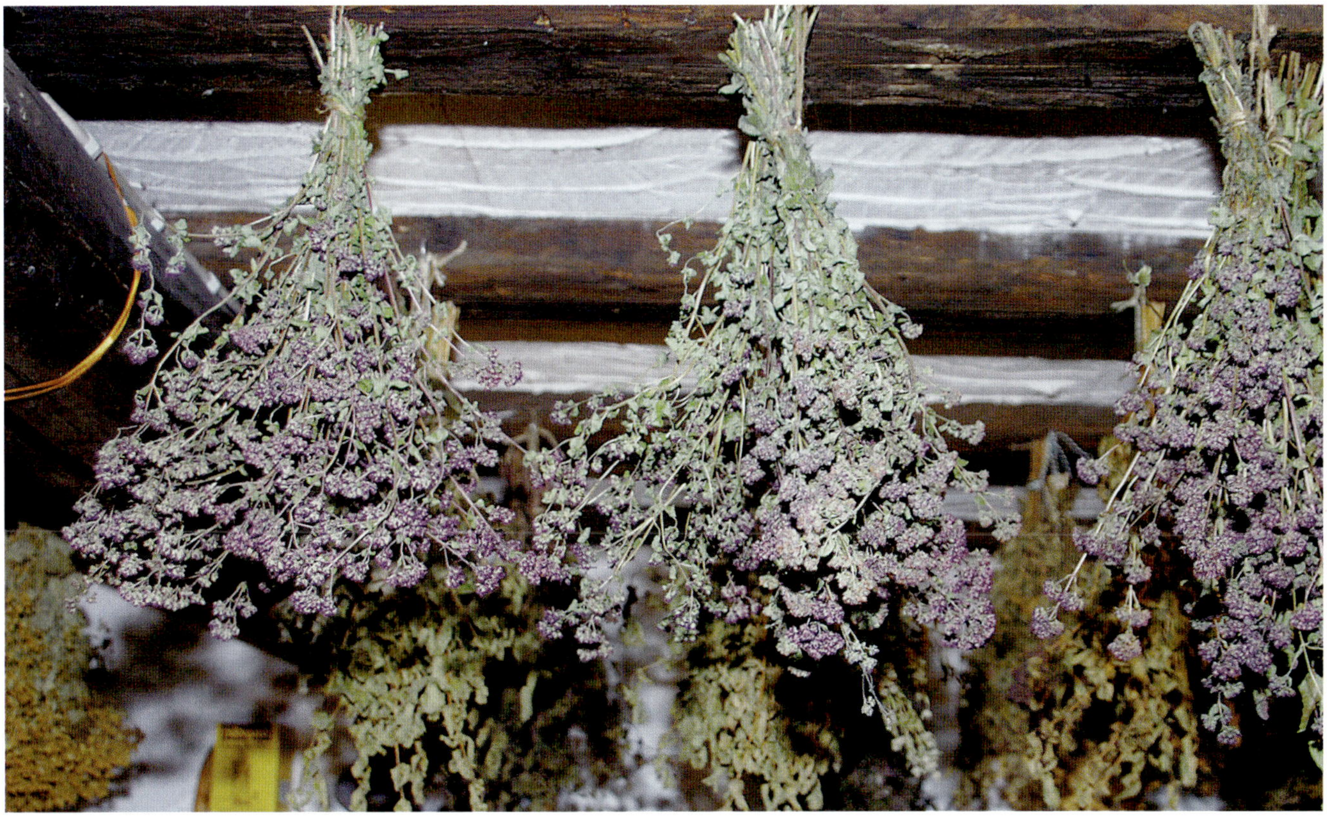

Majoran wird hängend getrocknet

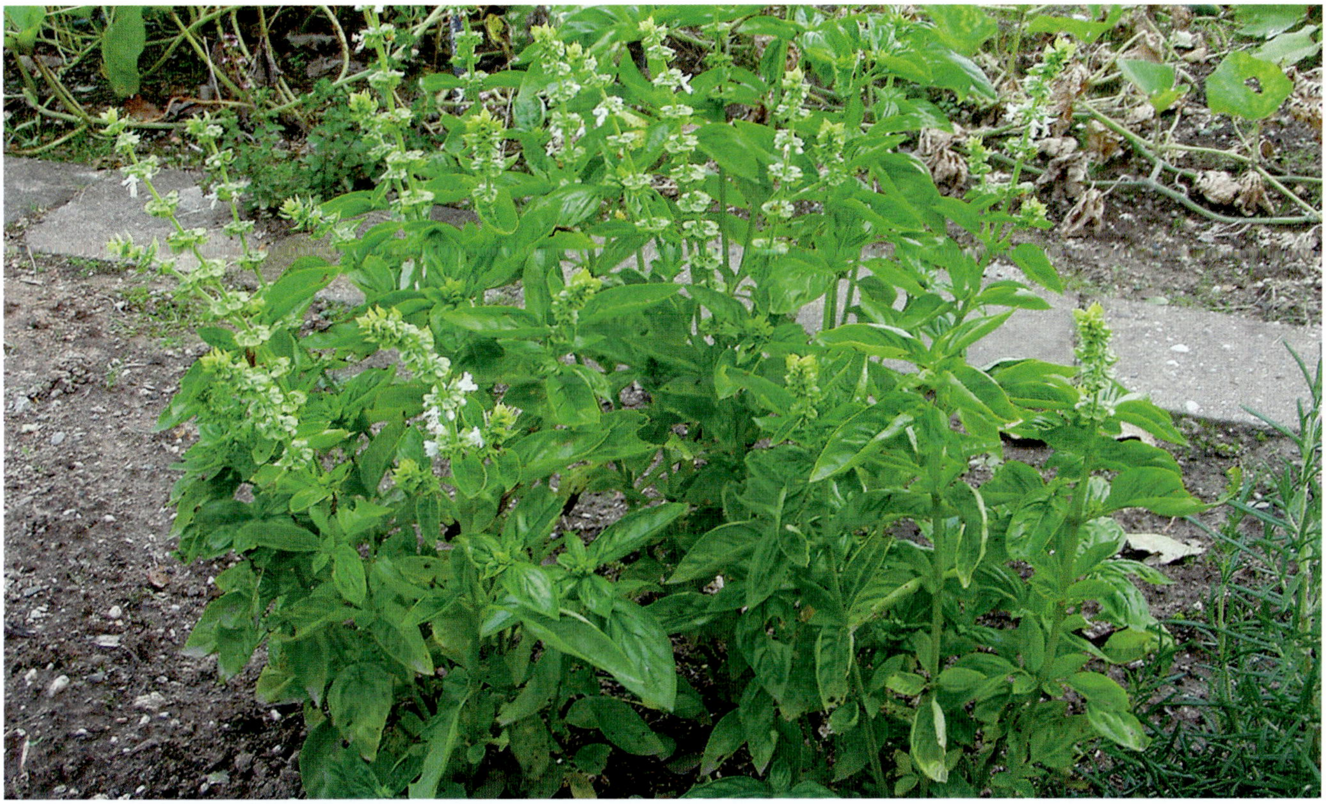

Basilikum wächst gut im eigenen Garten

Übergewicht

In unserer heutigen Wohlstandsgesellschaft gibt es viele übergewichtige Menschen. In den Supermärkten findet man alles, was das Herz begehrt – wer kann da widerstehen? Es ist viel einfacher, Fertigprodukte zu kaufen, die daheim nur noch in die Mikrowelle geschoben werden müssen, und schon steht das Mittagessen auf dem Tisch. Bei dieser Art von Ernährung muss man übergewichtig und krank werden: Es entsteht ein Vitamin- und Mineralstoffmangel, eventuell auch Diabetes, hoher Blutdruck, Erkrankungen der Gelenke und vieles mehr. Dabei ist es doch so einfach, gesund und schlank zu bleiben. Dafür muss keiner hungern, sondern nur das Richtige essen.

Da wären wir wieder bei der guten, gesunden Vollwertkost, die ich schon so oft empfohlen habe. Mit einer solchen Kost – kombiniert mit der vegetarischen Ernährung – gelangt jeder zu seinem Idealgewicht, wenn er nur konsequent bleibt.

Viele befürchten, dass die Umstellung zu einer neuen Lebensweise mit zu viel Arbeit verbunden ist und auch teurer sein wird, das stimmt jedoch nicht. Natürlich muss man sich vorher gut informieren, um den richtigen Weg zu finden, doch dann „läuft alles wie am Schnürchen“. Langsam aber sicher purzeln die Pfunde bis zum Idealgewicht.

Welche Heilpflanzen helfen?

Ausschwemmtee
25 g Löwenzahnwurzeln
25 g Faulbaumrinde
25 g Brennnesselblätter
25 g Birkenblätter

Jeweils 25 g der Zutaten vom Apotheker mischen lassen. 1 gehäuften Esslöffel der Mischung mit 1 Liter kochendem Wasser übergießen, bedeckt 10 Minuten ziehen lassen, in eine Wärmekanne abseihen und tagsüber trinken. Der Tee hilft beim Abspecken.

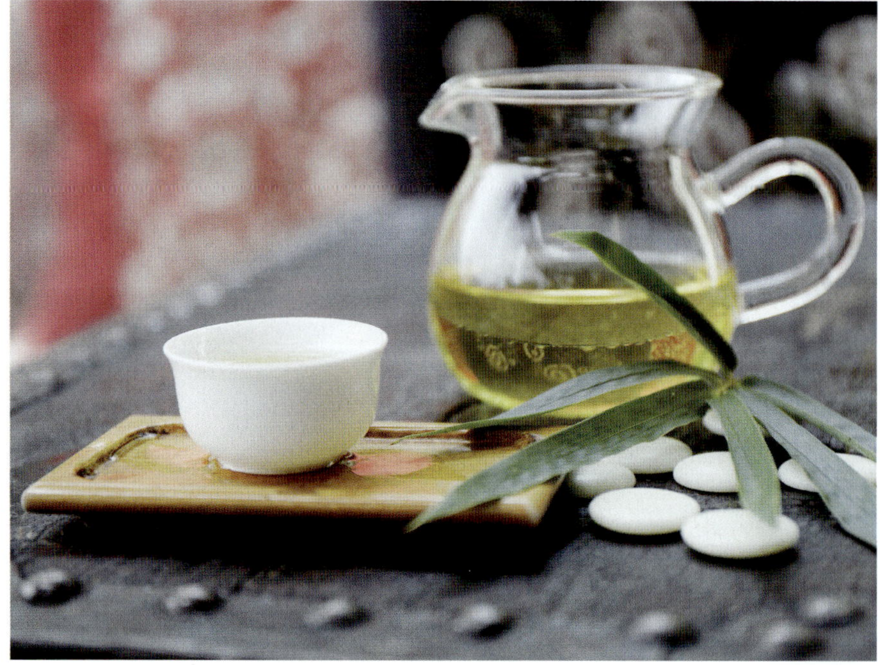

Ein Ausschwemmtee

Wegerich oder Flohsamen (Plantago psyllinum)

Von dieser Pflanze – auch Flohkraut genannt – werden hauptsächlich die Samen, gelegentlich auch die Blätter, genutzt. Schon Hildegard von Bingen empfahl den Flohsamen gegen Verstopfung. Wissenschaftler haben herausgefunden, dass bestimmte Substanzen in den Blättern, in Verbindung mit dem Flohsamen, bei der Gewichtsabnahme zu einer Wirkung verhelfen.

Zerschnittene Wegerichblätter werden einfach unter Salate gemischt. Von dem Flohsamen lässt man 1 vollen Teelöffel 1 Stunde lang in einer Tasse mit etwas Wasser quellen, dann kann man ihn vor einer Mahlzeit „löffeln".

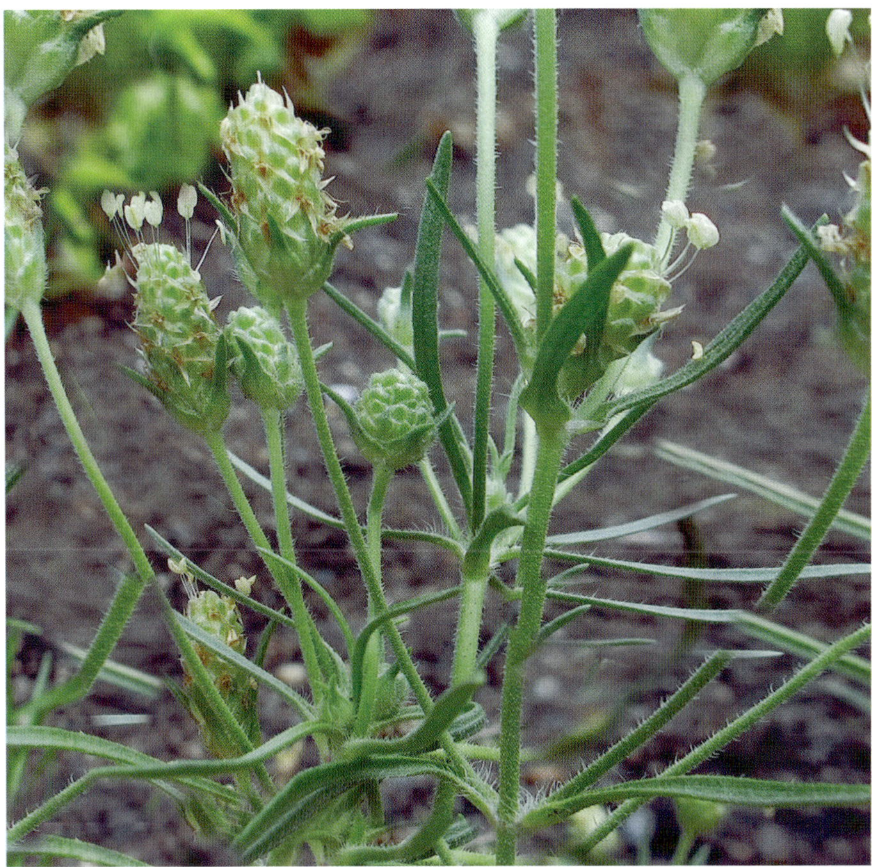

Flohsamen zählt zu den Wegerichgewächsen

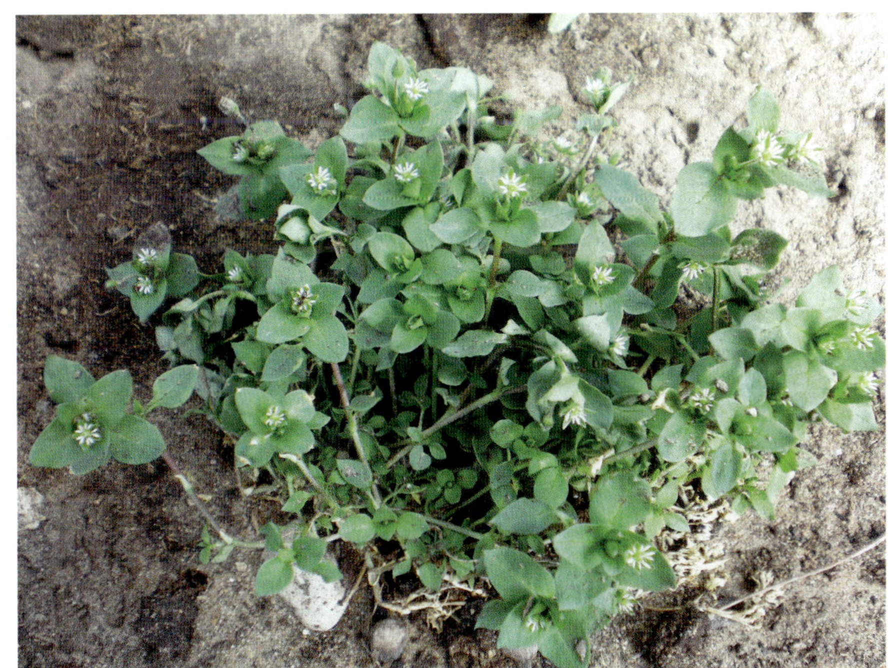

Die Vogelmiere ist roh im Salat ein Genss

Vogelmiere (Stellaria media)

In der Volksmedizin gilt das Kraut als Schlankheitsmittel. Am gesündesten ist die Vogelmiere, wenn sie roh in Salaten verzehrt wird. Man kann sie aber auch gemeinsam mit Spinat zu einem Gemüse dämpfen.

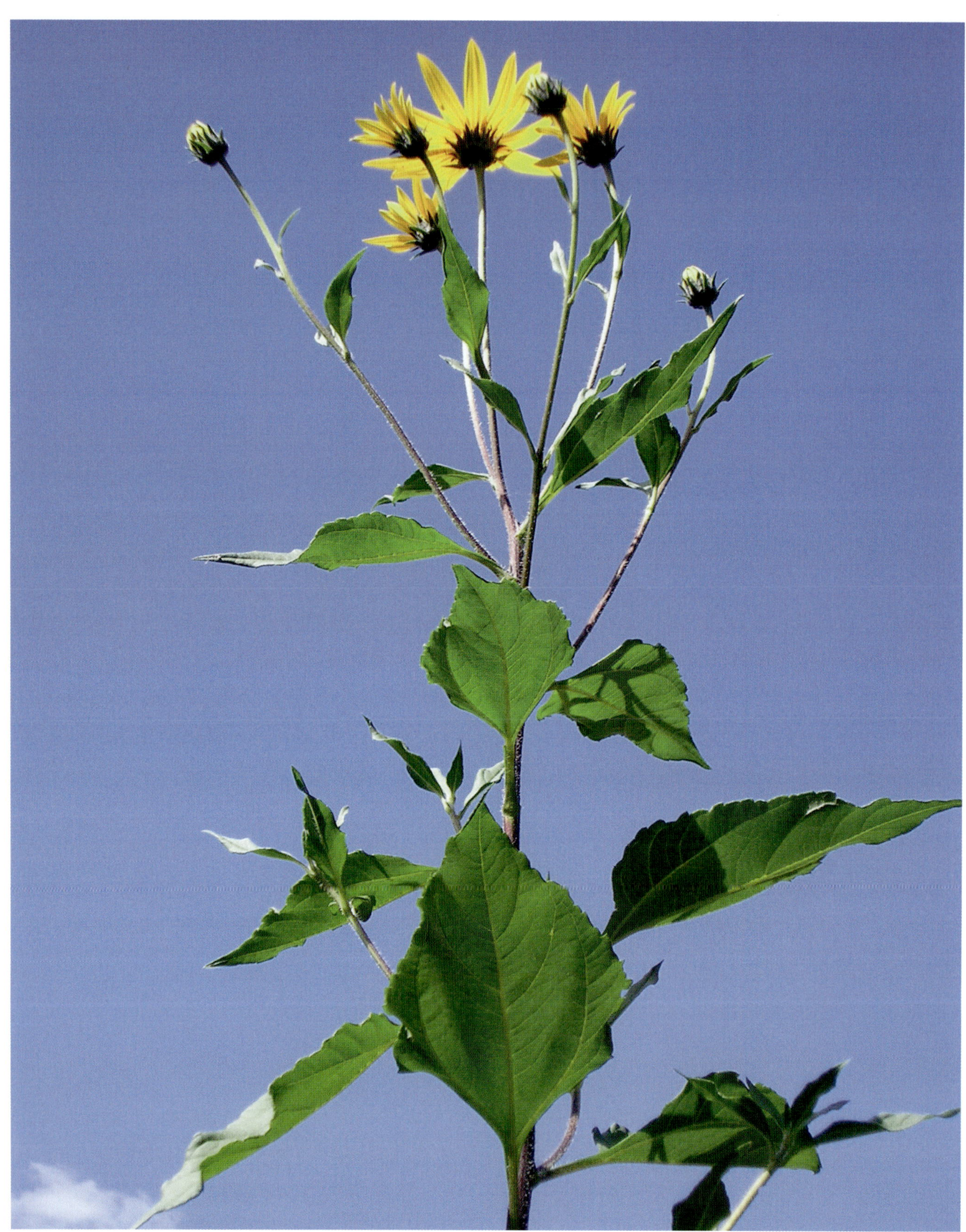

Topinambur ist ein Sonnenblumengewächs und ein kalorienarmes Wurzelgemüse

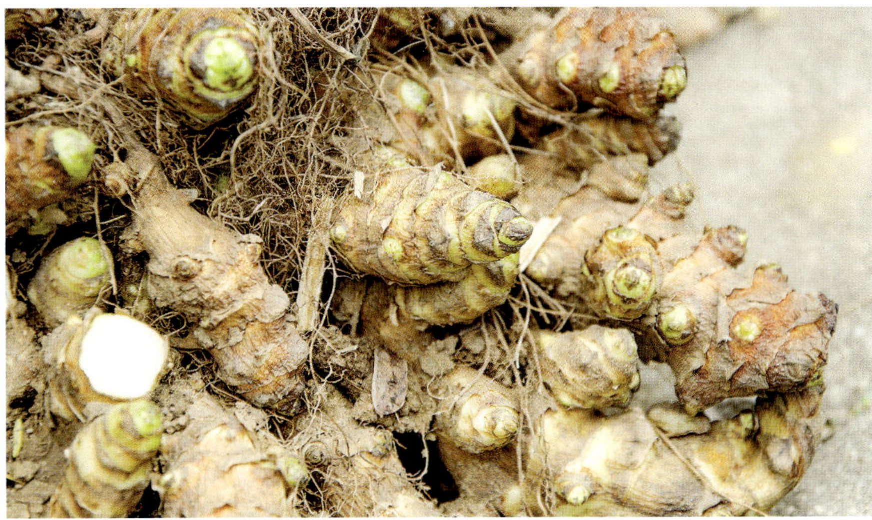

Topinambur-Wurzelknollen

Was sonst noch hilft

Topinambur (Helianthus tuberosus)
Dieses gut schmeckende und bekömmliche Wurzelgemüse wird oft fälschlicherweise als Süßkartoffel bezeichnet. Topinambur ist ein Sonnenblumengewächs, von dem die Wurzeln geerntet und gegessen werden. Da die Pflanze viele lösliche Ballaststoffe enthält, die im Magen und Darm aufquellen, macht das Gemüse bei wenig Kalorien schnell satt. Man kann Topinambur im Garten anbauen und ab Herbst den ganzen Winter über, wenn der Boden nicht gefroren ist, ernten. Die Wurzeln gibt es auch auf dem Gemüsemarkt zu kaufen.

Am besten schmeckt Topinambur roh geraspelt als Salat. Da Topinambur sehr schnell oxidiert, also braun wird, stellt man zuerst die Salatsoße her. Anschließend werden die geschälten Knollen geraspelt und sofort untergemischt. Verfeinert wird der Salat durch eine geraspelte Möhre und Petersilie.

Die Topinamburwurzeln sind auch für Diabetiker sehr zu empfehlen, da sie zu ungefähr 15 Prozent aus Kohlenhydraten als Mehrfachzucker Inulin bestehen. Inulin ist ein langkettiger Zuckerstoff, der aber nicht verdaut werden kann, weil dem Menschen die nötigen Enzyme fehlen. Daher wirkt er wie ein Ballaststoff im Darm. Erst im Dickdarm kommt es zum Aufschluss des Zuckerstoffes (Fermentierung), was, ähnlich wie bei Hülsenfrüchten, zu verstärkten Blähungen führen kann. Wer regelmäßig Inulin mit der Nahrung aufnimmt, kann damit seinen Blutzuckerspiegel und seine Blutfettwerte senken.

Topinambur wird auch in der Homöopathie als Mittel zur Gewichtsreduktion eingesetzt. In Reformhäusern ist Topinambur auch als Kautablette oder Getränk erhältlich, Diese sollen vor den normalen Mahlzeiten in Verbindung mit Wasser eingenommen werden. Durch das Aufquellen im Magen soll das Hungergefühl reduziert werden.

Topinambur enthält Betain, Cholin und Saponine, die auch als Krebs hemmend angesehen werden. Des Weiteren beinhaltet Topinambur sogenannte Polyphenole, die eine antioxidative Wirkung haben und die eigenen Abwehrkräfte stärken.

Mate-Tee (Ilex paraguariensis)
Es wird behauptet, dass er das Hungergefühl dämpft und damit das Abnehmen erleichtert. Ich selbst habe damit keine Erfahrung, da ich meinen Hunger nicht zügeln muss. Kurmäßig trinkt man 4 Wochen lang täglich 3–4 Tassen Mate-Tee. Der Tee wird als leistungssteigernd und hungerstillend eingestuft und als „Appetitzügler" etwa eine Stunde vor den Mahlzeiten getrunken. Die Wirkung wird sich zeigen.

Dem Mate-Tee werden folgende Eigenschaften zugeschrieben: fördert den Stoffwechsel, ist harntreibend, fördert Speichel- und Magensaftbildung. Der Tee hat eine eine leicht abführende Wirkung und wird auch als Abführmittel genutzt.

Der Mate-Tee ist in Apotheken und im freien Handel erhältlich.

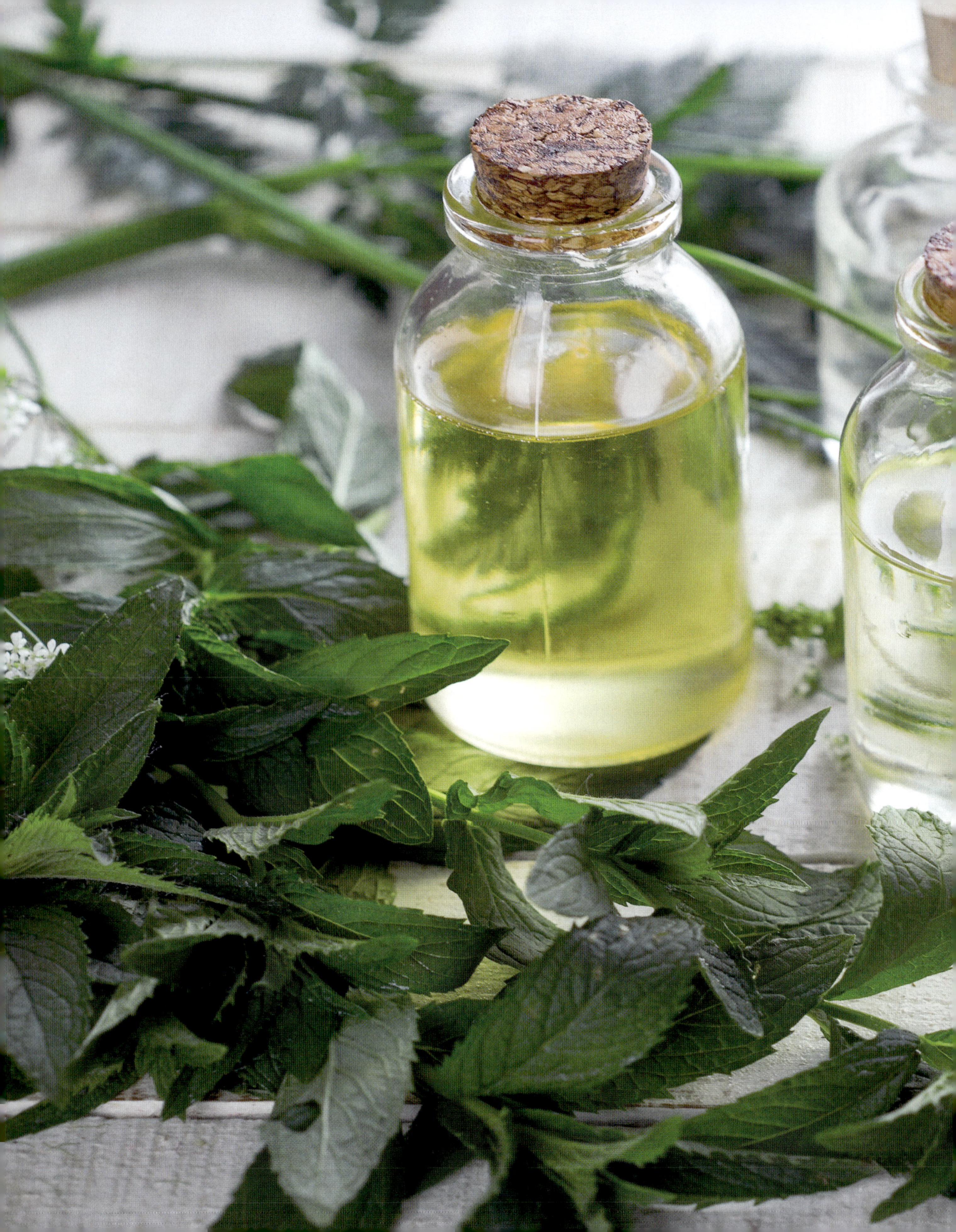

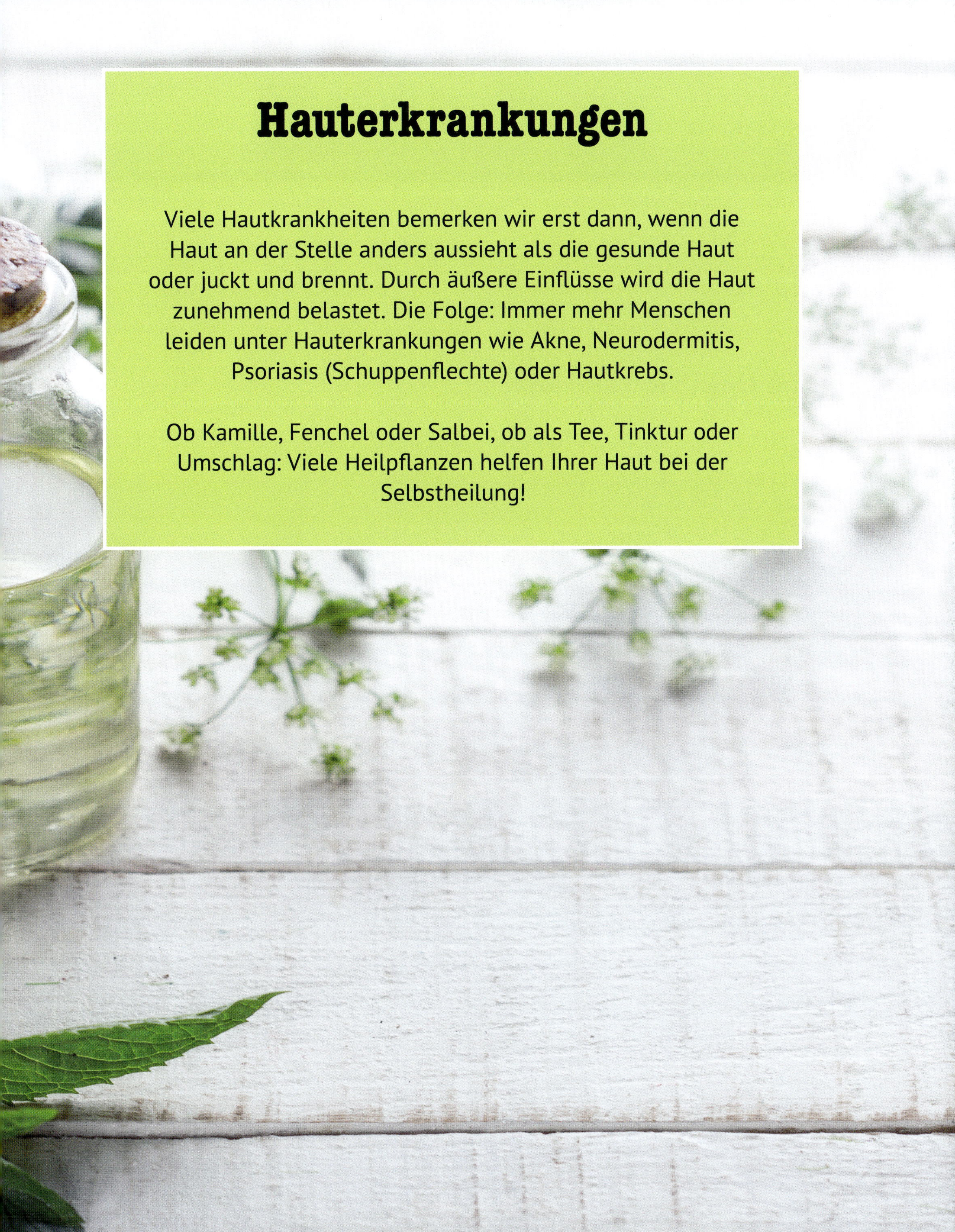

Hauterkrankungen

Viele Hautkrankheiten bemerken wir erst dann, wenn die Haut an der Stelle anders aussieht als die gesunde Haut oder juckt und brennt. Durch äußere Einflüsse wird die Haut zunehmend belastet. Die Folge: Immer mehr Menschen leiden unter Hauterkrankungen wie Akne, Neurodermitis, Psoriasis (Schuppenflechte) oder Hautkrebs.

Ob Kamille, Fenchel oder Salbei, ob als Tee, Tinktur oder Umschlag: Viele Heilpflanzen helfen Ihrer Haut bei der Selbstheilung!

Akne und Pickel

Akne wird von Jugendlichen auch als „großer Kummer“ bezeichnet. Meist zeigt sie sich auf der Gesichtshaut, sie kann aber auch auf dem oberen Brust- oder Rückenbereich auftreten. Die hässlichen Pickel sollten nicht ausgedrückt werden, damit würde man alles noch verschlimmern.

Wer Pickel hat, sollte auf seine Ernährung achten. Starke Gewürze, fette Speisen, zu viel Salz, Süßigkeiten und Alkohol müssen gemieden werden. Ausreichender Schlaf und Bewegung an der frischen Luft sind von Vorteil, ein Sonnenbad dagegen eher nachteilig bis schädlich.

Welche Heilpflanzen helfen?

Teemischung
Diese Mischung hat sich bei Akne bewährt: 50 g getrocknete Löwenzahnwurzel, 50 g getrocknete Salbeiblätter, 20 g getrocknetes Tausendgüldenkraut, 20 g getrocknete Weißdornblüten, 20 g getrocknete Malvenblüten, 20 g getrocknete Rosmarinnadeln, 10 g getrocknetes Wermutkraut.

Die Kräuter gut vermengen. 2 gehäufte Teelöffel der Mischung mit einem ½ Liter kochendem Wasser übergießen und 10 Minuten zugedeckt ziehen lassen. Den fertigen Tee in eine Wärmekanne abseihen und über den Tag verteilt trinken. Nach einer dreiwöchigen Trinkkur setzt man für eine Woche aus, danach das Ganze noch einmal wiederholen. Wer die Kräuter nicht im eigenen Garten hat, kann sie in der Apotheke erwerben.

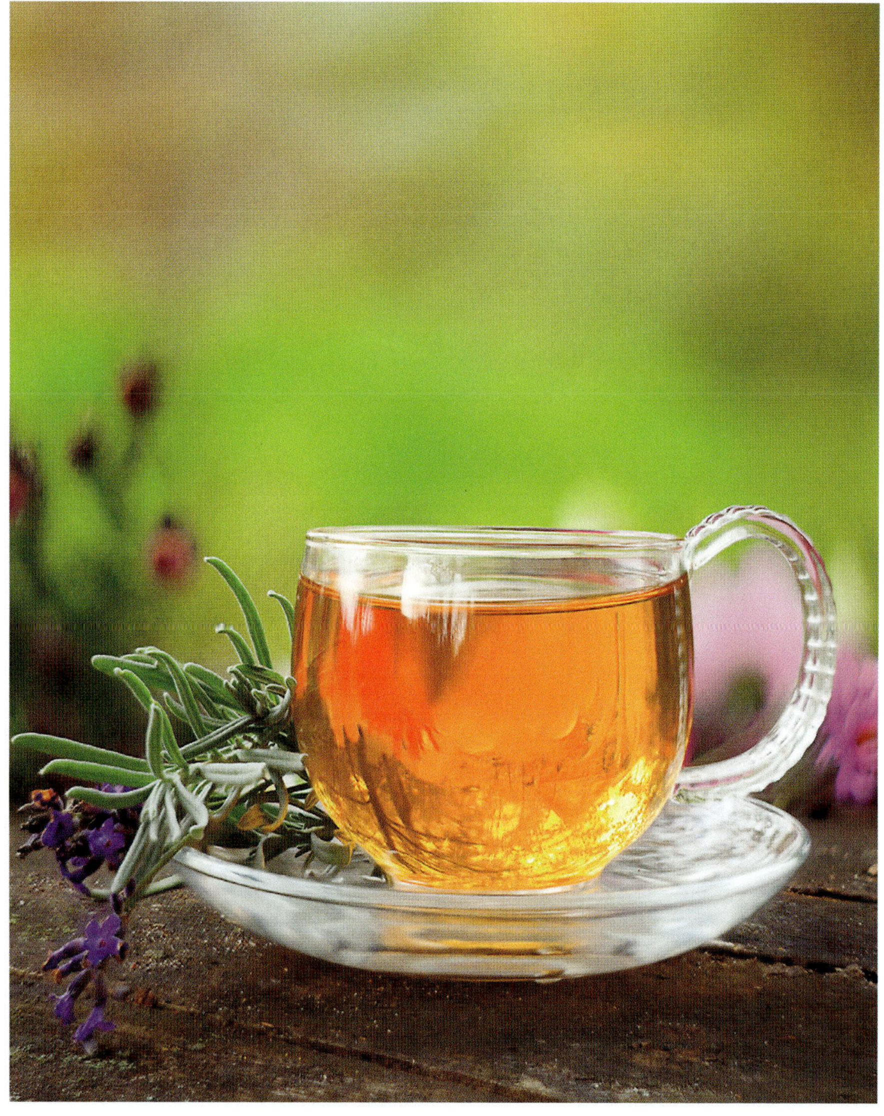

Ein Tee, der bei Hautproblemen hilft

Stiefmütterchentee zur Waschung

2 Hände voll frische, wilde Stiefmütterchen klein schneiden, in 1 Liter kaltes Wasser geben, aufkochen, vom Herd nehmen und zugedeckt 10 Minuten ziehen lassen. Mit dem gefilterten und abgekühlten Tee 2- bis 3-mal täglich das Gesicht sanft waschen, eher aber betupfen, und nicht abtrocknen.

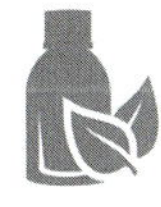

Johannisbeersaft

Pürieren Sie frische Johannisbeeren und mischen sie diese mit 3 Esslöffel Möhrensaft (frische Möhren entsaftet). Von der Mischung täglich 1 Glas trinken.

Königskerzenblütenpulver

Die frischen Blüten einen Tag an der Luft und anschließend in einem Kräutertrockner gut trocknen. Bei Bedarf die getrockneten Blüten in der Kaffeemühle zu Pulver mahlen und die Pickel damit betupfen.

Zuckerrohrmelasse

Wer Zuckerrohrmelasse (Reformhaus oder Naturkostladen) kauft, muss darauf achten, dass er ihn nicht mit Zuckerrübenmelasse verwechselt. Diese ist zwar auch nicht schlecht, aber die Melasse aus dem Zuckerrohr hat einen viel höheren Heilwert. Sie beinhaltet essenzielle Aminosäure, die unser Körper nicht selbst herstellen kann, die für uns lebenswichtig ist.

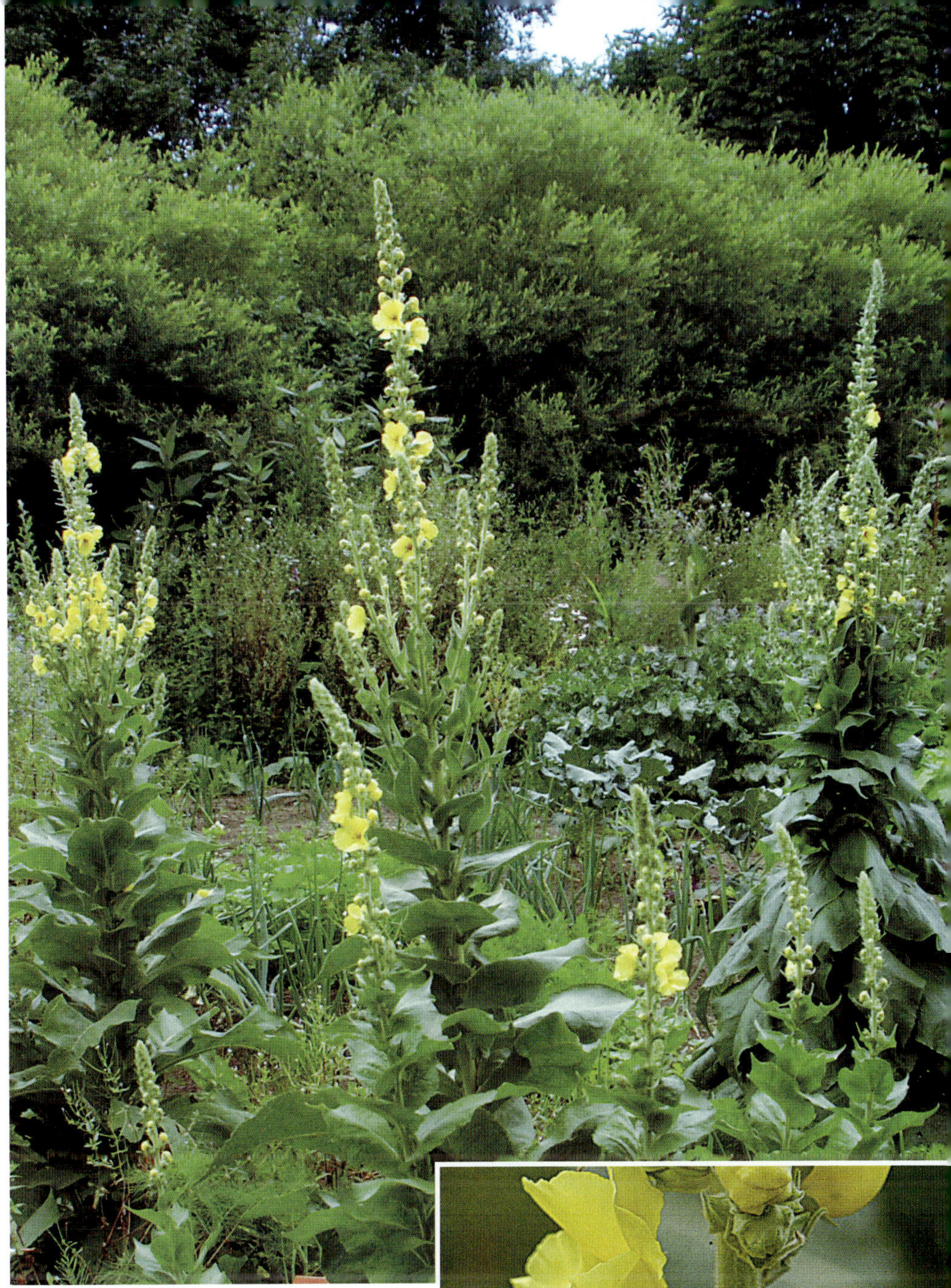

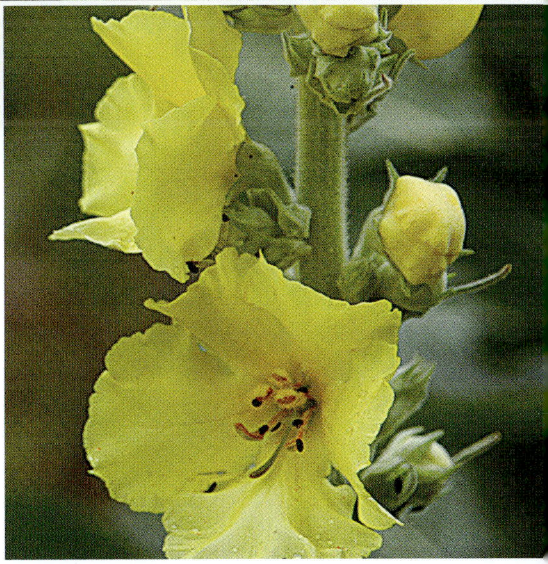

Die Königskerze und ihr Blütenstand

Es ist erwiesen, dass der Verzehr von Zuckerrohrmelasse zu einer schönen, gesunden Haut verhilft. Man kann die Melasse in das Müsli mischen, auf das Brot streichen oder täglich 3 gehäufte Teelöffel in ½ Glas Wasser auflösen und trinken.

Falten

Mit zunehmendem Alter bilden sich im Gesicht und am Hals langsam, aber sicher kleine Fältchen – bei dem einen früher und mehr, bei dem anderen später und weniger. Wer genügend trinkt, hat die Chance, länger ein faltenfreies Gesicht zu haben. (Siehe auch Kapitel „Ausreichend trinken“ auf Seite 22.)

Körperteile, die stets der Sonne ausgesetzt sind, wie Gesicht, Hals und Handrücken, bekommen meistens früher Falten, da nützt auch keine Sonnencreme. Deshalb sollte besser auf das ausgiebige Sonnenbad verzichtet werden. (Das ist meine Meinung.)

Es werden viele Faltencremes produziert und angeboten, die helfen sollen, die Haut zu verjüngen. Aber tun sie das wirklich, wer weiß? Ich würde mich nicht darauf verlassen, sondern eher auf natürliche Alternativen setzen, die wesentlich billiger sind und die man selbst herstellen kann.

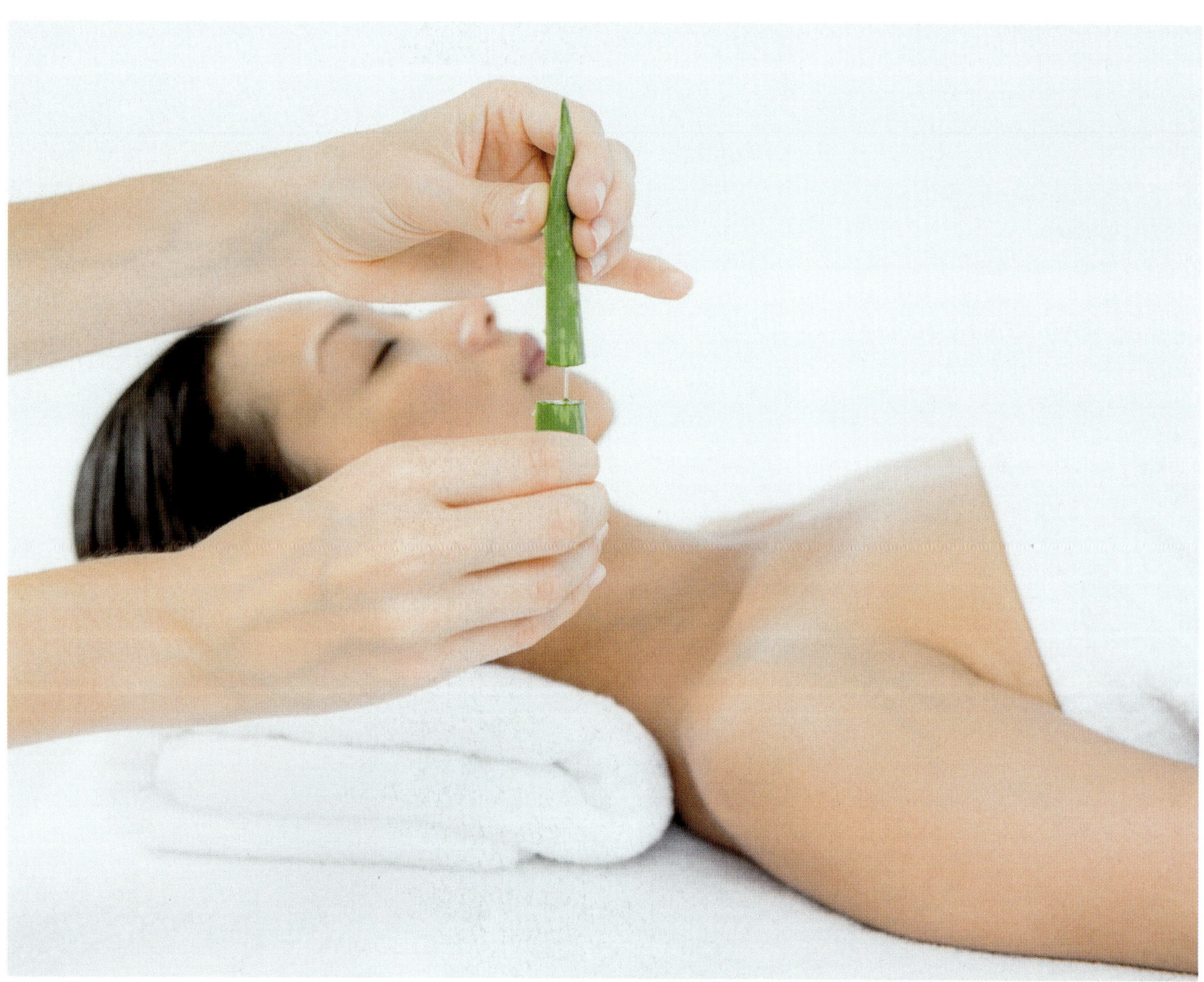

Aloe vera wird am besten direkt verwendet

Welche Heilpflanzen helfen?

Aloe (Aloe vera)
Aloe vera ist eine der ältesten Heilpflanzen unserer Erde. Manchmal wird sie als „Kaiserin der Heilpflanzen" bezeichnet. Bei neueren Untersuchungen wurde festgestellt, dass in den sukkulenten Blättern etwa 200 feine Wirkstoffe enthalten sind, darunter krebshemmende Substanzen, Stoffe gegen Bluthochdruck, Depressionen, Immunschwäche, Migräne und Sonnenbrand. Wer eine Pflanze auf der Fensterbank oder dem Balkon stehen hat, besitzt im Notfall immer „das Hauptmittel" gegen Hautprobleme im Haus.

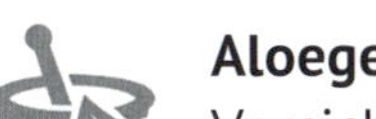

Aloegel
Vorsichtig ein unteres Blatt der Aloe abschneiden, die Schnittwunde an der Pflanze schließt sich von selbst. Von diesem Blatt ein 1–2 cm großes Stück abtrennen und direkt über der Gesichtshaut ausdrücken. Das Gel einreiben und eintrocknen lassen. Diese Anwendung kann 2- bis 3-mal am Tag erfolgen, dabei muss aber jedes Mal ein neues Blattstückchen verwendet werden. Das restliche Blatt hebt man in einem Gefrierbeutel im Kühlschrank auf. Das Gel ist hilfreicher als jede gekaufte Gesichtscreme, es ist eine reine, unverfälschte Medizin, die fix und fertig von der Pflanze zur Behandlung angeboten wird.
Das Gel hilft bei Sonnenbrand und leichten Verbrennungen.

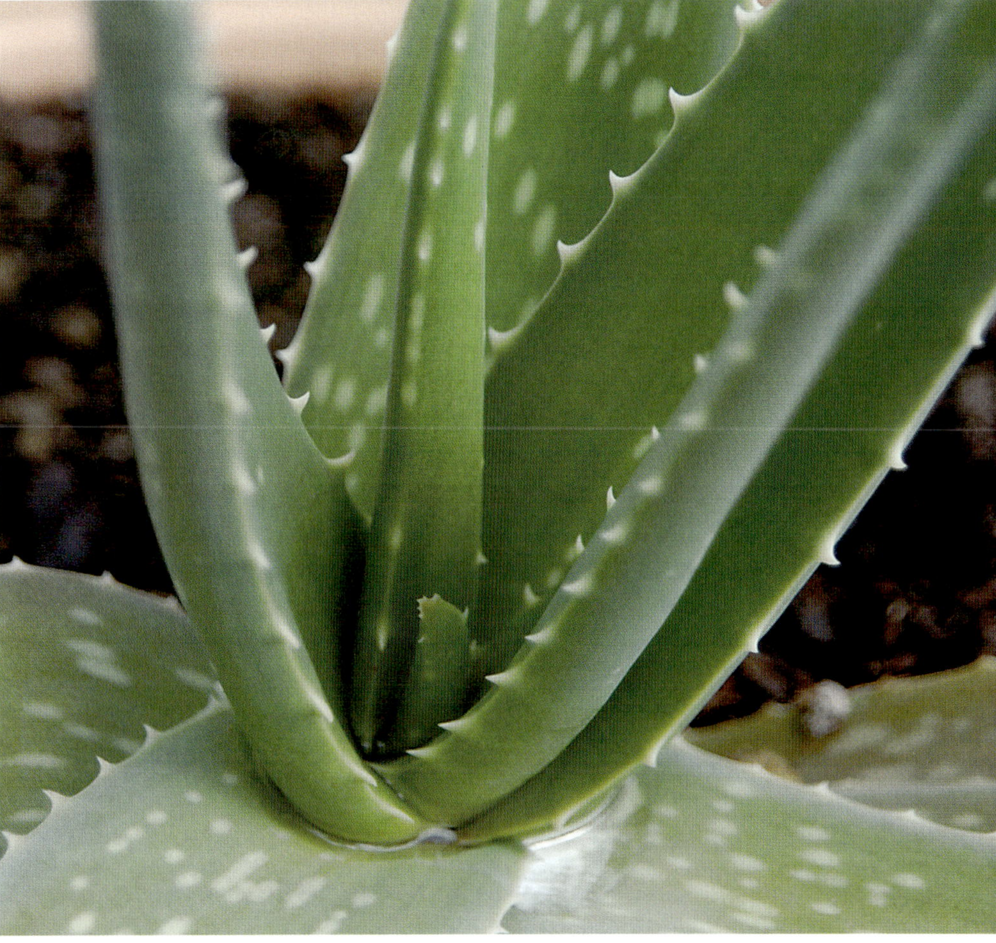

Aloe-vera-Pflanze

Aloe-vera-Drink
Dieses Getränk ist leicht selbst herzustellen und hilft von innen heraus zu einer gesunden, schönen Haut.

300 g Aloeblattmasse
(etwa 2 Aloeblätter)
500 g Akazienhonig
5–6 Esslöffel Grappa
Die beidseitigen, kleinen Stacheln der Blätter abschneiden und von einem Blatt die Oberschicht abschälen, von dem anderen Blatt nicht. Die klein geschnittenen Blätter werden dann mit dem Pürierstab oder in der Küchenmaschine püriert. Nach der Beigabe der übrigen Zutaten wird noch einmal alles gut verrührt. Der fertige Aloe-vera-Drink wird in eine Flasche gefüllt und im Kühlschrank aufbewahrt. Kurmäßig trinkt man von dem Getränk morgens, auf nüchternem Magen, ein größeres Schnapsglas voll, bis alles aufgebraucht ist.

Salatgurke (Cucumis sativus)

Wer kennt das nicht: Gurkenscheiben, als Maske auf das Gesicht gelegt, verhelfen zu einer schönen, zarten Haut. Bei Sonnenbrand oder einer Verbrennung können Gurkenscheiben kühlend und lindernd helfen. Auf jeden Fall sind Gurken preiswerter und genauso wirkungsvoll wie eine teure Feuchtigkeitscreme. Wenn Sie Gurke und Avocado gemeinsam im Mixer pürieren und diese Paste auf die Falten streichen, erhalten Sie mit etwas Glück wieder eine glatte Haut.

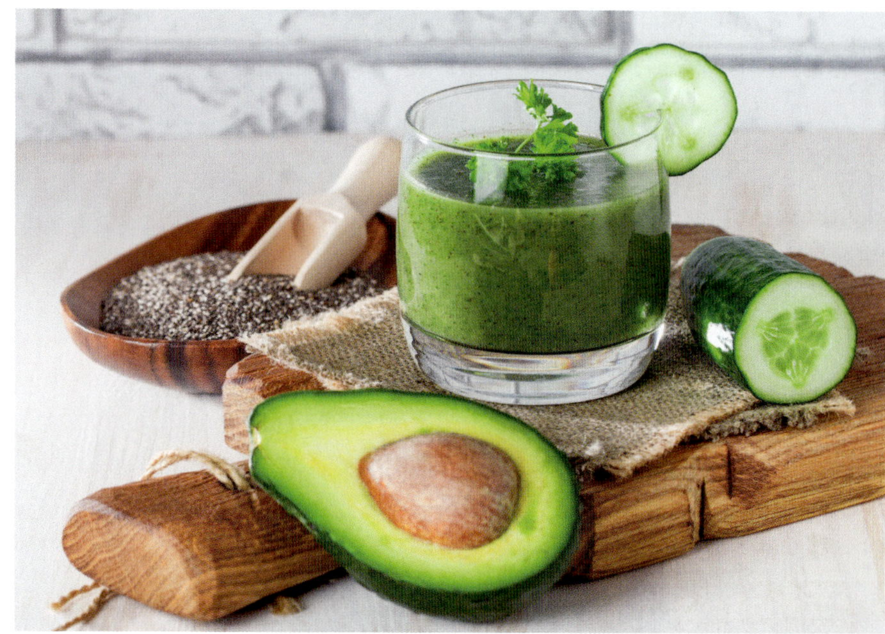

Avocado-Gurken-Paste

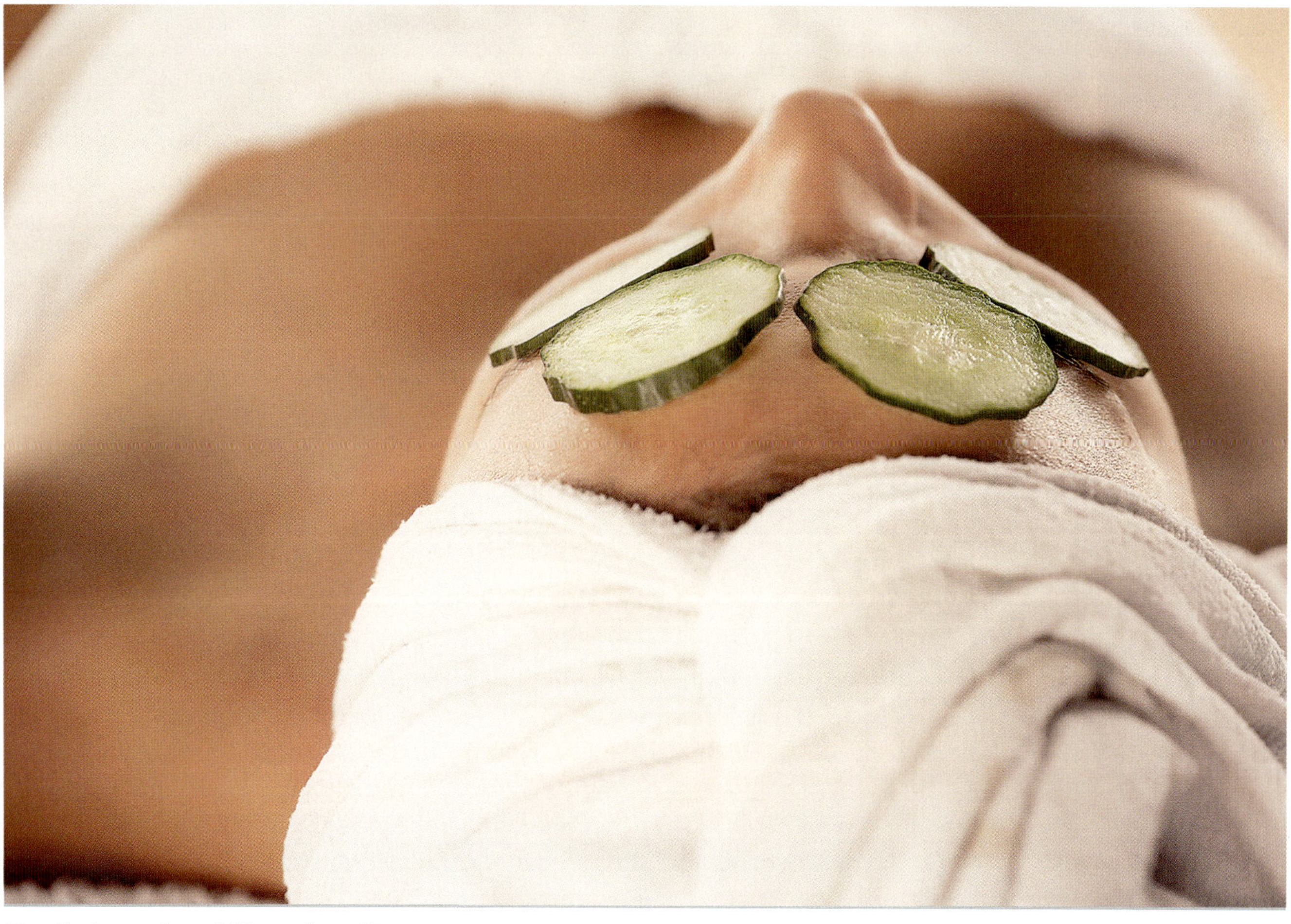

Eine Gurkenmaske verhilft zu schöner Haut

Olive (Olea europaea)
Olivenöl ist ein ganz einfaches Mittel gegen Falten. Am besten abends, vor dem Schlafen, Gesicht, Hals und Handrücken mit dem Öl einreiben. Das Kopfkissen zum Schutz mit einem Handtuch und die Hände mit Handschuhen bedecken.

Rosmarin (Rosmarinus officinalis)
Eine sehr hilfreiche Pflanze zur Vorbeugung oder Behandlung von Falten ist der Rosmarin. Man sollte ihn reichlich als Gewürzsträußchen in das Essen geben und nach dem Garen wieder entfernen, oder ein paar Rosmarinnadeln über Salate streuen.

Rosmarintee
2 gehäufte Teelöffel getrocknete Rosmarinnadeln mit ¼ Liter kochendem Wasser übergießen, 10 Minuten ziehen lassen und abseihen. Da der Tee aufmunternd wirkt, sollte er am besten am Morgen schluckweise getrunken werden.

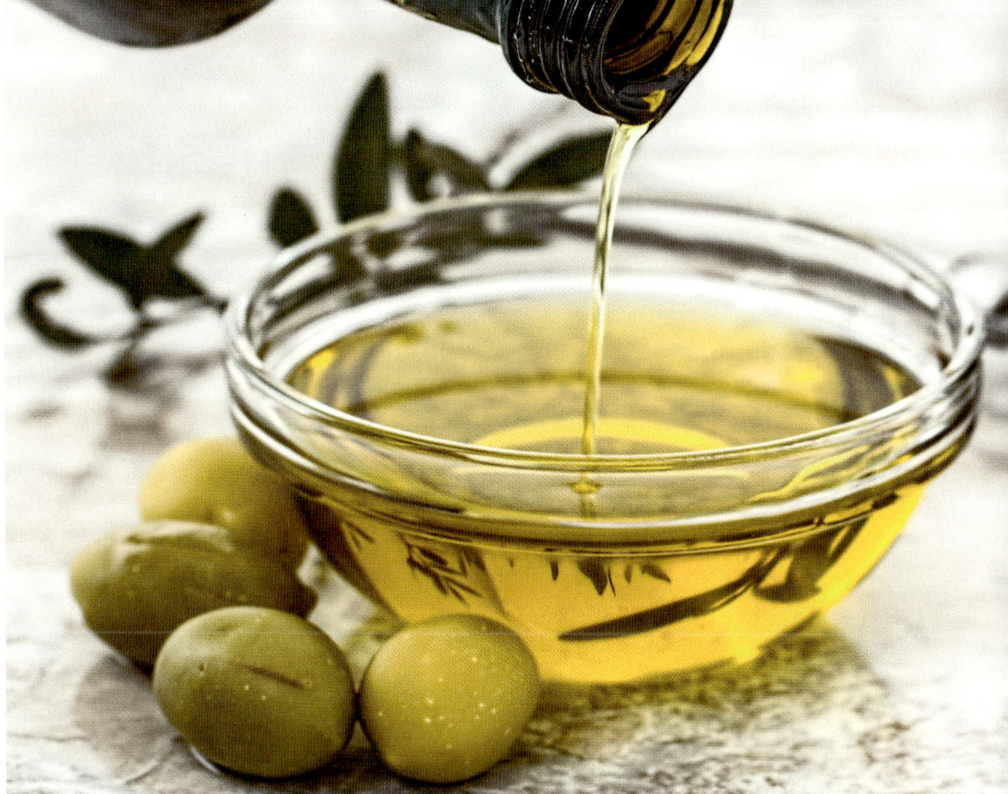

Olivenöl wirkt Falten entgegen

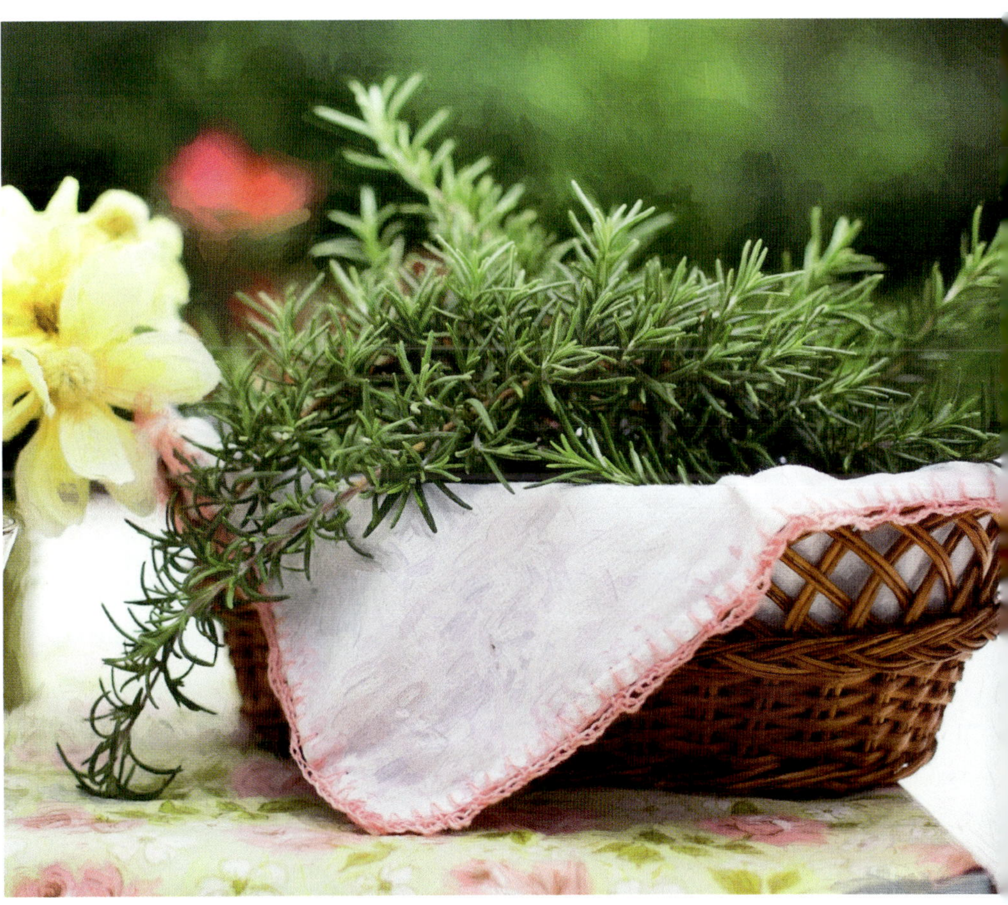

Rosmarin

Fußpilz

Wenn mich einer fragen würde, was er gegen Fußpilz unternehmen könnte, würde ich als ersten Tipp das Barfußlaufen empfehlen. Das kann man aber nur im Sommer und auch meistens nur am Wochenende. Keiner wird im Kleid oder Anzug barfüßig zur Arbeit gehen. Trotz alledem würde ich das Barfußlaufen empfehlen, denn die Füße müssen trocken gehalten werden. Das gelingt allerdings nur, wenn sie nicht in geschlossenen, dunklen und auch noch feuchten Schuhen eingesperrt sind, was einen Fußpilz fördert. Offene Sandalen und das Weglassen von Socken wären auch eine Möglichkeit.

Welche Heilpflanzen helfen?

Im Kräutergarten wachsen verschiedene Kräuter, die pilzabwehrende Inhaltsstoffe besitzen und zur Behandlung von Fußpilz empfehlenswert sind.

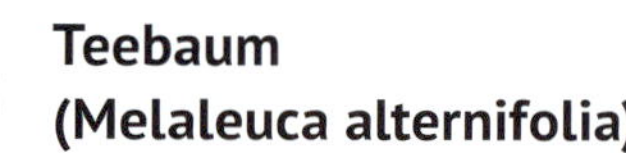

Teebaum (Melaleuca alternifolia)
Teebaum ist eine gut erforschte und sehr wirksame Heilpflanze. Sie hilft allgemein gegen Pilze, Viren und Bakterien. In unseren Breiten ist die Pflanze leider nicht winterhart, aber im Kübel gut zu halten.

Teebaumeinlage
Am besten klemmt man zerstoßene Blätter zwischen die Zehen oder legt sie in die Sandalen.

Tee aus Teebaum
Man kann zerschnittene Blätter überbrühen und als Tee zur Fußwaschung benutzen.

Teebaumöl
Das gegen Fußpilz sehr nützliche ätherische Teebaumöl gibt es in Apotheken oder Reformhäusern fertig zu kaufen. Man verdünnt es 1 : 1 mit einem Pflanzenöl und betupft damit die betroffenen Stellen.

Knoblauch (Allium sativum)
Er ist ein wirksames, pilzbekämpfendes Mittel. Viele Untersuchungen haben ergeben, dass Knoblauch bei allen Pilzerkrankungen, auch bei Fußpilz, wirksam eingesetzt werden kann. Die zerdrückten Zehen einer Knoblauchknolle in eine Fußwanne mit warmem Wasser geben und die Füße darin baden. Dieses Fußbad lindert Juckreiz und Brennen zwischen den Zehen.

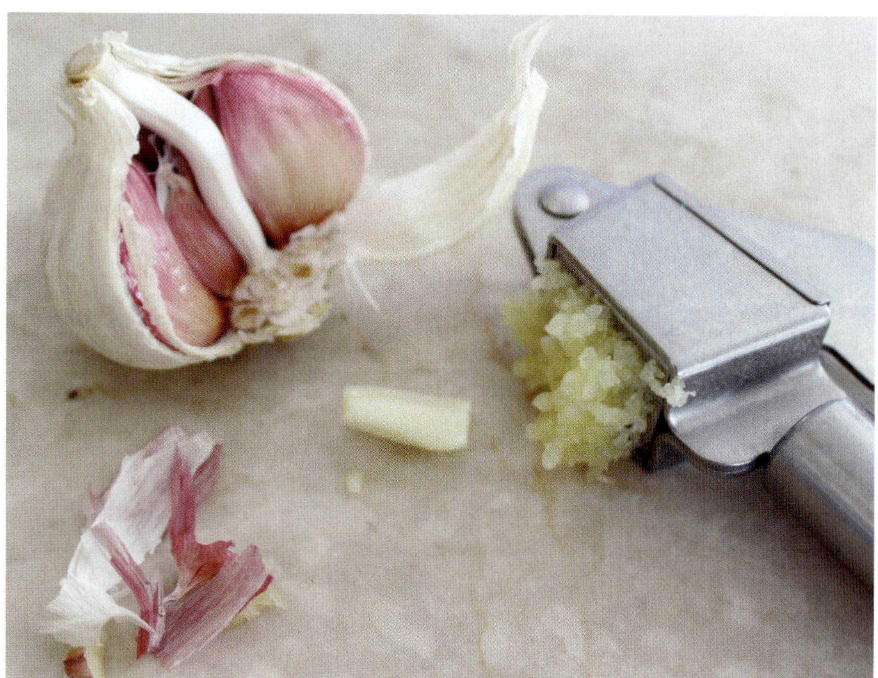

Knoblauch: Sie sollten Ihre Füße darin baden

Knoblauchöl

Für das Öl einige Knoblauchzehen eine Woche lang in Olivenöl ziehen lassen. Nach dem Abseihen werden auch noch die Knoblauchreste ausgedrückt. Das fertige Öl mehrmals täglich mit einem Wattebausch zwischen den Zehen und anderen befallenen Stellen auftragen.

Kräuterteemischung

Getrockneter Salbei, getrockneter Thymian, Zimt, 1 gehäuften Teelöffel gemischte Kräuter und ½ Stange Zimt mit ¼ Liter kochendem Wasser übergießen. Den Tee bedeckt 10 Minuten ziehen lassen, abseihen und dann schluckweise trinken. Diese Behandlung, bei der der Pilz von innen abgetötet wird, kann über mehrere Wochen erfolgen.

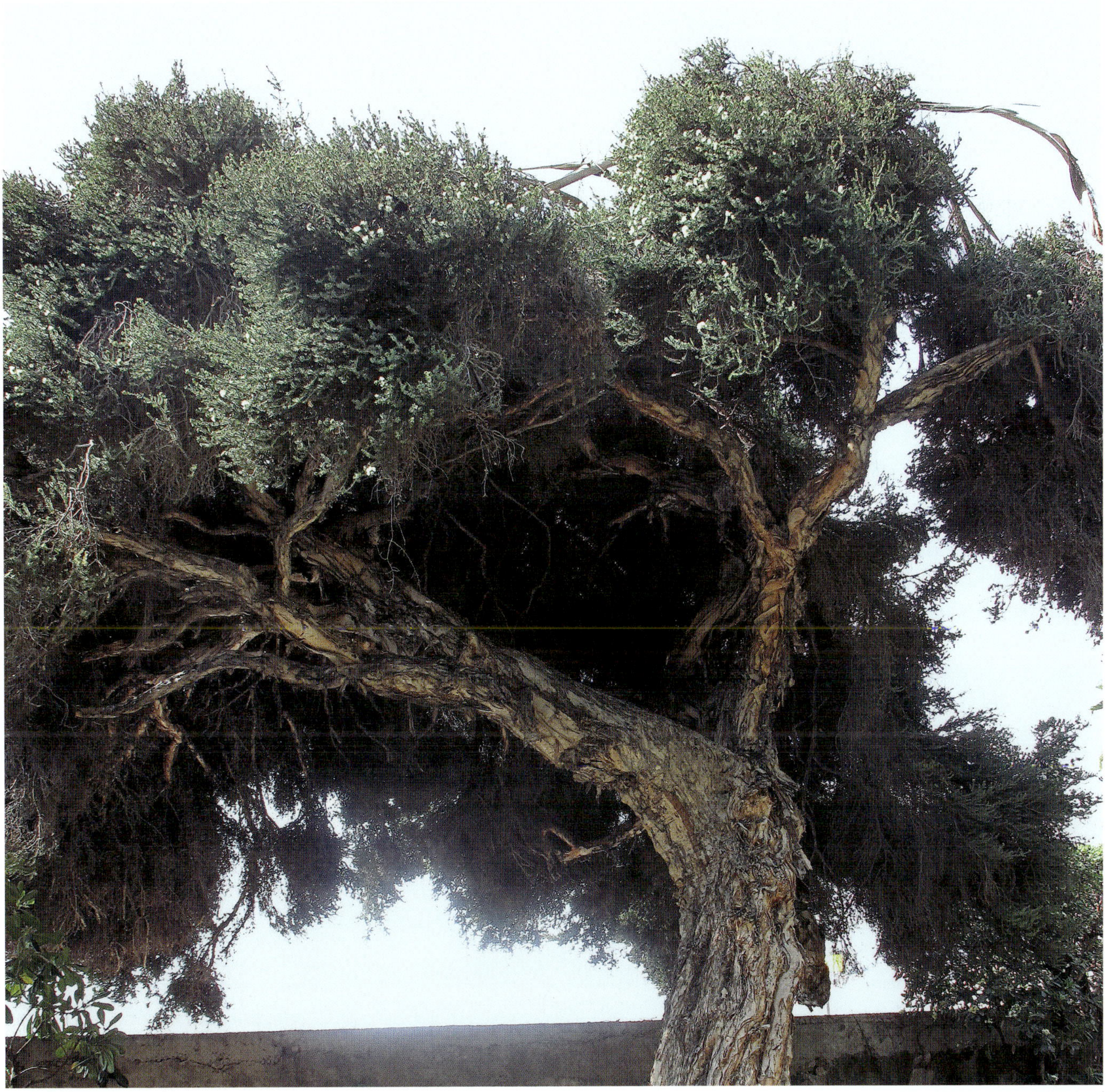

Ein großer Teebaum

Gerstenkorn

Gerstenkörner treten häufig auf und sind sehr unangenehm. Dabei handelt es sich um bakterielle Entzündungen an der Innen- oder der Außenseite des Augenlids beziehungsweise im Bereich der Wimpern, die durch Staphylokokken verursacht werden. Wenn das Gerstenkorn sich nach innen entwickelt, ist es meist schmerzhafter.

Es wächst über einen Zeitraum von ca. 8 Tagen und verschwindet dann nach weiteren 8 Tagen, wobei es eintrocknen oder auch spontan aufplatzen kann. Während der Arzt in der Regel antibiotikahaltige Tropfen oder Salben verschreibt, versucht es der Heilpraktiker mit Heilpflanzen.

Welche Heilpflanzen helfen?

Sonnenhut (Echinacea purpurea)
Man kann in der Apotheke Kapseln, Tinkturen oder Tee kaufen. Wer schöne Sonnenhüte im Garten hat, kann die Echinacea-Tinktur (siehe Seite 49) oder den Echinacea-Tee (siehe Seite 271) selbst herstellen.

Kamille (Matricaria recutita oder Matricaria chamomilla)
Wissenschaftler haben festgestellt, dass Kompressen mit warmem, starkem Kamillentee helfen können, Gerstenkörner zu beseitigen.

Kamillentee
2 gehäufte Esslöffel getrocknete Kamillenblüten mit ½ Liter kochendem Wasser übergießen und bedeckt 10 Minuten ziehen lassen. Den Tee nach dem Abseihen auf Handwärme abkühlen.
Ein weiches Mulltuch mit dem Kamillentee tränken und ausgedrückt auf das kranke Auge legen – das Ganze mehrmals am Tag wiederholen.

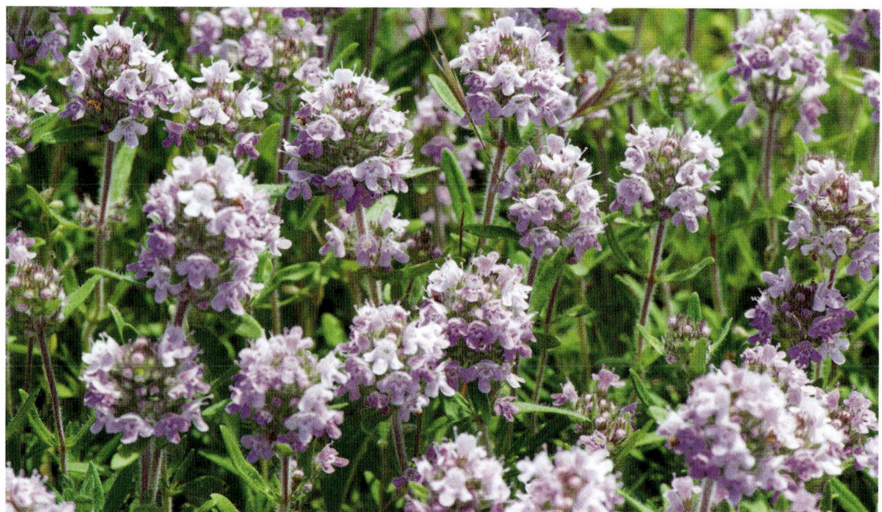

Blütenstand des Thymians

Thymian (Thymus vulgaris)
Thymian wirkt ebenso wie Kamille antibakteriell. Der Tee wird, wie Kamillentee, gekocht und mit einem Mulltuch auf das kranke Auge getupft.

Was sonst noch hilft

Viel frisches Obst und Gemüse essen, dann wird das Immunsystem gestärkt.

Wichtig!

Ein Gerstenkorn darf niemals ausgedrückt werden, denn durch das Quetschen kann sich die Infektion weiter verbreiten.

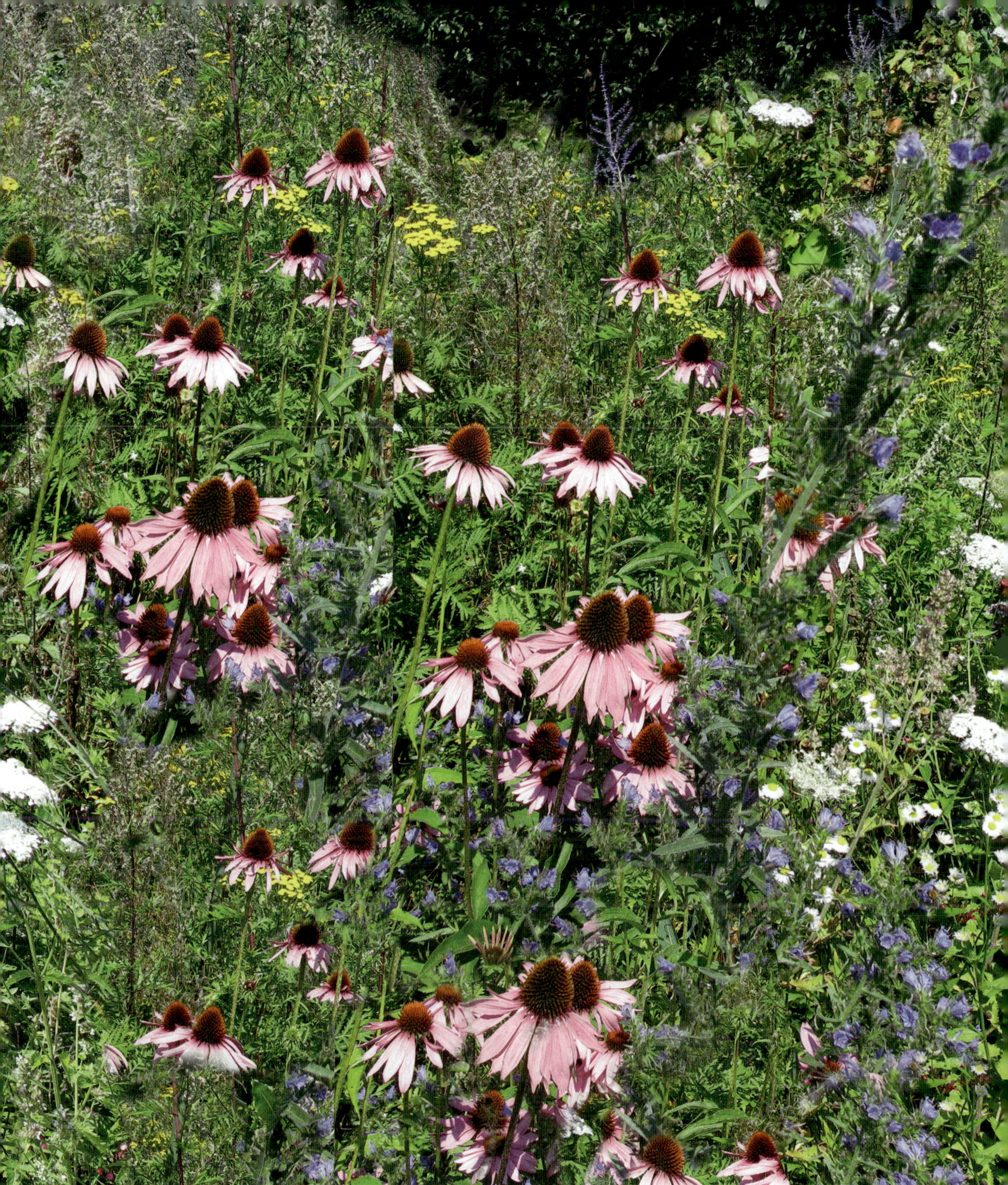

Der violett-rot blühende Sonnenhut

Gürtelrose (Herpes Zoster)

Die Gürtelrose wird durch einen Virus ausgelöst, der identisch ist mit dem, der für Windpocken verantwortlich ist. Einmal im Körper, behält man den Virus ein Leben lang. Mit zunehmendem Alter oder bei einer geschwächten Immunabwehr beginnen die Viren erneut, sich zu vermehren. Sie kommen nicht mehr als Windpocken, sondern als Gürtelrose wieder zum Vorschein.

Eine Gürtelrose ist sehr schmerzhaft, weil sie sich nur in dem Hautgebiet bildet, das vom jeweils betroffenen Hirn- oder Rückenmarksnerv versorgt wird. Die Virusinfektion (Gürtelhöhe) hat ihren Namen deshalb, weil sie sich am Rumpf, aber auch im Gesicht als ein Hautausschlag in Bläschenform zeigt. Nach ein paar Tagen verkrusten die Bläschen und nach ca. 3 Wochen sind sie abgeheilt.

Bei sensiblen Menschen können die Schmerzen der Gürtelrose hartnäckig über Monate bestehen bleiben. Sie müssen sich unbedingt von einem Arzt behandeln lassen.

Welche Heilpflanzen helfen?

Die Natur bietet uns zur Behandlung der Gürtelrose viele Kräuter an, die für sich allein wirken und helfen oder, neben einer schulmedizinischen Therapie, begleitend eingesetzt werden.

Von Vorteil ist es ein paar Tage Bettruhe einzuhalten und viel schweißtreibenden Tee zu trinken, etwa Holunderblütentee (siehe Seite 256).

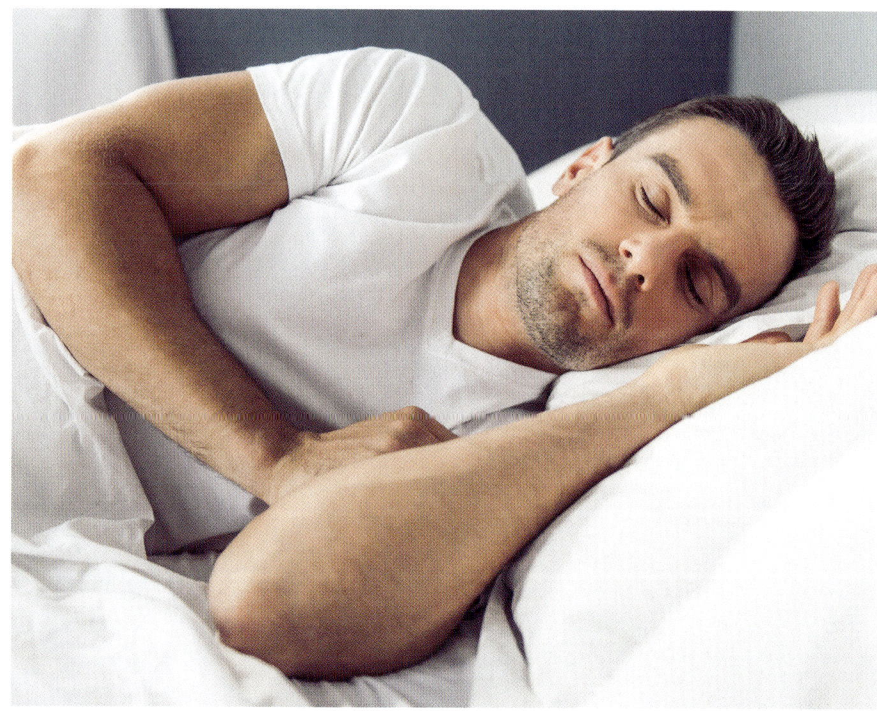

Mit Gürtelrose ist nicht zu spaßen. Bettruhe fördert die Heilung.

Mein Tipp!

Schwer verdauliche Speisen sollten Sie meiden, um einer Verstopfung – und damit einem schmerzenden aufgeblähten Bauch – vorzubeugen. Es könnten sogar 2–3 Fastentage nicht schaden.

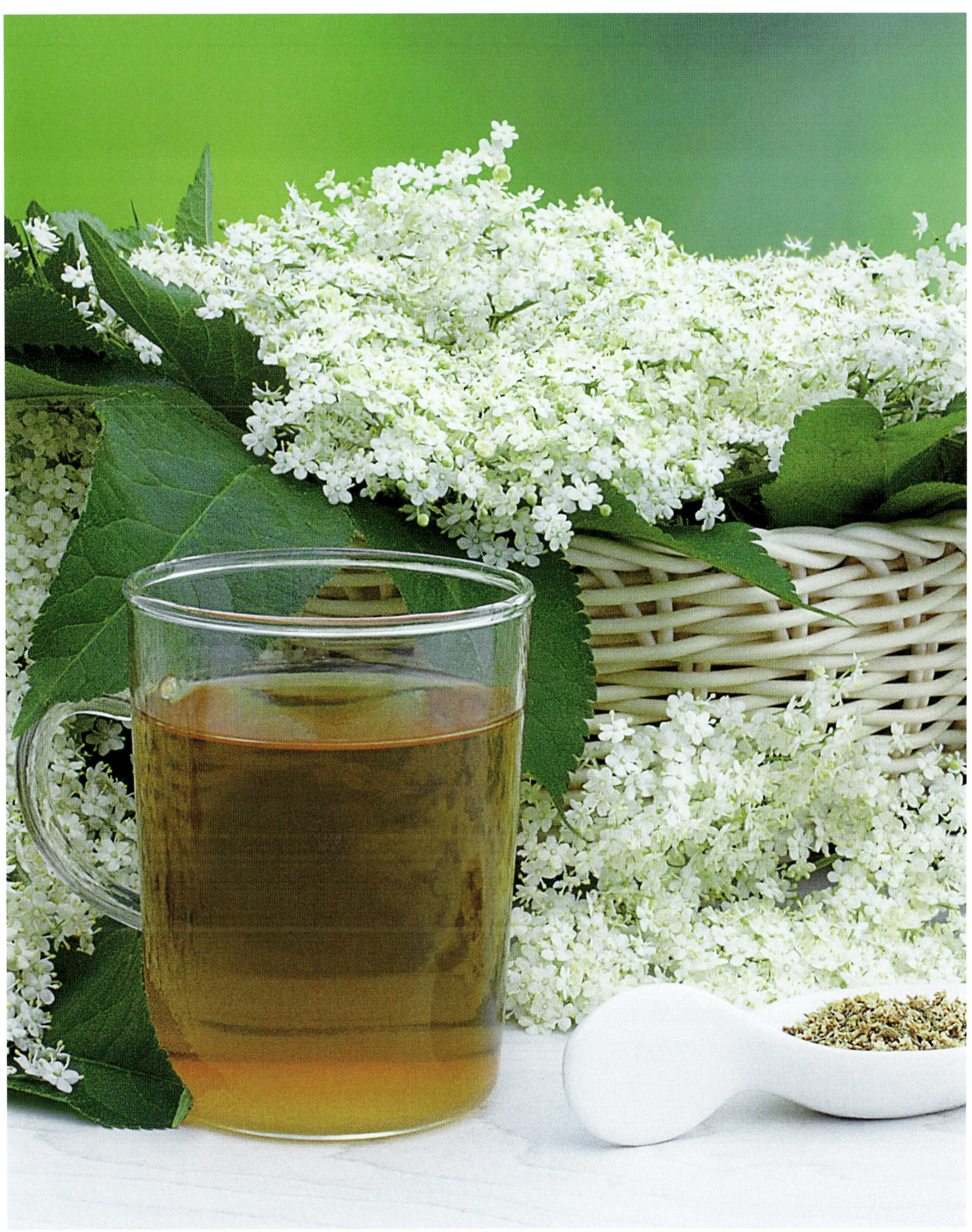

Trinken Sie Holunderblütentee

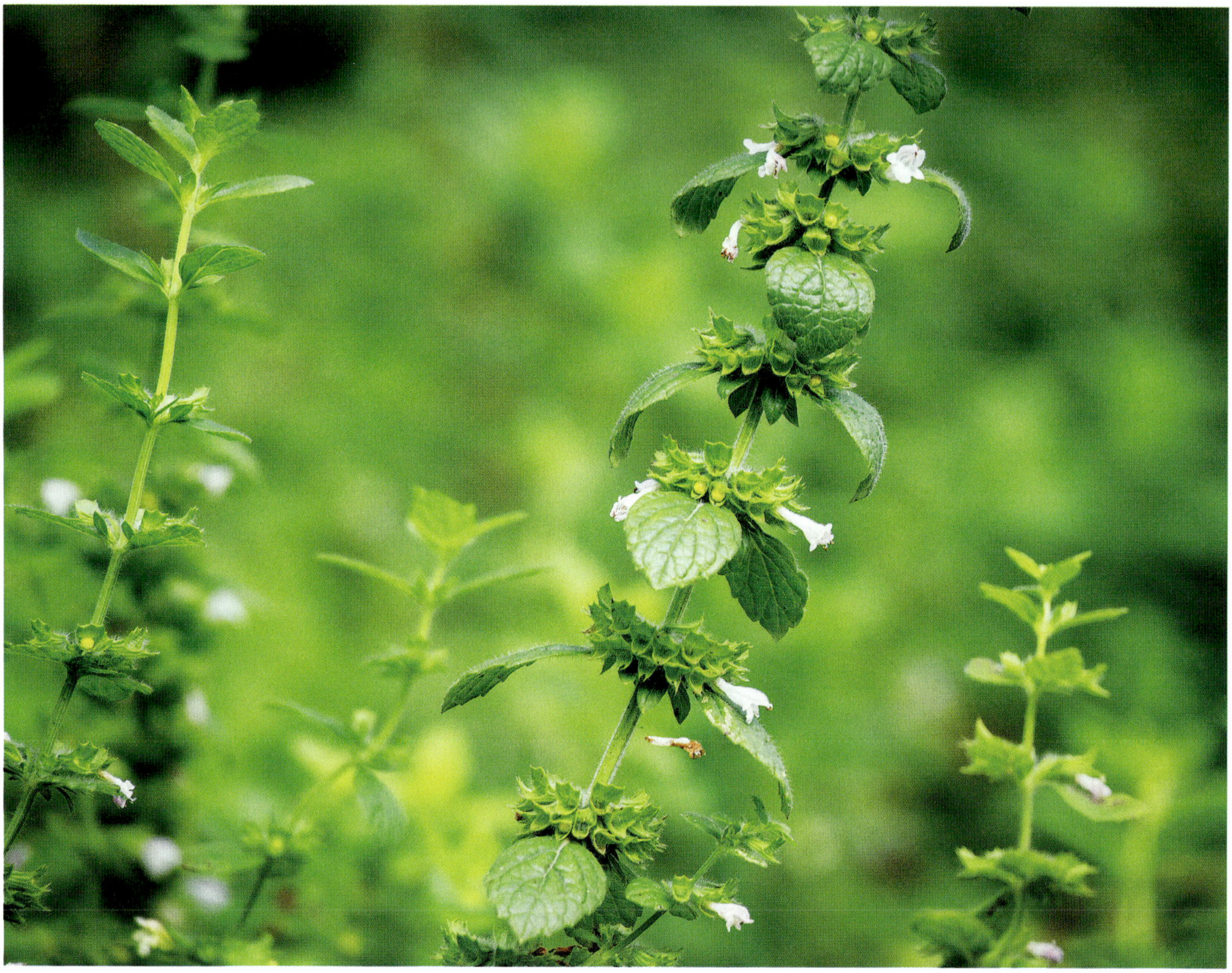

Die Melisse wird wegen ihres zitronenartigen Dufts auch Zitronen-Melisse genannt

Melisse (Melissa officinalis)

Melisse, in Kombination mit anderen Präparaten, kann man als Tee oder einzeln als Salbe zubereiten.

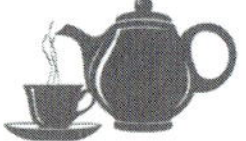

Kräuterteemischung

Zur Teeherstellung kann man alle Lippenblütler nehmen:

getrocknete Melisse
getrocknete Pfefferminze
getrocknete grüne Minze
getrockneter Salbei
getrockneter Rosmarin
getrockneter Ysop
getrockneter Oregano
getrockneter Thymian

Wählen Sie insgesamt nur 4 Kräuter aus. Melisse sollte bei dieser Mischung allerdings immer dabei sein, denn sie hilft ganz besonders bei Herpeserkrankungen.

1 gehäuften Esslöffel der Kräutermischung mit 1 Liter kochendem Wasser überbrühen und bedeckt 5–10 Minuten ziehen lassen. Den Tee anschließend in eine Wärmekanne abseihen und über den Tag verteilt trinken.

Melissensalbe

Diese Salbe ist einfach selbst herzustellen. Man lässt 500 g gutes Melkfett in einem ausreichend großen Topf schmelzen, gibt 2 Handvoll sehr klein geschnittene frische Melissenblätter hinzu und verrührt bei ausgeschalteter Herdplatte alles ca. 10 Minuten lang mit einem Holzlöffel. Dann nimmt man den Topf von der Platte, klemmt den Holzlöffel zwischen Topf und Deckel und lässt die Salbe über Nacht ruhen. Am nächsten Morgen erwärmt man die Salbe noch einmal und füllt sie dann, nach dem Abseihen durch ein sauberes Tuch, noch heiß in kleine Tiegel. Nach dem Erkalten werden die Döschen verschlossen und etikettiert. Diese Melissensalbe ist sehr wertvoll, man kann sie bei allen Herpeserkrankungen einsetzen.

Melissengeist

2 Hände voll klein geschnittene, frische Melissenblätter
1 gehäufter Esslöffel frische Engelwurzsamen
1 gehäufter Esslöffel zerstoßene, getrocknete Wacholderbeeren

Die Zutaten gibt man in eine Flasche und füllt diese mit einem guten 42%igen Obstler auf. Während einer Ruhezeit von 6–8 Wochen bei Zimmerwärme wird die Flasche mehrmals geschüttelt. Danach füllt man den gesiebten Melissengeist in eine schöne Flasche um.

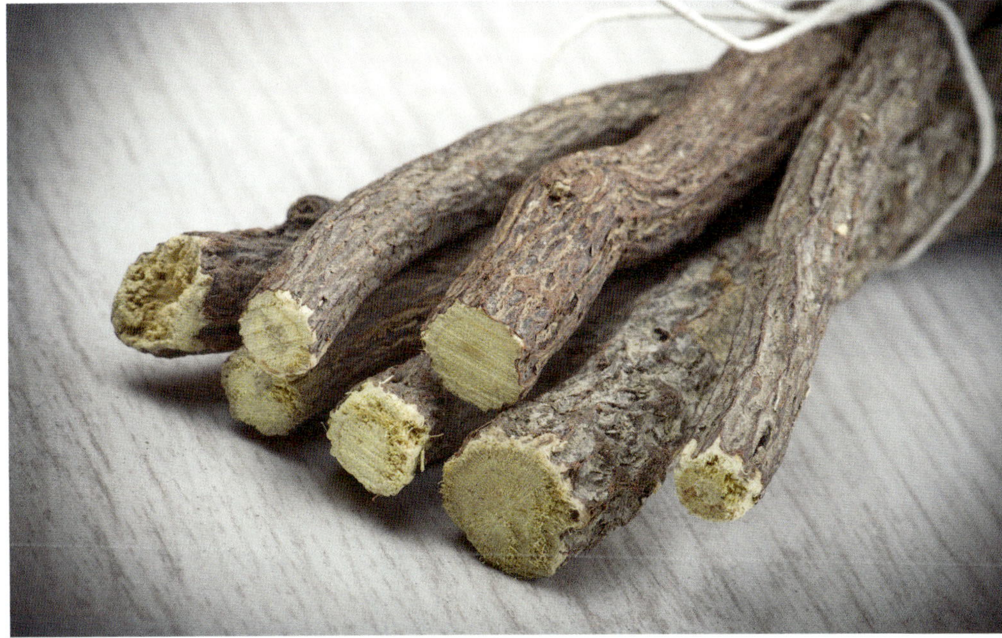

Aus Süßholzwurzel lässt ein Heiltee zubereiten

Der Melissengeist wird zum Abtupfen kranker Hautpartien verwendet, dafür verdünnt man ihn mit destilliertem Wasser im Verhältnis 1 : 1.

Süßholzwurzel-Tee (Glycyrrhiza glabra)

2 gehäufte Esslöffel Wurzelstückchen mit 1 Liter kaltem Wasser ansetzen, zum Kochen bringen, 10 Minuten leicht köcheln und nochmals 10 Minuten bedeckt ziehen lassen. Anschließend mit dem abgeseihten und abgekühlten Tee die erkrankte Haut betupfen.

Mit etwas Wasser verdünnt ist der Tee zwar auch trinkbar, aber besser schmeckt er, wenn man ihn 1:1 mit Melissen-, Minzen- oder Johanniskraut-Tee mischt.

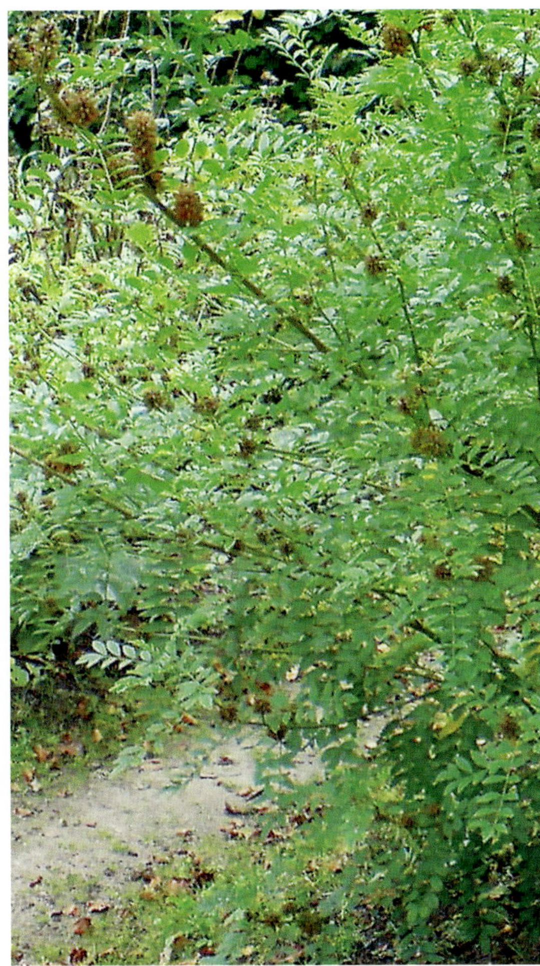

Süßholz-Pflanze

Haarausfall

Mit Haarausfall haben vorwiegend Männer Probleme, er ist genetisch bedingt. Allerdings wird die Veranlagung nicht automatisch „weitervererbt". Auch Frauen können mit schütterem Haar oder Haarausfall Probleme haben. Es gibt einige helfende Heilpflanzen, die Haarausfall verhindern oder wenigstens hinausschieben.

Welche Heilpflanzen helfen?

Rotwurzelsalbei (Salvia miltiorrhiza)
Diese mehrjährige Salbeiart wächst auch in meinem Kräutergarten, sie benötigt aber einen Winterschutz. Vom Rotwurzelsalbei wird die verdickte, rötliche Wurzel verwendet.

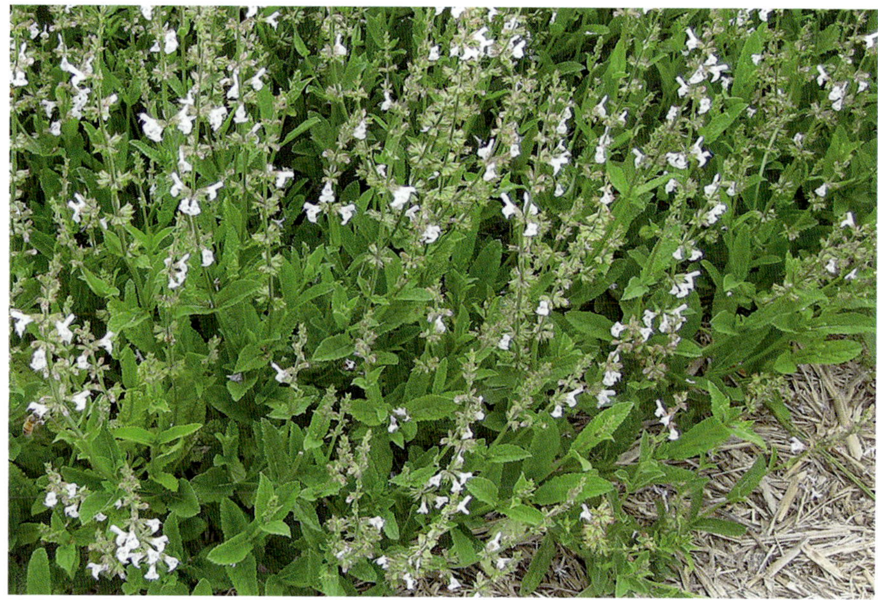

Rotwurzsalbei

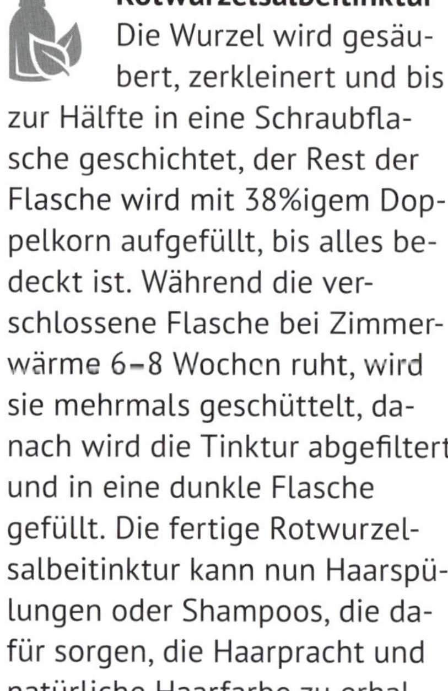

Rotwurzelsalbeitinktur
Die Wurzel wird gesäubert, zerkleinert und bis zur Hälfte in eine Schraubflasche geschichtet, der Rest der Flasche wird mit 38%igem Doppelkorn aufgefüllt, bis alles bedeckt ist. Während die verschlossene Flasche bei Zimmerwärme 6–8 Wochen ruht, wird sie mehrmals geschüttelt, danach wird die Tinktur abgefiltert und in eine dunkle Flasche gefüllt. Die fertige Rotwurzelsalbeitinktur kann nun Haarspülungen oder Shampoos, die dafür sorgen, die Haarpracht und natürliche Haarfarbe zu erhalten, beigemischt werden.

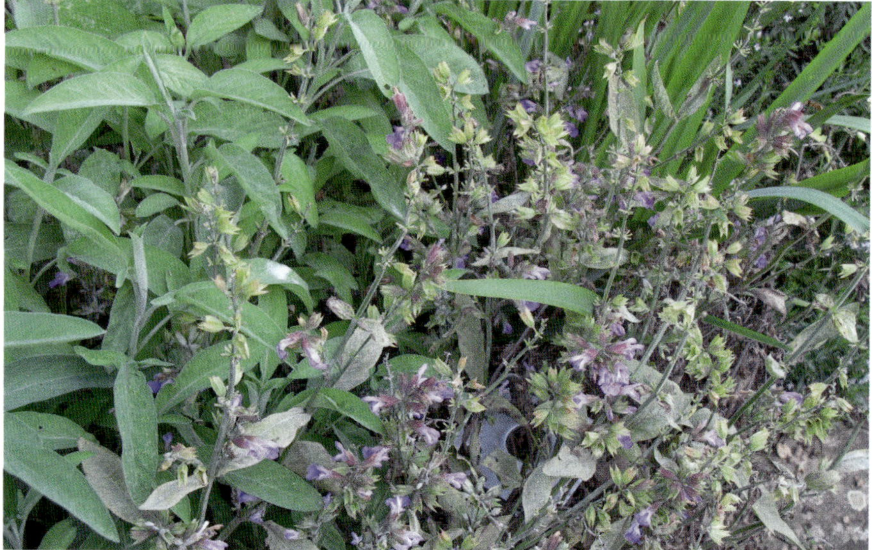

Gartensalbei

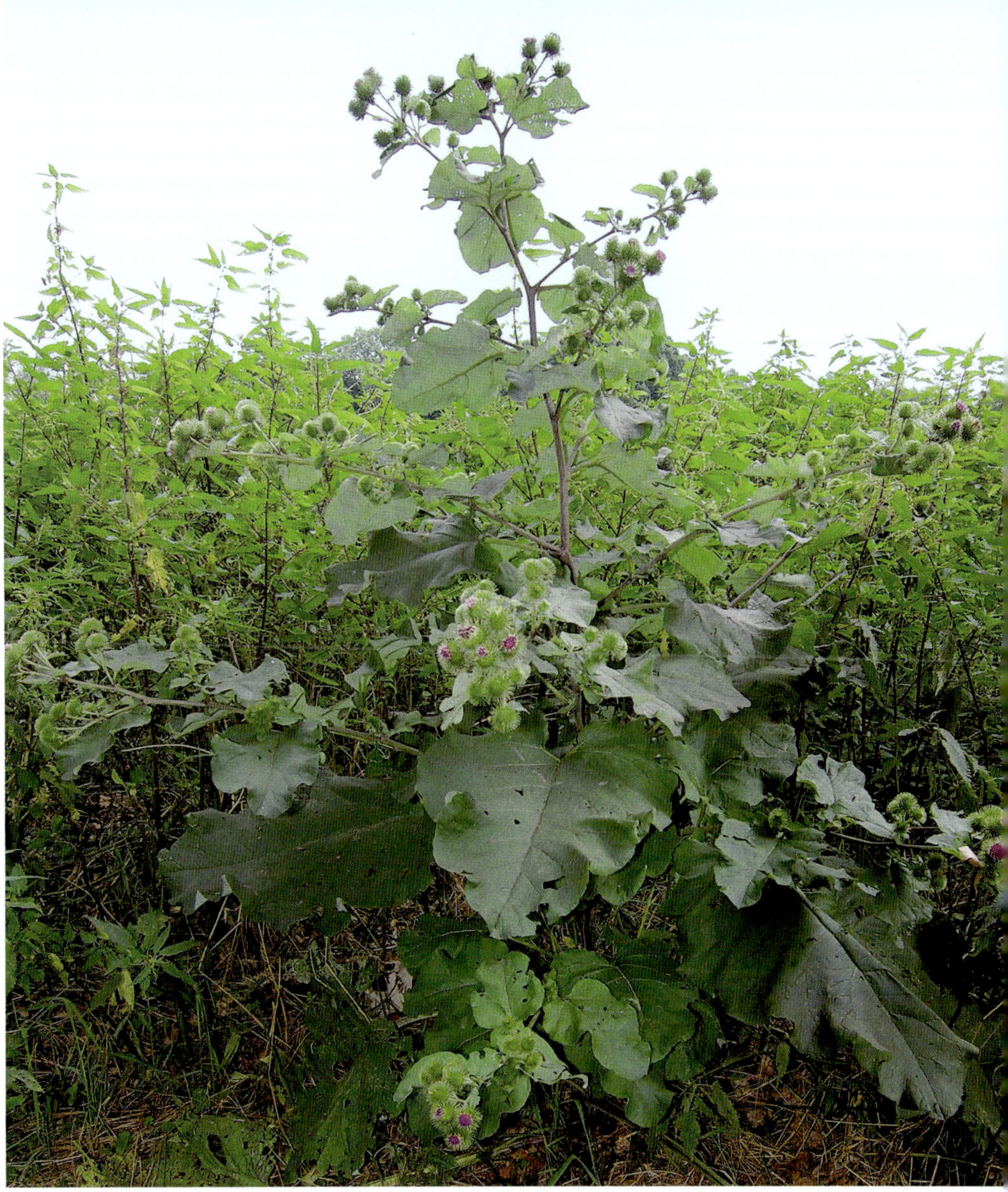

Normaler Gartensalbei (Salvia officinalis)

Da dieser Salbei häufiger in Gärten wächst, kann er alternativ zum Rotwurzelsalbei verwendet werden. Für die Herstellung der oben beschriebenen Tinktur nimmt man von ihm das oberirdische Kraut. Die fertige Tinktur kann ebenso Haarspülungen und Shampoos beigemischt werden.

Brennnessel (Urtica dioica)

Die gute, viel gepriesene, aber auch genauso viel verteufelte Brennnessel kann ebenfalls helfen, die Haarpracht zu erhalten.

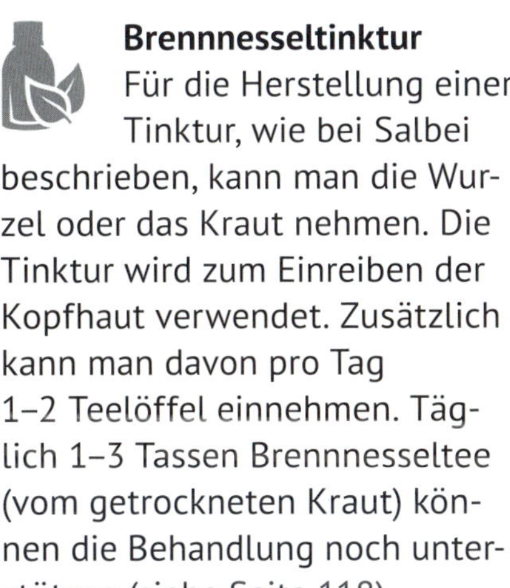

Brennnesseltinktur

Für die Herstellung einer Tinktur, wie bei Salbei beschrieben, kann man die Wurzel oder das Kraut nehmen. Die Tinktur wird zum Einreiben der Kopfhaut verwendet. Zusätzlich kann man davon pro Tag 1–2 Teelöffel einnehmen. Täglich 1–3 Tassen Brennnesseltee (vom getrockneten Kraut) können die Behandlung noch unterstützen (siehe Seite 118).

Große Klette

Große Klette (Arctium lappa)

Eine weitere Heilpflanze, die bei Haarausfall sehr hilfreich sein kann, ist die Klettenwurzel.

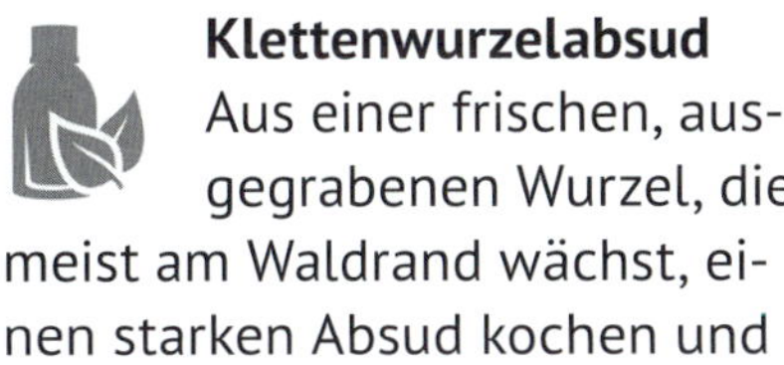

Klettenwurzelabsud

Aus einer frischen, ausgegrabenen Wurzel, die meist am Waldrand wächst, einen starken Absud kochen und im Verhältnis 1 : 1 mit Franzbranntwein vermischen. 1 dicke Zwiebel in Würfel schneiden, in die Flüssigkeit geben und zugedeckt über Nacht an einem warmen Ort ziehen lassen. Danach wird der Absud in eine Flasche abgeseiht. Mit diesem Klettenwurzelabsud reibt man täglich einmal die Kopfhaut ein.

Klettenwurzelöl

1 Liter gutes Olivenöl mit 3 Handvoll frisch ausgegrabener, gereinigter und zerkleinerter Klettenwurzeln in ein Glas füllen. Das verschlossene Gefäß (am besten ein großes Einmachglas) lässt man 14 Tage in der Sonne stehen, danach wird, am besten in 2 Flaschen, abgeseiht. Durch das Zufügen einiger Duftöltropfen wird das Klettenwurzelöl veredelt (es riecht angenehmer). Das Öl wird nach dem Kopfwaschen ins feuchte Haar einmassiert.

Hefepilzinfektionen

Auch bei gesunden Menschen befinden sich auf der Haut und den Schleimhäuten Hefepilze, die in einer geringen Anzahl nicht schädlich sind. Unter bestimmten Voraussetzungen vermehren sich jedoch die Hefepilze und werden schädlich. Es gibt verschiedene Ursachen, die das Auftreten von Hefepilzinfektionen begünstigen: ein geschwächtes Immunsystem, ein veränderter Hormonhaushalt oder diverse Grunderkrankungen. Ein Pilzbefall ist eine häufig auftretende Infektion, die vor allem an den Schleimhäuten mit Rötung, Entzündung, Juckreiz, Schuppung und Nässen der betroffenen Stelle auftritt. Das dortige feuchte Milieu bietet den Pilzen den idealen Nährboden. Zur Behandlung verschreibt der Arzt bei einer vaginalen Infektion Salben, Cremes, Tinkturen oder Zäpfchen. Wer sich mit natürlichen Heilmitteln behandeln will, sollte das mit dem Arzt besprechen und sich dann aus den folgenden Heilpflanzen die besten aussuchen und ausprobieren.

Welche Heilpflanzen helfen?

Salbei (Salvia officinalis)

Der Salbei beinhaltet verschiedene Substanzen, die Wirkung gegen Hefepilze zeigen.

Salbeitee

3 gehäufte, geschnittene und getrocknete Esslöffel Salbei mit 1 Liter kochendem Wasser überbrühen und zugedeckt 10 Minuten ziehen lassen. Den Tee in eine Wärmekanne abseihen und eine Tasse in kleinen Schlückchen trinken. Den restlichen kalten Tee für Intimspülungen verwenden.

Wichtig!

Diesen Tee darf man nur über eine kurze Zeit trinken. Salbei enthält „Thujon“, welches hochdosiert Krämpfe auslösen kann.

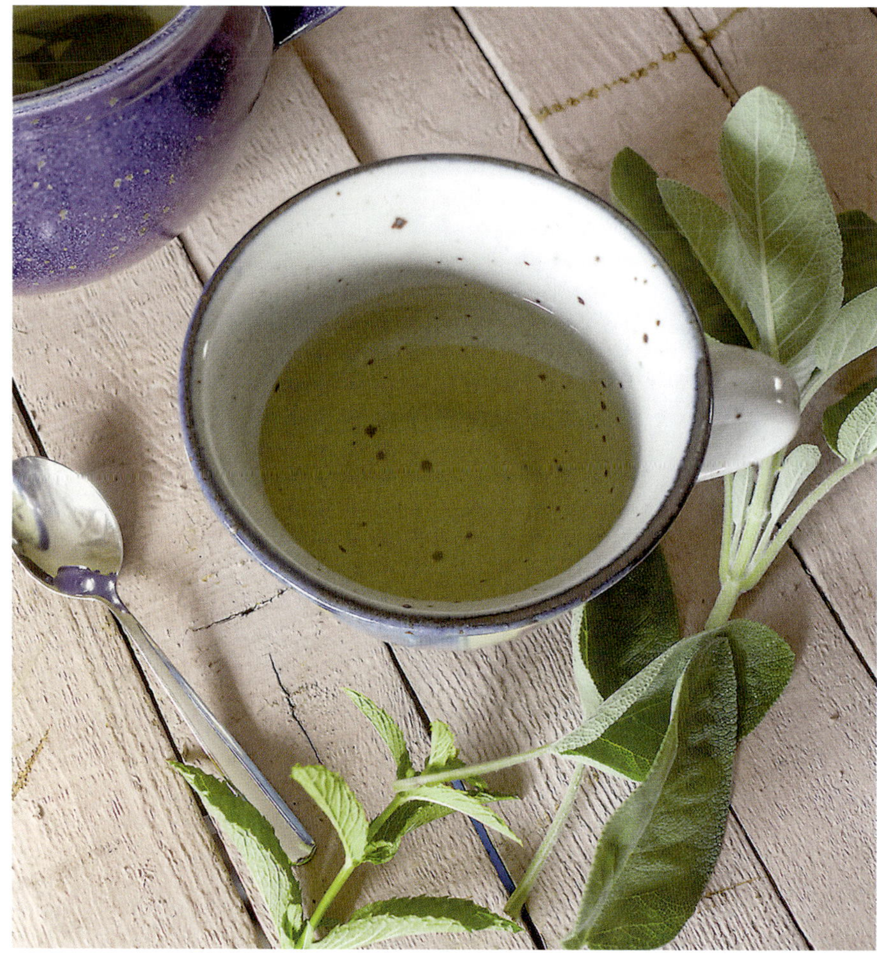

Salbeitee bei Hefepilzinfektion trinken

Knoblauch (Allium sativum)
Dieses sehr hilfreiche Antibiotikum bekommt nicht nur Bakterien, sondern auch Hefepilze, gut in den Griff. Ich empfehle 1 ganze Knolle täglich.

Knoblauchpüree
Knoblauch schälen, hacken, eine geschnittene Möhre und eine Tasse Möhrensaft hinzufügen. Das Ganze mit einem Pürierstab fein mixen und löffelweise einnehmen. Anschließend 2–3 Stiele Petersilie gegen den Geruch kauen.

Knoblauch-Preiselbeer-Saft
Knoblauch fein hacken, in Preiselbeersaft geben und löffeln. Damit der Knoblauchgeruch gebunden wird, sollte hinterher Petersilie gekaut werden.

Goldrute (Solidago virgaurea)
In Untersuchungen wurde bewiesen, dass die entzündungshemmende Goldrute bei Hefepilzinfektionen auch schon vorbeugend eingesetzt werden kann. Folgende Möglichkeiten stehen zur Verfügung:

- Man kann aus der Goldrute einen Tee zubereiten (siehe Seite 175) und diesen trinken,
- den Tee als Intimspülung verwenden oder
- von einer gekauften Tinktur 3-mal täglich 1 Teelöffel in etwas Wasser einnehmen

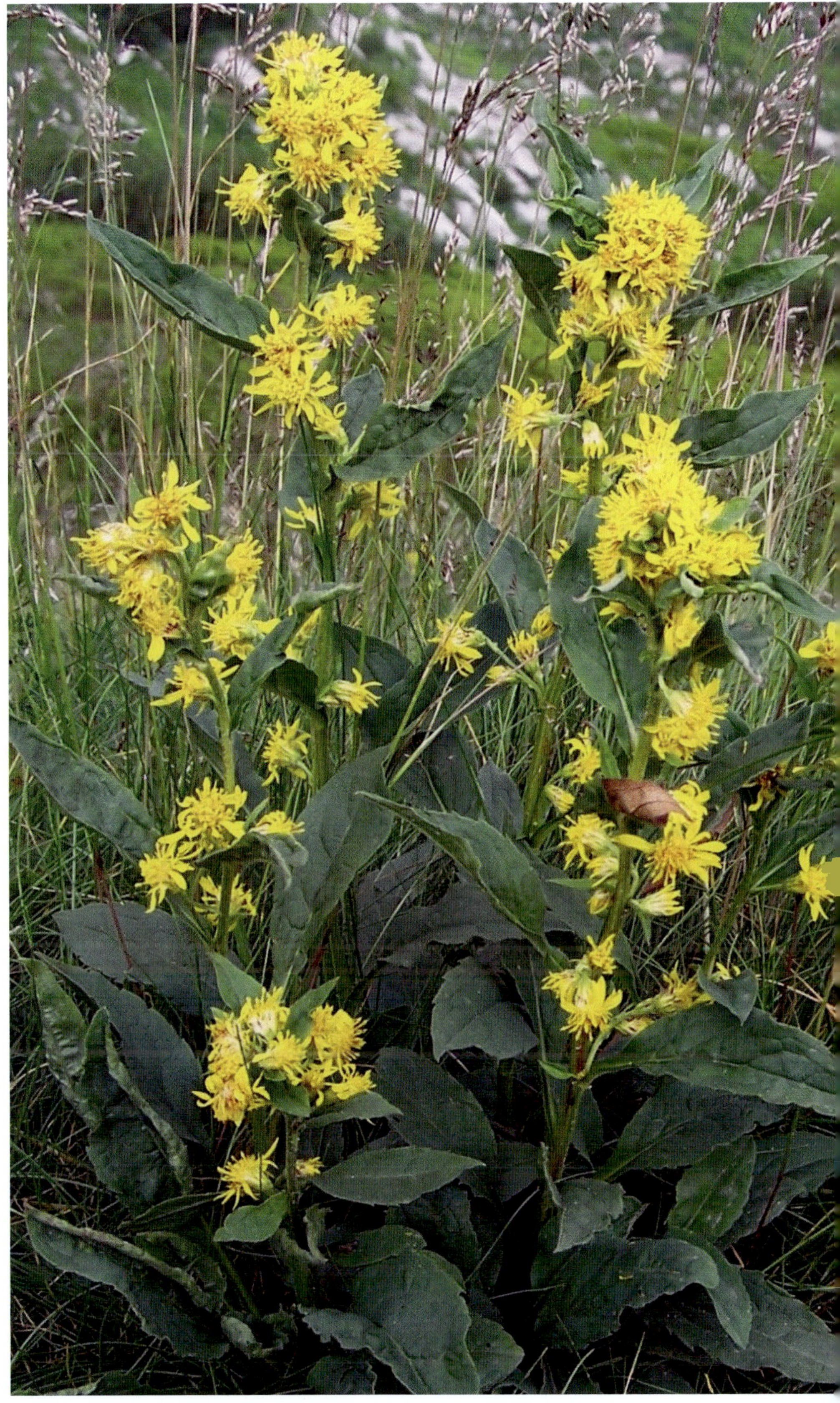

Es gibt verschiedene Arten der Goldrute. Die „Solidago virgaurea" wirkt gegen Entzündungen.

Kräutersuppe

Bei einer länger andauernden Hefepilzinfektion ist eine Kräutersuppe sehr hilfreich.

1 Liter Wasser
2 dicke Speisezwiebeln
4 Knoblauchzehen
3 Blätter frischer Salbei
2 Zweige frischer Thymian
1 Messerspitze gemahlene Nelken
1 Würfel Gemüsebrühe
Naturjoghurt

In einem ausreichend großen Topf Kokosöl schmelzen, gewürfelte Zwiebeln und gehackten Knoblauch dazugeben und beides dünsten. Dann das Wasser, den geschnittenen Salbei, den gezupften Thymian, die gemahlenen Nelken sowie 1 Liter Brühe hinzugeben und alles gemeinsam 10 Minuten leise köcheln lassen. Anschließend die Suppe vom Herd nehmen und in 4 Portionstassen verteilen. Jede Tasse garniert man obenauf mit 1 Esslöffel Naturjoghurt (mit rechtsdrehender Milchsäure) und frisch gemahlenem schwarzen Pfeffer aus der Mühle.

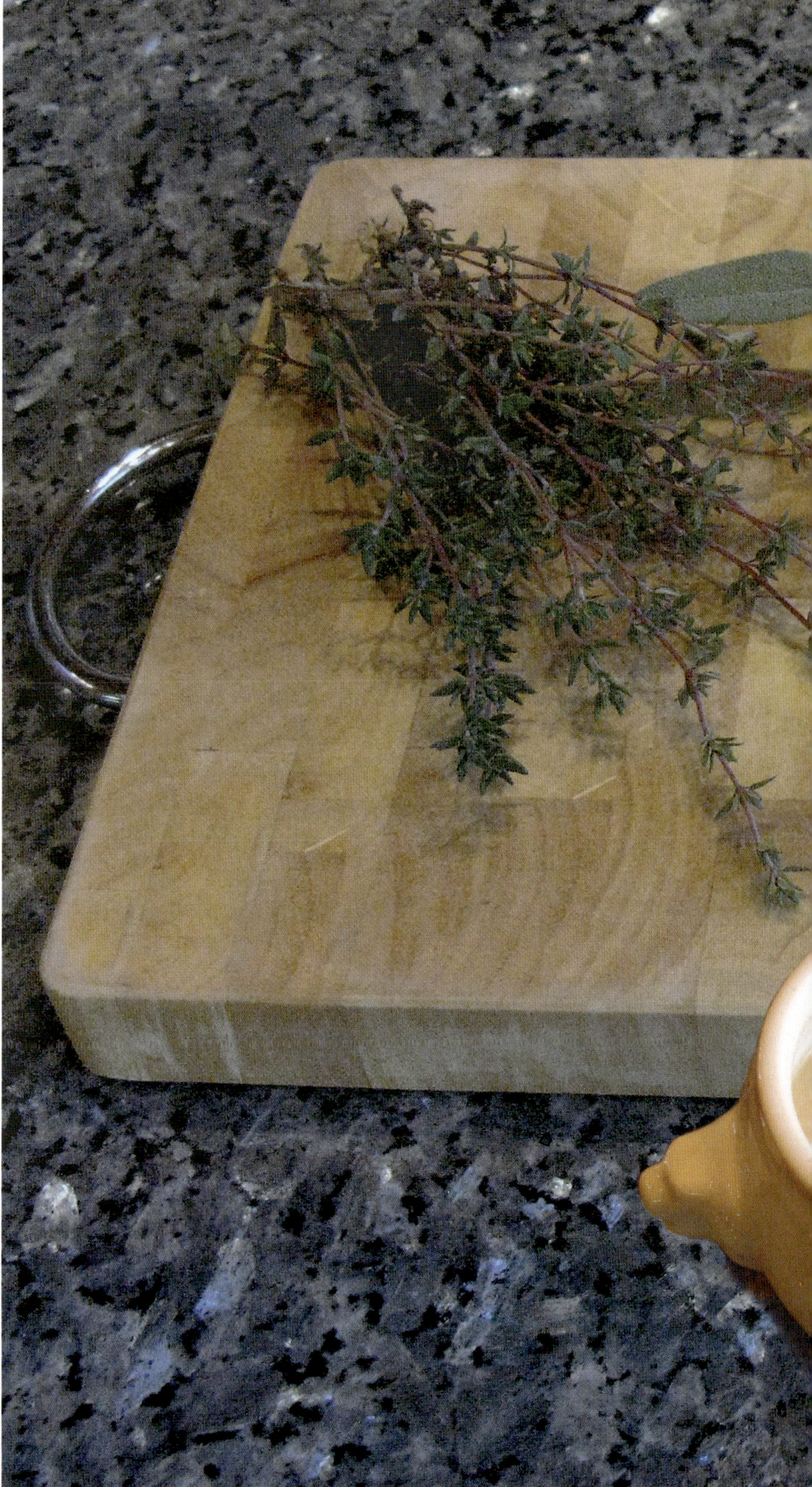

Zutaten für die Kräutersuppe

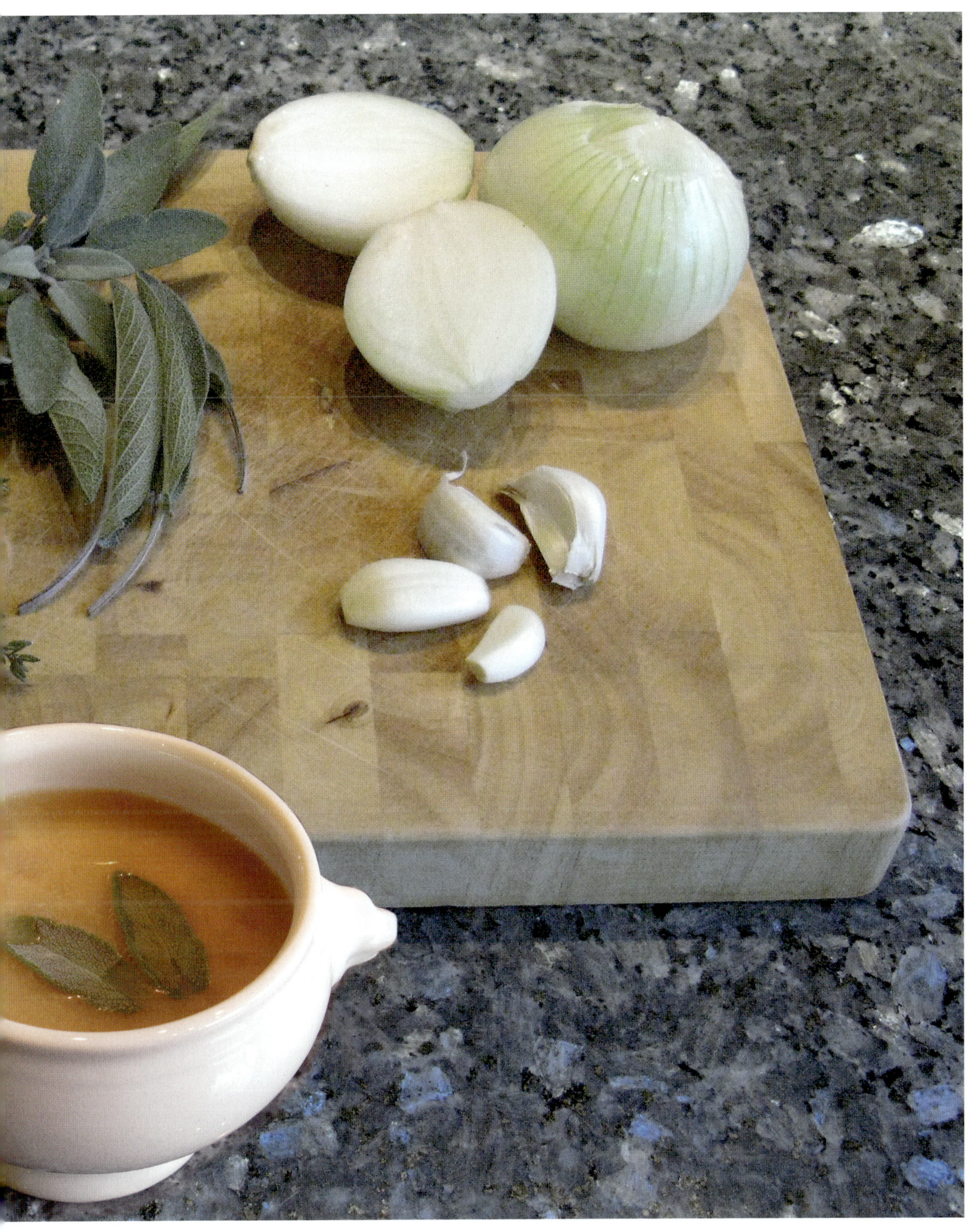

Kopfschuppen

Häufig sind Kopfschuppen ein lästiges Problem. Ich könnte mir vorstellen, dass die Ernährung dabei eine wesentliche Rolle spielt – ich kann mich nämlich nicht erinnern, dass ich jemals Schuppen hatte. Als Vegetarier und Vollwertköstler esse ich viel mehr Pflanzliches als ein Fleischesser.

Viele Pflanzen enthalten Biotin, auch Vitamin B7 genannt, das ein starker Wirkstoff gegen Schuppen sein soll. Sojabohnen sollen den höchsten Gehalt an Vitamin B7 aufweisen. Ich esse, wenn auch nicht täglich, so doch oft, Sojaprodukte und bin wahrscheinlich deswegen schuppenfrei.

Welche Heilpflanzen helfen?

Große Klette (Arctium lappa)

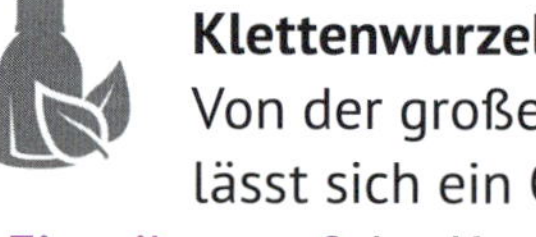

Klettenwurzelöl

Von der großen Klette lässt sich ein Öl (zum Einreiben auf der Kopfhaut) gegen Schuppen und schütteres Haar herstellen. Für die Herstellung verwendet man die kleinen Wurzeln vom ersten Jahr, nicht die große, zweijährige Pflanze. Ein größeres Schraubglas wird zur Hälfte mit gesäuberten und geschnittenen Wurzeln gefüllt. Als Zusatz gibt man das oberirdische Grün einer Pflanze dazu und bedeckt alles gut mit Olivenöl. Die verschlossene Flasche lässt man 6–8 Wochen in der Wärme stehen, öfters einmal schütteln. Nach dem Abseihen werden die Wurzeln und Blätter ausgedrückt und das Öl in dunkle kleine Flaschen gefüllt. Mit

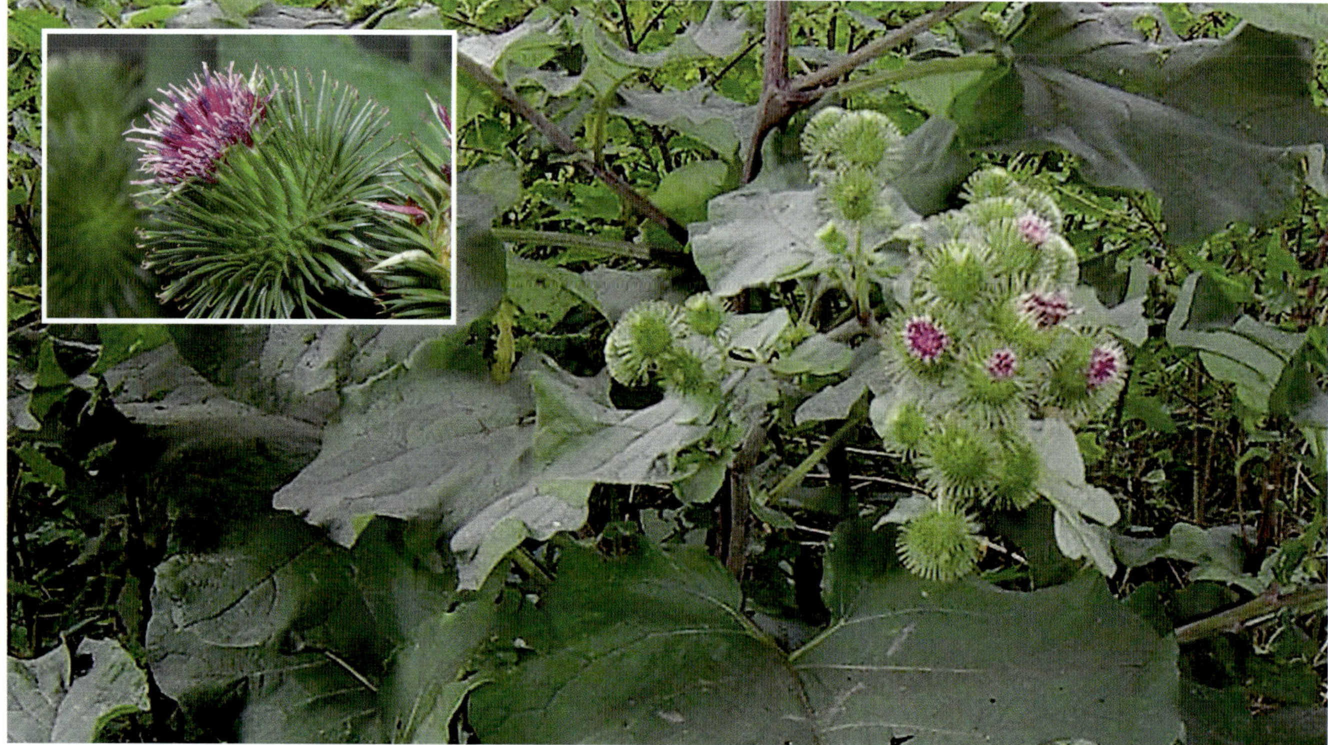

Große Klette

dem fertigen Klettenwurzelöl reibt man 2- bis 3-mal täglich die Kopfhaut ein.

Beinwell (Symphytum officinale)
Die im Beinwell enthaltene Substanz Allantoin soll gegen Schuppen wirken. Ob es ein Shampoo mit Beinwellauszügen gibt, weiß ich nicht. Man könnte sich aber ein Kräutershampoo kaufen, dem man einige Tropfen Beinwelltinktur (siehe Seite 81) beimischt, so hätte man ein wirksames Shampoo gegen Schuppen.

Kräutershampoo
Für dieses altbewährte Kräutershampoo je eine Handvoll frischen, sehr fein geschnitten Salbei und Rosmarin mischen und 24 Stunden in wenig Wasser ziehen lassen. Anschließend vermischt man die ausgepresste Flüssigkeit mit einem neutralen Shampoo.

Essig zum Einreiben
Apfel- und Weinessig sind zwei alte Hausmittel gegen Schuppen. Mit dem erwärmten Essig zuerst die Kopfhaut einreiben und dann die Haare mit Shampoo waschen.

Kräuteressig mit Süßholz
2 Handvoll geschnittenes Süßholz in eine Flasche geben und mit Essig übergießen. Nach einigen Tagen ist das Süßholz so gut durchgezogen, dass man den Kräuteressig abseihen und als Haarspülung benutzen kann.

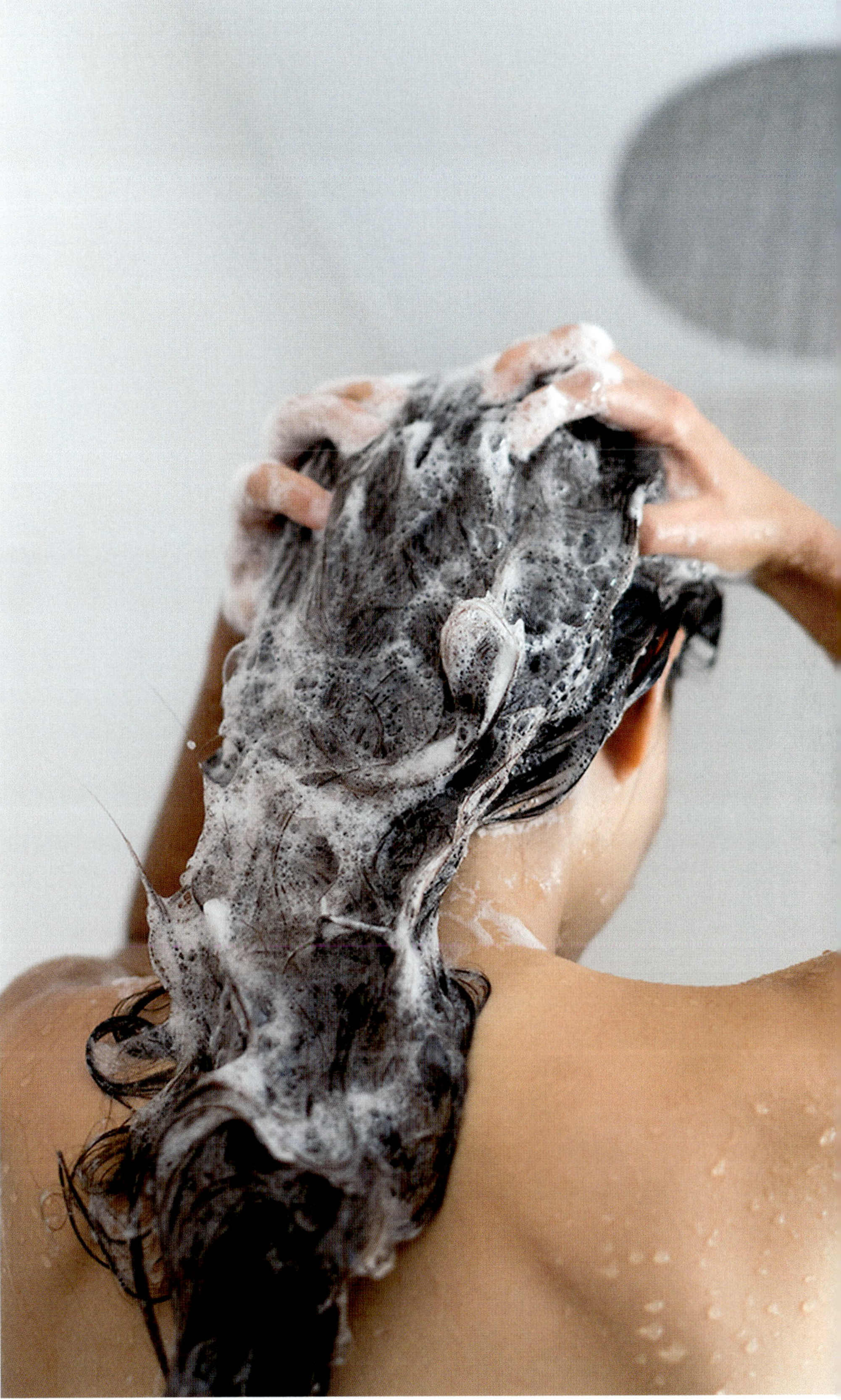

Ein Kräutershampoo kann gegen Schuppen helfen

Lippenherpes

Lippenherpes ist sehr ansteckend und durch schmerzhafte Bläschen gekennzeichnet, die vor allem an den Lippen oder am Übergang zwischen Lippenrot und Haut auftreten. Ursache ist eine Infektion mit dem Herpes-Simplex-Virus vom Typ 1. Nach der ersten, oft unbemerkt verlaufenden Ansteckung mit diesem Virus bleibt der Krankheitserreger lebenslang im Körper. Die typischen Herpesbläschen erscheinen an den Lippen. Zu Anfang der Erkrankung spürt man ein Brennen der Lippen und einen starken Juckreiz, später erscheinen kleine Pusteln, die sich zu schmerzhaften Bläschen vergrößern. Beim Aufplatzen sondern sie Eiter und Blut ab. Nach etwa einer Woche setzt der Heilungsprozess ein. Meistens fördert ein geschwächtes Immunsystem den Ausbruch der Erkrankung. Es gibt viele Heilpflanzen, die dieses wieder stärken können.

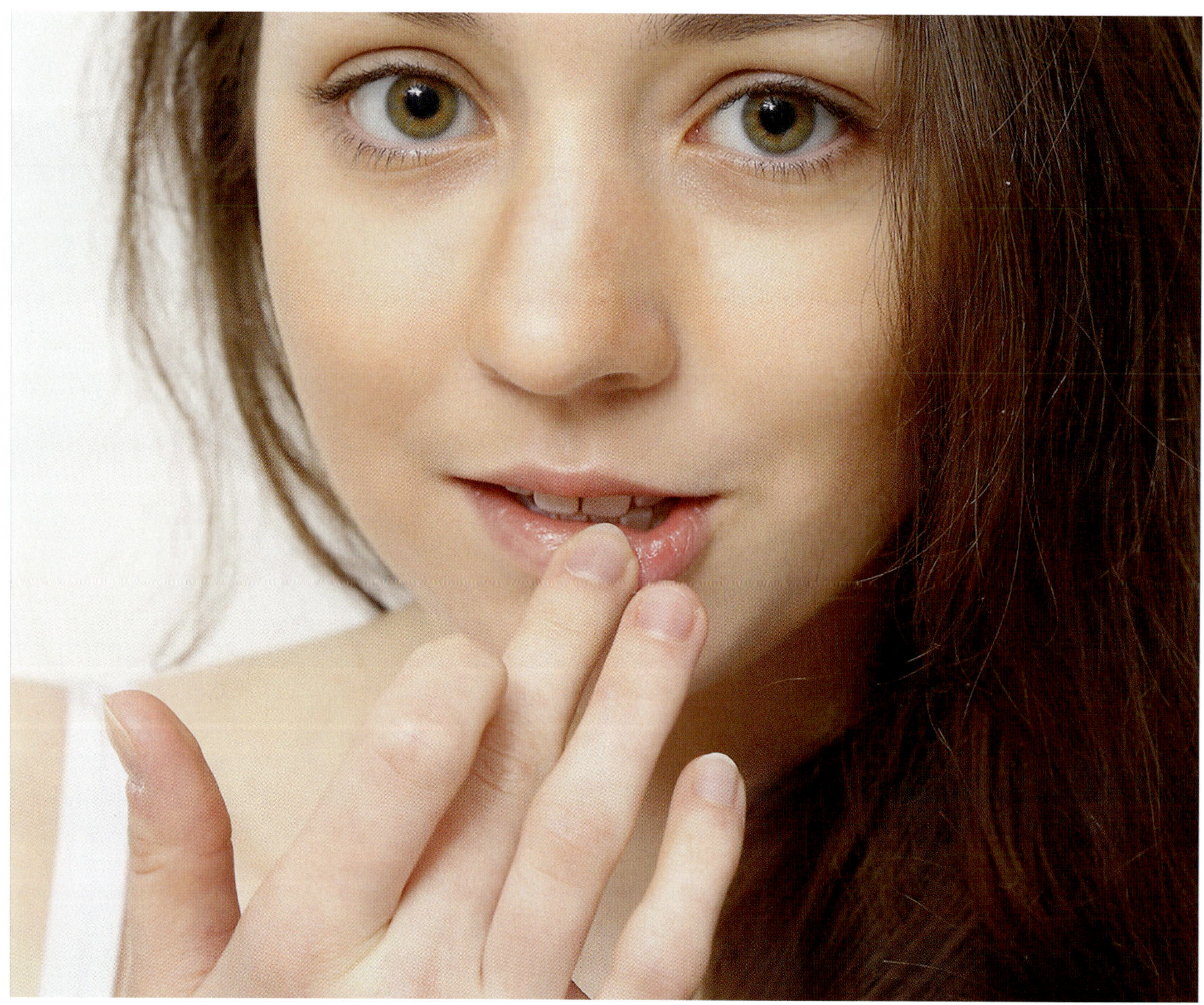

Lippenherpes ist nicht nur unschön, sondern auch sehr unangenehm

Welche Heilpflanzen helfen?

Melisse
(Melissa officinalis)
Diese Pflanze steht bei mir, bei Herpeserkrankungen, an erster Stelle, sei es die Gürtelrose (siehe Kapitel „Herpes Zoster“ auf Seite 104) oder Lippenherpes.

In der Apotheke kann man fertige Melissensalbe kaufen, die dann dünn auf die erkrankte Lippe aufgetragen wird. Man kann die Salbe jedoch auch leicht selbst herstellen (siehe Seite 107).

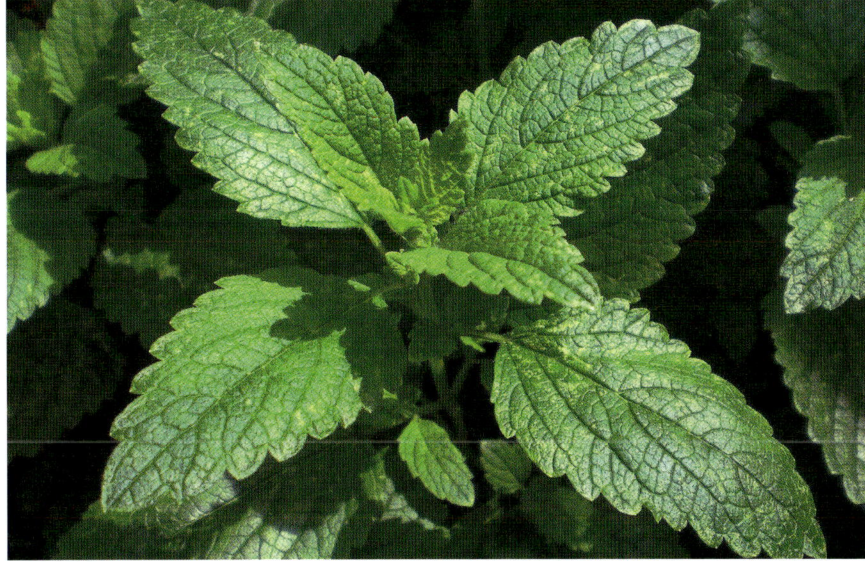

Melisse

Melissentee
2 Esslöffel getrocknetes Kraut mit ½ Liter kochendem Wasser übergießen und ziehen lassen. Mit dem abgekühlten Tee die Lippen betupfen.

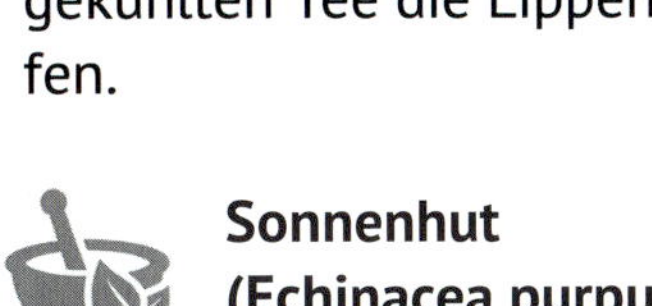

Sonnenhut
(Echinacea purpurea)
Man kann Tinkturen in der Apotheke kaufen oder selbst herstellen (siehe Seite 49).
Zur Stärkung des Immunsystems gibt man 3-mal täglich 10–15 Tropfen Tinktur in einen Melissentee (siehe oben) und trinkt diesen.

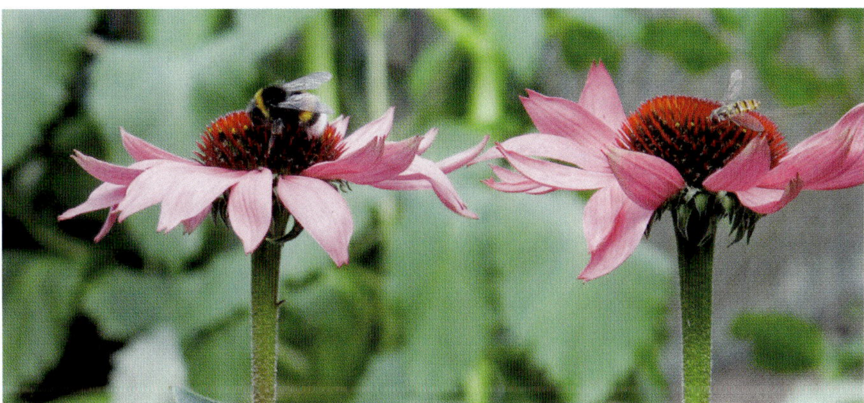

Roter Sonnenhut

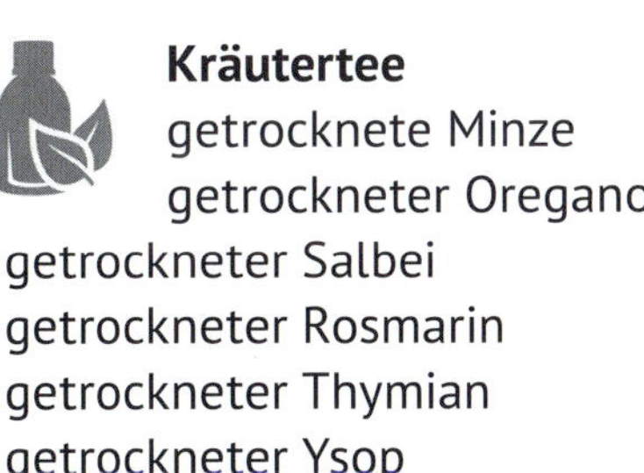

Kräutertee
getrocknete Minze
getrockneter Oregano
getrockneter Salbei
getrockneter Rosmarin
getrockneter Thymian
getrockneter Ysop

3–4 Kräuter auswählen und vermischen. 2 gehäufte Esslöffel der Mischung mit ½ Liter kochendem Wasser übergießen und bedeckt 10 Minuten ziehen lassen. Nach dem Abseihen tupft man den Tee vorsichtig mit einem Wattestäbchen auf die erkrankten Stellen.

Was sonst noch hilft

Säfte aus Birnen, Äpfeln, Trauben, Pflaumen oder enthalten antibakteriell wirkende Bestandteile. Seit 2004 ist wissenschaftlich nachgewiesen, dass die Früchte und Säfte der Holunderbeere und des Granatapfels antiviral wirksame Inhaltsstoffe besitzen, die auch Viren erfolgreich bekämpfen.

Nesselausschlag, Nesselsucht

Es kann für einen Arzt manchmal schwierig sein, herauszufinden, was einen Nesselausschlag ausgelöst hat. Wenn jemand in Brennnesseln gefallen ist, benötigt man keinen Arzt, um die Ursache herauszufinden. Wenn uns das als Kind passierte, hat unsere Mutter uns Essiglappen auf die Quaddeln gelegt. Es dauerte aber eine Weile, bis es nicht mehr juckte und brannte. Schuld an der Entstehung dieser Quaddeln ist die Substanz Histamin, die in winzigen Mengen durch das Abbrechen der kleinen Härchen auf den Brennnesselblättern in die Haut eindringt.

Weitere Auslöser für eine Nesselsucht können Medikamente, die Sonnencreme oder auch Kosmetik sein. Oft lässt sich nicht eindeutig herausfinden, was die Ursache für eine Nesselsucht ist. Jeder, der damit geplagt ist, sollte sich selbst beobachten und sich merken, womit er in Berührung kommt und was für Speisen er zu sich nimmt. Auch Nahrungsmittel können eine Nesselsucht verursachen, zum Beispiel: Milchprodukte, Getreide, Erdbeeren, Fisch, Nüsse, Honig, Eier und verschiedene Gewürze.

Um wieder eine gesunde Haut zu erlangen, verschreibt der Arzt Medikamente, ebenso können rezeptfreie Heilmittel helfen. Als Alternative bieten sich aber auch Kräuter aus der Natur an.

Welche Heilpflanzen helfen?

Brennnessel (Urtica)
Gerade die Brennnessel, die Quaddeln verursacht, wird dabei eingesetzt, innerlich und in gekochter Form Quaddeln zu vertreiben.

Brennnesseltee aus frischen Blättern
Für den Tee nimmt man einige Triebspitzen, übergießt diese mit kochendem Wasser und lässt sie 10 Minuten bedeckt ziehen. Nach dem Abseihen wird der Tee schluckweise getrunken.

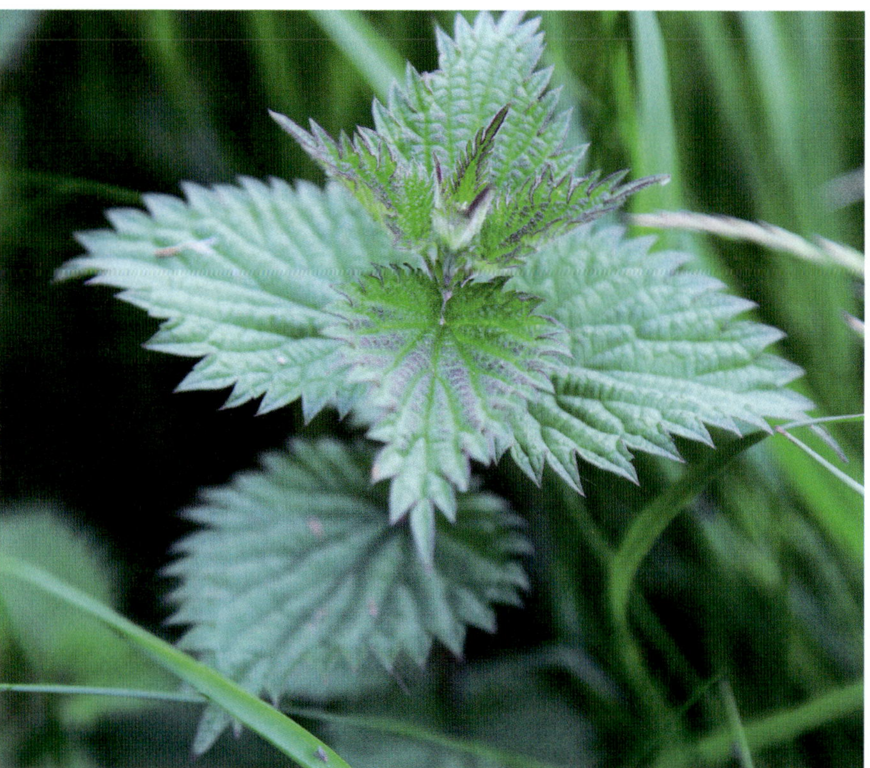

Brennnesseltee hilft bei vielen Leiden

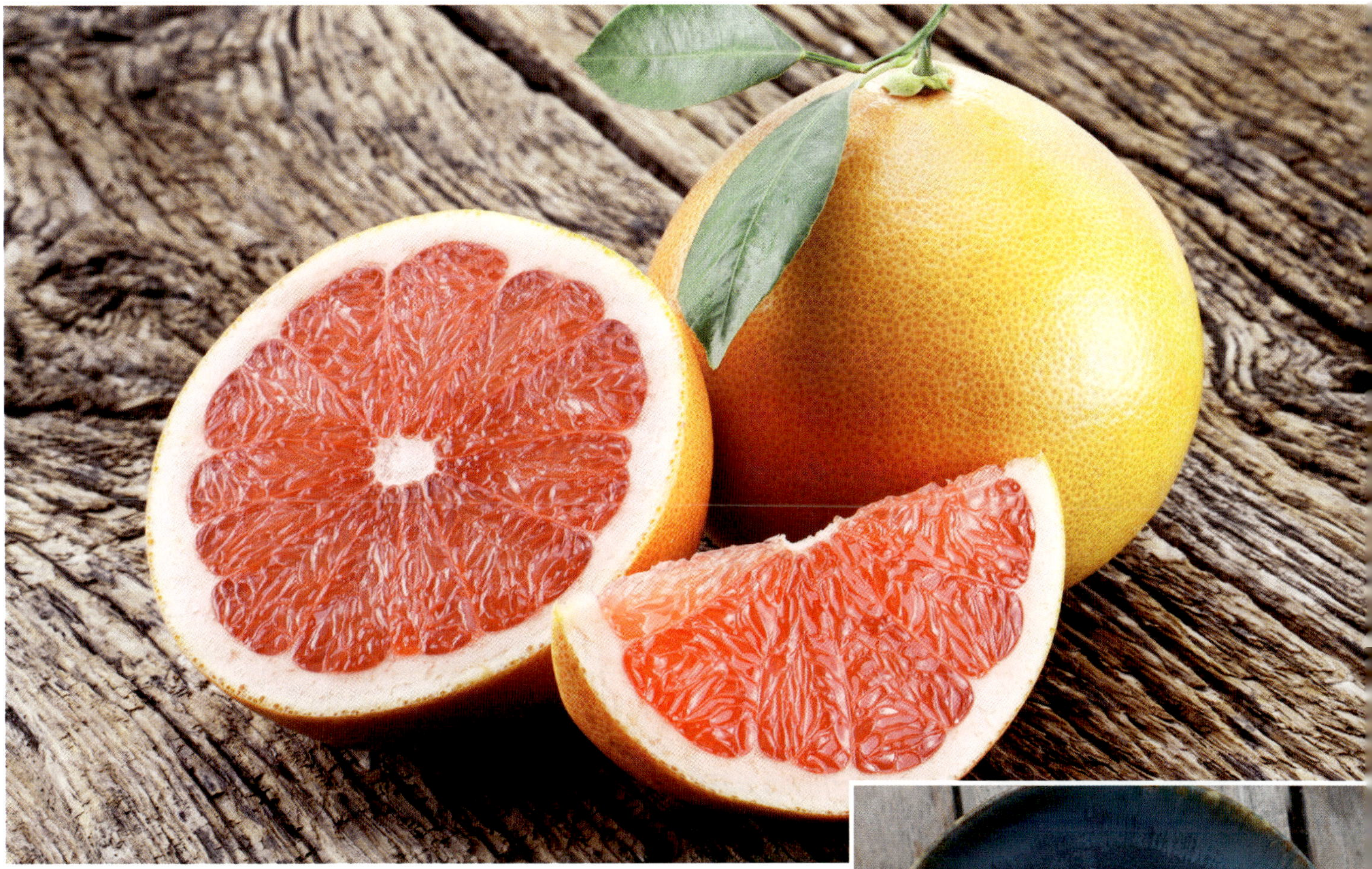

Essen Sie viel frisches Obst wie Grapefruit und Feigen oder auch Passionsfrucht

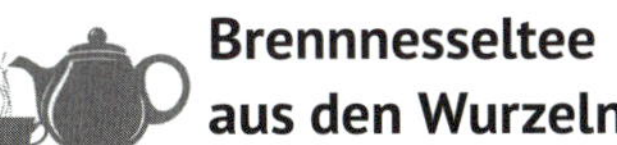

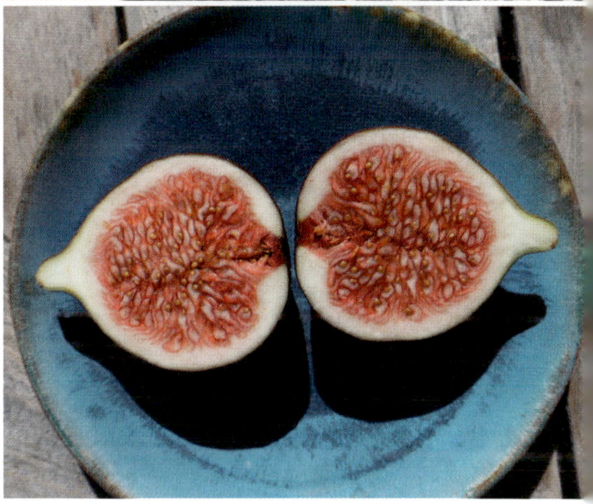

Brennnesseltee aus den Wurzeln

Untersuchungen haben ergeben, dass die Brennnesselwurzeln noch hilfreicher sind. Nach dem Ausgraben werden sie gereinigt, in kleine Stücke geschnitten und mit kaltem Wasser angesetzt. Den Tee lässt man 5 Minuten köcheln und bedeckt noch 10 Minuten ziehen, bevor man ihn abgeseiht schluckweise trinkt. Die Wurzeln können auch getrocknet verwendet werden.

Kräuterteemischung

frisches Echinacea
frischer Estragon
frisches Basilikum
frischer Thymian
frische Schafgarbe
frischer Ginkgo
frischer Fenchel

Von jedem Kraut 1 gehäuften Esslöffel nehmen, vermischen und mit 1½ Liter kochendem Wasser übergießen. Alles bedeckt 10 Minuten ziehen lassen, abseihen und schluckweise 2 Tassen trinken.
Den restlichen Tee schüttet man als Zusatz ins Badewasser.

Was sonst noch hilft

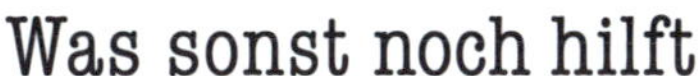

Auch der Verzehr bestimmter Obstsorten kann Linderung bringen:

- Grapefruit
- Feige
- Passionsfrucht

Neurodermitis (Ekzem)

Für einige Hautkrankheiten wie Neurodermitis, Ekzeme oder Hautausschläge könnten innere Störungen die Ursache sein. Wenn die Leber, die Nieren oder der Dickdarm nicht richtig funktionieren, versucht der Körper, Gift- und Schadstoffe über die Haut auszuscheiden. Dann sollte nicht nur die Haut – also äußerlich – behandelt werden, sondern auch der Körper von innen heraus. Puder und Salben können zwar die Haut etwas beruhigen, aber es wird, bevor nicht die Ursachen behoben sind, nicht von Dauer sein.

Aus diesem Grund müssen Sie als Erstes die Lebensweise und Ernährung überdenken und ändern! Auf industriell hergestellte Nahrungsmittel mit ihren mehr oder weniger schädlichen Konservierungsstoffen muss ganz verzichtet werden. Nach Möglichkeit sollten Sie das Essen täglich selbst frisch zubereiten, so wissen Sie auch, was Sie essen. Die Nahrungsmittel sollten möglichst basisch sein, viel frisches Obst, Gemüse und Vollkornprodukte. Es wäre auch von Vorteil, wöchentlich einen Obsttag einzulegen. Auf Fleisch und Wurst sollte möglichst verzichtet werden, auch auf Zucker und weißes Mehl und auf alles, was daraus hergestellt ist. Wichtig ist auch eine gute Verdauung, die sich aber nach der Umstellung von selbst reguliert.

Welche Heilpflanzen helfen?

Reinigungstee
Stiefmütterchenkraut
Brennnesselblätter
Klettenwurzeln
Walnussblätter
Schlehenblüten
(Fotos siehe Seiten 122/123)

Die Kräuter zu gleichen Teilen von einem Apotheker vermengen lassen. Von dieser Mischung 1 gehäuften Esslöffel mit 1 Liter kochendem Wasser übergießen, 10 Minuten bedeckt ziehen lassen, in eine Wärmekanne abseihen und den Tee über den Tag verteilt trinken. Nach einer 3- bis 4-wöchigen Teekur haben die Ausscheidungsorgane ganze Arbeit geleistet und den Organismus von allen Schlacken gereinigt.

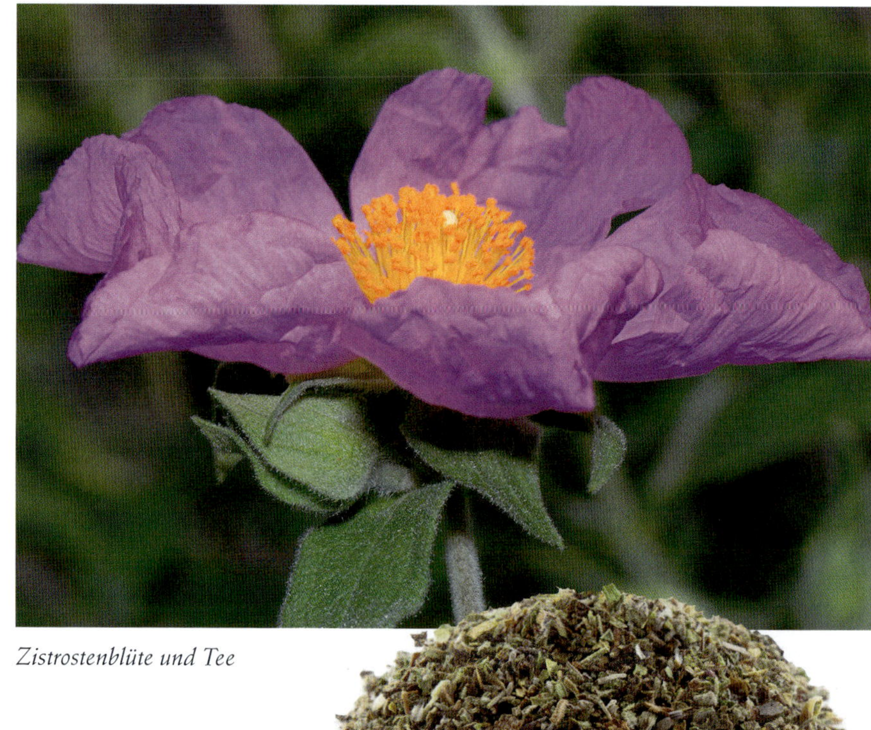

Zistrostenblüte und Tee

Ziegenmilch

Gerade bei Neurodermitis hilft es, vor dem Schlafengehen ein Bad in Ziegenmilch zu nehmen. Es beruhigt über Nacht das Jucken am Körper.

Ziegenmilchbad

250 ml Ziegenmilch und 1 gehäuften Esslöffel gutes Olivenöl vermischen und als Zusatz in das Badewasser geben. Das Bad sollte nur etwa 10 Minuten dauern, nach dem Trockentupfen legt man sich sofort ins Bett.

Zistrose (Cistus incanus)

Die Zistrose wird zur Behandlung von Neurodermitis und Viruserkrankungen, zur Darmsanierung, gegen Hautalterungen, Darmkrebs und Halsentzündung eingesetzt. Außer Tee gibt es Salben und Cremes, die man in der Apotheke kaufen kann. Bei Neurodermitis ist die Zistrose am wirkungsvollsten. Die betroffenen Stellen werden mit erkaltetem Tee gewaschen, abgetupft und danach mit Zistrosensalbe leicht eingerieben. Zistrosencreme verwendet man im Gesicht, weil sie nicht so fettig ist. Ebenso ist der Zistrosentee, den man im Reformhaus oder Naturkostladen kaufen kann, hilfreich, davon trinkt man täglich 3–4 Tassen.

Was sonst noch hilft

In den Fruchtständen des Bärlapp (Lykopodium clavatum) wächst ein feines Sporen-Pulver, das sich gut als Puder gegen allerlei Hautkrankheiten eignet. Das Lykopodium-Pulver gibt es in der Apotheke (siehe auch Seite 134/135).

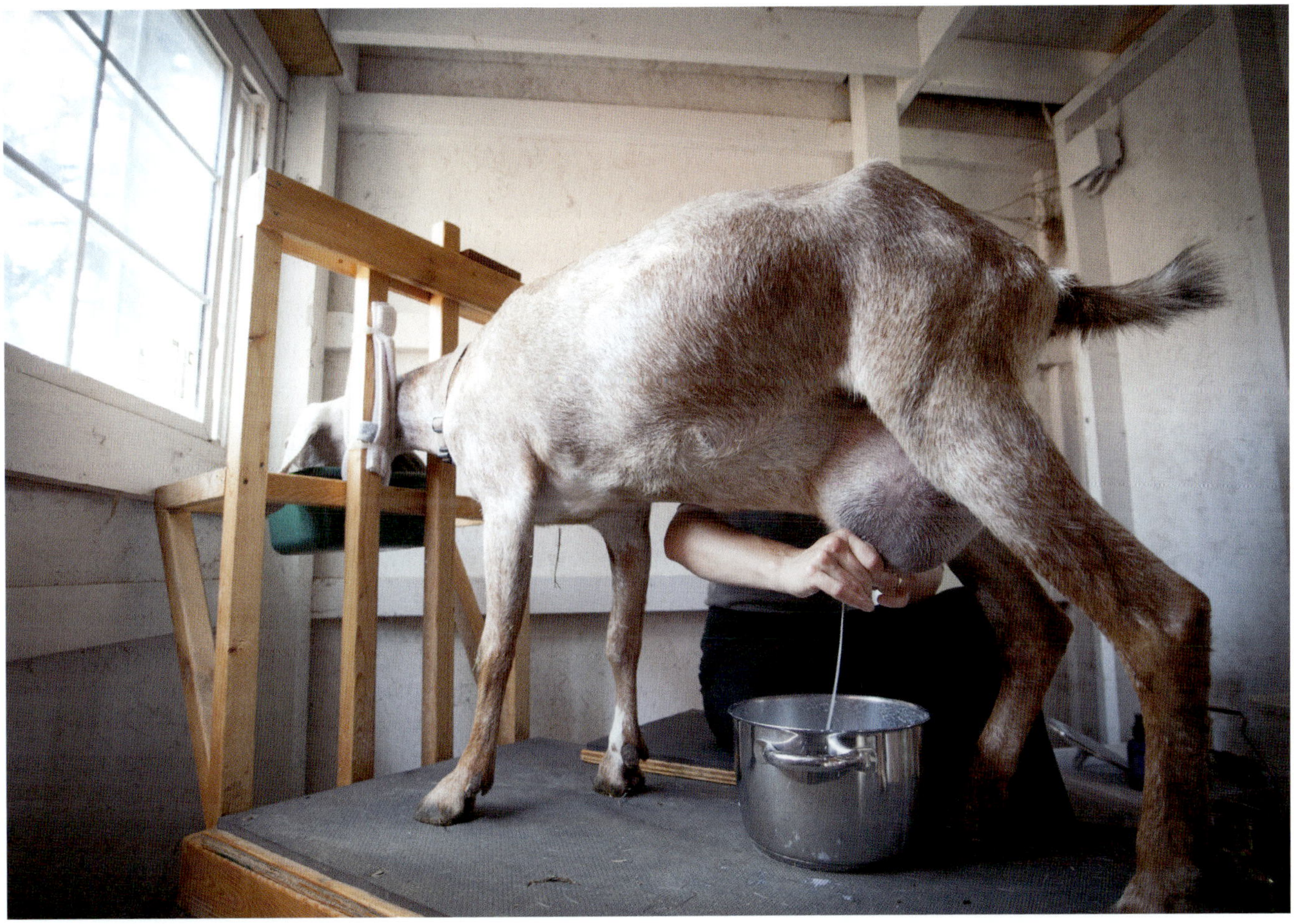

Hier gibt es frisch gemolkene Ziegenmilch

Fotos zu Reinigungstee auf Seite 120

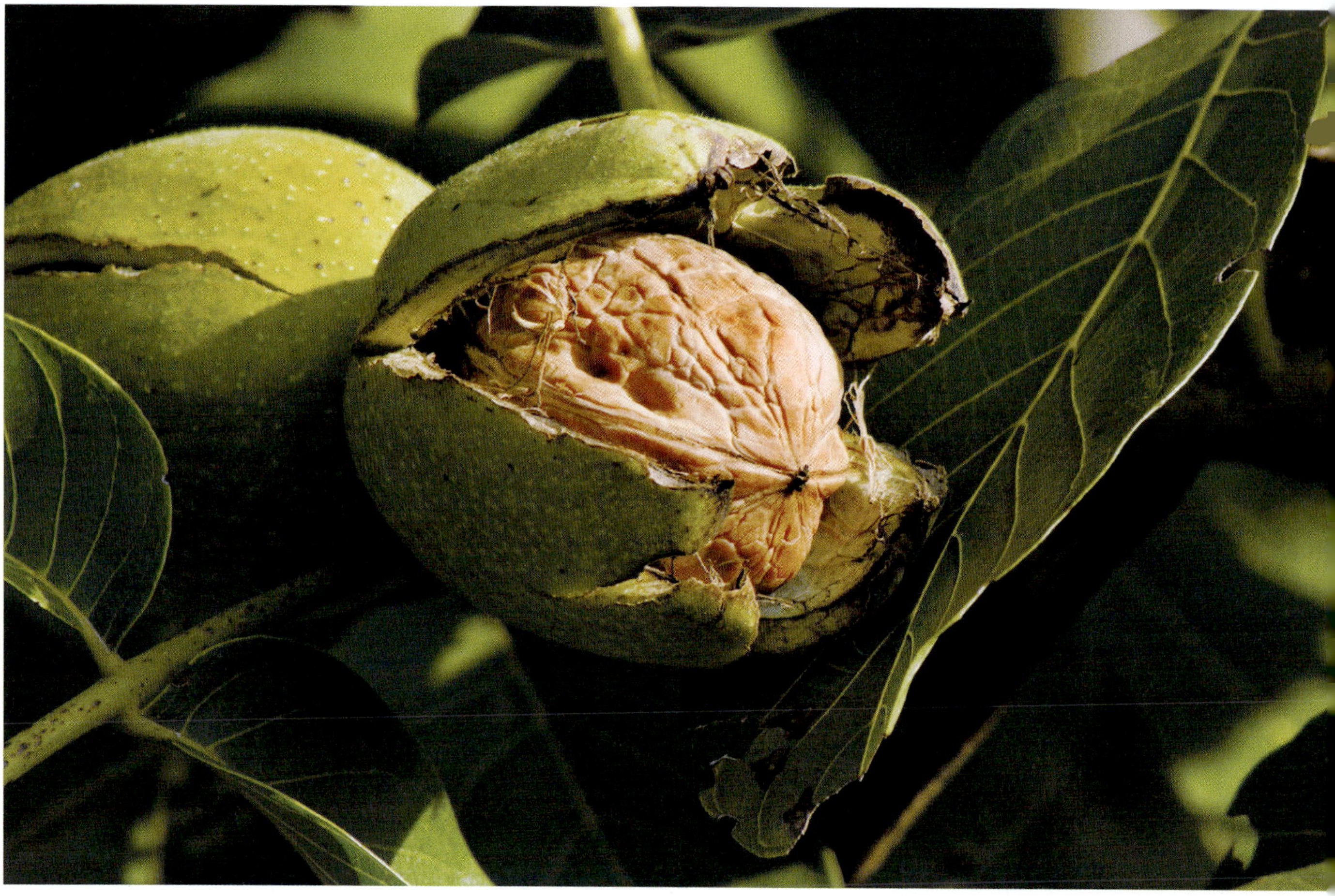

Walnuss

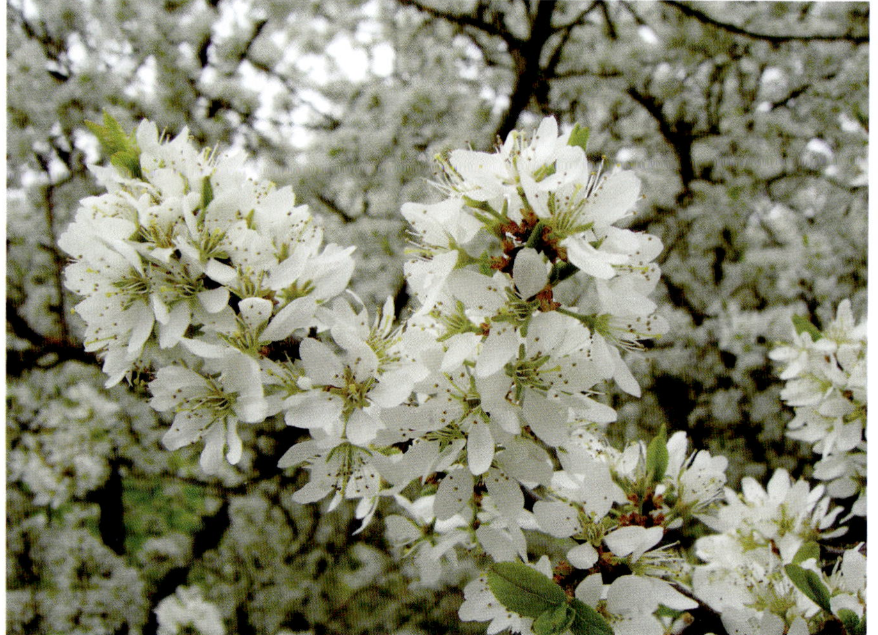

Schlehenblüten

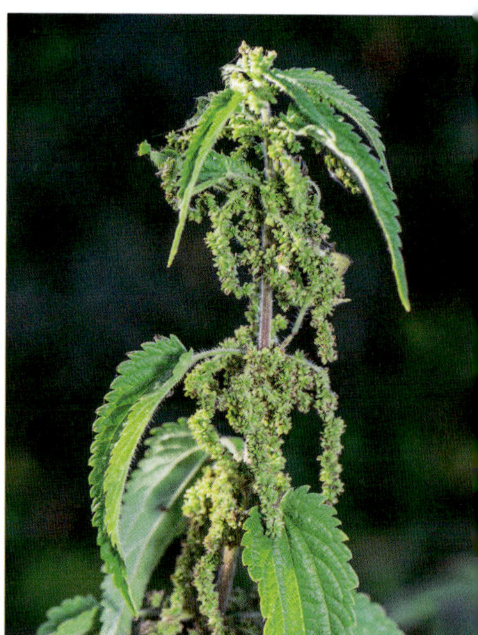

Brennnessel

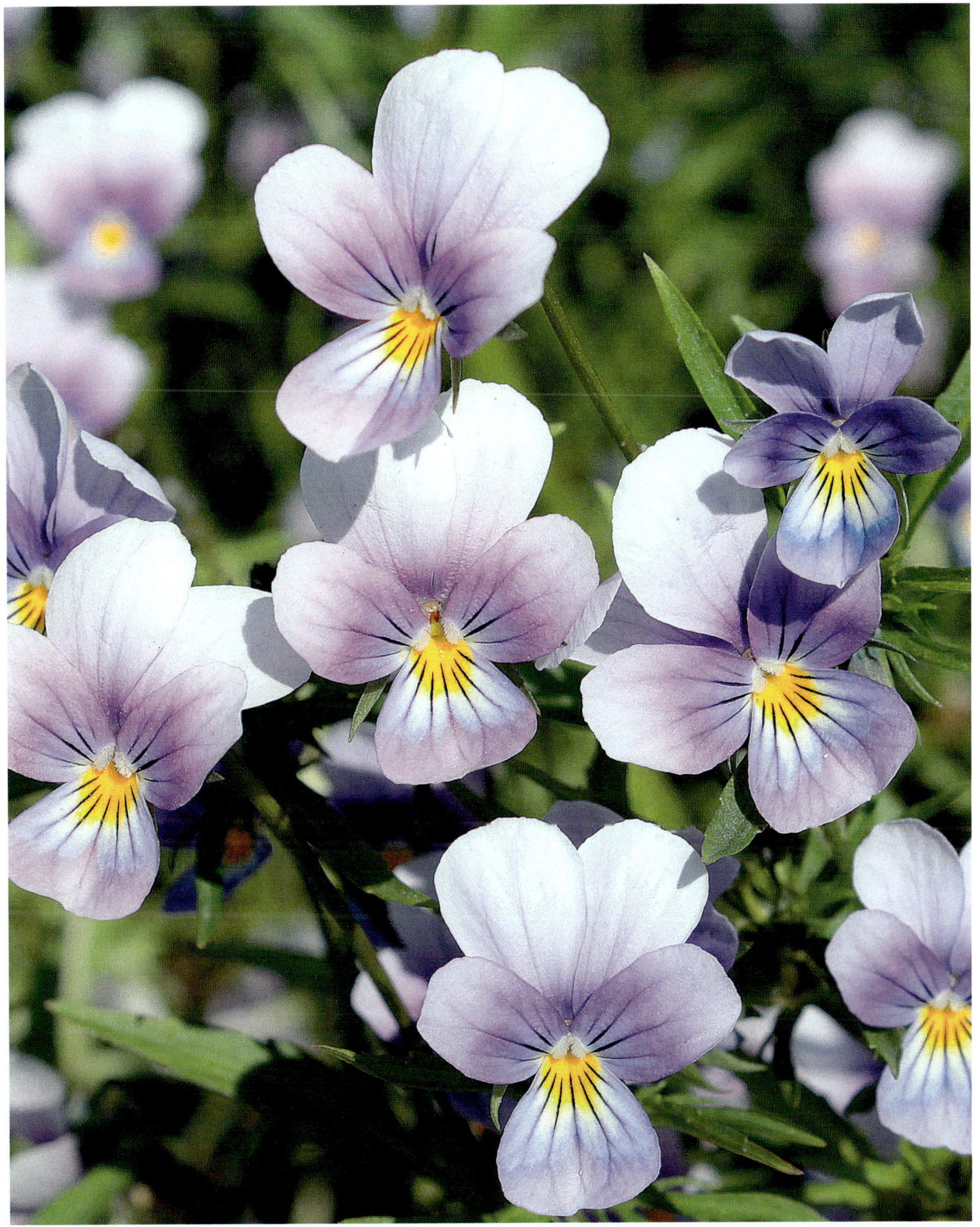

Stiefmütterchen

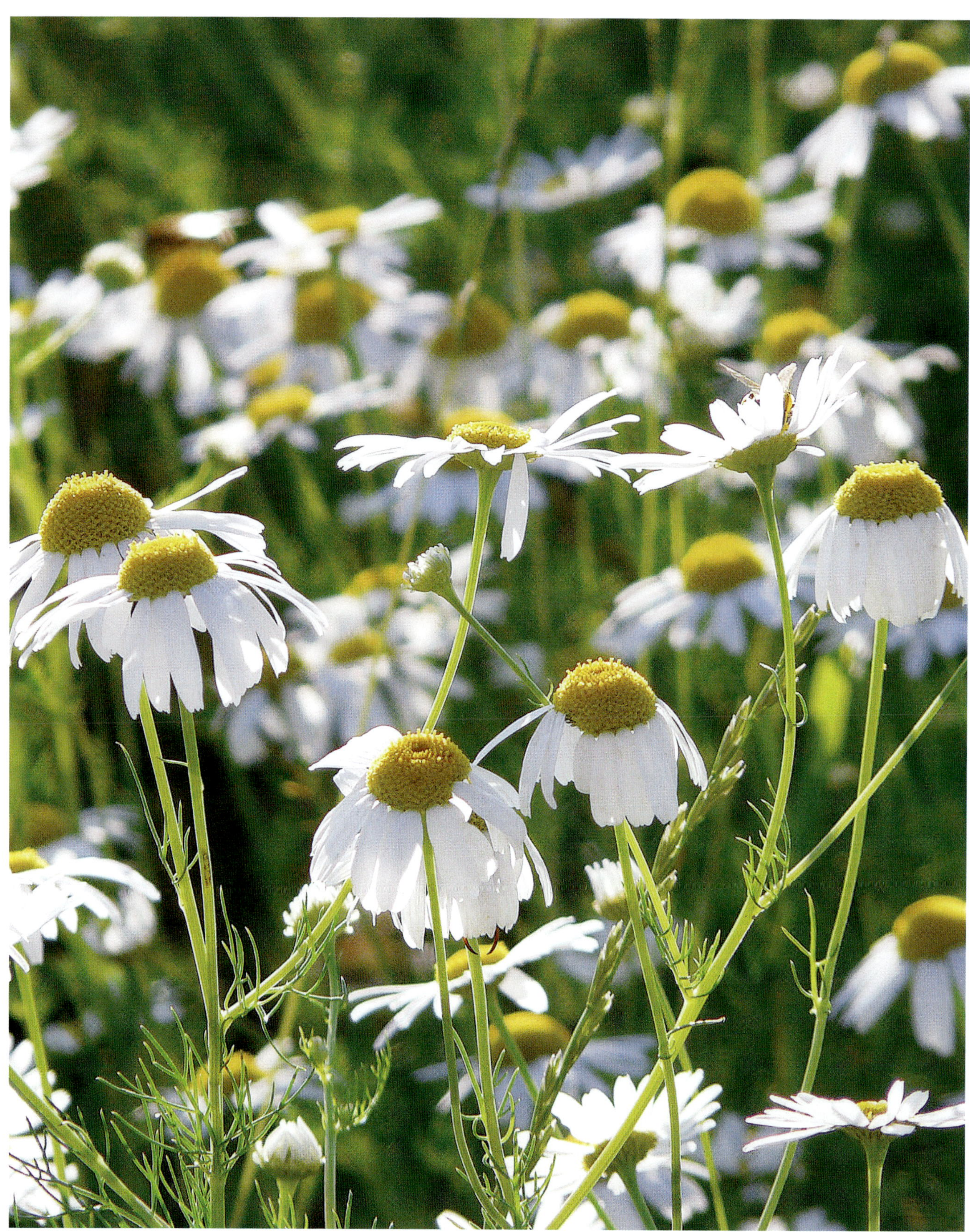

Die Echte Kamille ist eine Heilpflanze, die in keinem Haushalt fehlen sollte

Schuppenflechte (Psoriasis)

Die Schuppenflechte ist eine sehr unangenehme Angelegenheit, da nicht nur die Haut, sondern auch Gelenke und andere Organe wie Leber, Herz oder Lunge betroffen sein können. Diese erblich veranlagte Hauterkrankung ist nicht ansteckend und wird meist durch persönliche und umweltbedingte Ursachen (Stress, Alkohol, Infektionen, Medikamente, Verletzungen, Hormonschwankungen etc.) ausgelöst. Leider haben Ärzte nicht allzu viele Behandlungsmöglichkeiten anzubieten, eventuell stellen sie sogar eine falsche Diagnose.

Die gewöhnliche Schuppenflechte zeigt sich auf der Kopfhaut und überall da, wo die Haut in Falten liegt, wie in der Armbeuge, den Kniekehlen, manchmal auch an Händen und Fußsohlen. Die Krankheit juckt „nur“ und hinterlässt keine Narben. Normalerweise werden die Hautzellen etwa alle vier Wochen ersetzt. Bei Psoriasis verläuft dieser Prozess allerdings viel schneller, sodass sich die Haut ständig schuppt. Sonnenlicht kann zur Heilung beitragen, aber man geht dann auch das Risiko ein, an Hautkrebs zu erkranken. Es ist auffällig, dass hellhäutige Personen anfälliger für diese Erkrankung sind als dunklere Hauttypen.

Die Schuppenflechte sollte immer von einem Arzt oder Heilpraktiker überwacht werden, begleitend können aber verschiedene Kräuter zur Linderung eingesetzt werden. Man sollte einfach ausprobieren, was der Haut guttut.

Welche Heilpflanzen helfen?

Bischofskraut (Ammi visnaga)
Bischofskraut wird auch Zahnstocher-Knorpelmöhre oder Zahnstocher-Ammei genannt. Es ist ein Doldenblütler, dessen einzelne Doldenstiele so stabil sind, dass man sie tatsächlich als Zahnstocher nutzen kann. Das Bischofskraut besitzt Inhaltsstoffe, die einer Schuppenflechte entgegenwirken, es muss aber frisch verwendet werden. Man reibt die erkrankte Haut mit der zerstoßenen Pflanze ein und lässt es eintrocknen, anschließend hält man sich in der Sonne auf. Bischofskraut ist leicht im eigenen Kräutergarten anzusiedeln.

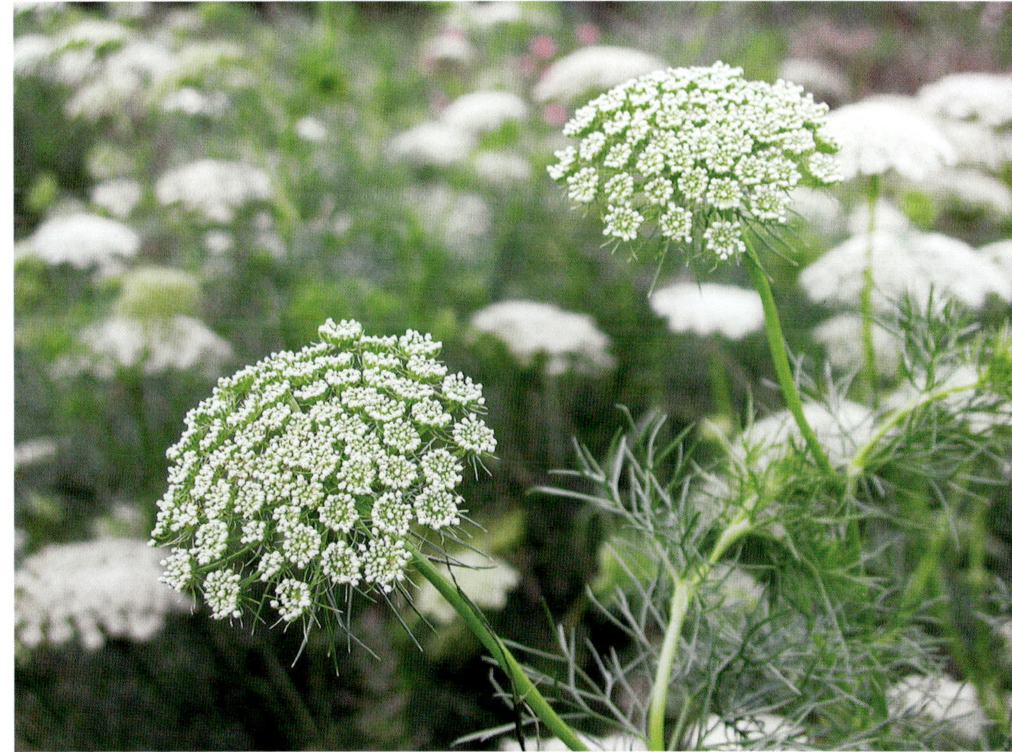

Blütenstand des Bischofskrauts

Echter Engelwurz (Angelica archangelica)
Mit einem Stück Engelwurz und weiteren Wurzelgemüsen wie Sellerie, Fenchel, Pastinake und Möhre bereitet man einen Salat.
Für einen Saft zerkleinert man alles in der Küchenmaschine zu Mus und gibt noch etwas Wasser hinzu.

Auch nach diesem Verzehr sollte man sich eine Weile in der Sonne aufhalten.

Kamille (Matricaria recutita oder Matricaria chamomilla)
Ärzte, die naturheilkundlich behandeln, sind oft der Meinung, dass Kamille bei Schuppenflechte hilfreicher ist als jegliche Chemie, denn in ihr sind Wirkstoffe, die entzündungshemmend wirken. Kamillentee kann äußerlich zum Waschen oder Betupfen verwendet werden, man kann ihn aber auch trinken. Apotheken bieten Tees und Tinkturen zum Kauf an, eine gute Alternative ist die selbst gesammelte und getrocknete Kamille. Menschen, die allergisch auf Korbblüten reagieren, sollten Kamille jedoch meiden.

Hafer (Avena sativa)
Ein sehr beliebtes Hausmittel gegen den Juckreiz ist Hafermehl oder -paste.

Haferpaste
Der frische Biohafer wird fein gemahlen und mit etwas Wasser zu einer Paste verrührt. Diese wird dann auf die kranken Körperteile aufgetragen und ca. 2 Stunden mit einem Leinentuch bedeckt, danach warm abduschen.

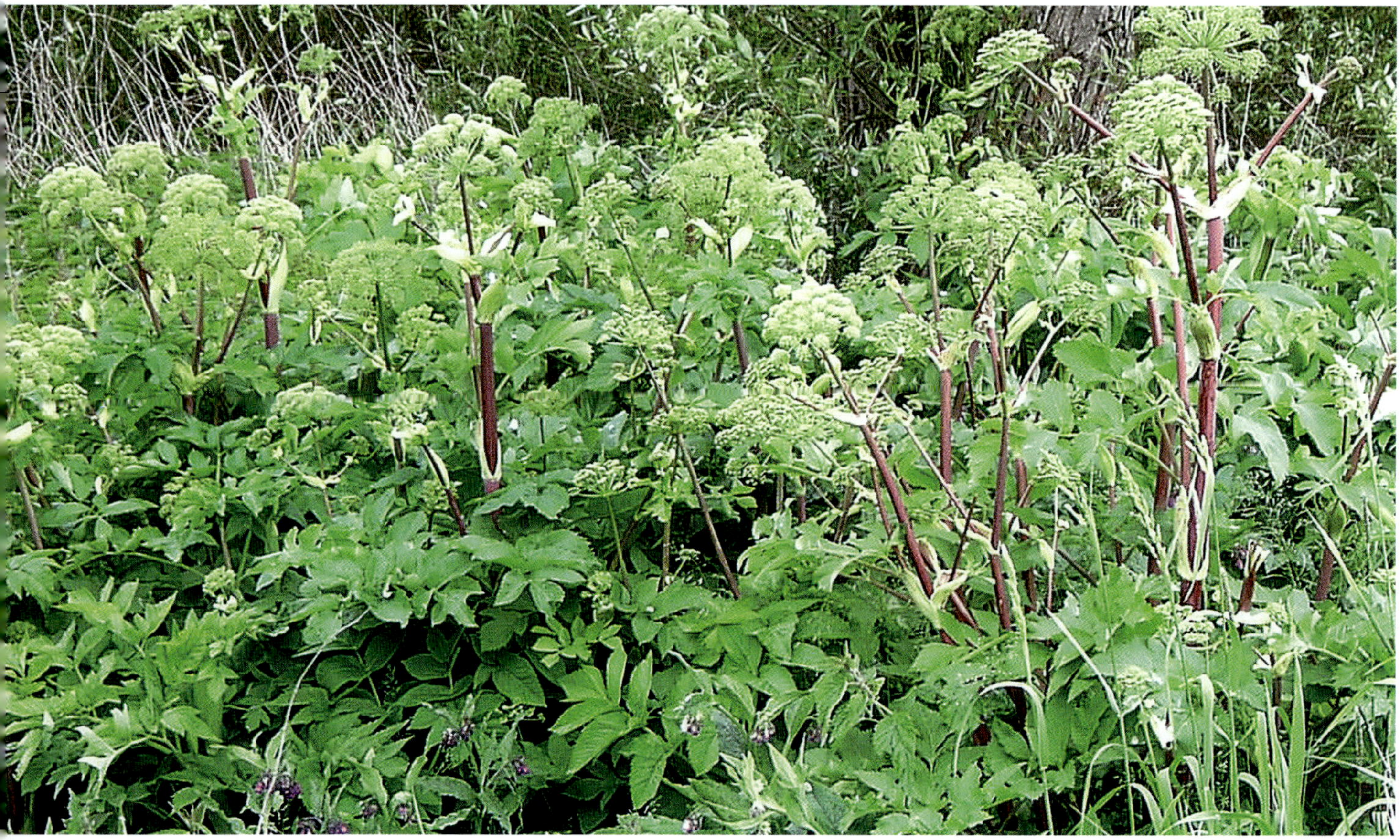

Echter Engelwurz

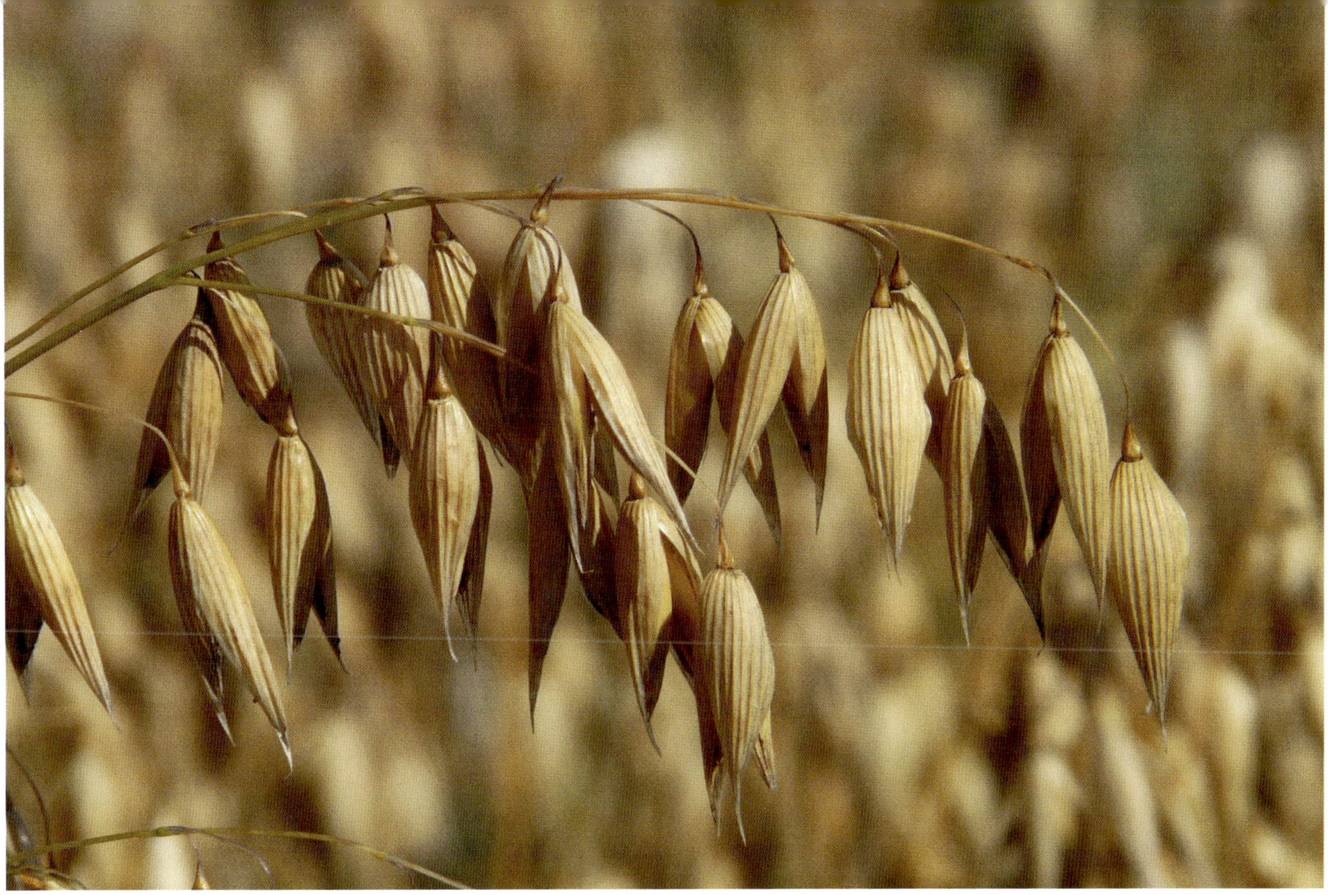

Reifer Hafer

Schwarze Zuckerrohrmelasse

Die Melasse wirkt sich sehr positiv auf alle Hautentzündungen aus. 1 gehäufter Esslöffel Melasse (Reformhaus oder Naturkostladen) wird mit ½ Liter Wasser aufgelöst. Die erkrankten Hautstellen werden mit der Melasse betupft oder gebadet. Zusätzlich kann man 2 gehäufte Teelöffel Melasse in ½ Glas warmem Wasser auflösen und trinken.

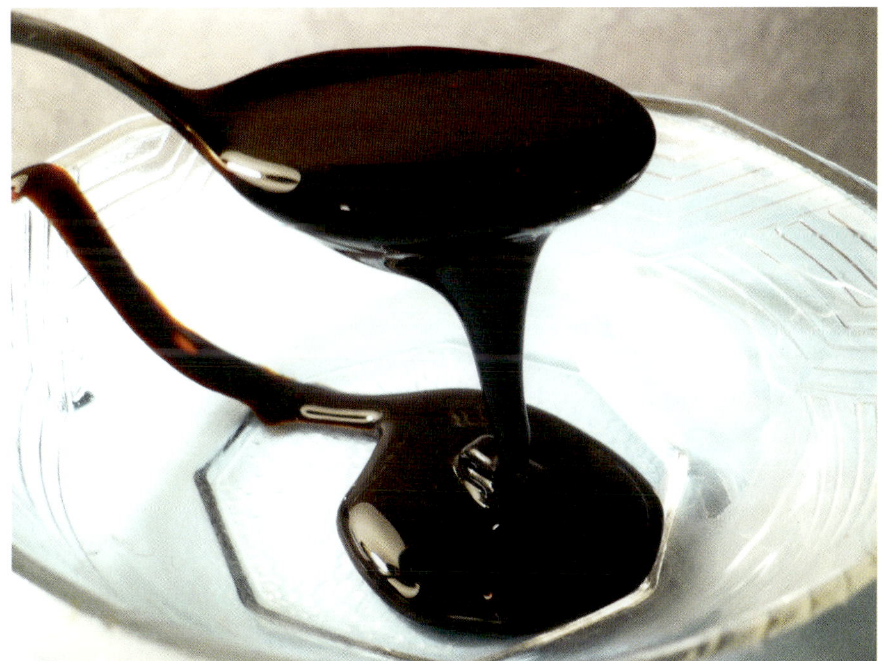

Schwarze Zuckerrohrmelasse

Sonnenbrand und Verbrennungen

Ein Sonnenbrand verläuft meist weniger spektakulär als eine Verbrennung, bei der in der Regel größere Hautpartien betroffen sind. Auf jeden Fall kann beides recht schmerzhaft sein und auch das Krebsrisiko erhöhen.

Verbrennungen werden in drei Stufen eingeordnet. Bei der ersten Stufe ist nur die äußere Hautschicht verletzt. Beim zweiten Grad wirft die Haut Blasen, dann schmerzt es richtig.

Wenn die Verbrennung zweiten Grades einen größeren Durchmesser als 5 cm hat, muss sie von einem Arzt behandelt werden. Bei einer Verbrennung dritten Grades wird der Schmerz sonderbarerweise weniger, weil die Nerven unter der Haut zerstört sind und nichts mehr weiterleiten können. In einem solchen Fall muss der Verletzte stationär in einem Krankenhaus behandelt werden.

Welche Heilpflanzen helfen?

Aloe (Aloe vera)
Meine „Erste-Hilfe-Pflanze" und Hauptmittel bei Hautproblemen steht bei mir auf der Fensterbank und ist jederzeit einsatzbereit (ausführlich nachzulesen auf Seite 97).

Gotu Kola (Centella asiatica)
Untersuchungen bestätigen, dass Gotu Kola (auch Tigergras, Indischer oder Asiatischer Wassernabel genannt) Substanzen enthält, die in Verbindung mit Vitamin C hilfreich sind und zur Behandlung von Verbrennungen und Sonnenbrand empfohlen werden. Von der Gotu-Kola-Urtinktur, die es in Apotheken gibt, nimmt man 5 Tropfen in etwas Wasser ein, nachdem man einige Stücke von Vitamin-C-haltigen Früchten wie Paprikaschote, Honigmelone, Zitrusfrüchte, Azerola oder Ananas gegessen hat. Diese Maßnahme soll, von

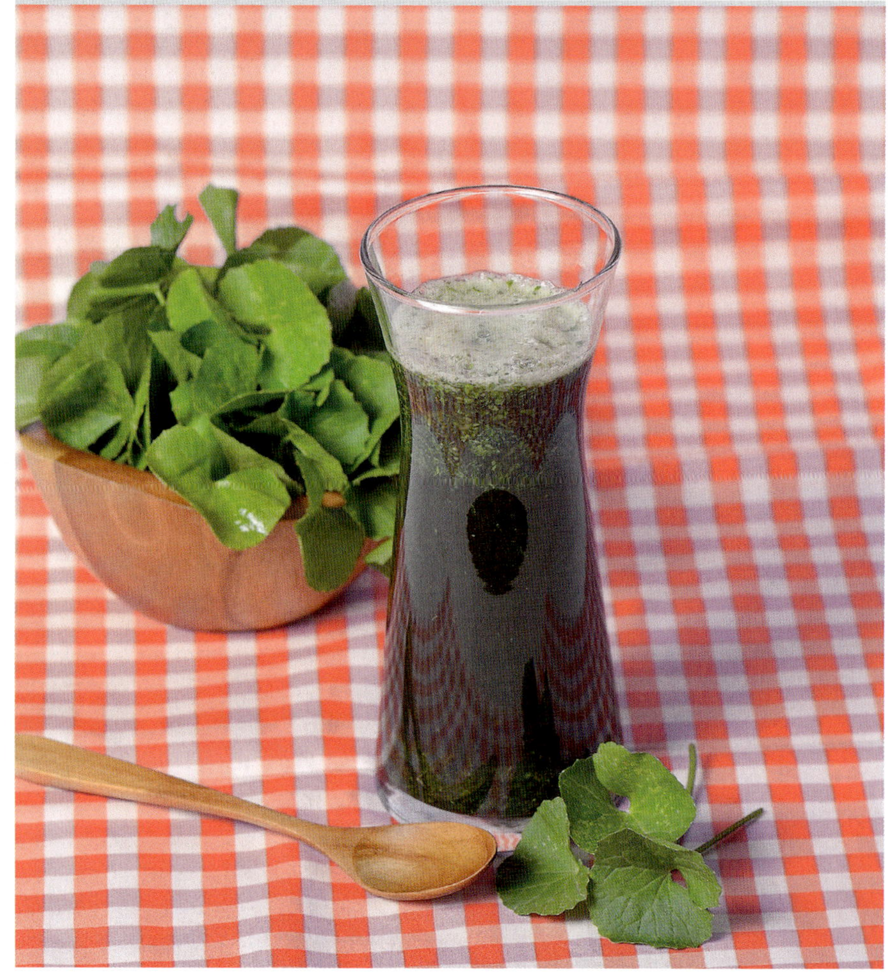

Gotu Kola ist sehr Vitamin-C-haltig

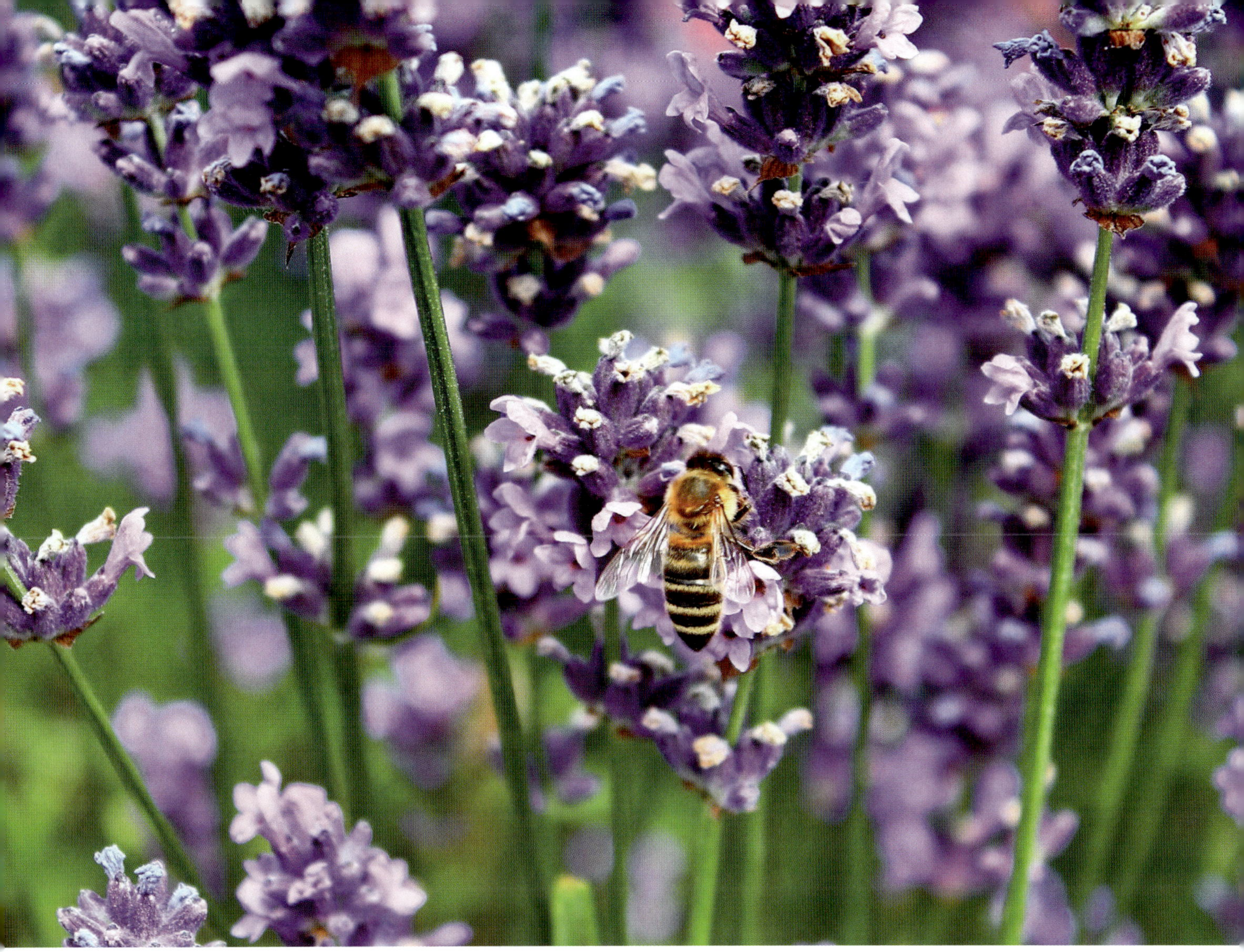

Lavendel in voller Blüte

innen heraus, bei der Regeneration der Haut wirksam sein.

Lavendel (Lavandula officinalis)

Ätherische Öle, gewonnen aus Pflanzen wie Kamille, Pfefferminze, Salbei, Zwiebel, Eukalyptus und Geranie, werden nur äußerlich angewendet und vorsichtig auf die betroffenen Hautpartien auftragen. Ätherisches Lavendelöl ist jedoch das beliebteste Öl und kann in kleinen Fläschchen im Reformhaus gekauft werden.

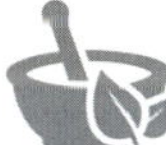

Ringelblume (Calendula officinalis)

In wissenschaftlichen Studien hat man herausgefunden, dass bei Sonnenbrand und Verbrennungen, aber auch bei anderen Hautproblemen, Tinkturen, Öle, Salben und Cremes aus Ringelblumen sehr wirksam sind. Sie verringern die Entzündungen und regen die Haut dazu an, die Wunden zu schließen und neue Zellen zu bilden. In Apotheken gibt es eine große Auswahl dieser Heilmittel. Aus den Ringelblumen im eigenen Garten kann man sich die Mittel, zum Beispiel Ringelblumensalbe, auch selbst herstellen (siehe Seite 130).

Wichtig!

Ätherische Öle dürfen niemals innerlich verwendet werden, sie sind giftig.

Ringelblumensalbe
500 Gramm echtes Schweizer Melkfett in einem ausreichend großen Topf erhitzen. 2 gute Hände voll frisch gepflückte Ringelblumen (nur die Blütenblätter verwenden) zugeben und mit einem Holzlöffel verrühren. Den Herd ausschalten – aber Vorsicht, es kann noch schäumen und überlaufen. Den Topf nach 10-minütigem Sieden von der Kochstelle nehmen und mit dem Holzlöffel zwischen Topf und Deckel über Nacht stehen lassen.

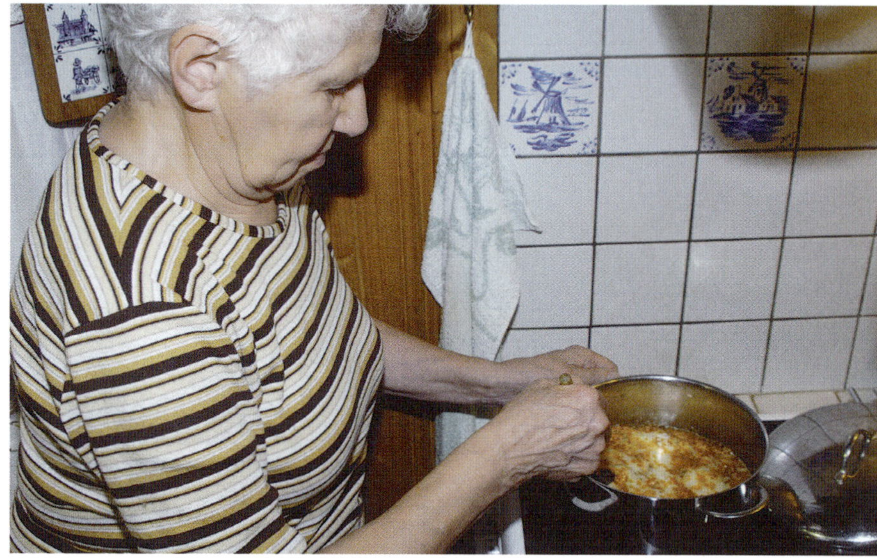

Erst werden die Ringelblumenblätter gekocht …

Am nächsten Morgen wird das Ganze nochmals erhitzt, durch ein Tuch abgefiltert, gut ausgedrückt und noch heiß in kleine Tiegel gefüllt. Nach dem Erkalten werden diese verschlossen und etikettiert. Eine wertvolle Salbe ist nun einsatzbereit.

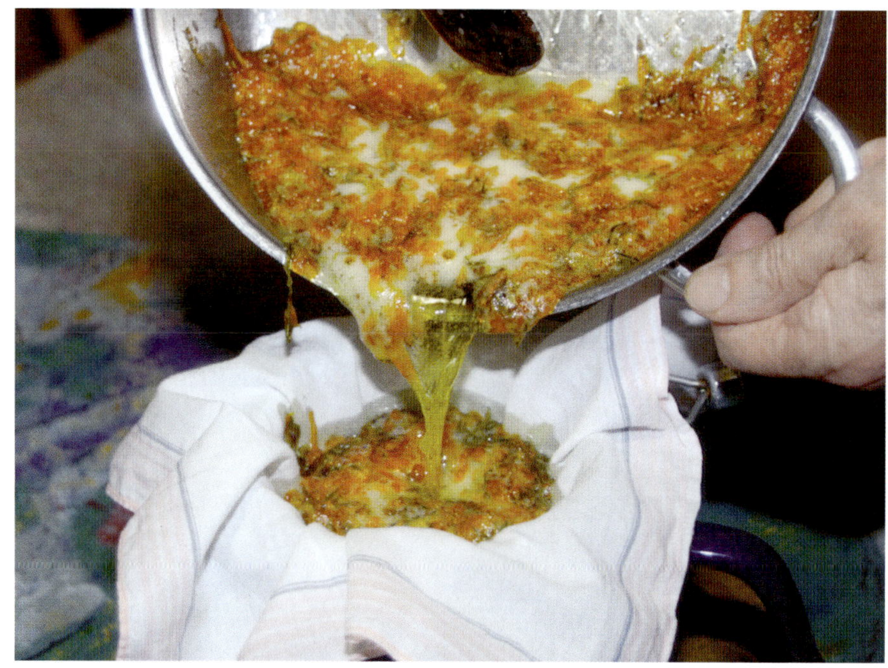

… dann durch ein Leinentuch abgeseiht

Wegerich
(Plantago, alle Arten)
Bei Sonnenbrand und Verbrennungen ist der Wegerich, egal ob Spitz-, Mittel- oder Breitwegerich, eines der hilfreichsten Kräuterheilmittel.

Wegerichgel
Man schneidet einen Büschel frische Blätter mit dem Wiegemesser in sehr feine Stückchen und gibt sie in ein dünnes Leinentuch. Dann presst man den Saft aus, der dann unmittelbar auf die Wunden gegeben wird.

Im Wegerich befindet sich die Substanz „Allantoin", die verletzte Hautzellen heilt. Diese ist auch in Beinwellblättern enthalten, infolgedessen könnte man auch diese verwenden.

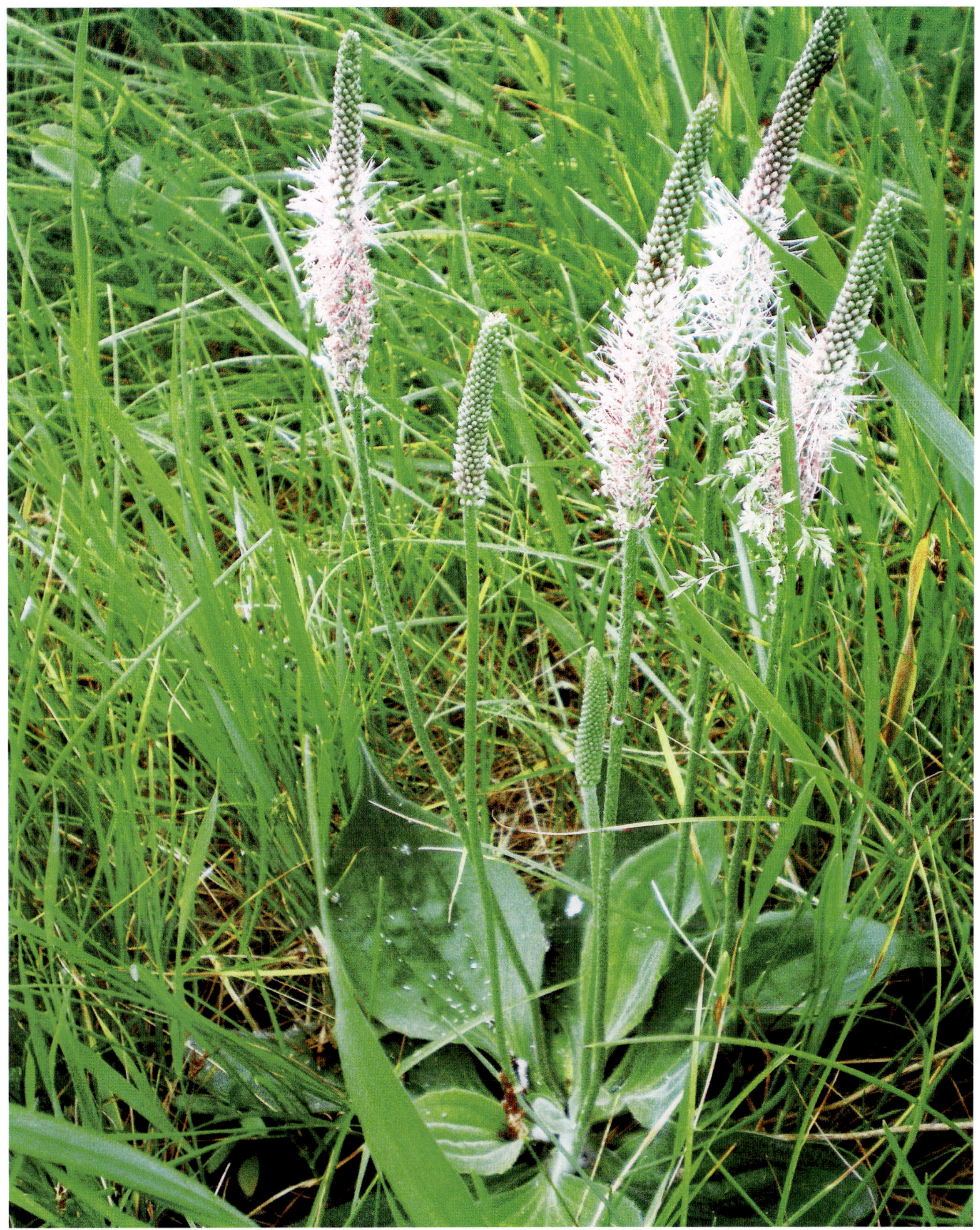

Mittelwegerich

Warzen

Warzen sind unterschiedlichste Wucherungsarten der Haut. Gemein ist ihnen, dass sie gutartig, jedoch ansteckend sind und durch Viren verursacht werden. Vor allem werden Menschen mit einem schwachen Immunsystem mit Warzen geplagt, aber auch größere Kinder.

Eine ärztliche Behandlung der Warzen hilft oft weniger als eine Selbstbehandlung mit Heilpflanzen. Man geht kein Risiko ein, denn die Pflanzen werden nur äußerlich aufgetragen – also einfach ausprobieren, wenn das eine Mittel nicht hilft, nimmt man das nächste.

Welche Heilpflanzen helfen?

Schöllkraut (Chelidonium majus)
Dieses Kraut ist wohl das bekannteste und bevorzugste Warzenvernichtungsmittel, es wächst überall im Gebüsch, am Rand eines Komposthaufens oder an Stellen, die nicht so gepflegt werden.

Das Kraut ist sogar wintergrün, das heißt, es kann auch im Winter frisch geerntet werden. Wenn man Warzen behandeln will, bricht man vom Schöllkraut einen kleinen Zweig ab und betupft mit dem sofort austretenden Saft die Warzen. Aber nur die Warzen und nicht die Stellen darum, da sonst die gesunde Haut mit zerstört würde. Die Behandlung muss man täglich öfters wiederholen, bis die Warzen abfallen.

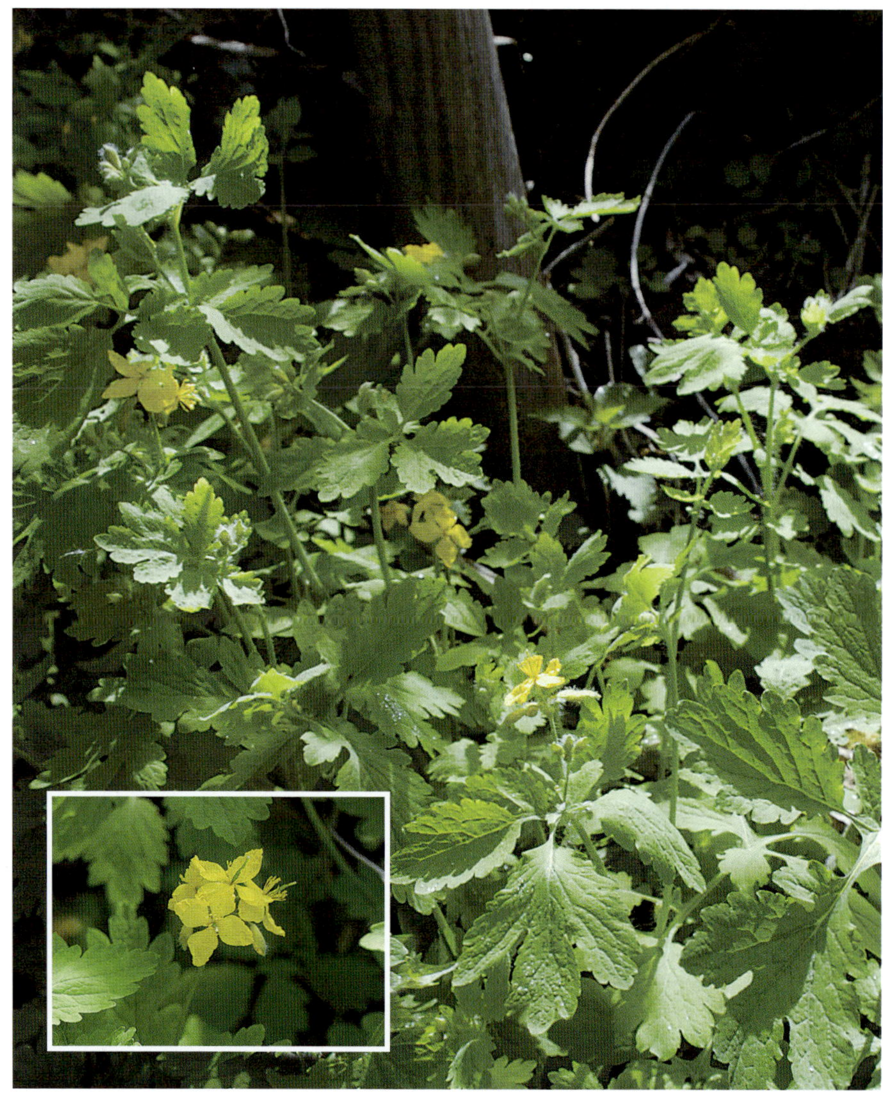

Schöllkrautpflanze und Blüte

Löwenzahn (Taraxacum officinale)

Reißt man einen Löwenzahnstängel ab, tritt eine Milch aus. Diese kann, ebenso wie Schöllkrautsaft, so lange zum Betupfen von Warzen verwendet werden, bis sich ein Erfolg zeigt.

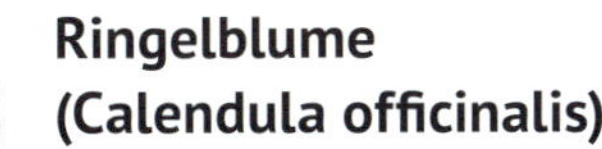

Ringelblume (Calendula officinalis)

Die Warzen werden täglich mit einer Ringelblumensalbe (siehe Seite 130) eingerieben. Da die Salbe sehr fettig ist, gibt man anschließend einen leichten Verband darüber. Hilfreich ist auch eine Ringelblumentinktur (Herstellung von Tinkturen siehe Seiten 17, 253 und 260). Zur Behandlung werden die Warzen mit einem in die Tinktur getauchten Wattestäbchen betupft (Schnapsglas verwenden).

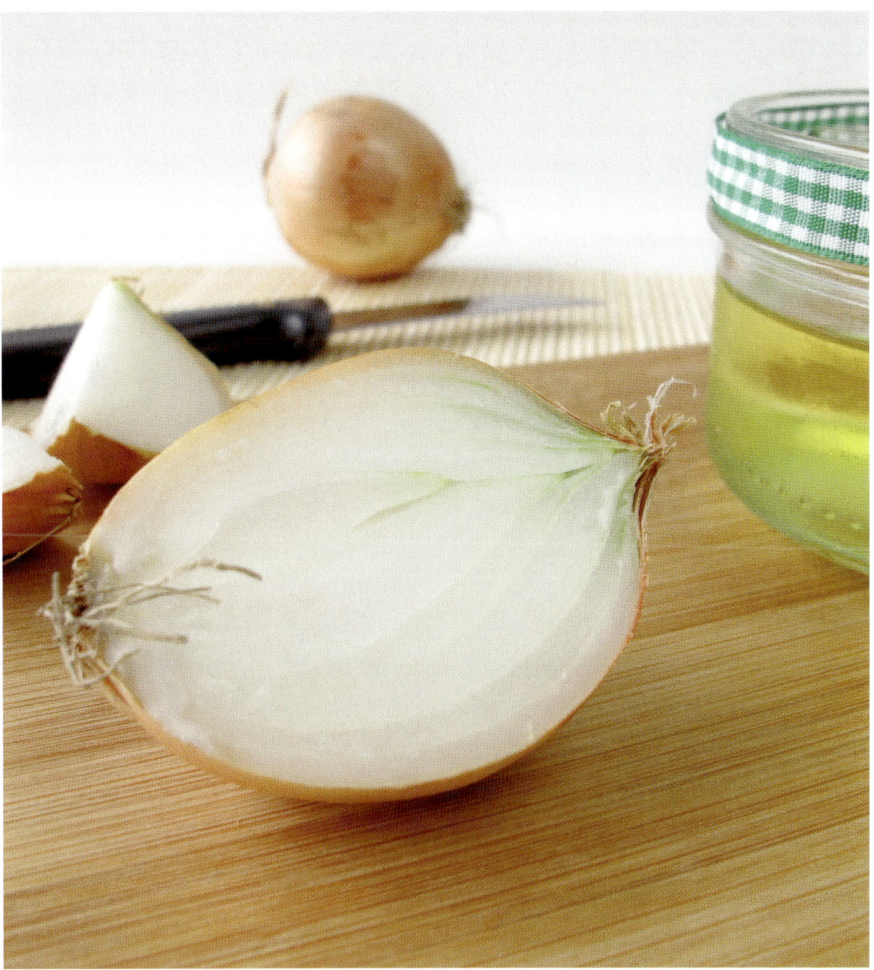

Zwiebelsaft gegen Warzen

Was sonst noch hilft

- Zwiebel- und Knoblauchsaft können hilfreich beim Beseitigen der Warzen sein. Die Warzen mit dem Saft betupfen und nach ca. 2 Stunden mit warmem Wasser abduschen.
- Rizinusöl: Das Öl ist in Apotheken erhältlich und eignet sich zum Betupfen von Warzen.
- Eine Asche von der Weidenrinde soll zuverlässig Warzen beseitigen. Es ist etwas aufwendig, da man die Asche erst herstellen muss. Dazu kauft man in der Apotheke getrocknete Weidenrinde und verbrennt sie auf dem Grill. Die erkaltete Asche wird dann angefeuchtet und auf die Warzen gestrichen.

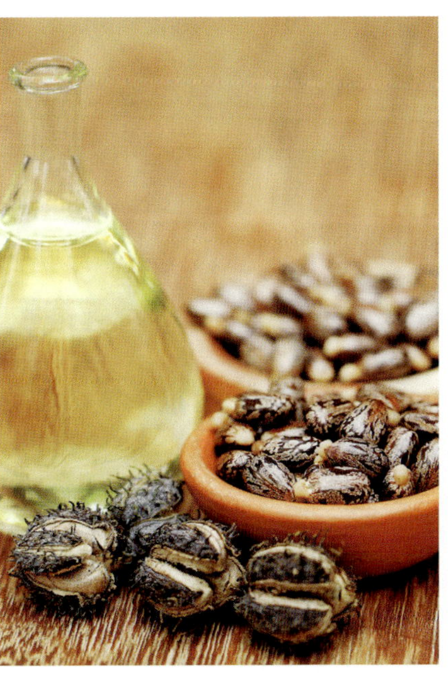

Rizinusöl

Wichtig!

Warzen dürfen nicht bluten, denn dieses Blut lässt an der Stelle „Warzenkinder“ entstehen.

Wundliegen (Dekubitus)

Trotz aller Vorsichtsmaßnahmen, regelmäßigem Umdrehen, straff gezogenem, faltenfreien Bettlaken usw. kann es bei bettlägerigen Patienten häufiger zum Wundliegen (Dekubitus) kommen. Offene Wunden sind ein häufig auftretendes Problem bei älteren Menschen, aber es gibt Hilfe.

Welche Heilpflanzen helfen?

Bärlapp (Lycopodium clavatum)

Aus einer Besuchergruppe, die ich durch meinen Kräutergarten führte, meldete sich eine junge Frau und erzählte vom Bärlapp und seinem Samen, dem Lykopodium-Puder, den sie als Altenpflegerin nutzt und mit dem sie jede noch so große Wunde in den Griff bekommt. Manchmal würde es eine Weile dauern, aber jede Wunde würde heilen. Sie nimmt ein kleines, natürlich gegerbtes Babyschaffell, worauf sie die Betroffenen bettet. Auf dieses Schaffell streut sie zuvor reichlich Lykopodium-Puder. Die Kranken liegen dann weich gebettet auf dem Schaffell, das Lykopodium heilt nebenbei.

Diese Geschichte habe ich schon sehr oft weitererzählt, wenn mich einer um Rat bat, und immer hat dieser Tipp geholfen – auch meiner Schwester. Ihr Mann wurde mit einer großen und nicht heilenden Wunde am

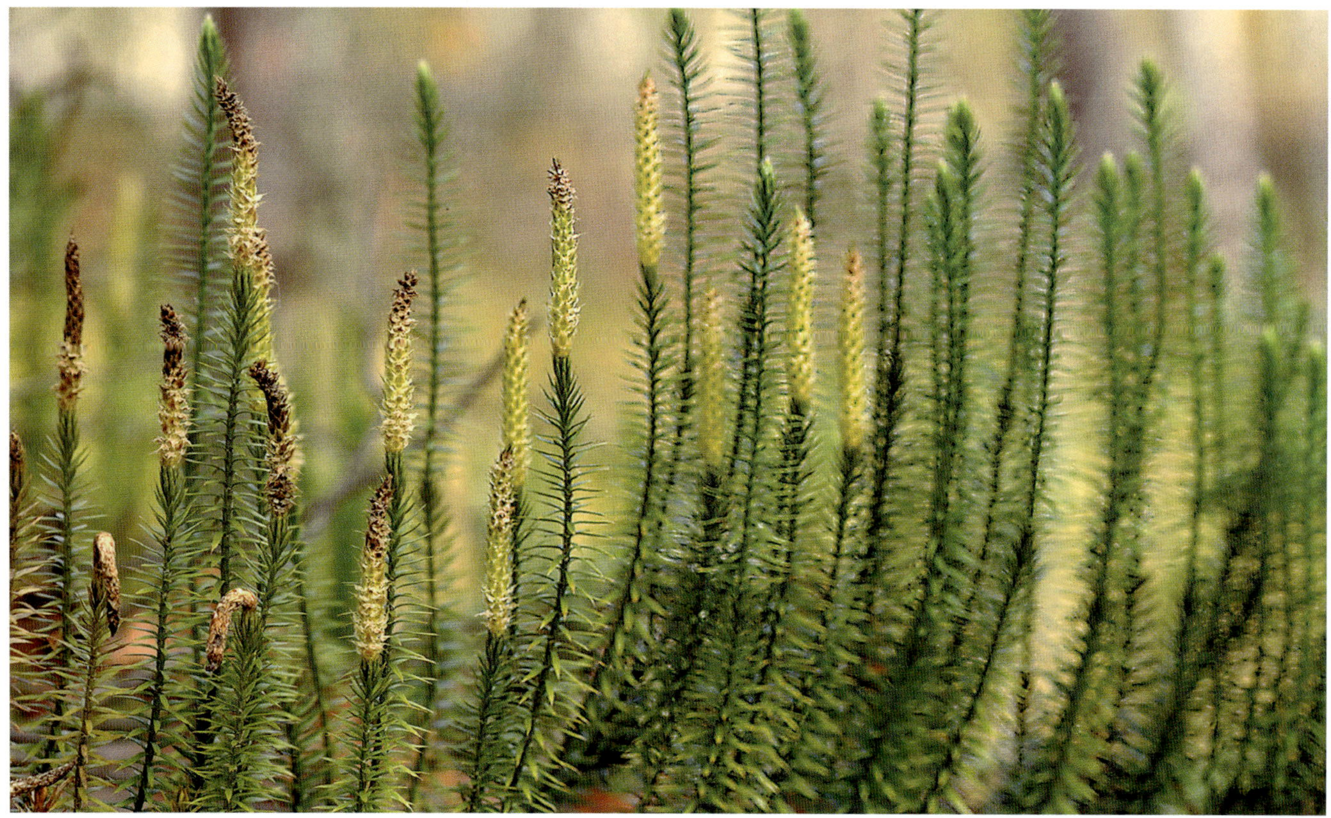

Bärlapp

Rücken aus dem Krankenhaus entlassen. Sie konnte diese Wunde mit dem Puder heilen.

Lykopodium-Puder ist in Apotheken erhältlich und kann nicht nur bei Dekubitus, sondern auch bei allen anderen Wunden verwendet werden.

Madonnenlilie (Lilium candidum)

Das Öl der Madonnenlilie soll das wirksamste Öl gegen das Wundliegen sein. Man kann es fertig in der Apotheke kaufen oder selbst herstellen.

Madonnenlilienöl

Frische Madonnenlilienblüten sehr fein schneiden, in ein Glas geben und mit gutem Olivenöl bedecken. Das verschlossene Glas in die Sonne stellen und täglich schütteln. Nach 14 Tagen wird das Öl abgeseiht und der Rückstand ausgepresst. Das Ganze wird zur Aufbewahrung in eine Flasche gefüllt. Die betroffenen Stellen mit dem Madonnenlilienöl einreiben.

Umschläge von Arnika- oder Ringelblumentinktur

Man verdünnt eine Tinktur (Herstellung von Tinkturen siehe Seite 17) im Verhältnis 1 : 1 mit abgekochtem Wasser, benetzt ein sauberes Tuch damit und legt dieses auf die Wunden.

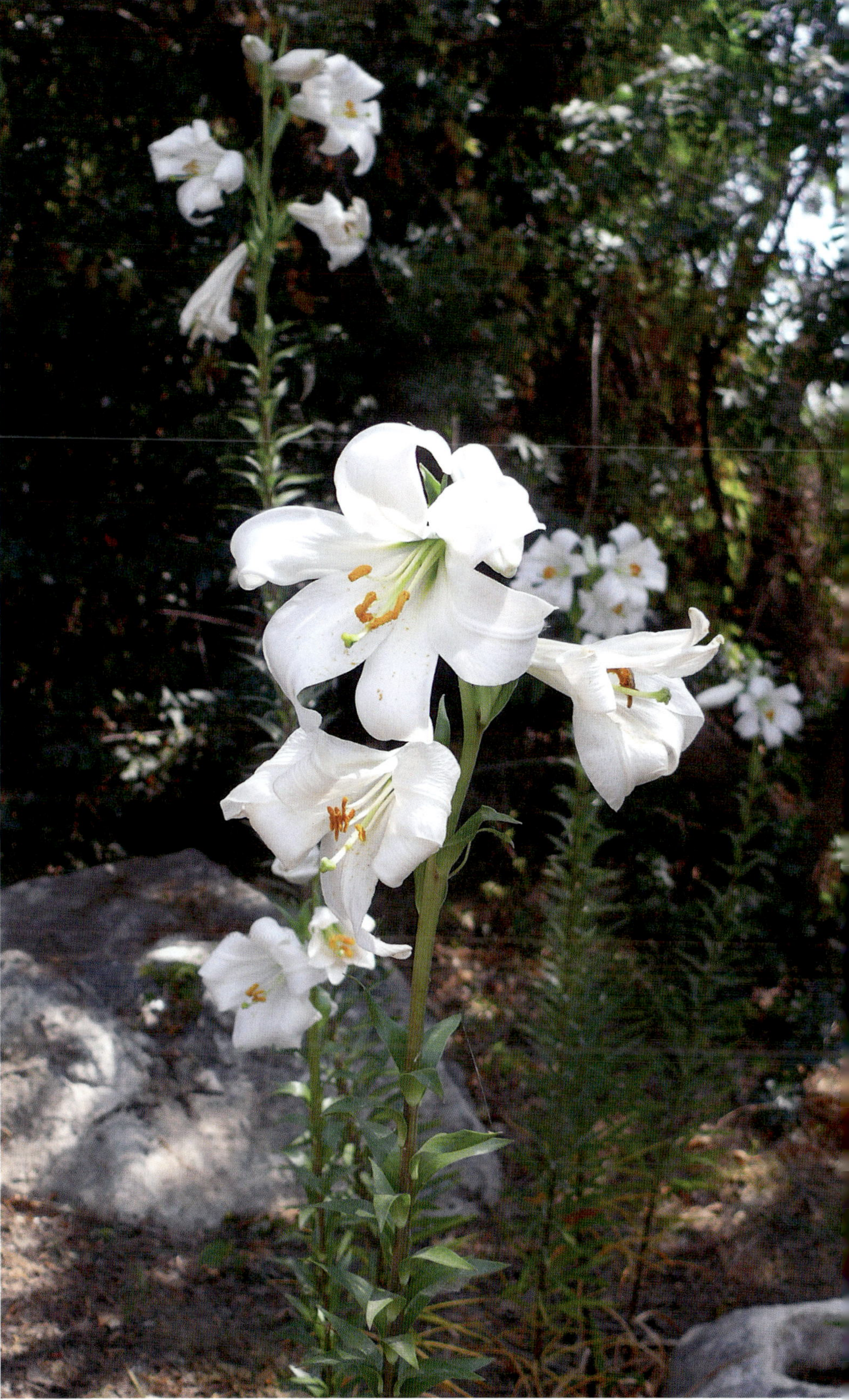

Madonnenlilie

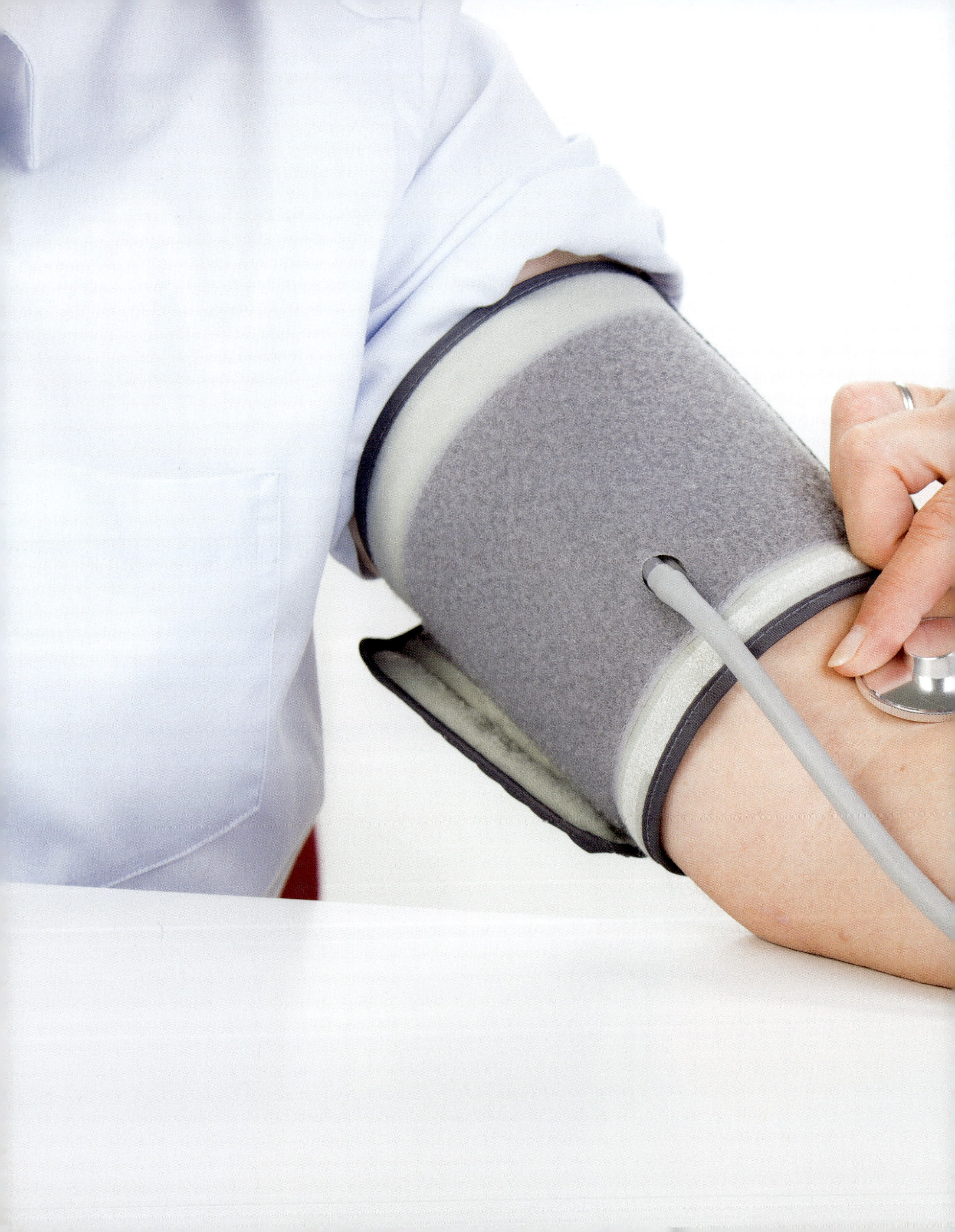

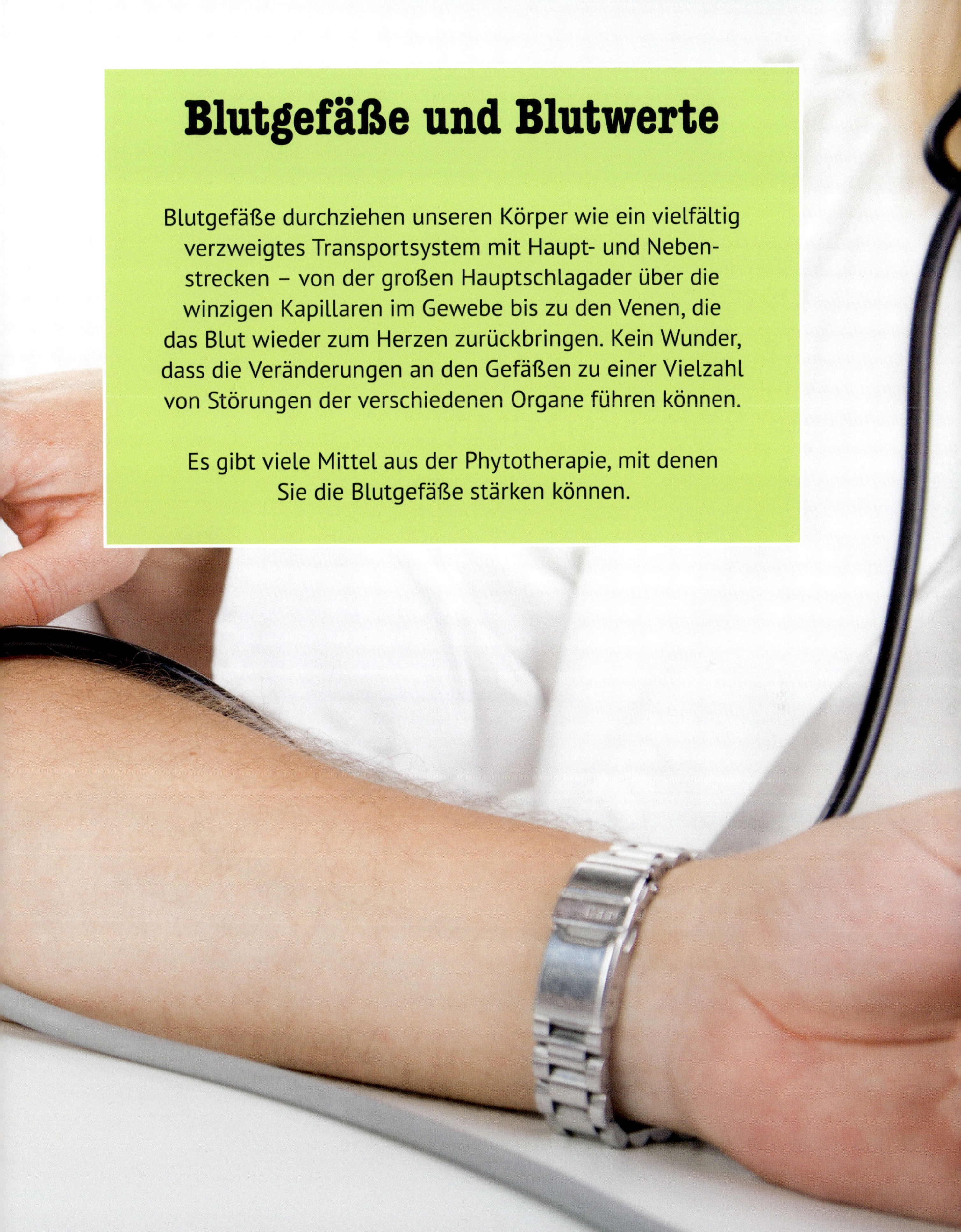

Blutgefäße und Blutwerte

Blutgefäße durchziehen unseren Körper wie ein vielfältig verzweigtes Transportsystem mit Haupt- und Nebenstrecken – von der großen Hauptschlagader über die winzigen Kapillaren im Gewebe bis zu den Venen, die das Blut wieder zum Herzen zurückbringen. Kein Wunder, dass die Veränderungen an den Gefäßen zu einer Vielzahl von Störungen der verschiedenen Organe führen können.

Es gibt viele Mittel aus der Phytotherapie, mit denen Sie die Blutgefäße stärken können.

Blutdruck: zu hoch – zu niedrig

Wer einen erhöhten Blutdruck hat, fühlt sich meist wohl, und wer sich wohl fühlt, geht nicht zum Arzt. Das kann fatale Folgen haben. Bluthochdruck (Hypertonie) begünstigt einen Herzinfarkt und Schlaganfall. Statt einer vom Arzt verordneten Behandlung mit synthetisch hergestellten Medikamenten wirkt eine Umstellung der Ernährung und der Lebensweise, mit viel Bewegung und der eigenen Überwachung des Blutdrucks (entsprechende Ausrüstung muss vorhanden sein), genauso gut, jedoch ohne Nebenwirkung.

Ich habe noch nie einen erhöhten Blutdruck gehabt und lebe seit 30 Jahren gesund, das heißt bei mir: vollwertig-vegetarisch.

Welche Heilpflanzen helfen?

Weißdornextrakte
Die Extrakte des Weißdorns erweitern die Blutgefäße. Eine Weißdorntinktur kann man selbst herstellen (siehe Seite 59).

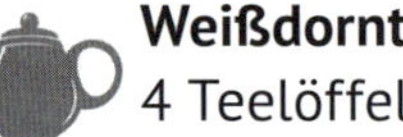

Weißdorntee
4 Teelöffel getrockneten Weißdorn mit 1 Liter siedendem Wasser übergießen, zugedeckt 10 Minuten ziehen lassen und in eine Wärmekanne abseihen. Den Tee über den Tag verteilt trinken.

Mistel und Hirtentäschel
Diese beiden Heilkräuter kann man sowohl bei hohem als auch bei niedrigem Blutdruck einsetzen.

Tee aus Mistel und Hirtentäschel
2 gehäufte Teelöffel getrocknete Mistelblätter (Foto Seite 140) in ¼ Liter kaltes Wasser geben, über Nacht abgedeckt stehen lassen und am nächsten Morgen abseihen. Dann gibt man 2 Teelöffel getrocknetes oder 4 Teelöffel frisches Hirtentäschelkraut in einen Topf, übergießt es mit ¼ Liter kochendem Wasser und lässt es 15 Minuten ziehen. Nach dem Abseihen mischt man beide Teeauszüge und füllt sie in eine Wärmekanne (ergibt ½ Liter Tee). Den Tee dann schluckweise über den Tag verteilt trinken.

Wichtig!

Mistelblätter sind giftig, daher darf man sie nicht frisch verwenden. Die Blätter müssen geschnitten, getrocknet und 1 Jahr gelagert werden, so verlieren sie weitgehend ihre Giftigkeit.

Was sonst noch hilft

… bei Bluthochdruck

- Zwiebeln: Diese sollten zur Blutdrucksenkung reichlich in den Speiseplan integriert werden.
- Gemüse, wie zum Beispiel Brokkoli und Möhre, kann ebenfalls den Blutdruck senken.

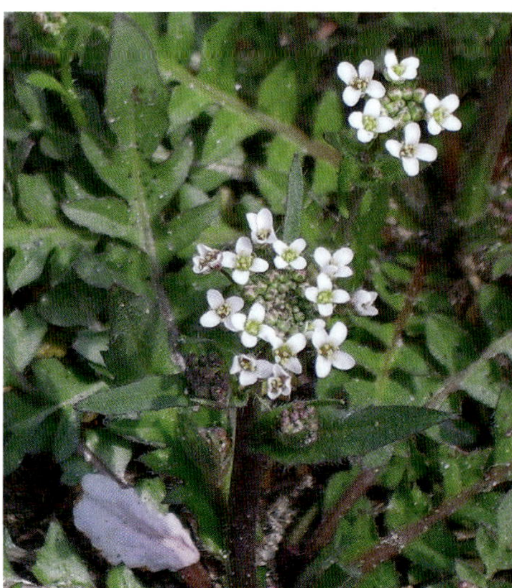

Hirtentäschel hilft bei Blutdruckproblemen

- Magnesiumhaltige Kost: Bei Magnesiummangel kann sich Bluthochdruck entwickeln. Daher ist es empfehlenswert, magnesiumhaltige Kräuter, Samen und Blattgemüse (Portulak, grüne Bohnen und alle grünen Blätter) zu essen. Auch Vollkornprodukte beinhalten Magnesium. (Weitere Informationen zu Magnesium: siehe Seite 60.)

Übrigens: Vegetarier haben selten einen hohen Blutdruck.

Sellerietee
Die Inhaltsstoffe der Sellerieknolle senken Stresshormone im Blut, die Adern erweitern sich, der Blutdruck fällt. Aus diesem Grund sollten Sie Sellerieknolle und Stängel reichlich als Gemüse essen oder als Zutat in Suppen verwenden. Ebenso sollten andere Gemüsesorten und Obst den Speiseplan reichlich erweitern.

Für den Tee 5 Stängel Sellerie mit Grün in Stücke schneiden, mit 1 Liter kochendem Wasser übergießen, 10 Minuten ziehen lassen und in eine Wärmekanne abseihen. Den Tee tagsüber schluckweise trinken.

... bei zu niedrigem Blutdruck

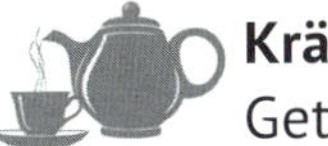

Kräuterteemischung
Getrocknete Hauhechelwurzel
Getrocknete Rosmarinblätter
Getrocknetes Hirtentäschelkraut
Die Kräuter zu gleichen Teilen vermengen. Von dieser Mischung 1 gehäuften Esslöffel mit 1 Liter siedendem Wasser übergießen, 15 Minuten ziehen lassen, in eine Wärmekanne abseihen und 3–4 Tassen täglich trinken. Wer frische Kräuter verwenden will, muss die 2- bis 3-fache Menge nehmen.

- Kaffee: Täglich 1 Tasse ist durchaus erlaubt.
- Dunkle Weintrauben sollen den Blutdruck anheben, aber nur, wenn sie ca. 1 Stunde vor einer Mahlzeit gegessen werden und nicht hinterher. Wasserhaltiges Obst und Salate werden am schnellsten verdaut und machen so im Magen Platz für dichtere Lebensmittel wie Gemüse. Werden schwer verdauliche Lebensmittel vor den leicht verdaulichen gegessen, gären letztere über eine lange Zeit im Magen und verursachen Beschwerden.

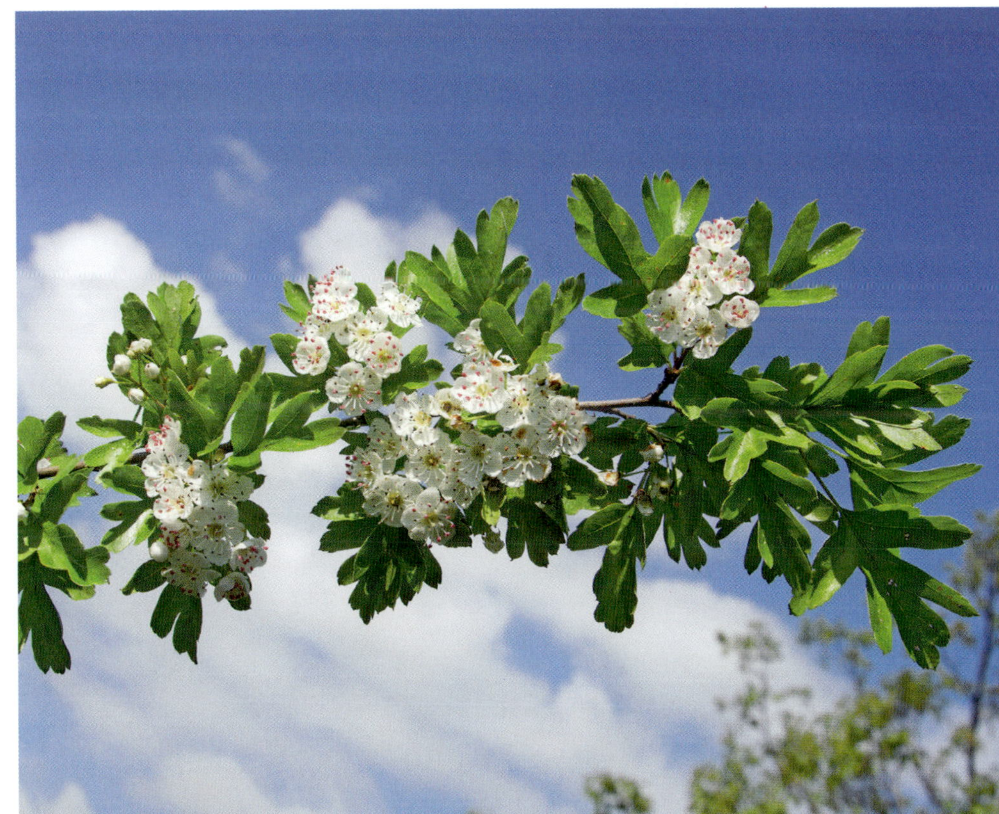

Weißdorn hilft bei Blutdruckproblemen

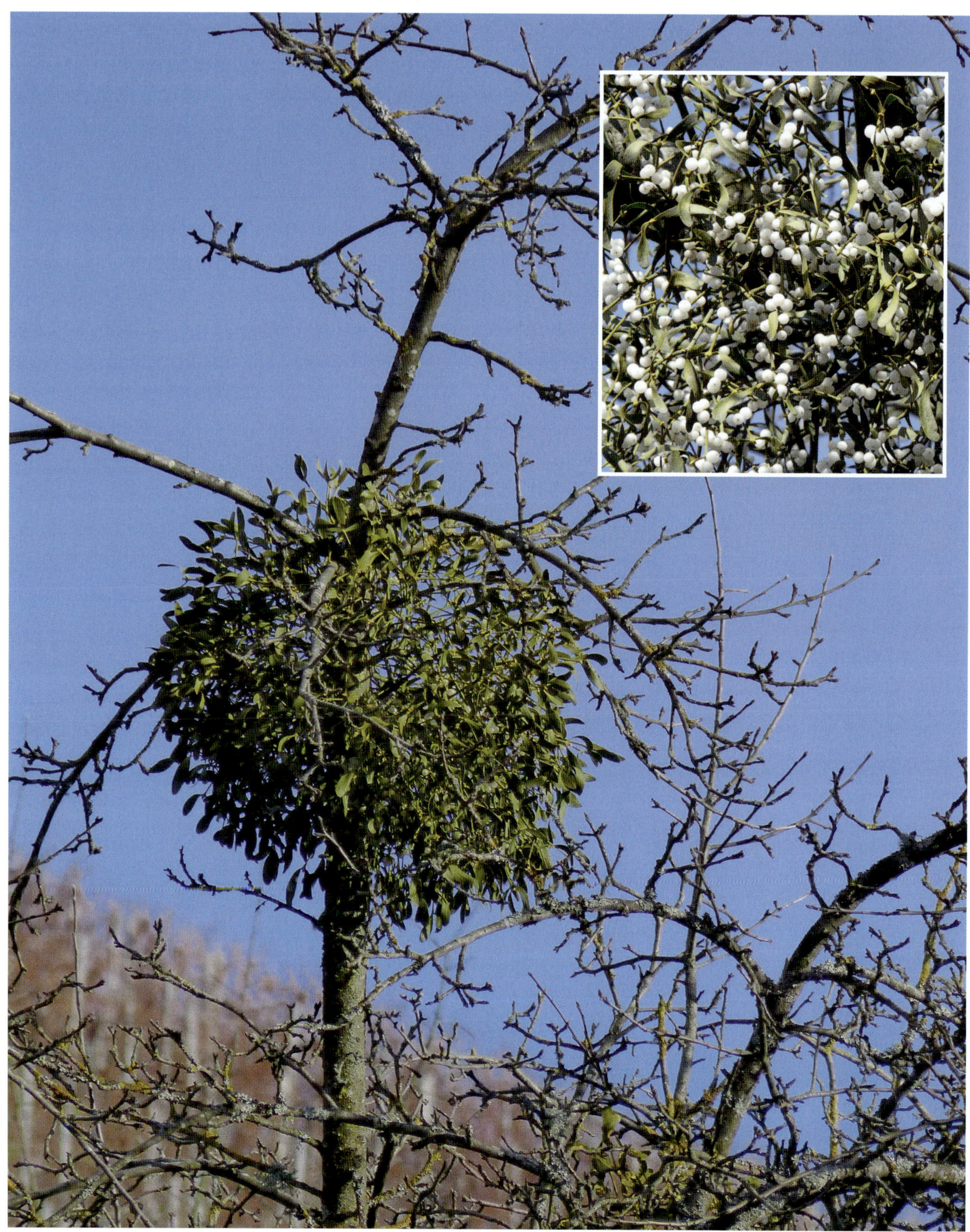

Mistel am Baum und oben die weißen Beeren

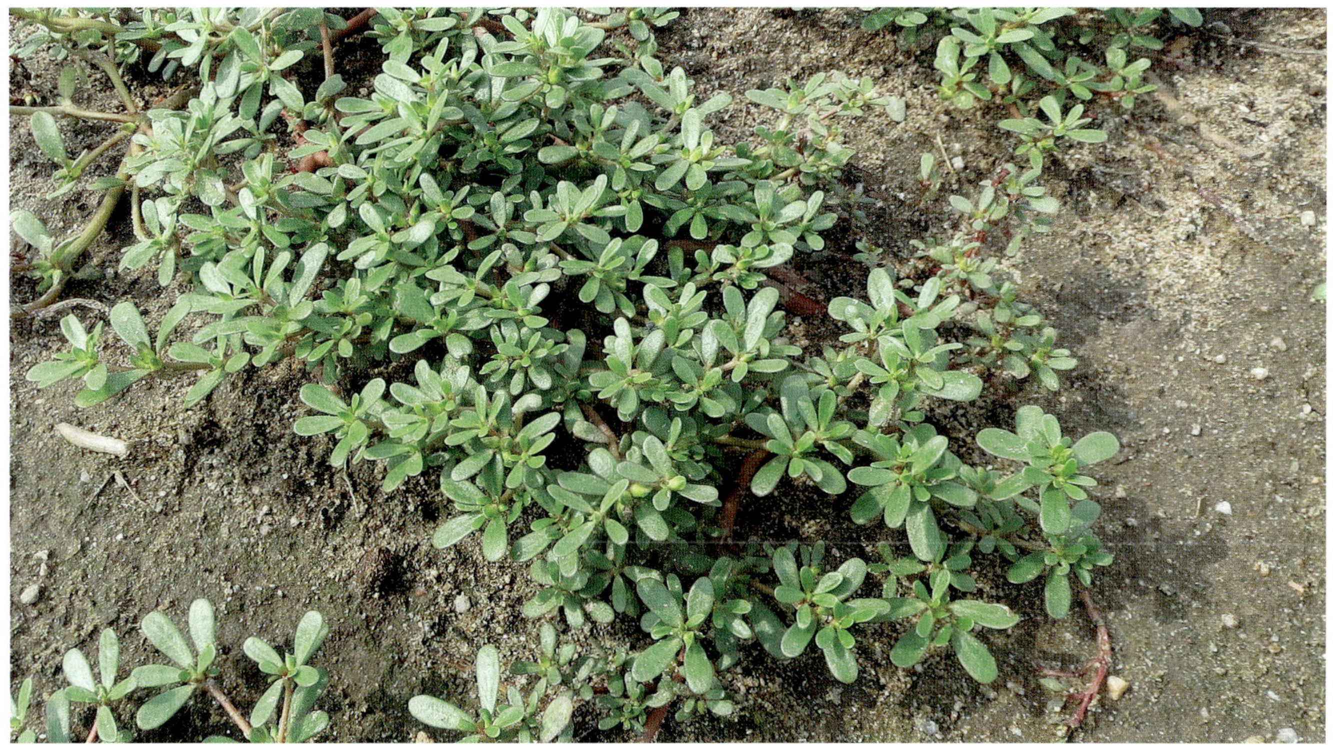

Portulak

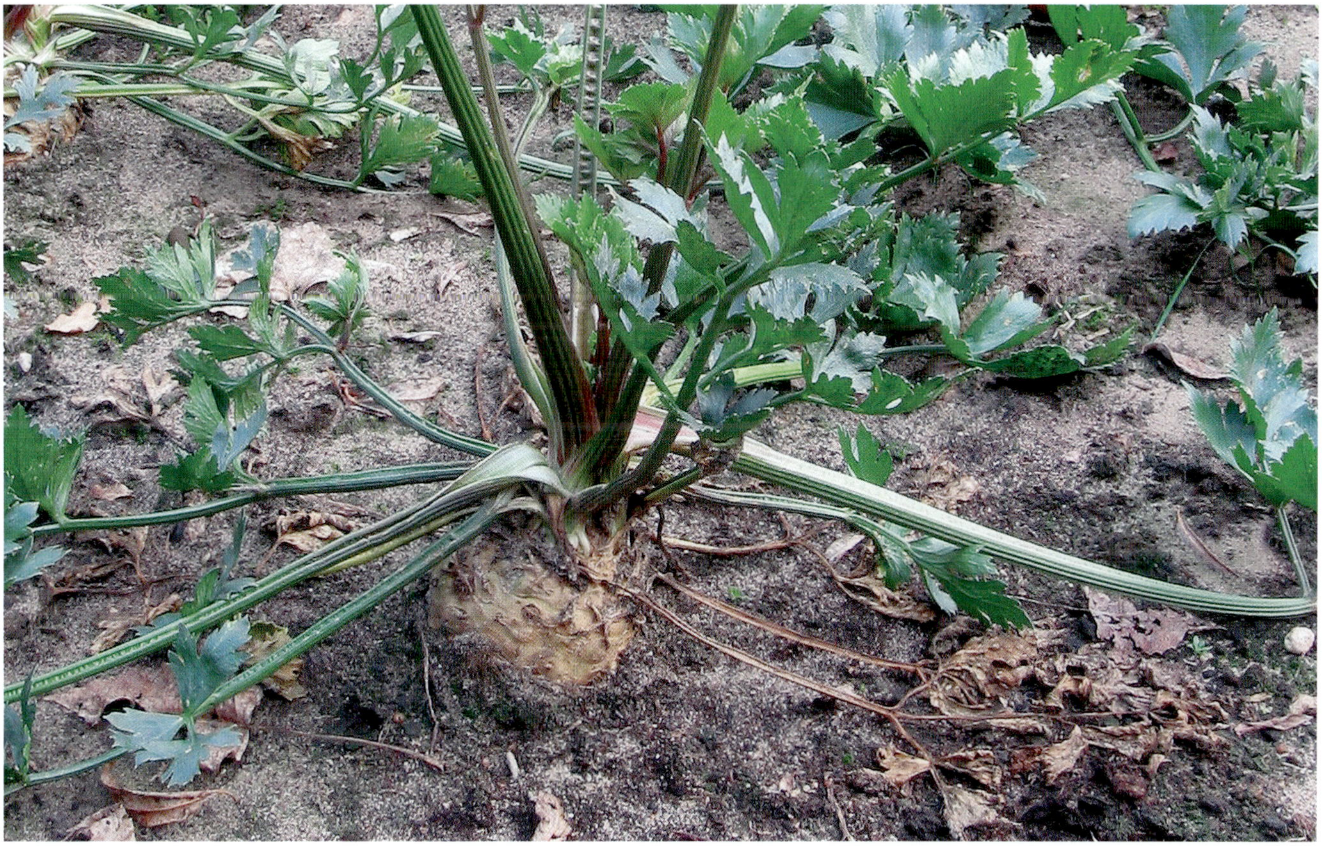

Sellerie

Zu hohe Cholesterinwerte

Viele Menschen haben einen zu hohen Fettgehalt im Blut, der zum Teil in der Leber gebildet und teilweise mit der Nahrung aufgenommen wird. Cholesterin ist lebenswichtig und unentbehrlich für unseren Körper, es darf nur nicht zu hoch ansteigen. Durch zu viel Stress, Überernährung, Bewegungsmangel, Alkohol und Rauchen, aber auch durch unvernünftige Ernährung kommt es häufig zu einem erhöhten Cholesterinspiegel. Der Arzt verschreibt uns Medikamente zur Senkung, allerdings produziert der Körper dann umso mehr Cholesterin, um wieder auf den erhöhten Stand zu kommen.

Betroffene müssen vor allem ihre Ernährungs- und Lebensweise ändern: Die Ernährung sollte auf vitalstoffreiche Vollwertkost umgestellt werden, das heißt: Reichlich Salate, Frischgemüse roh oder gedämpft, Obst und Vollkornprodukte in den Speiseplan einfügen. Raffinierte Kohlenhydrate wie Weißmehl, jeglicher Zucker und alle Produkte, die solche Stoffe beinhalten, müssen gemieden werden.

Welche Heilpflanzen helfen?

Teemischung
25 g Queckenwurzel
25 g Schafgarbenkraut
25 g Wasserdost
25 g Johanniskraut

2 gehäufte Esslöffel dieser Teemischung mit 1 Liter kochendem Wasser übergießen, 10 Minuten zugedeckt ziehen lassen und in eine Wärmekanne abseihen. Den Tee über den Tag verteilt trinken. Wer die Kräuter nicht im Garten hat, kann sie in der Apotheke kaufen.

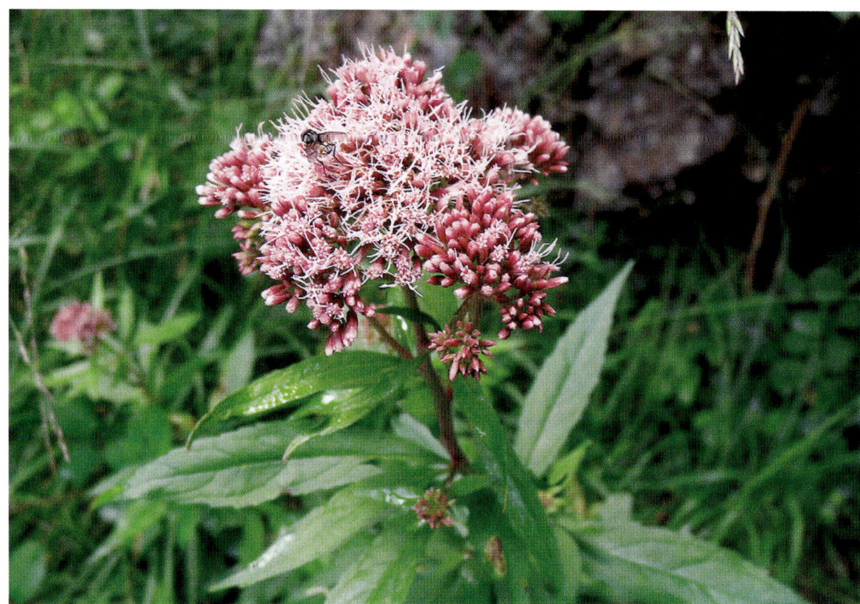

Wasserdost

Was sonst noch hilft

- Obsttage: Hierbei werden 1–1½ kg Obst am Tag, in Verbindung mit einer Handvoll Nüssen, gegessen.
- Avocados können den Cholesterinspiegel senken. Sie sind zwar sehr fettreich, aber jeden 2. Tag darf man sich eine Avocado leisten.
- Alle Bohnenarten senken den Cholesterinspiegel. Eine Studie zeigte, dass schon ein Teller Bohnensuppe von reifen Bohnenkernen wirkt.
- Knoblauch und Zwiebeln, diese Alleskönner, sollte man täglich mit dem Essen auf den Tisch bringen. Es ist erwiesen, dass eine halbe, mittlere Zwiebel und eine Knoblauchzehe täglich ausreichen, um den Cholesterinspiegel zu senken.
- Ingwer kann fast jeder Speise oder dem Kräutertee beigegeben werden.

Hämorrhoiden

Etwa ein Drittel der Bevölkerung leidet unter Hämorrhoiden. Sie können erblich sein, häufiger ist aber eine Stuhlverstopfung oder eine sitzende Tätigkeit die Ursache. Es ist eine leidige Angelegenheit, die heftige Probleme verursachen kann. Die erweiterten Venen, die am Ausgang des Afters, aber auch im Afterinneren vorkommen können, machen sich durch Jucken, Brennen und stechende Schmerzen bemerkbar. Sehr unangenehm ist es, wenn sie zusätzlich bluten. Es muss ärztlich abgeklärt werden, ob es „nur“ die Hämorrhoiden sind oder ob eine ernsthafte Krankheit dahintersteckt.

Gegen die Beschwerden bei Hämorrhoiden kann man auch mit natürlichen Maßnahmen vorgehen. An erster Stelle sollte man vorbeugen und Verstopfungen vermeiden, das heißt, dass man die Ernährung auf eine gesunde, vollwertige und ballaststoffreiche Kost umstellen sollte (siehe Kapitel „Verstopfung“ auf Seite 218).

Aus diesem Grund sollten Obst, Salate und rohes oder leicht gedämpftes Gemüse auf dem Speiseplan stehen. Auch das Trinken darf man nicht vergessen.

Welche Heilpflanzen helfen?

Chia-Samen

Sie können alternativ zu Flohsamen verwendet werden.
Ich verwende täglich 1 gehäuften Teelöffel Chia-Samen prophylaktisch in meinem Essen, meistens im Salat. Dabei ist es ganz egal, welcher Salat es ist. Ich gebe die Chia-Samen rechtzeitig in die Salatsoße, damit sie noch 15 Minuten ruhen und quellen können, erst dann mische ich den Salat unter die Soße.

Chia-Samen kann man auch gut ins Müsli oder in den Kefir geben, man sollte nur darauf achten, dass er 15 Minuten Zeit zum Quellen hat.

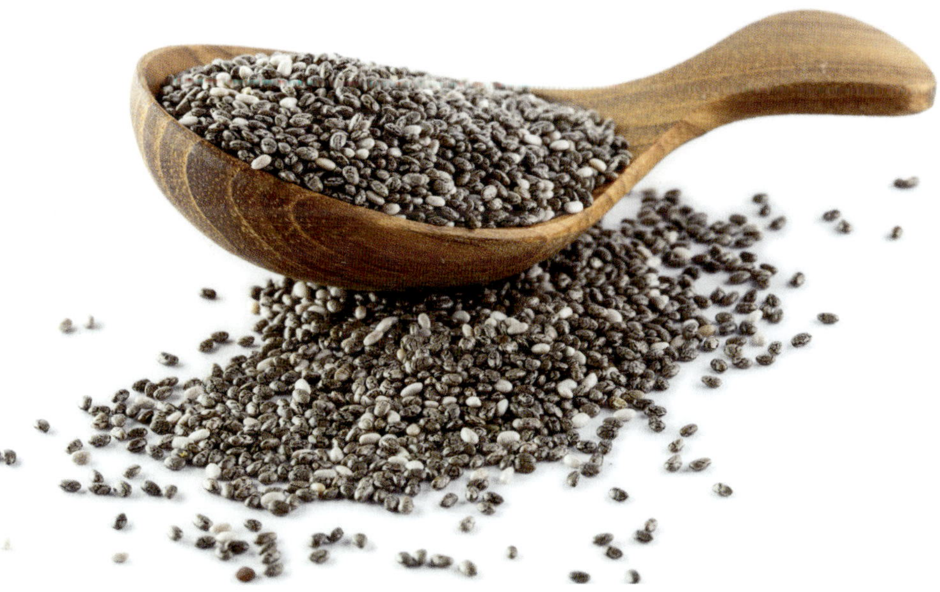

Klein, aber oho! Chia-Samen

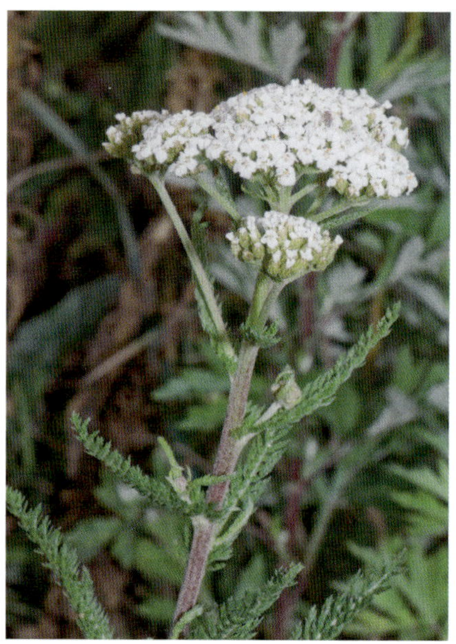

Schafgarbe

Mittlerer Wegerich

Schafgarbe (Achillea millefolium)
Diese Pflanze wurde bereits im antiken Griechenland zum Blutstillen eingesetzt.

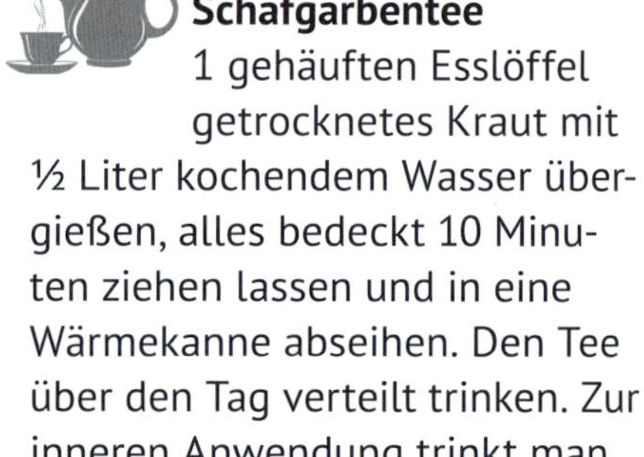

Schafgarbentee
1 gehäuften Esslöffel getrocknetes Kraut mit ½ Liter kochendem Wasser übergießen, alles bedeckt 10 Minuten ziehen lassen und in eine Wärmekanne abseihen. Den Tee über den Tag verteilt trinken. Zur inneren Anwendung trinkt man über einen längeren Zeitraum täglich 2–3 Tassen Tee. Den gleichen Tee verwendet man auch für Sitzbäder, diese wirken blutstillend und heilend.

Schafgarbentinktur
Für die Tinktur geschnittenes, frisches Kraut, Blüten und Blätter bis zur Hälfte in eine Schraubflasche füllen und mit 38%igem Doppelkorn übergießen, bis alles gut bedeckt ist. Vor dem Abseihen die Flasche 6–8 Wochen an einen warmen Ort stellen und öfters schütteln. Bei Bedarf nimmt man 3-mal täglich 20–25 Tropfen in etwas Wasser ein.

Mit der Tinktur, die es auch fertig in Apotheken zu kaufen gibt, können auch Waschungen durchführt werden: 1 Liter Wasser und 30 Tropfen mischen, dann mit einem getränkten Mulltuch den After betupfen.

Beinwell (Symphytun officinalis)
Seit langer Zeit wird Beinwell zur Behandlung von Geschwüren aller Art verwendet. Das Allantoin in der Pflanze ist für diese Wirkung verantwortlich, es wirkt entzündungshemmend und unterstützend bei der Bildung neuer Hautzellen. Eine Paste aus Beinwellwurzelpulver und Olivenöl (Herstellung siehe Seite 152) streicht man auf ein Mulltuch, das man dann auf die Hämorrhoiden legt.

Wegerich (Plantago, alle Arten)
In den Wegericharten ist ebenfalls die Substanz Allantoin, aus diesem Grund sind sie genauso zu verwenden wie Beinwell.

Paste aus Wegerich
Der getrocknete Wegerich, egal ob Spitzwegerich, mittlerer Wegerich oder Breitwegerich, wird in der Kaffeemühle gemahlen oder in einem Mörser pulverisiert. Das erhaltene Pulver wird mit Olivenöl zu einer Paste vermischt und anschließend auf ein Tuch gestrichen. Dieses kann dann auf die betroffenen Stellen gelegt oder, in der Liegeposition, zwischen die Pobacken geklemmt werden.

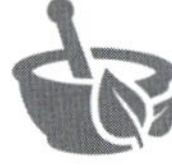

Kräutersalbe
getrocknete Ringelblume
getrockneter Wegerich
getrocknete Schafgarbe
getrocknete Kamille
getrocknetes Johanniskraut
Kokosöl

Jeweils 1 Esslöffel der einzelnen Kräuter miteinander vermengen. Die Mischung in einer Kaffeemühle pulverisieren und mit vorgewärmtem, flüssigen Kokosöl zu einer Salbe vermischen. Diese sollte dann nach jedem Stuhlgang auf die schmerzende Stelle aufgetragen werden.

Kalte Hände und Füße

Wer nur dann und wann einmal kalte Hände oder Füße hat, sollte dies noch nicht als problematisch ansehen. Wer aber ständig damit geplagt ist, muss etwas dagegen unternehmen. Mit kalten Füßen im Bett können die meisten Menschen nicht einschlafen, außer wenn eine Wärmflasche Abhilfe schafft. Bei den Händen wird das schon schwieriger. Wenn sie richtig kalt sind, werden sie steif, die Arbeit geht dann viel langsamer vonstatten. Hilfreich ist auf jeden Fall Bewegung oder auch eine (Selbst-)Massage, das funktioniert bei Händen und Füßen gut. Grundsätzlich sollte man dafür sorgen, dass der Körper besser durchblutet wird, denn wenn Hände und Füße kalt sind, sind sie schlecht durchblutet.

Welche Heilpflanzen helfen?

Ginkgo
(Ginkgo biloba)
Ginkgo fördert die Durchblutung und zwar „weg vom Rumpf", das heißt im Kopf, in den Gliedmaßen und bis hin zu den kleinsten Kapillargefäßen. Sie sollten sich für eine Ginkgo-Tinktur und nicht für Tee entscheiden, denn in getrocknetem Zustand sind Ginkgo-Blätter nicht mehr sehr heilkräftig. Entsprechende Tinkturen gibt es in Apotheken zu kaufen, sie kann aber auch, wie auf Seite 39 beschrieben, selbst hergestellt werden. Während einer Ginkgo-Kur täglich 1 Teelöffel dieser Tinktur einnehmen.

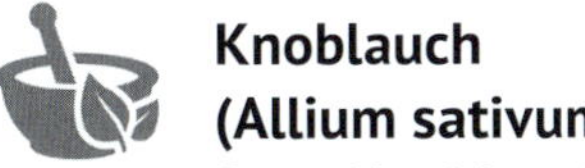

Knoblauch
(Allium sativum)
Dass Knoblauch die Durchblutung fördert, ist bekannt, deshalb einfach ab und zu fein gehackten, rohen Knoblauch auf einem Butterbrot essen. Dies kann sich aber nur eine Person erlauben, die wegen der entstehenden Ausdünstung zu Hause in den eigenen Wänden bleibt. Wenn der Knoblauchesser aber anschließend ein paar Zweige Petersilie kaut, ist der stärkste Geruch genommen.

Gemüsesuppe mit Knoblauch
Diese Gemüsesuppe durchblutet und wärmt den kompletten Körper durch viel Knoblauch und scharfe Gewürzpflanzen (Fotos auf Seiten 146/147) .

1 dicke Speisezwiebel
2–3 Süßkartoffeln
1 kleine Kohlrabi
2 Möhren
1 Stange Lauch
2–3 Chilischoten
(nicht die schärfsten)
1 Stück geschnittener Ingwer
1 Teelöffel gemörserte Senfkörner
1 ganze Knoblauchknolle
Olivenöl
2 Gemüsebrühwürfel
Petersilie

Zwiebelwürfel in Olivenöl leicht dünsten, mit 1½ Liter Wasser ablöschen. Gemüsebrühwürfel hinzugeben. Süßkartoffeln, Kohlrabi, Möhren und Lauch klein würfeln und hinzufügen. Chilischoten aufschlitzen, Samen herausschälen, der Länge nach halbieren und zur Suppe geben. Wer Chilischoten nicht mag, kann sie so leichter herausfischen.

Dann den Ingwer in dünne Scheibchen schneiden, Senfkörner mörsern und beides in die Suppe geben. Zum Schluss gibt man noch die fein geschnittene Knoblauchknolle in die Suppe und lässt alles 45 Minuten leise köcheln.

Wer es mag, kann die Suppe auch pürieren und mit Petersilie sowie verschiedenen Kräutern abschmecken.

Zutaten für die Gemüsesuppe von Seite 145

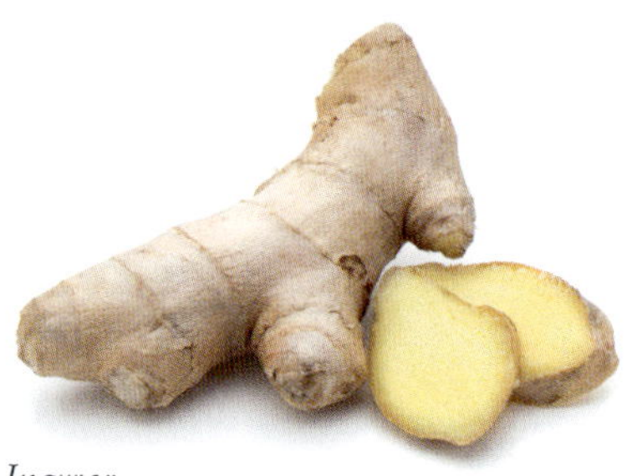

Ingwer

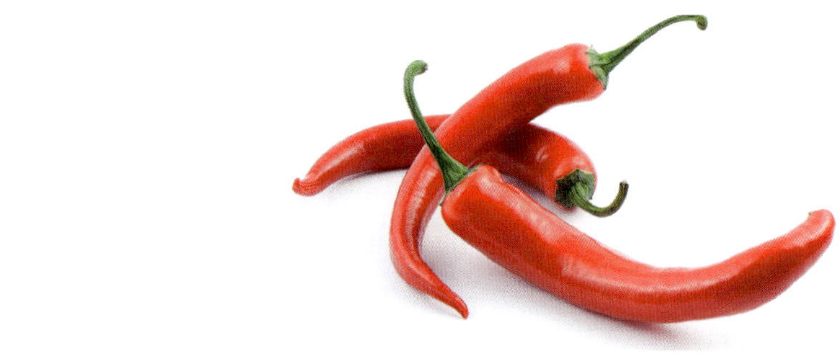

Chilischoten

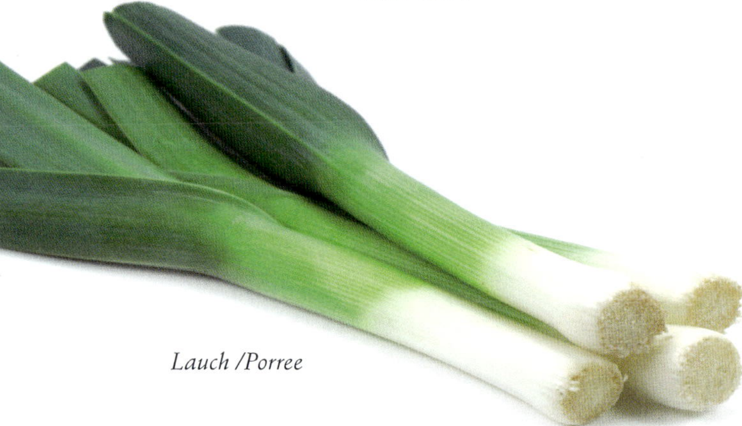

Lauch /Porree

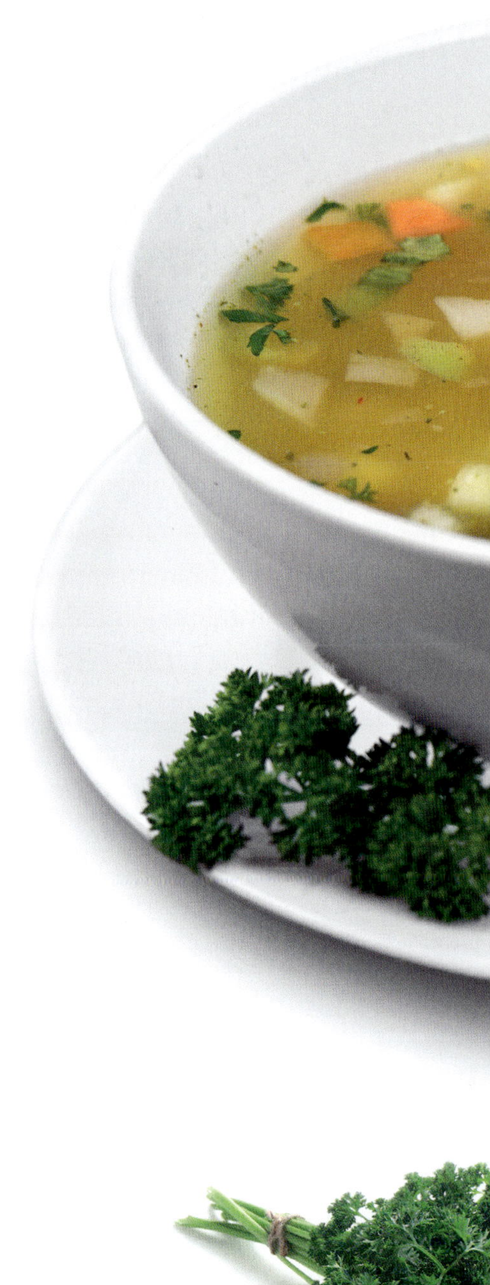

Süßkartoffeln

Petersilie

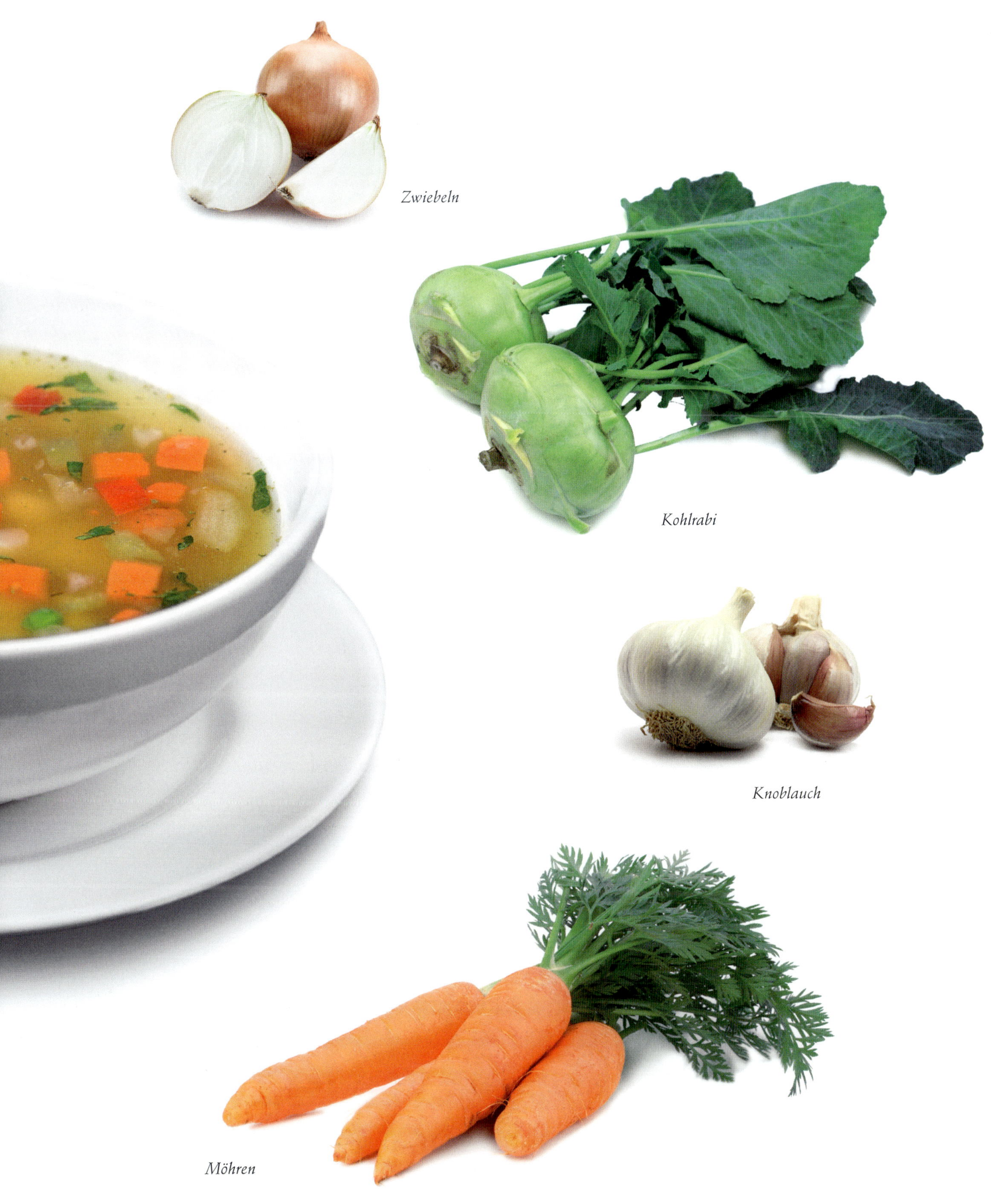

Zwiebeln

Kohlrabi

Knoblauch

Möhren

Krampfadern

Krampfadern entstehen in erster Linie als Folge einer angeborenen Bindegewebsschwäche, bei der die Venenwände mit der Zeit erschlaffen. Dadurch arbeiten die Venenklappen nicht mehr richtig. Normalerweise verhindern diese Klappen, dass das Blut nach unten sackt. Wenn sie jedoch nicht mehr richtig arbeiten bzw. schließen, bleibt das Blut in den Beinen, die Venen dehnen sich aus – sie schwellen an zu unschönen bläulichen Schlangenlinien.

Vor allem Frauen sind davon betroffen, Männer weniger. Oft liegt eine familiäre Häufung zugrunde. Eine sitzende oder stehende Berufstätigkeit kann aber auch der Auslöser von Krampfadern sein. In diesem Fall ist, zum Ausgleich, ein Spaziergang am Abend zu empfehlen. Wer die Möglichkeit dazu hat, sollte sich in der Mittagspause auf den Rücken legen und die Beine für 2 Minuten senkrecht in die Höhe strecken, dann wieder ausstrecken und nach weiteren 2 Minuten aufstehen, dann ist das Blut wieder in den Beinen.

Sehr hilfreich ist es, vor dem Zubettgehen die Beine kalt abzubrausen, zuerst das rechte Bein, und zwar so lange, bis es „weh tut", dann das linke. Danach tupft man die Beine trocken. Wenn sie dann im Bett noch etwas hoch gelagert werden, hilft es doppelt.

Welche Heilpflanzen helfen?

Stiefmütterchen (Viola, verschiedene Arten)

Es ist medizinisch erwiesen, dass Stiefmütterchen eine Substanz enthalten, die auf die Wände der Kapillaren stärkend wirkt. 4–5 Teelöffel frische, geschnittene Stiefmütterchenblüten über einen Salat gestreut oder mit 1 Tasse heißem Wasser übergossen und als Tee getrunken, sollen gegen Krampfadern hilfreich sein und Wirkung zeigen.

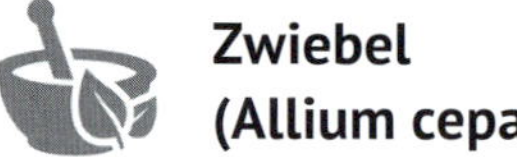

Zwiebel (Allium cepa)

In der Zwiebelschale ist ein ähnlicher Stoff enthalten wie in den Stiefmütterchen. Deshalb sollten wir gelegentlich ganze Zwiebeln mit Schale in der Sup-

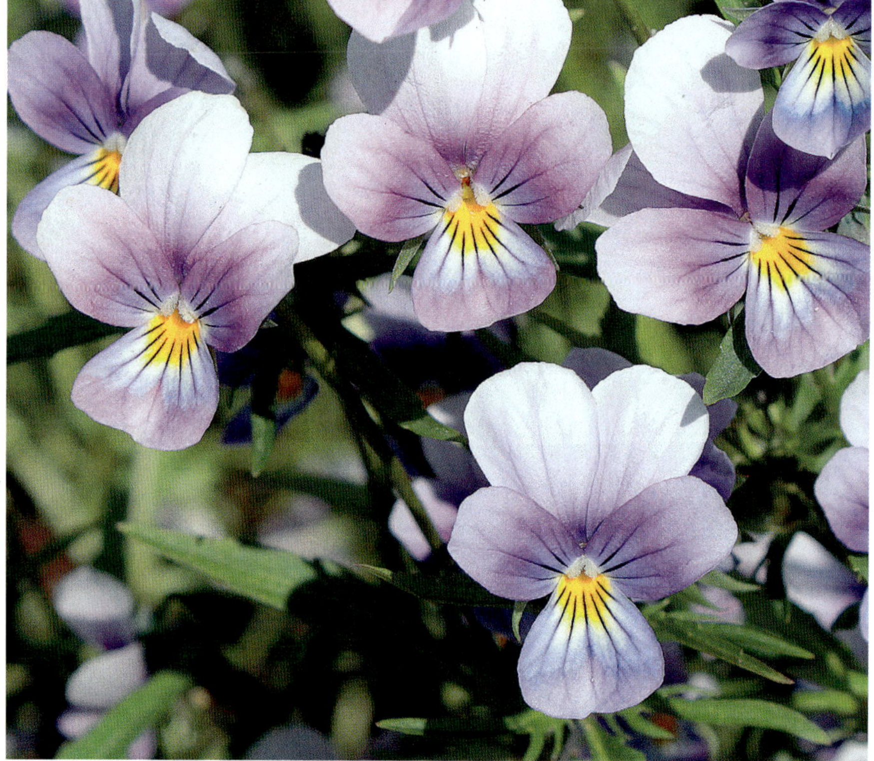

Stiefmütterchen helfen bei Krampfadern

pe kochen. Am Ende der Garzeit nimmt man sie heraus, befreit sie von der Haut, schneidet die Zwiebel in Stückchen und gibt sie zurück in die Suppe. Eine wohlschmeckende Mahlzeit, die auch bei Krampfadern hilft.

Buchweizenkraut (Fagopyri herba)
Dieses Kraut steigert die Spannkraft der Venen, schützt die Gefäße und hilft deshalb bei Gefäßerkrankungen wie chronischer Venenschwäche und chronischen Blutzirkulationsstörungen. Zusätzlich sollte noch Buchweizensamen gegessen werden, zum Beispiel gekocht in einer Suppe, gemahlen und gebacken als Pfannkuchen oder Beilage.

Buchweizenkrauttonikum
2 gehäufte Esslöffel getrocknetes Buchweizenkraut mit ½ Liter kochendem Wasser übergießen, 15 Minuten bedeckt ziehen lassen, abseihen und auf 2 Portionen verteilt trinken. In der Apotheke gibt es auch Buchweizenextrakt (alkoholisch) zu kaufen.

Mischtinktur
25 ml Rosskastanientinktur
25 ml Arnikatinktur
25 ml Ginkgo-Tinktur
25 ml Schafgarbentinktur
Jeweils 25 ml Tinktur zu einer Mischtinktur vermischen (ergibt zusammen 100 ml). 3-mal täglich 20–25 Tropfen in etwas Wasser einnehmen. Die Tinktur kannauch in der Apotheke angesetzt werden.

Gotu-Kola (Centella asiatica)
Dieses „Gedächtniskraut" hilft auch bei Venenschwäche. Die geschnittenen, frischen Blätter werden über Salate gestreut oder als Zutat in Säfte gegeben. Gotu-Kola ist in der Apotheke auch in Kapselform erhältlich (siehe auch Seite 268).

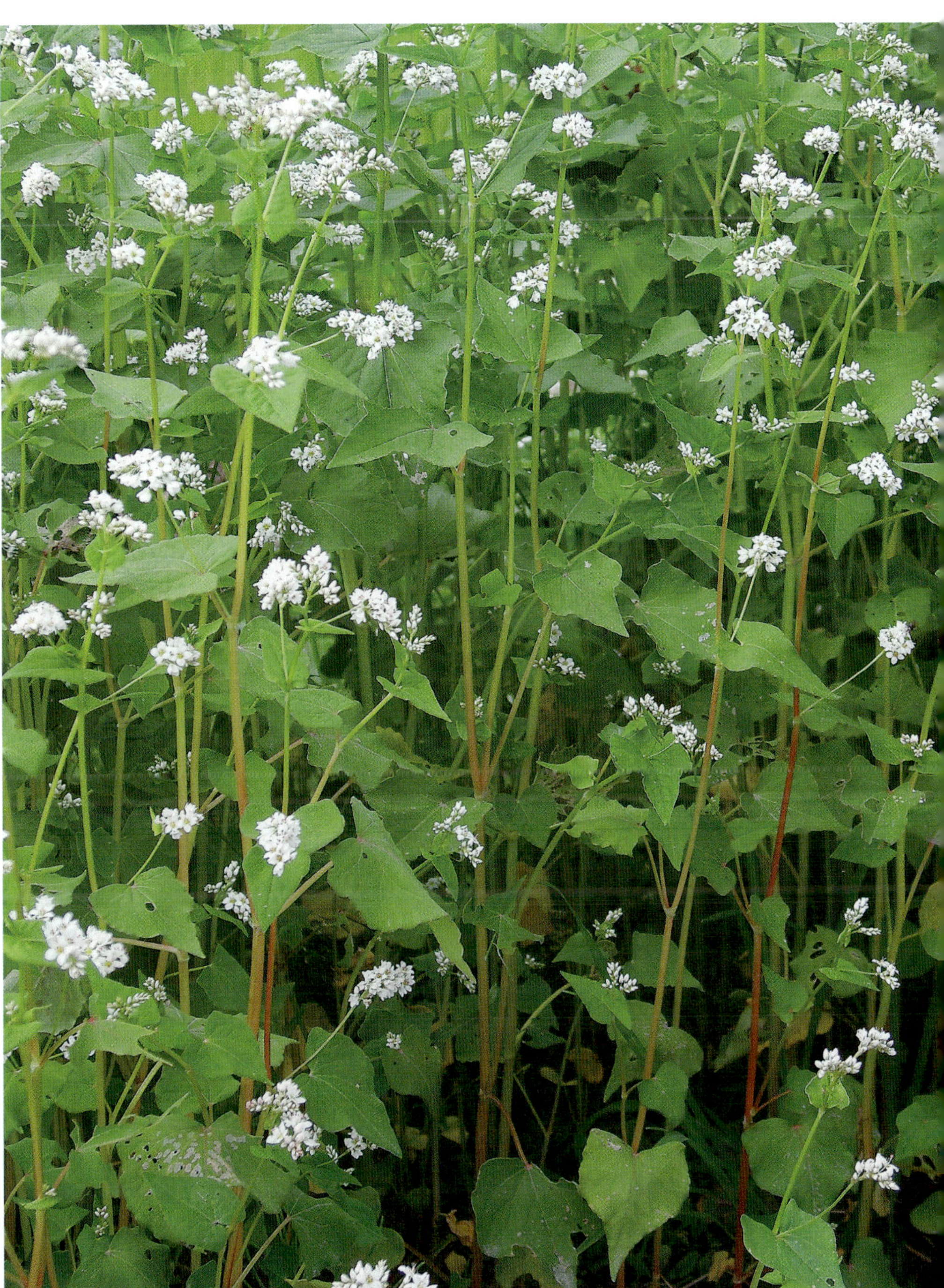

Buchweizen

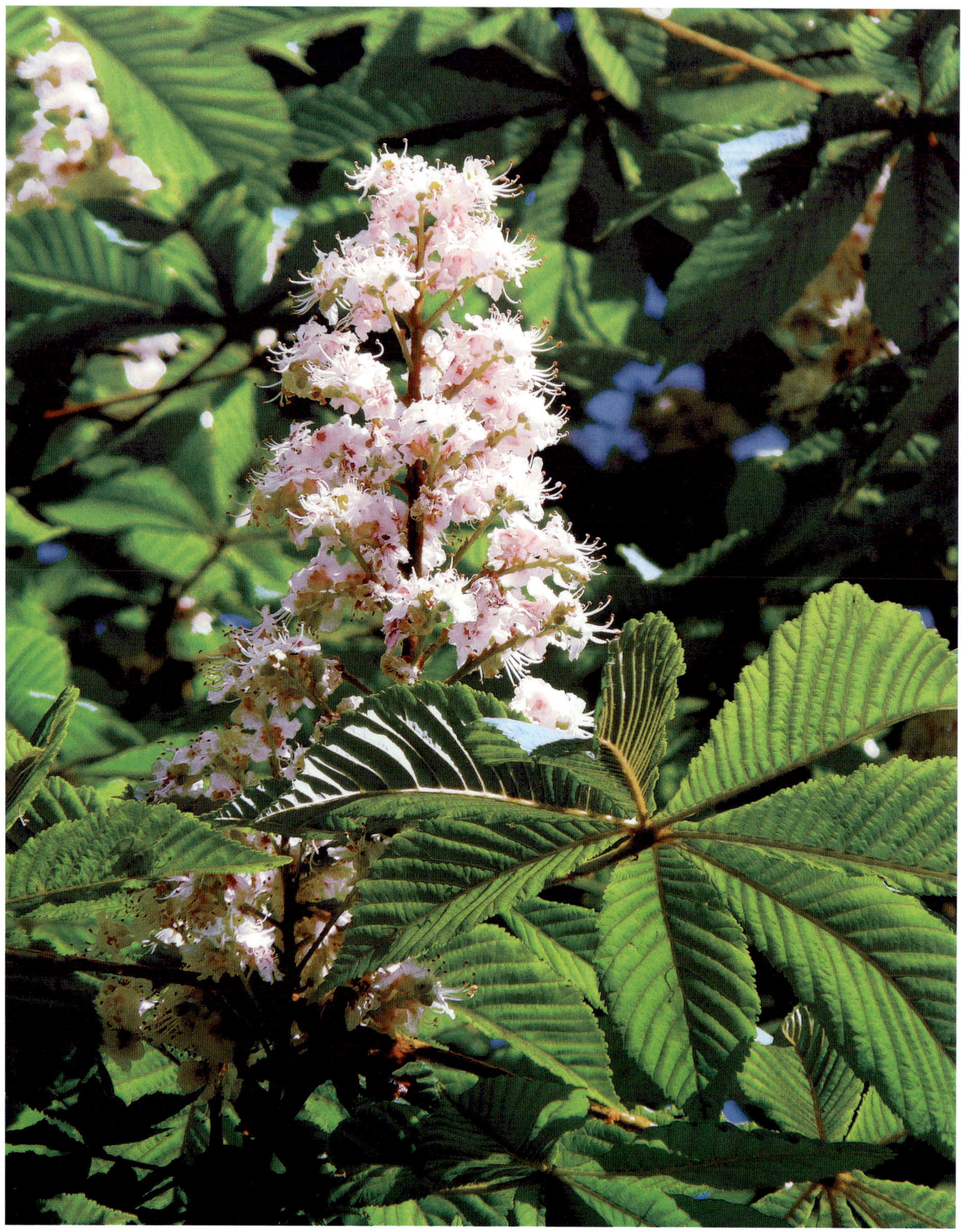

Rosskastanie in der Blüte

Rosskastanie (Aesculus hippocastanum)

Die Rosskastanie wird in der Phytotherapie seit langer Zeit eingesetzt. Die Samen sind nicht zum Verzehr geeignet, jedoch können damit hilfreiche Heilmittel hergestellt werden die bei Krampfadern helfen.

Rosskastanientinktur

Sobald man die stacheligen Kastanien an den Bäumen erkennt, nimmt man einige herunter. Man kann nicht warten, bis sie herunterfallen, dann sind sie reif und zu hart zum Schneiden. Die halbreifen Kastanien werden in Scheiben geschnitten und bis zur Hälfte in eine Flasche geschichtet. Der Rest der Flasche wird mit 38%igem Doppelkorn aufgefüllt. Die Flasche an einen sichtbaren, warmen Ort stellen, damit man das Schütteln nicht vergisst. Nach 6–8 Wochen wird die Tinktur gefiltert und in kleine, dunkle Fläschchen umgefüllt. Kurmäßig nimmt man 1- bis 3-mal täglich 15–20 Tropfen in Wasser ein.

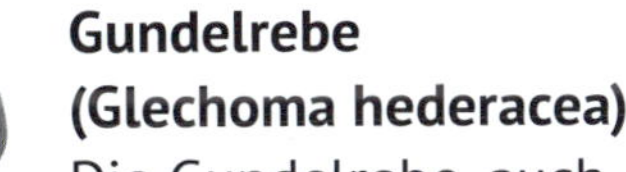

Gundelrebe (Glechoma hederacea)

Die Gundelrebe, auch Gundermann genannt, soll das Bindegewebe der Venen kräftigen.

Gundelrebenöl

3 Esslöffel geschnittenes, frisches Kraut in ¼ Liter Olivenöl geben und alles über Nacht ziehen lassen. Das Öl wird leicht auf die Krampfadern einmassiert.

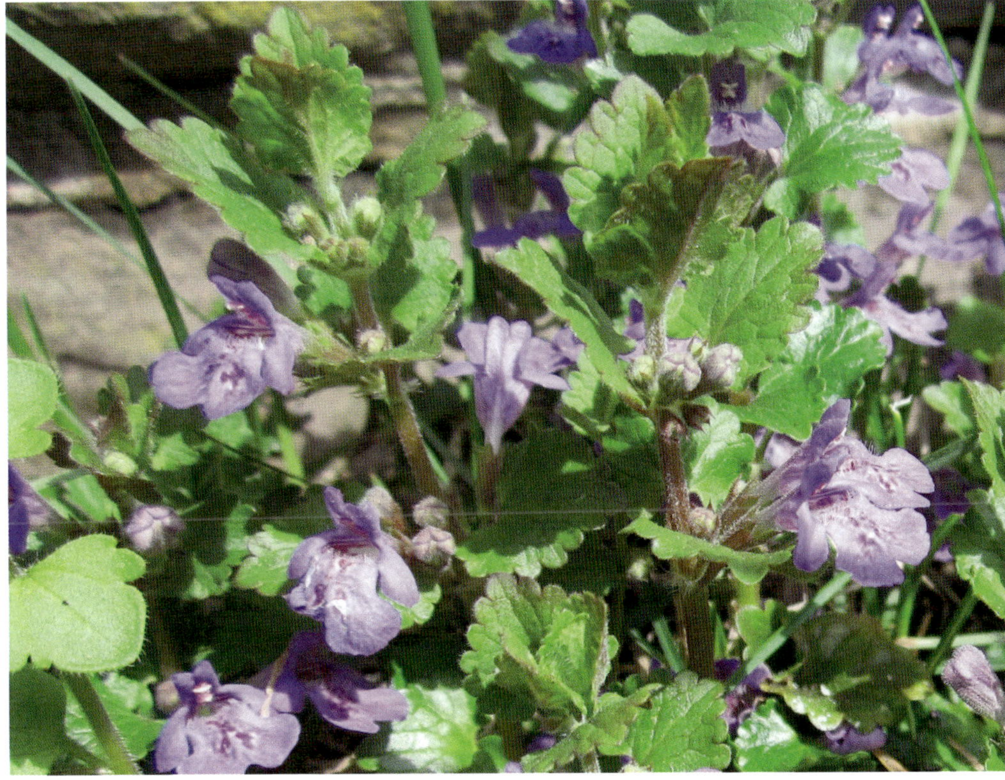

Gundelrebe

Was sonst noch hilft

Sehr zu empfehlen und von Vorteil sind Kompressionsstrümpfe oder Wickel, sie sollten schon morgens im Bett angelegt werden, bevor das Blut vermehrt in die Beine fließt. Zu Beginn sind die Strümpfe etwas unangenehm, aber man gewöhnt sich daran.

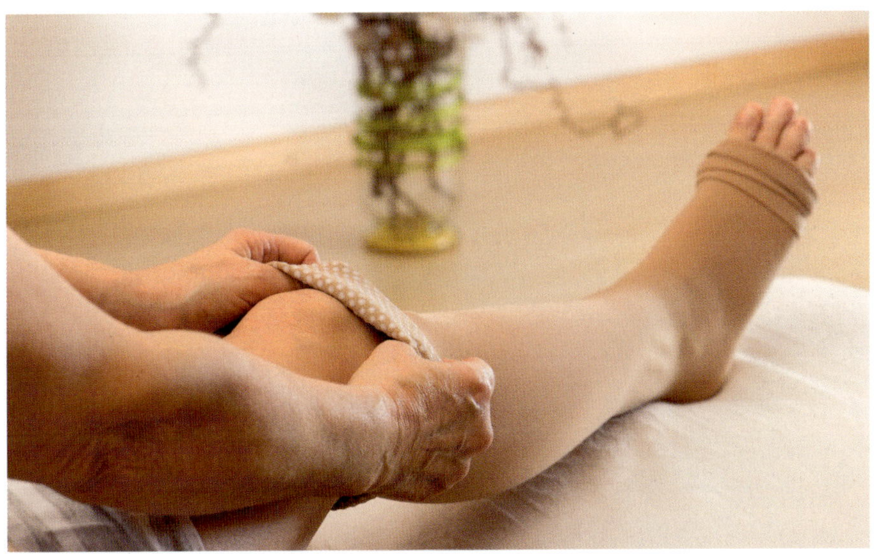

Kompressionsstrümpfe sind anfangs gewöhnungsbedürftig

Offenes Bein (Ulcus Cruris)

Einem sogenannten „offenen Bein“ geht immer eine Venenentzündung als Folge einer tiefen und schlecht heilenden Wunde am Unterschenkel, gern an den Innenseiten der Fußgelenke, voraus. Die Ursache sind meistens Durchblutungsstörungen. Nach mehrmaligen Entzündungen kommt es dann zu einem sehr unangenehmen Krampfadergeschwür. Dies verursacht erhebliche Schmerzen und kann lebensbedrohlich werden. In solchen Fällen ist das Hinzuziehen eines Arztes unumgänglich. Das verschriebene Medikament, wahrscheinlich auch eine Salbe, ist dann nach Anweisung zu verwenden. Zusätzlich können natürlich auch Naturheilmittel angewendet werden.

Welche Heilpflanzen helfen?

Eichenrinden (Quercus robur)
Die Rinde der Eiche wirkt stark zusammenziehend, das heißt, die Hautoberfläche wird schneller abgedichtet.

Eichenrindenauszug
1 Liter kaltes Wasser mit 4 gehäuften Esslöffeln geschnittener Eichenrinde (aus der Apotheke) aufsetzen, zum Kochen bringen und 20 Minuten leise köcheln lassen. Nach dem Abkühlen den Auszug durch ein Tuch sieben. Den Eichenrindenauszug verwendet man für Waschungen bei offenen Beinen oder auch für Umschläge. Nach einer solchen Behandlung wird Lykopodium-Puder auf die Wunde gestreut und ein steriler Verband angelegt, der 2 Tage geschlossen bleibt. Diese Behandlung wird so oft wiederholt, bis die Wunde geschlossen ist.

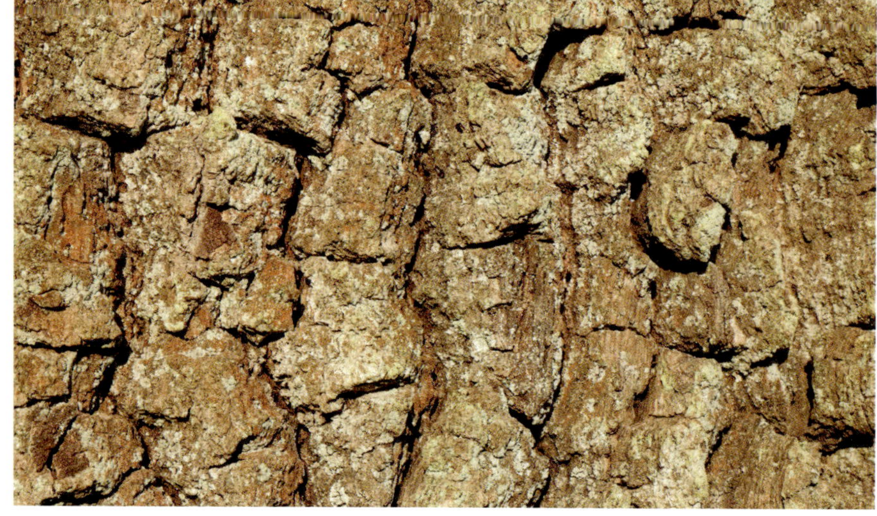

Eichenrinde

Beinwell (Symphytum officinale)
Schon seit langer Zeit wird Beinwell zur Behandlung von Geschwüren aller Art verwendet. Das in der Pflanze vorkommende Allantoin ist für diese Wirkung verantwortlich, es fördert das Wachstum neuer Zellen und wirkt entzündungshemmend.

Beinwellwurzelpulver
Das Pulver (aus der Apotheke) wird mit handwarmem Wasser zu einem dünnen Brei verrührt, der dann mit einem Messer auf ein steriles Tuch gestrichen wird, das man auf die offene Wunde legt.
Mit einem Verband das Ganze etwas festigen. Die Behandlung jeden 2. Tag wiederholen. Eine Beinwelltinktur (vgl. Seite 81)

sollte nicht auf offene Wunden gegeben werden, sobald die Wunde aber geschlossen ist, kann man die Tinktur leicht einreiben.

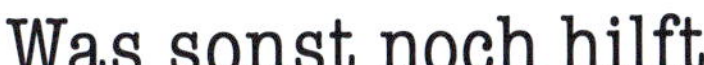

Tee aus frischen Beinwellblättern

3–4 frische, zerschnittene Beinwellblätter mit 1 Liter kochendem Wasser übergießen. Vor dem Abseihen den Tee bedeckt bis auf Handwärmetemperatur ziehen lassen. Der Beinwellblättertee kann auch für Waschungen oder Umschläge verwendet werden.

Was sonst noch hilft

- Beine hochlegen: Anhaltendes Sitzen oder Stehen sollte nach Möglichkeit vermieden werden. Während des Sitzens und auch nachts im Bett sollten die Beine hoch gelagert sein.

- Blutegel: Diese Empfehlung, die garantiert schnelle Hilfe bringt, ist für ganz Mutige. Das Ansetzen von Blutegeln ist keine angenehme Angelegenheit und muss von einem Naturarzt oder Heilpraktiker durchgeführt werden. Leider gibt es nicht mehr viele, die diese Behandlung anwenden. Auf eine größere Wunde werden mit einer Pinzette etwa 20 Blutegel gesetzt. Sofort beißen sie sich fest und beginnen zu saugen. Sie hören erst wieder auf, wenn sie satt sind, dann fallen sie ab. Die Bissstellen bluten noch etwas nach und werden daher mit blutstillender Watte behandelt. Nach ca. 4 Wochen ist ein Krampfadergeschwür, das mit Blutegeln behandelt wurde, abgeheilt.

- Als junge Frau hatte ich ein schlimmes, offenes Bein. Nach der Blutegelbehandlung war wieder alles in bester Ordnung – bis heute. Allerdings bin ich der Überzeugung, dass die gesunde Lebensweise dazu beigetragen hat, dass ich beschwerdefrei bin.

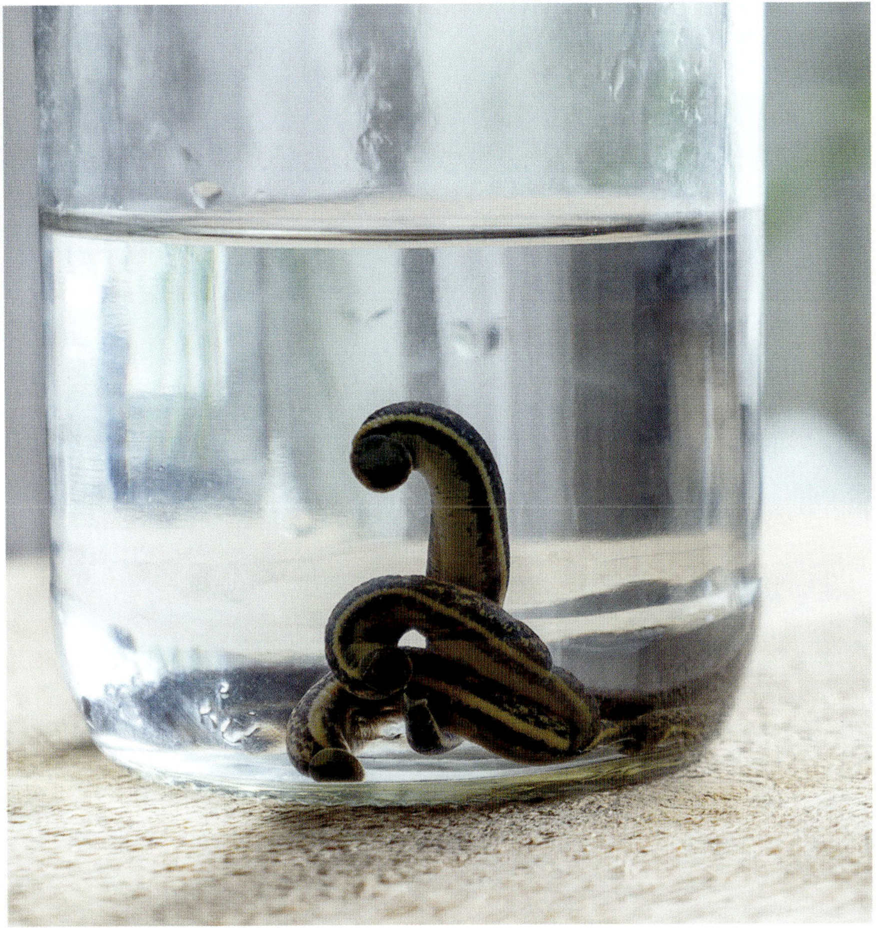

Blutegel

Wichtig!

Beinwellpräparate sollte man niemals innerlich anwenden, denn die Pflanze enthält möglicherweise krebserregende Substanzen.

Schlaganfall

Ich habe lange überlegt, ob ich etwas über den Schlaganfall schreiben soll, weil mir diese Erkrankung zu ernst erschien. Jeder Betroffene braucht ärztliche Hilfe, und ohne Krankenhausaufenthalt wird es nicht gehen. Die ärztlichen Anweisungen müssen unbedingt befolgt werden.

Einem Schlaganfall gehen meist kleine, kaum bemerkbare Vorboten voraus. Wer einen hohen Blutdruck hat, sollte ihn behandeln lassen, er ist das Hauptrisiko für einen Schlaganfall (siehe Kapitel „Blutdruck: zu hoch – zu niedrig“ auf Seite 138). Der Hausarzt berät Sie über eine mögliche Vorbeugung und verschreibt, wenn nötig, auch Medikamente. Die Naturheilmedizin bietet auch einige Kräuter, Früchte, Gemüse und Öle, die, vorbeugend hilfreich und begleitend, eingesetzt werden können. An erster Stelle sind aber die Anweisungen des Arztes zu befolgen, er sollte auch über meine Empfehlungen entscheiden.

Welche Heilpflanzen helfen?

Kurkuma (Curcuma longa)
Seit Kurzem ist ein neues Medikament auf dem Markt, das der Bildung von Blutgerinnseln vorbeugen soll. Es sind Kapseln aus „Curcuma mit Schwarzpfeffer“. Ich verwende, wo es angebracht ist, Kurkuma schon seit Jahren täglich bei der Zubereitung meiner Speisen. Ob ich Suppe, Reis oder Gemüse zubereite, am Ende der Kochzeit gebe ich ½ Teelöffel Curcuma longa hinzu.

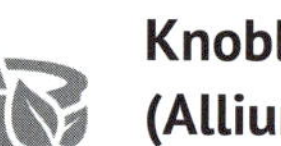

Knoblauch (Allium sativum)
Man weiß schon lange, dass der Knoblauch zu den besten pflanzlichen Mitteln zählt, die Schlaganfall und Herzinfarkt verhindern können. Natürlich hilft er am besten, wenn er roh verzehrt wird. Die Folgeerscheinung des Knoblauchs, schlechter Atem und entsprechende Ausdünstungen, schreckt viele Menschen davor ab, ihn roh zu verspeisen. Meine persönliche Empfehlung gegen die Nebener-

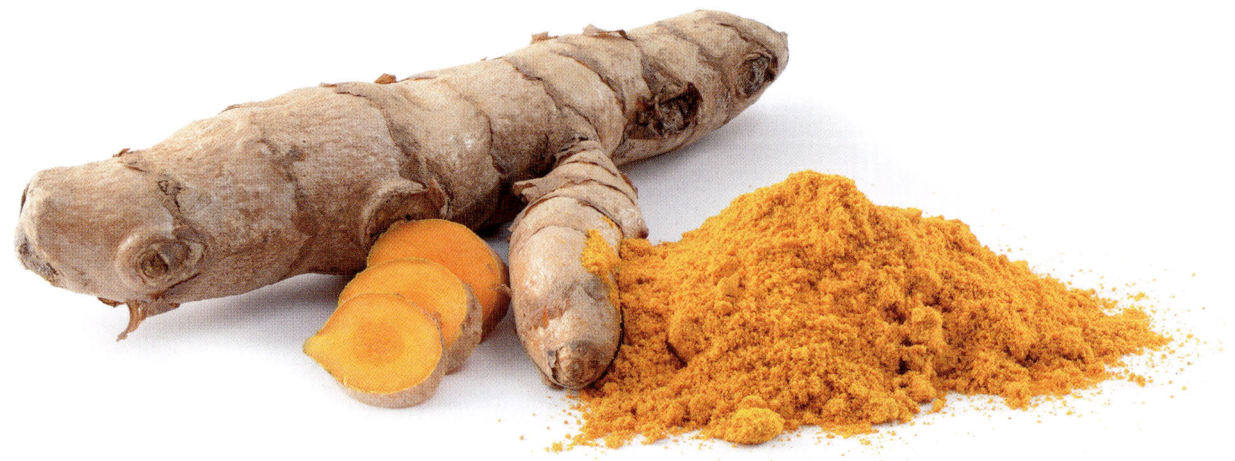

Kurkuma-Wurzel und Pulver

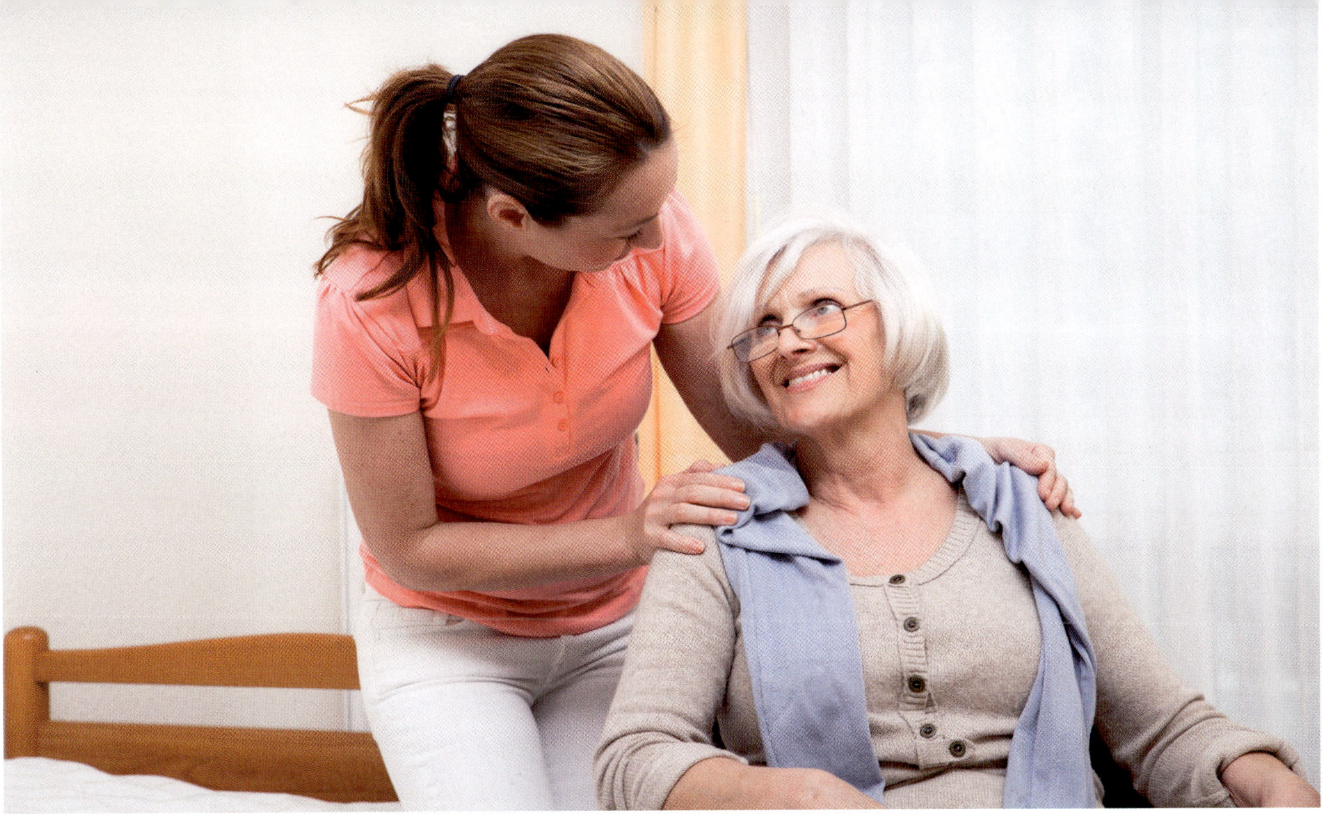

Nach einem Schlaganfall ist eine gute Betreuung wichtig

scheinungen: In Eintöpfe oder Gemüsepfannen gebe ich ganz zum Schluss einige Knoblauchzehen, sodass sie noch etwa 5 Minuten mitkochen. Sie sind dann nicht „totgekocht“, aber immer noch wirksam.

Ginkgo (Ginkgo biloba)

Dass Ginkgo „weg vom Rumpf“ im Kopf und in den Gliedmaßen seine Wirkung zeigt, wissen wir ja schon. Zahlreiche Untersuchungen haben bewiesen, dass er nach einem Schlaganfall Gleichgewichtsstörungen, Schwindelanfälle und das Denkvermögen bessern kann. Ginkgo fördert die Durchblutung des Gehirns. Ginkgo-Tinktur und Kapseln gibt es in Apotheken, wer die Tinktur selbst herstellen will, findet das Rezept auf Seite 39.

Salbei (Salvia officinalis)

Es gibt verschiedene Salbeiarten, die weniger heilkräftig sind, deshalb sollte nur „Salvia officinalis“ für Heilzwecke verwendet werden. Das ist der sogenannte „spitzblättrige Gartensalbei“. In einem alten Kräuterbuch habe ich den Satz gelesen: „Warum sollte einer sterben, wenn er Salbei im Garten hat?“ Ganz so wörtlich sollte man ihn jedoch nicht nehmen. Immerhin ist Salbei ein natürliches Antibiotikum, das auch nervenstärkend wirkt. Die Lähmungen nach einem Schlaganfall sollten sich durch ihn bessern. Er kann aber auch vorbeugend einsetzt werden. Zum medizinischen Gebrauch werden nur die vor der Blüte gesammelten Blätter genommen. Sie werden roh und geschnitten in Salate gegeben, auch in Obstsalate. In Gemüsegerichten werden die Blätter nur am Ende der Garzeit kurz mitgedünstet.

Wichtig!

Während einer Schwangerschaft oder bei Epilepsie sollte auf Salbei verzichtet werden, da der Inhaltsstoff „Thujon“, hochdosiert, Krämpfe auslösen kann.

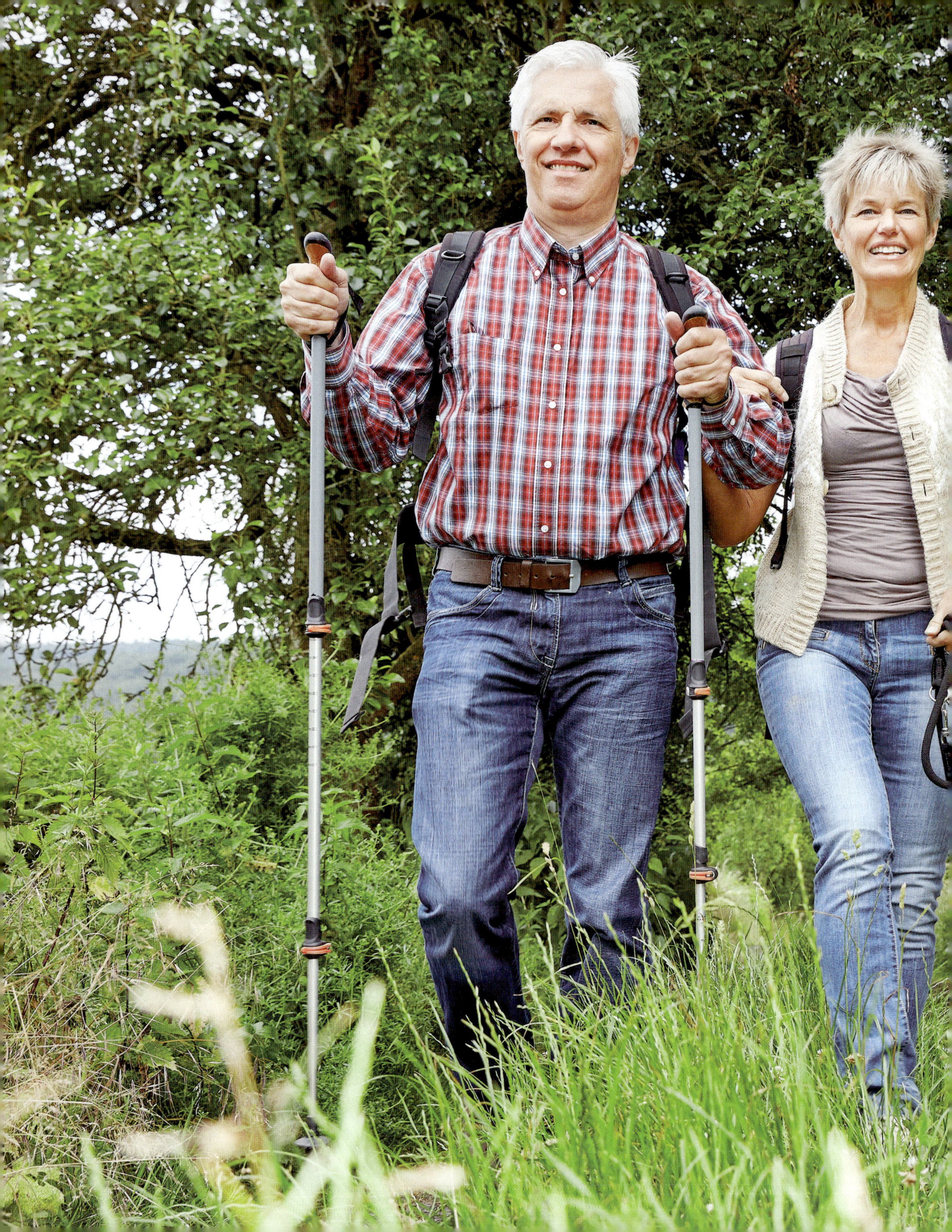

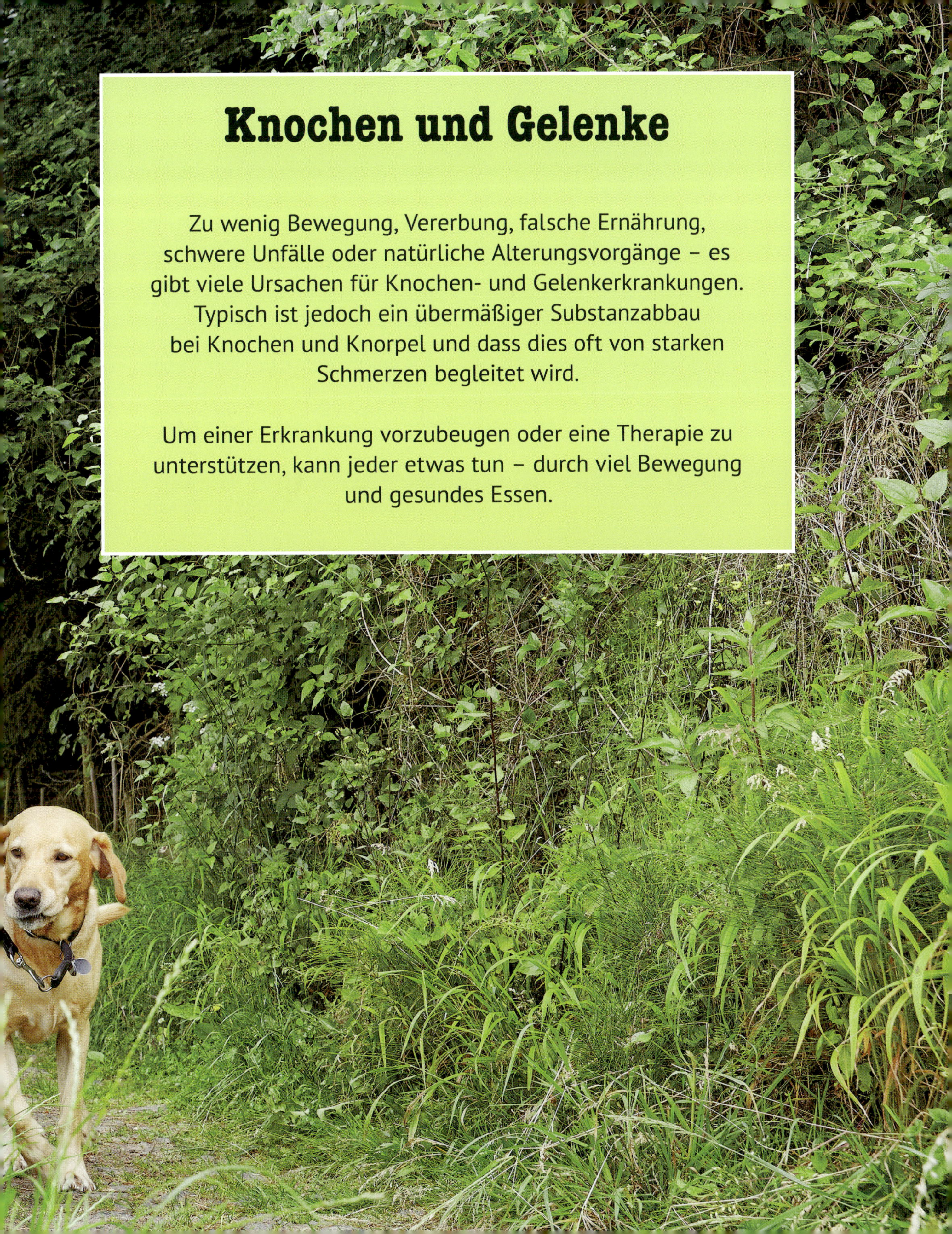

Knochen und Gelenke

Zu wenig Bewegung, Vererbung, falsche Ernährung, schwere Unfälle oder natürliche Alterungsvorgänge – es gibt viele Ursachen für Knochen- und Gelenkerkrankungen. Typisch ist jedoch ein übermäßiger Substanzabbau bei Knochen und Knorpel und dass dies oft von starken Schmerzen begleitet wird.

Um einer Erkrankung vorzubeugen oder eine Therapie zu unterstützen, kann jeder etwas tun – durch viel Bewegung und gesundes Essen.

Arthrose

Die Abnutzung der Gelenke nennt man Arthrose. Ältere Menschen sind in der Regel davon betroffen, aber es gibt auch schon viele 50-Jährige, die von diesem weitverbreiteten Leiden gequält werden. Es können alle Gelenke, die großen sowie die kleinsten, in Mitleidenschaft geraten, sogar die Wirbelsäule. Der Gelenkknorpel verliert bei diesem krankhaften Verschleiß seine Elastizität, wird spröde und kann die Knochenenden nicht mehr stützen. Es bilden sich schmerzhafte Wucherungen.

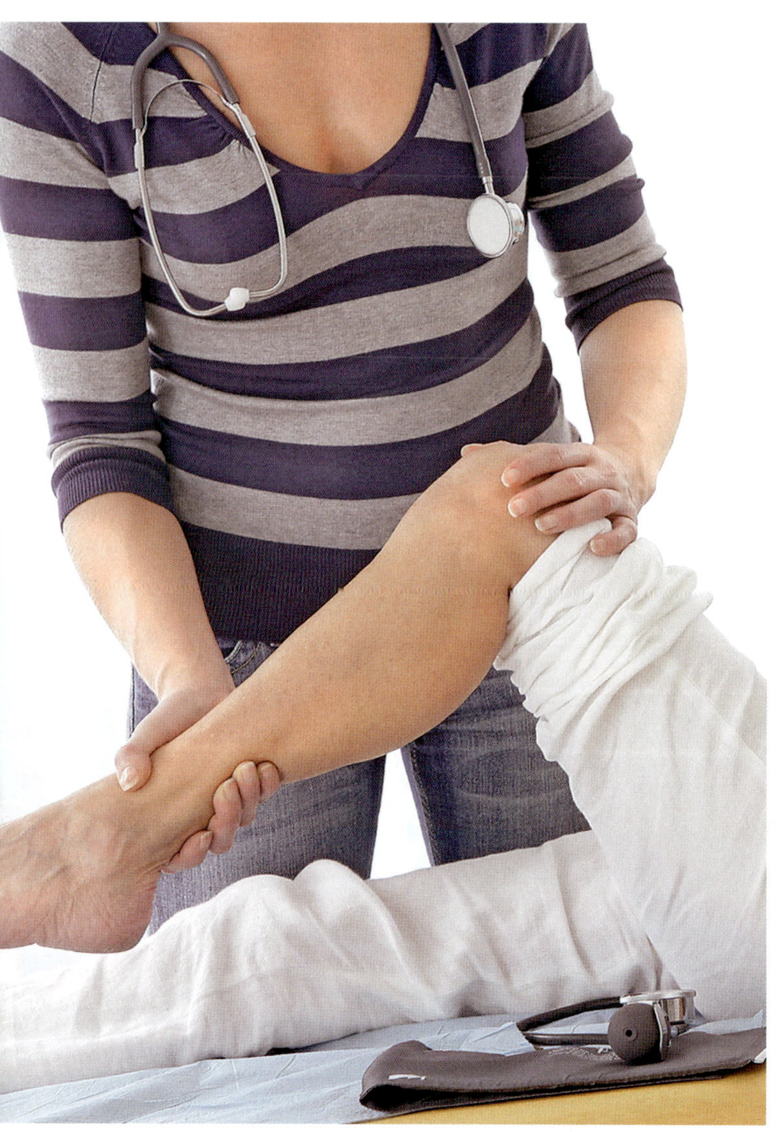

Der häufigste Grund für diese Erkrankung ist zu wenig Bewegung. Menschen, die eine sitzende Tätigkeit ausüben, sind eher betroffen. Wenn Gelenke, Muskeln und Sehnen nicht regelmäßig gefordert werden, verkümmern sie, werden steif und fangen an zu schmerzen. Es gibt aber noch viele andere Ursachen, die eine Degeneration der Gelenke begünstigen. Hier kann nur ein Arzt weiterhelfen und durch eine Röntgenuntersuchung feststellen, wie weit die Erkrankung fortgeschritten ist. Im schlimmsten Fall kommt es zu einer Operation, bei der ein künstliches Gelenk eingesetzt wird. So weit sollte es aber nicht kommen. Arthrose ist zwar nicht heilbar, aber es gibt verschiedene Maßnahmen, die vorbeugend helfen, die Beschwerden erheblich zu verbessern.

Als Erstes muss man versuchen, die abgenutzte Knorpelschicht wieder aufzubauen, das geht über die Ernährung. Wichtig ist, dass das Säure-Basen-Gleichgewicht hergestellt wird. Säurebildner wie Fleisch, Wurst, Eier, Zucker, weißes Mehl müssen gemieden werden. Eine basenreiche, pflanzliche Kost ist angesagt, mit viel Rohkost in Form von Salaten und Wurzelgemüse (das darf auch mal gedämpft sein). Der Körper benötigt genügend Vitamin E, um wieder ins Gleichgewicht zu kommen. Indem wir unseren Speiseplan mit Sonnenblumenkernen, Getreidekeimlingen, Mais, grünem Blattgemüse und guten Pflanzenölen anreichern, können wir einen guten Beitrag dazu leisten.

Der Patient muss damit rechnen, dass die Behandlung der Arthrose eine länger anhaltende Sache ist, und oft gelingt es der Knorpelschicht nicht, sich richtig zu regenerieren. Ziel ist es, mit einer Behandlung eine Verschlimmerung zu stoppen und die Schmerzen erträglich zu halten.

Welche Heilpflanzen helfen?

Bärlauch (Allium ursinum)
Zur Frühjahrszeit wächst in lichten Laubwäldern, aber auch in manchen Kräutergärten reichlich Bärlauch. Solange er jung und frisch ist, das heißt bis zur Blüte, sollten Sie ihn täglich ernten und in Ihren Speiseplan integrieren. In den Bärlauchblättern befindet sich das Mineral Mangan, das für die Knorpelerneuerung wichtig ist. Wenn die Bärlauchsaison vorüber ist, können Sie in der Apotheke Bärlauch-Mangan-Kapseln und zusätzlich auch Bockshornkleekapseln kaufen, denn beide ergänzen sich – Bärlauch-Mangan-Kapseln sind knorpelbildend, Bockshornkleekapseln sorgen mit ihren Schleimstoffen für die Gelenkschmiere.

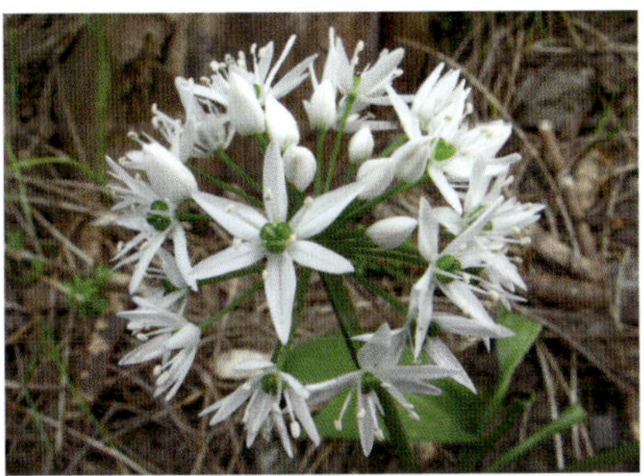

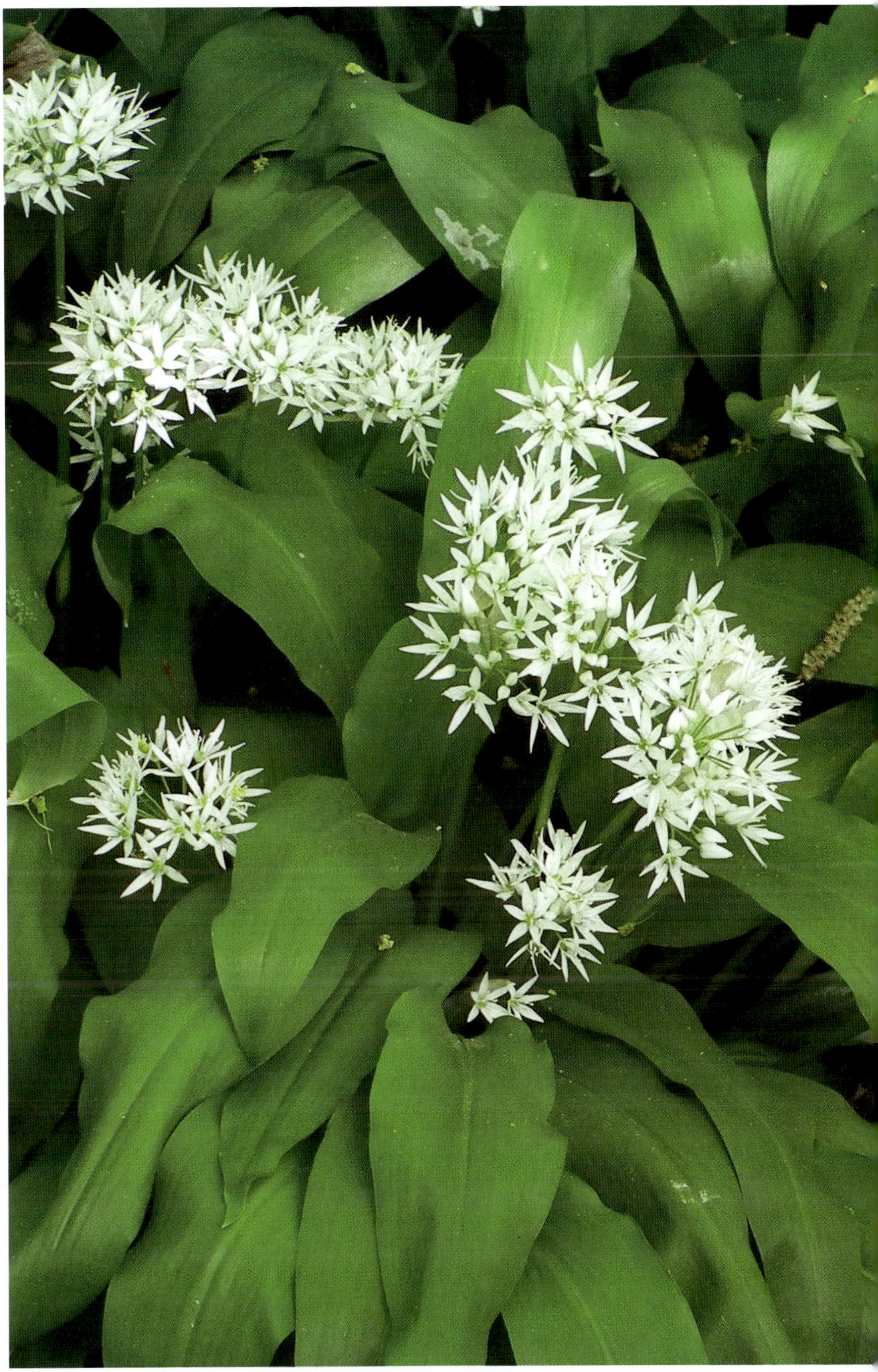

Bärlauch

Wichtig!

Die Kräuter nicht mischen, denn Löwenzahnwurzeln und Weidenrinde dürfen leicht köcheln, Brennnesselblätter dagegen sollen nur ziehen!

Kräuterteemischung

30 g getrocknete Löwenzahnwurzeln
30 g Weidenrinde
40 g Brennnesselblätter

1 gehäuften Teelöffel Löwenzahnwurzeln und 1 gehäuften Teelöffel Weidenrinde in 1 Liter kaltem Wasser ansetzen, zum Kochen bringen, vom Herd nehmen, 1 gehäuften Esslöffel Brennnesselblätter zugeben, zugedeckt 10 Minuten ziehen lassen und in eine Wärmekanne abseihen. Den Tee tagsüber, über einen Zeitraum von 4 Wochen, trinken, nach 2 Wochen Pause das Ganze wiederholen.

Braune Wildhirse

Wichtig ist auch, dass die Gelenke ausreichend mit Kalzium versorgt werden. Hier empfehle ich, täglich morgens nüchtern braune Wildhirse mit Dolomitgesteinsmehl einzunehmen, dann ist man auch gleichzeitig mit Magnesium und Eisen versorgt.

Pulver aus Braunhirse und Dolomitgesteinsmehl

2 gehäufte Esslöffel braune Wildhirse und 3 Messlöffel Dolomitgesteinsmehl in ein halb gefülltes Glas mit warmen Wasser geben, gut verrühren und trinken. Zur einfacheren Handhabe gibt es auch in der Apotheke Braunhirse-Dolomit-Kapseln (nach Angabe einnehmen).

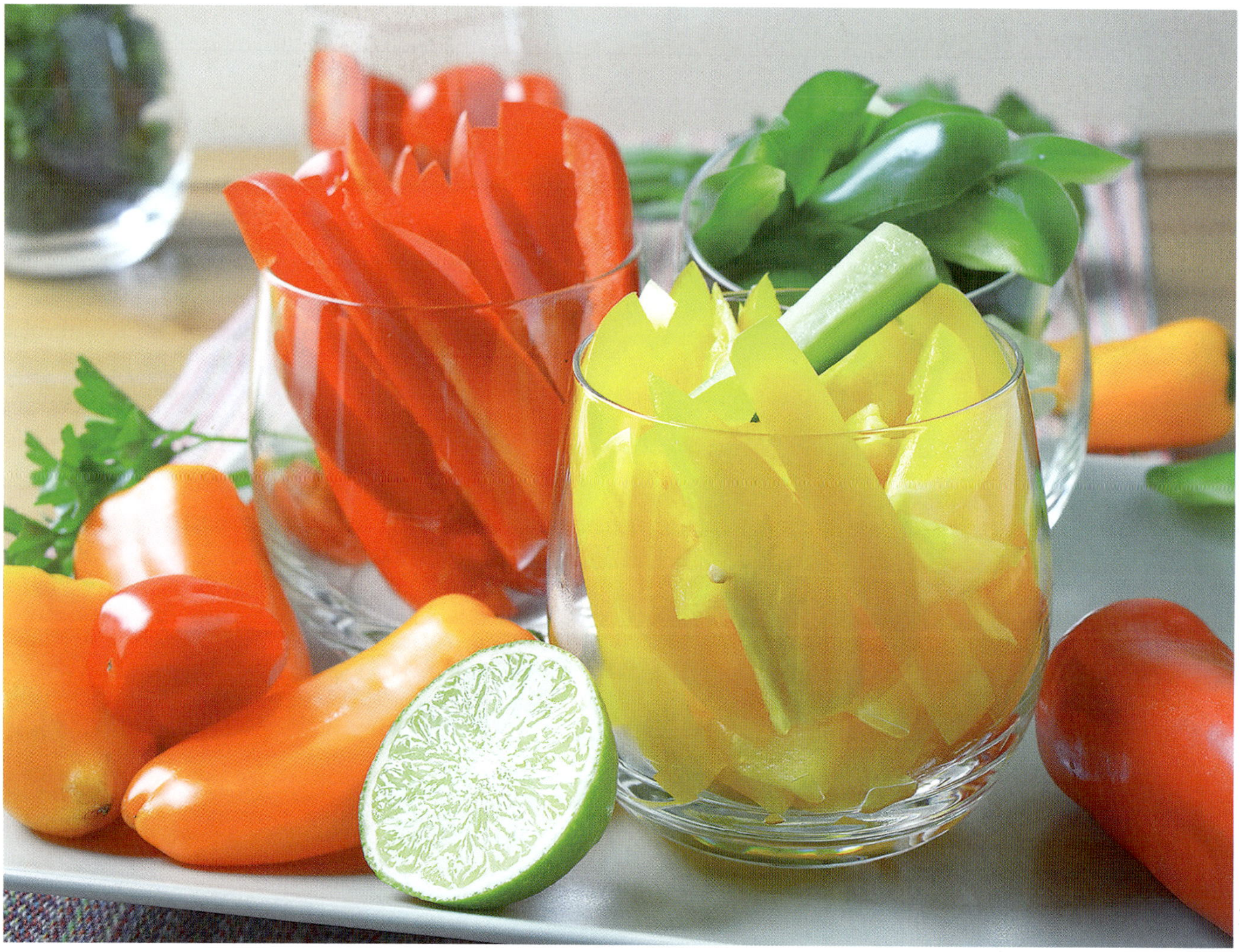

Rohkost macht die Gelenke fit

Osteoporose

Von diesem Knochenschwund sind wesentlich mehr Frauen als Männer betroffen. Die Osteoporose entsteht durch den Verlust an Kalzium, sodass die Knochen und die Knochendichte geschwächt sind. Durch den Kalziummangel entkalken die Knochen, sie werden poröser. Als Folgeerscheinung kann der Knochen – vor allem im Hüftbereich – leichter brechen, die Wirbelsäule und die Beckenknochen können sich verformen und verbiegen, es bilden sich O-Beine. Wenn ein oder mehrere Wirbelkörper in sich zusammensacken, verformen sie sich, sie verlieren an Höhe, sodass der Mensch kleiner wird und oft einen Rundrücken – bei Frauen auch „Witwenbuckel" genannt – bekommt.

Es ist wichtig, dass wir unserem Körper genügend Kalzium zuführen. Das sollte aber nicht unbedingt durch die Einnahme von Tabletten geschehen, sondern über die Ernährung. Es gibt genügend Lebensmittel, die hilfreich sein können, man muss nur die richtigen auswählen. Jahrelange Fehlernährung sollte beendet werden.

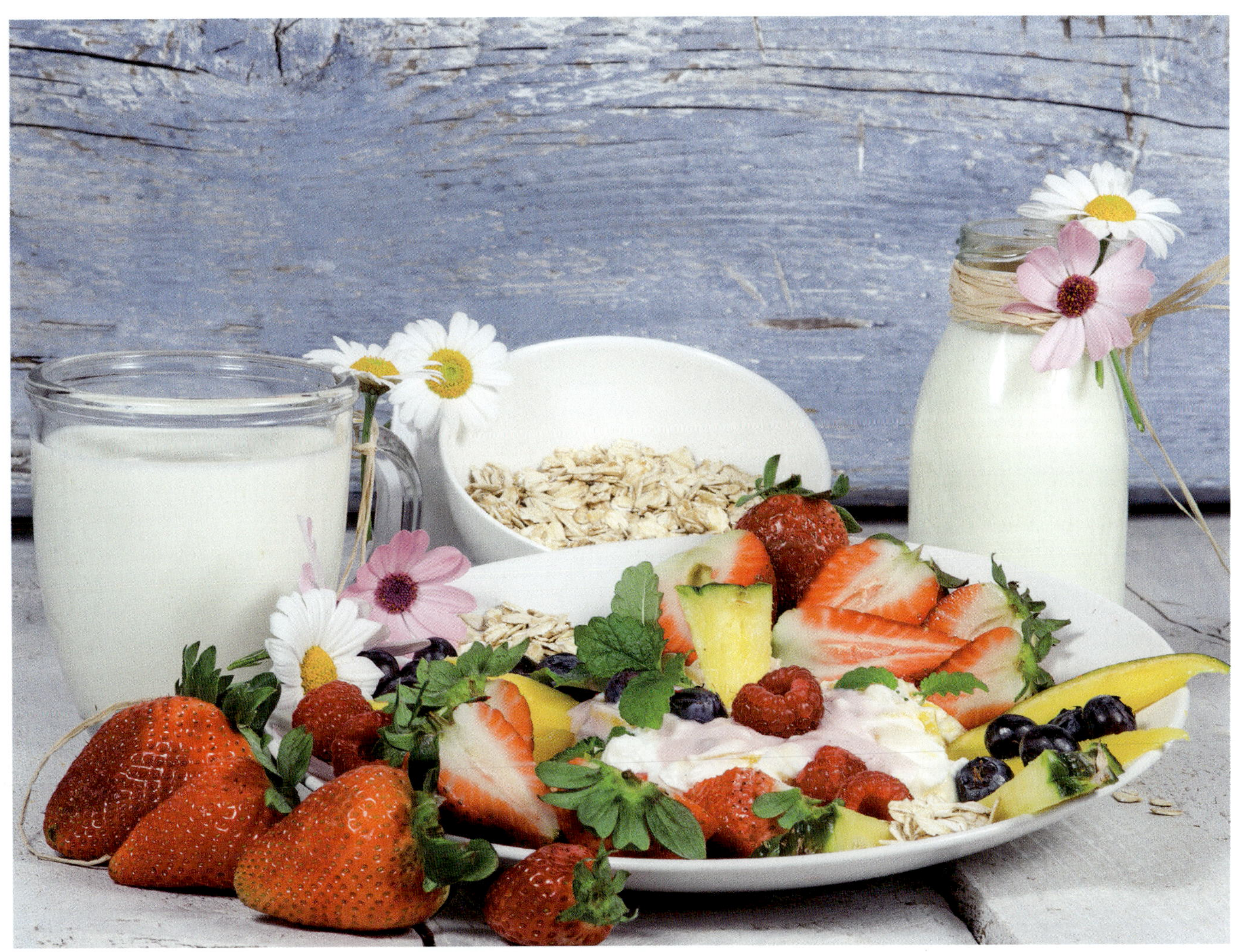

Wenn Sie regelmäßig so frühstücken, dann müssen Sie sich um Kalzium- oder Vitaminmangel keine Gedanken mehr machen

Welche Lebensmittel sind kalziumreich?

Milchprodukte, grünes Gemüse wie Brokkoli und Kohl, aber auch Hülsenfrüchte, Tofu, Nüsse und Samen. Grünes Gemüse sollte so häufig wie möglich roh verzehrt werden, aber auch leicht gedünstet ist es noch kalziumreich.

Kraftsuppe

Kohl (Weiß-, Spitzkohl oder Wirsing)
Lauch
Knollensellerie
Spinat
Speisezwiebeln
Brokkoli
frische Brennnesselblätter
frische Löwenzahnblätter
Petersilie
Amarant
Portulak
Hafer
Olivenöl
Butter
Kräutersalz
Pfeffer
Muskat

In einen großen Topf so viel Wasser geben, wie die Suppe benötigt. Einige Handvoll fein geschnittenes Gemüse und Kräuter hinzugeben. Wenn die Suppe kocht, zurückschalten und 30 Minuten lang leise köcheln lassen. Dann 2 Esslöffel frisch geschroteten Hafer, in etwas Wasser angerührt, hinzugeben und die Suppe nochmals aufwallen lassen. Den Topf vom Herd nehmen, 2–3 Esslöffel feines Olivenöl und einen Esslöffel Butter über die Suppe geben und mit Gewürzen abschmecken. Wer möchte, der kann die Kraftsuppe auch pürieren.

Was sonst noch hilft

Für den Kalkstoffwechsel benötigt unser Körper Vitamin D, das dafür sorgt, dass Kalzium in die Knochen gelangt. Vitamin D wird nur über die Haut im Sonnenlicht gebildet. Deshalb ist ein Aufenthalt in der frischen Luft und Sonne sehr wichtig. Je mehr nackte Haut wir zeigen, desto mehr Vitamin D bildet der Körper.

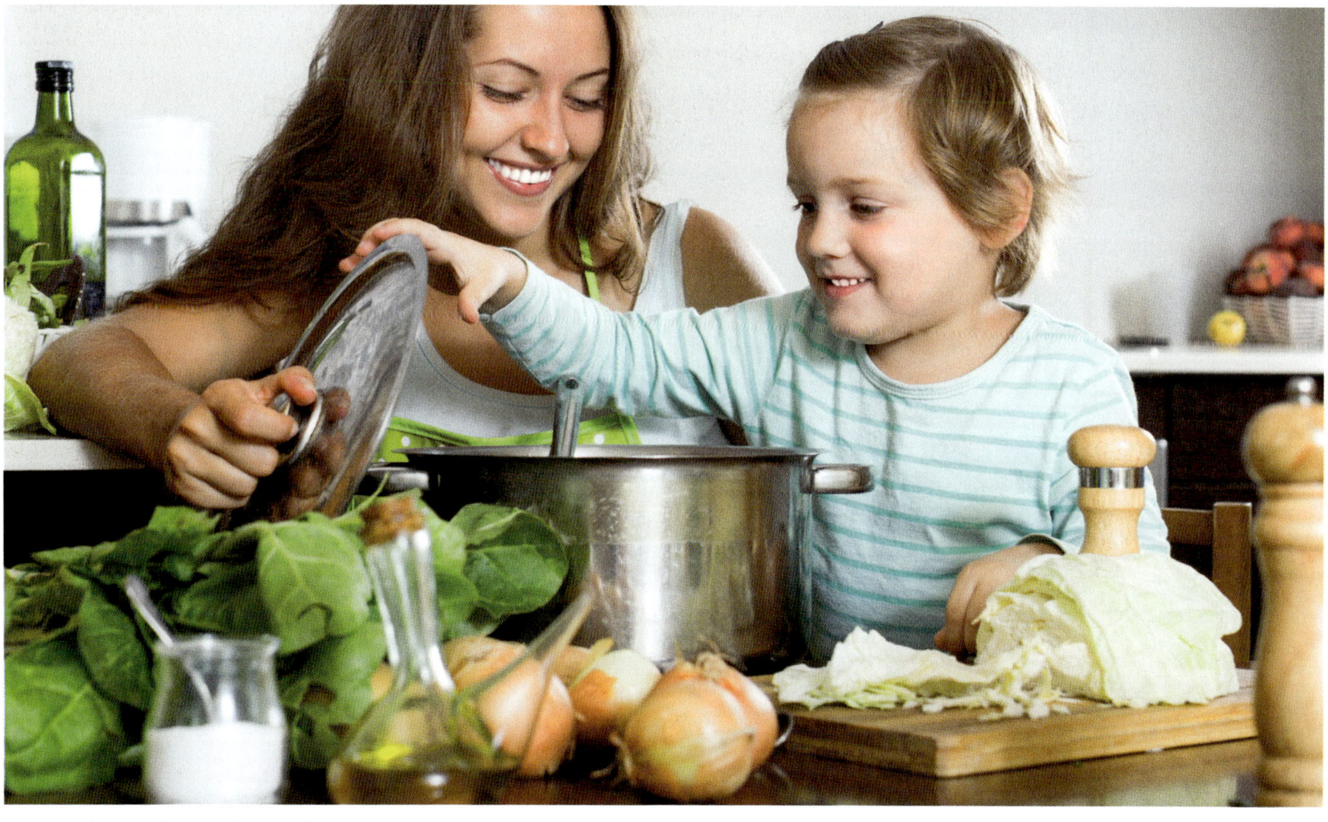

Die Kraftsuppe kommt bei Groß und Klein gut an

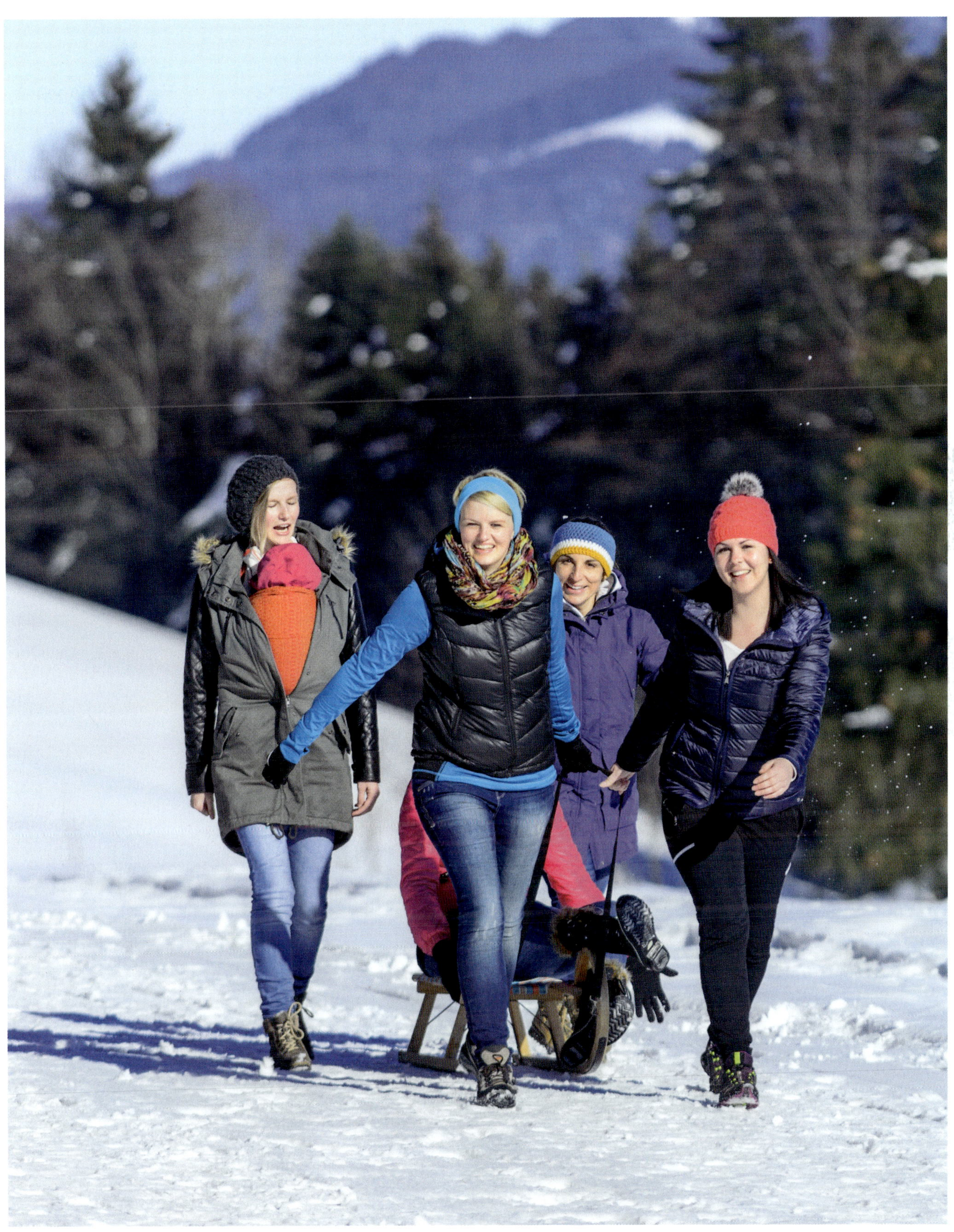

Im Winter ist es besonders wichtig: Bewegung im Freien und Sonne tanken für die Vitamin-D-Bildung

Rheuma und Arthritis

Unter dem Begriff Rheuma werden über 100 verschiedene Erkrankungen zusammengefasst, die durch Entzündungen hervorgerufen werden. Bei der rheumatoiden Arthritis entzünden sich die Innenhaut der Gelenke, die Schleimbeutel und Sehnenscheiden. Als Ursache werden Autoimmunprozesse, also die Bekämpfung von körpereigenem Gewebe durch das Immunsystem, angesehen, aber auch eine genetische Veranlagung und schädliche Umwelteinflüsse wie Rauchen.

Die schmerzhafte Krankheit ist nicht heilbar. Wird die fortschreitende Gelenkentzündung und -zerstörung jedoch in einem frühen Stadium erkannt, kann sie durch entsprechende Maßnahmen gestoppt oder verlangsamt werden. Dazu gehört, dass der Betroffene überwiegend pflanzliche Lebensmittel verzehren sollte. Besser ist es noch, ganz auf Fleisch und Wurst zu verzichten und Salz sehr einzuschränken. Auch Alkohol und Kaffee sind zu meiden. Bei kühlem Wetter sollte warme Kleidung getragen werden.

Gegen die Schmerzen verschreibt der Rheumatologe meist starke Schmerzmittel. In der Pflanzenapotheke gibt es sehr hilfreiche Kräuter, die ohne Nebenwirkungen helfen können.

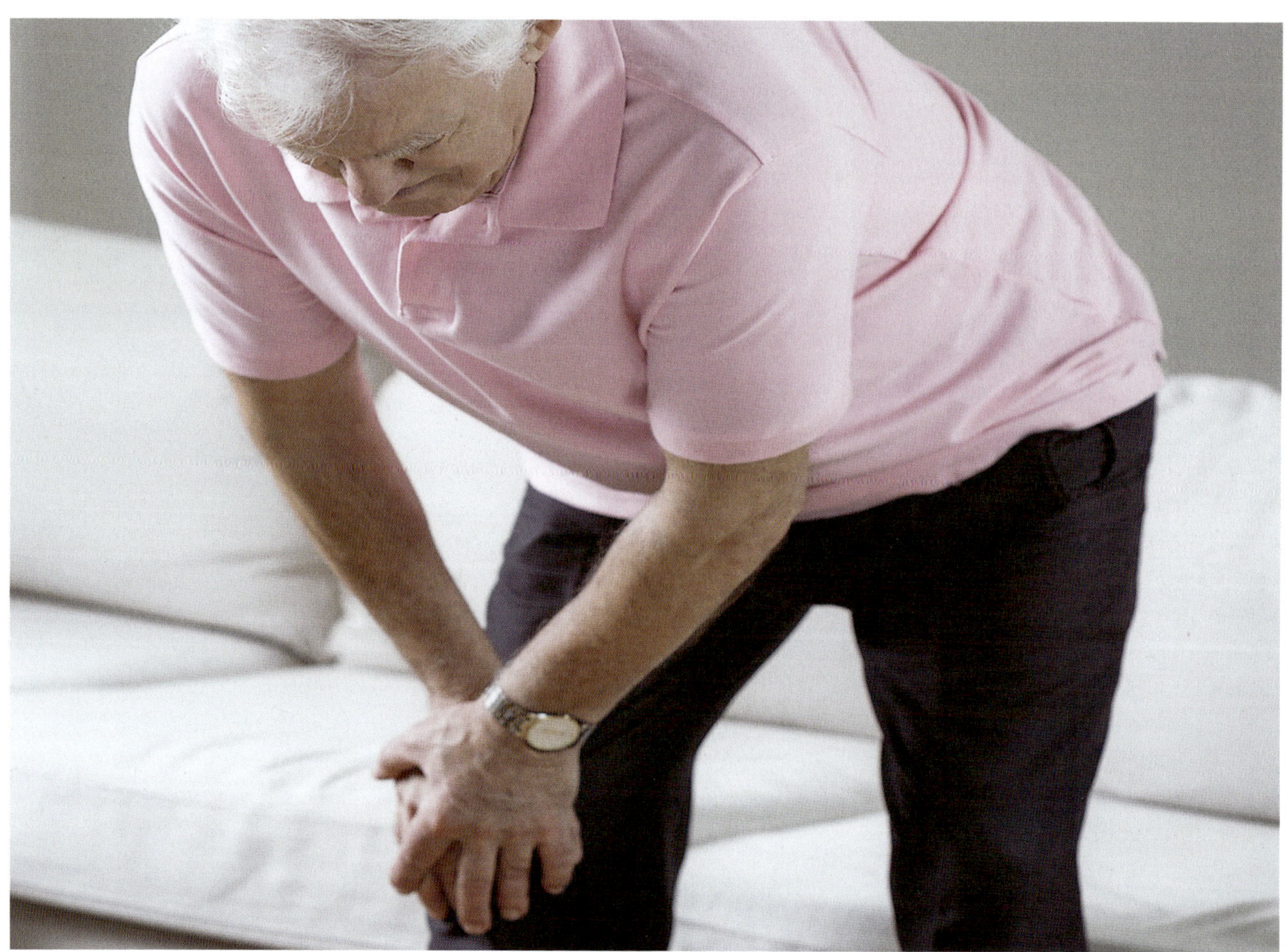

Schmerzen treten bei Rheuma und Arthritis verstärkt auf

Welche Heilpflanzen helfen?

Rosskastanie (Aesculus hippocastanum)
Die Rosskastanie wird seit Jahrhunderten zum Beispiel zur Schmerzlinderung und bei Entzündungen, die bei Rheuma und Arthritis auftreten, eingesetzt.

Rosskastanienauszug
Dazu werden frische, reife Rosskastanien mit der braunen Schale in dünne Scheiben geschnitten und durch den Fleischwolf gedreht. 200 g in ein Einmachglas geben, mit etwa 1 Liter 75%igem Alkohol übergießen und gut verschlossen 14 Tage am Fenster stehen lassen, öfters schütteln, danach abseihen.

Rosskastanienöl und -tinktur
Für Rosskastanienöl nimmt man anstatt Alkohol kaltgepresstes Olivenöl, das auch nach 14 Tagen gefiltert wird.

Beide Ansätze, Öl und Tinktur, werden abwechselnd verwendet, einmal die Kastanientinktur und dann das Öl. Dies lindert die Schmerzen, und nach längerer Zeit kann dadurch das Leiden geheilt werden.

Rosskastanienblütentee
Man sammelt im Mai oder Juni, wenn die Blütentrauben erscheinen, etwa 1 Körbchen voll, zupft die Einzelblüten ab und lässt sie schonend trocknen. Eine Handvoll getrocknete

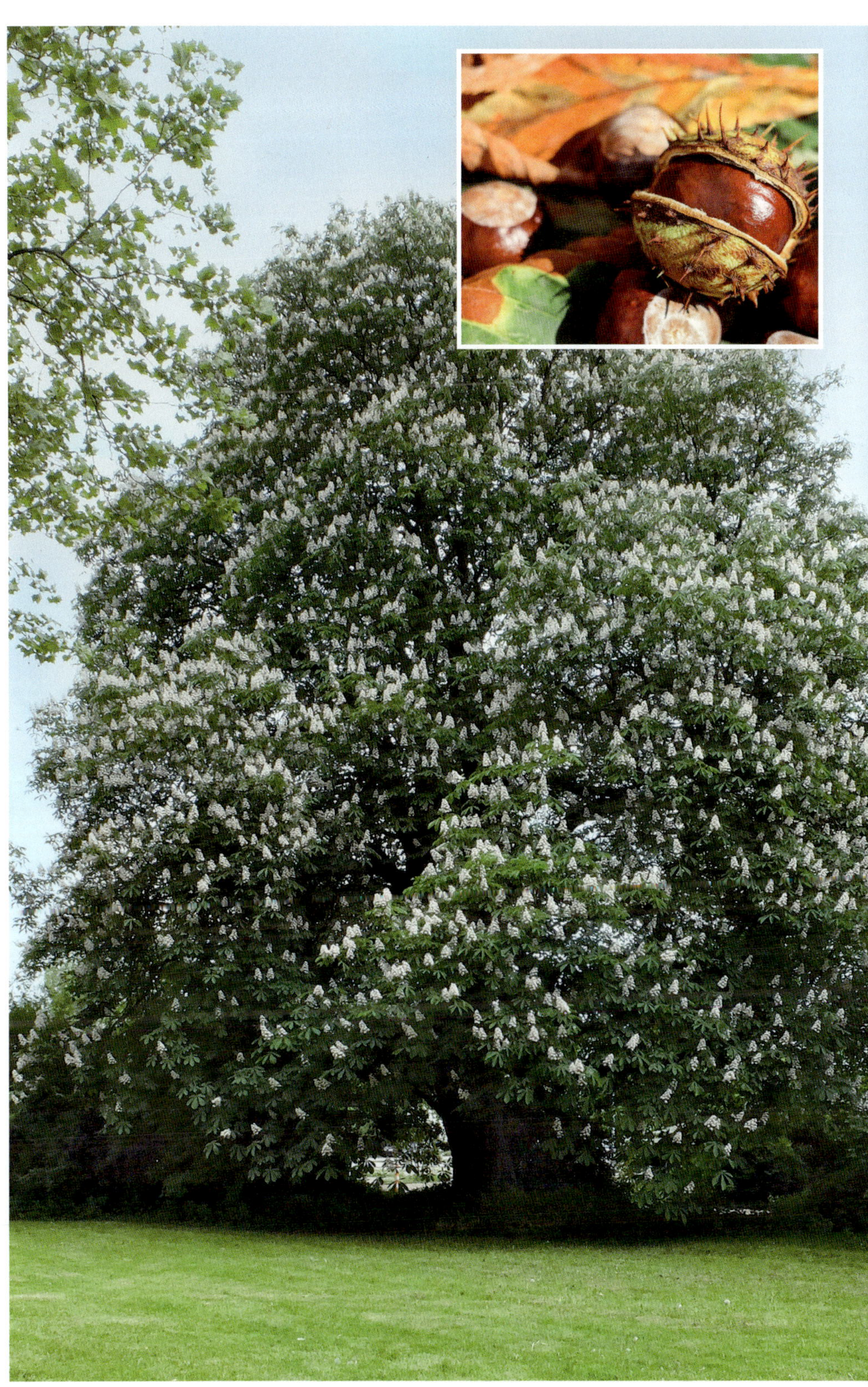

Die Rosskastanie in voller Blüte

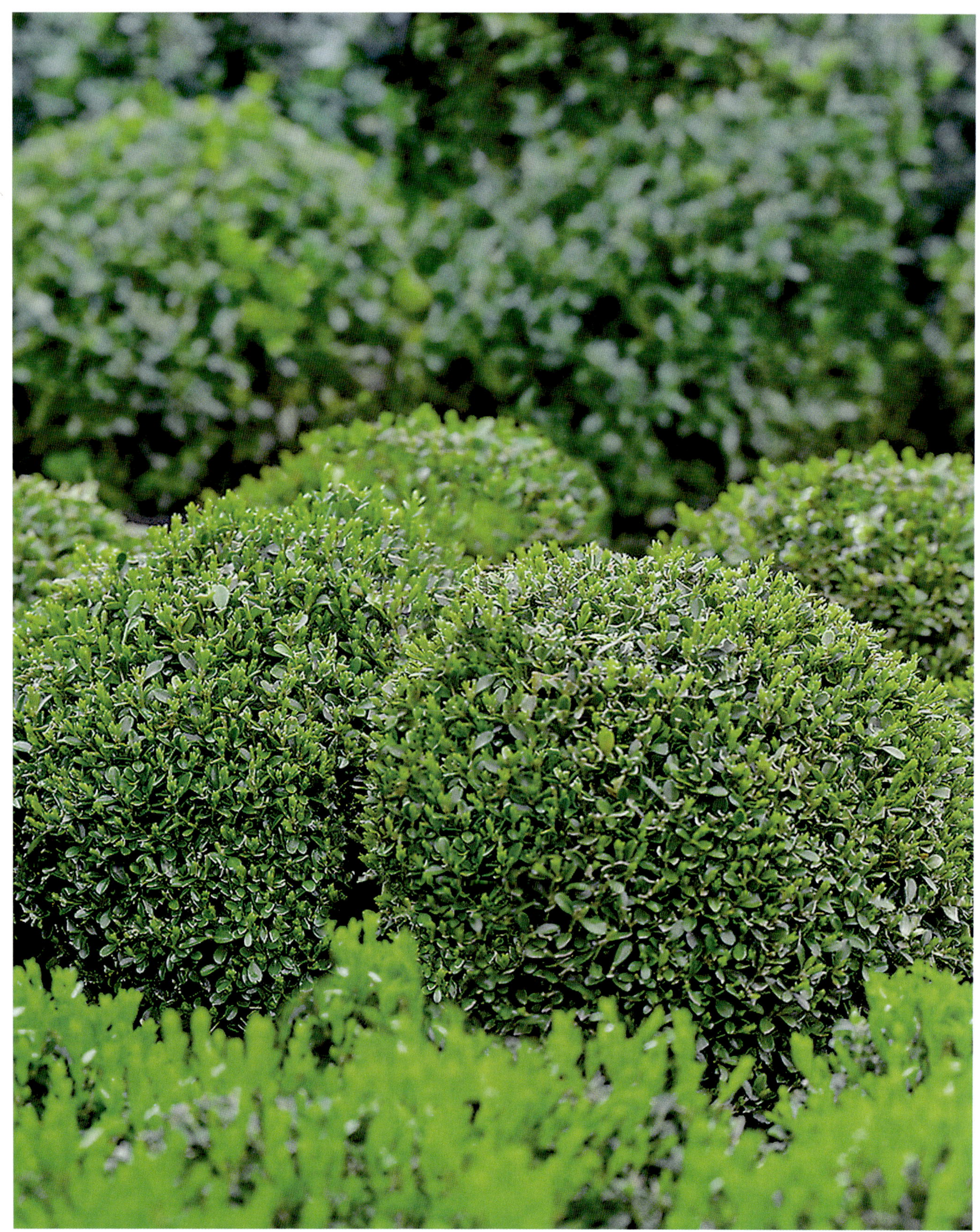

Buchsbaum ist giftig. Deshalb niemals roh verzehren.

Blüten werden mit ½ Liter siedendem Wasser überbrüht und 20 Minuten zugedeckt ziehen gelassen. Abgeseiht und abgekühlt wird der Tee für Umschläge auf kranke, schmerzende Körperteile verwendet.

Beinwell (Symphytum officinale)
Eine Beinwelltinktur (siehe Seite 81) kann bei Rheuma und Arthritis sehr hilfreich sein und wird als Einreibemittel oder für einen Umschlag verwendet. Innerlich wird die Tinktur nicht genommen.

Zuckerrohrmelasse
Rheumakranke sollten täglich für längere Zeit Zuckerrohrmelasse (Reformhaus oder Naturkostladen) essen oder trinken:
3–4 gehäufte Teelöffel Melasse in warmem Wasser oder in einem Tee auflösen und trinken. Die Zuckerrohrmelasse lässt sich zum Essen auch gut auf ein Butterbrot streichen.

Buchsbaum (Buxus sempervirens)
Wer kennt den Buchsbaum nicht? Aber die wenigsten wissen, dass der Buchsbaum auch Heilkräfte besitzt, und zwar gegen Rheuma und Gicht. Da er giftig ist, kann man ihn nicht roh essen.

Buchsbaumpaste
In der Regel wird der Buchsbaum in Form geschnitten, als Solitärstaude oder als Hecke. Nach dem Schnitt treibt er immer von Neuem aus. Diese Neuaustriebe werden mit einer Schere abgeschnitten, solange sie hellgrün und weichblättrig sind, dann werden sie kurz in Wasser getaucht und anschließend durch den Fleischwolf gedreht. Dieses gewonnene Mus wird mit etwas Olivenöl vermischt und über Nacht auf die schmerzenden Körperteile gestrichen, bei einem Gichtanfall auch um die Zehen herum. Das Ganze mit einem Tuch gut bedecken und am nächsten Morgen abwaschen.

Diese Methode ist ein wenig aufwendig, hat aber vielen Rheumageplagten Linderung verschafft.

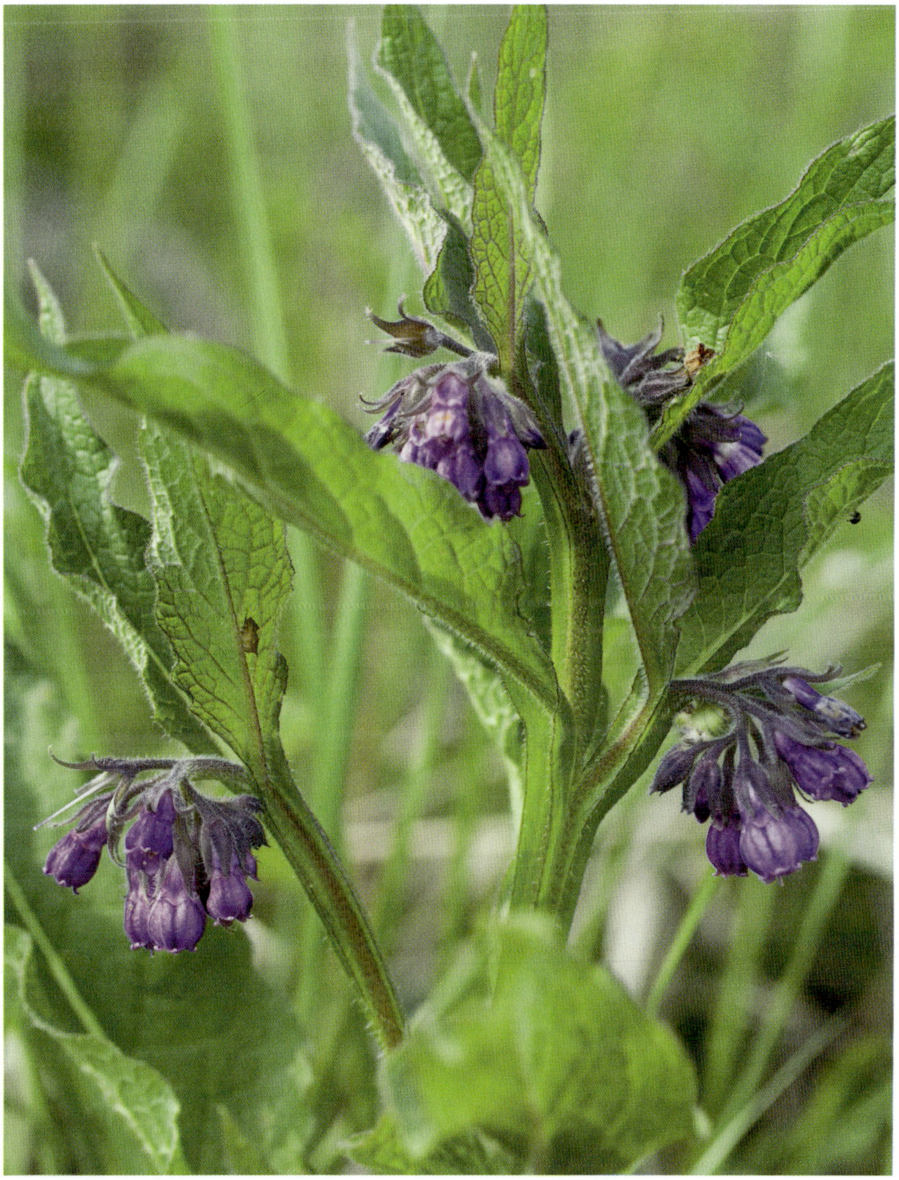

Eine Tinktur von der Beinwellpflanze kann bei Rheuma und Arthritis helfen

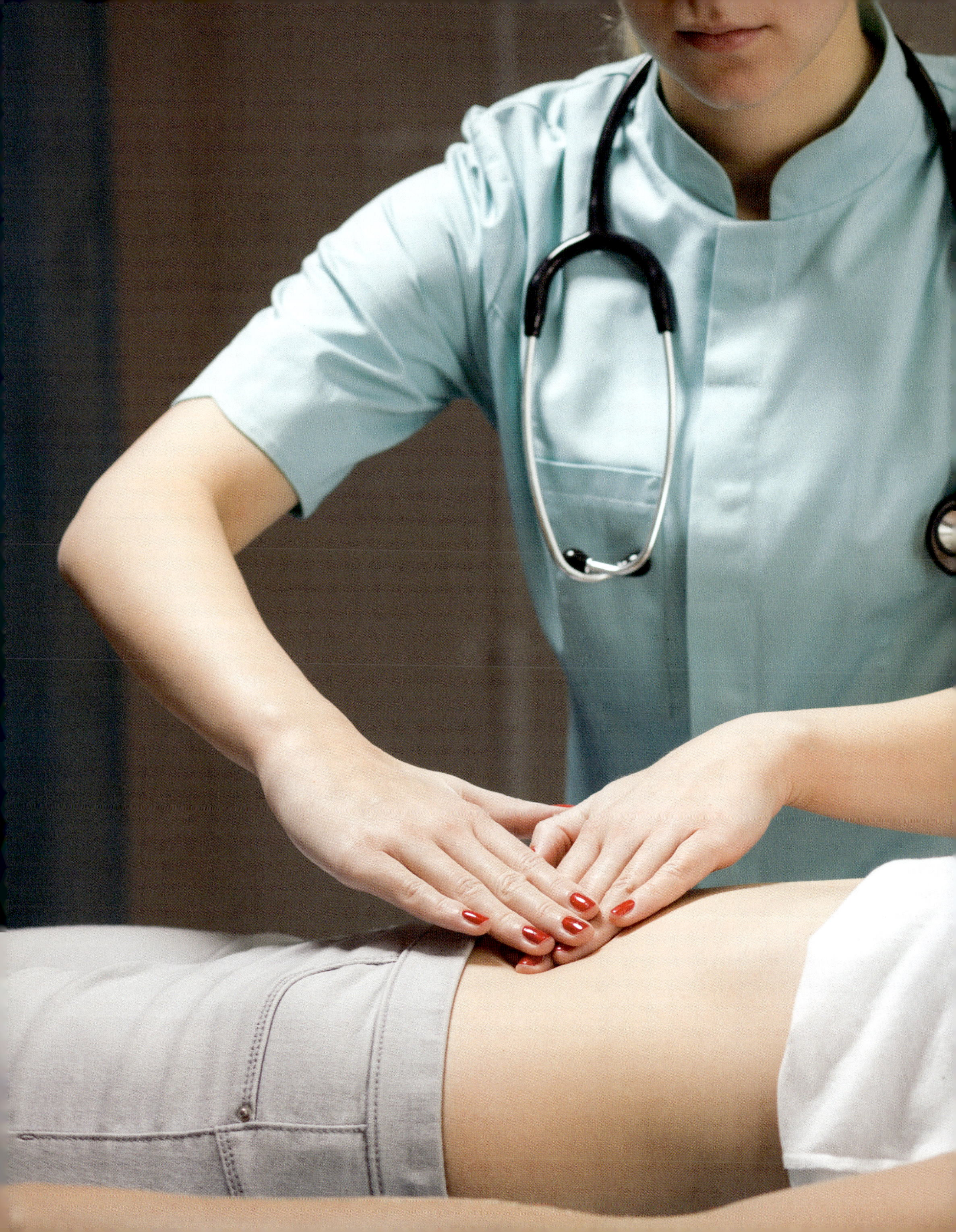

Beschwerden der inneren Organe

Der Bereich der inneren Erkrankungen ist sehr umfassend. So komplex diese Beschwerden sein können, so verzweigt ist oft auch die Therapie.

Bei den meisten dieser Erkrankungen ist zwar ein Arztbesuch notwendig, aber nicht immer eine Behandlung mit einem Medikament die erste Wahl.

Mit der richtigen Ernährung, passenden Heilkräutern und einer gesunden Lebenseinstellung können Sie vielen Beschwerden vorbeugen.

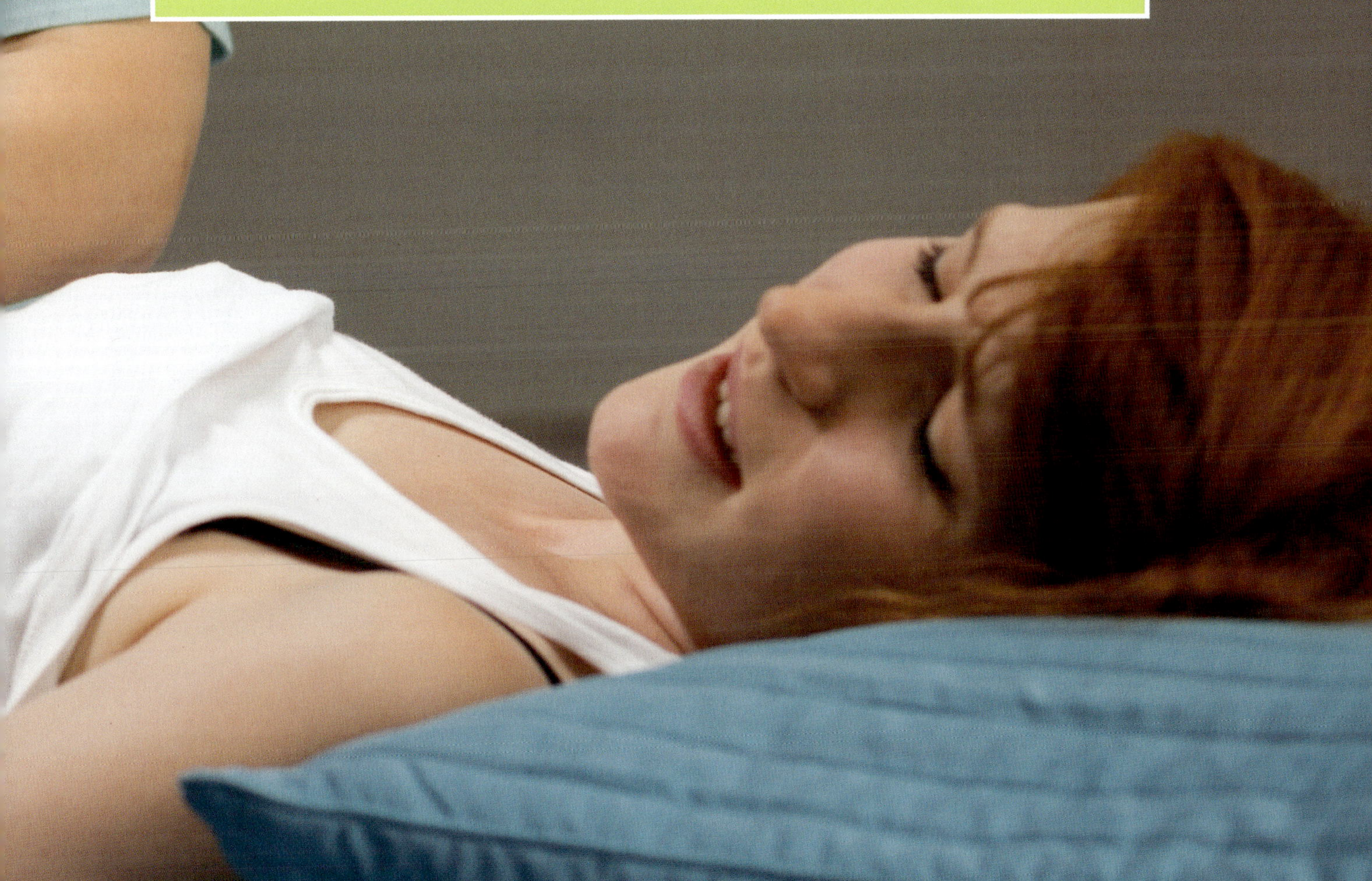

Aphten und Mundfäule

Aphten sind kleine Geschwüre im Mund, auf der Schleimhaut oder Zunge. Auch bei der Mundfäule handelt es sich um Geschwüre, die aber schon an den Lippen beginnen. Viel können die Ärzte zur Behandlung nicht anbieten. Häufig verschreiben sie Antibiotika oder Kortison, die zwar die Schmerzen und Entzündungen lindern, aber nicht die Ursachen beseitigen. Deswegen empfehlen Ärzte bei Aphten und Mundfäule immer öfter auch natürliche Heilmittel.

Welche Heilpflanzen helfen?

Gartensalbei (Salvia officinalis)
Er hemmt und beruhigt Entzündungen.

Salbeitee
1 gehäuften Esslöffel getrockneten Salbei mit ½ Liter kochendem Wasser übergießen, 10 Minuten zugedeckt ziehen lassen und abseihen. Den Mund mehrmals am Tag mit dem abgekühlten Salbeitee spülen, nicht schlucken.

Kräutermundspülung
getrocknete Kamille
getrockneter Thymian
getrockneter Majoran
getrocknete Waldklette
getrockneter Eibisch
getrocknete Brennnessel

Von jedem Kraut kann ein Tee – wie der Salbeitee – zubereitet werden, um damit den Mund auszuspülen.

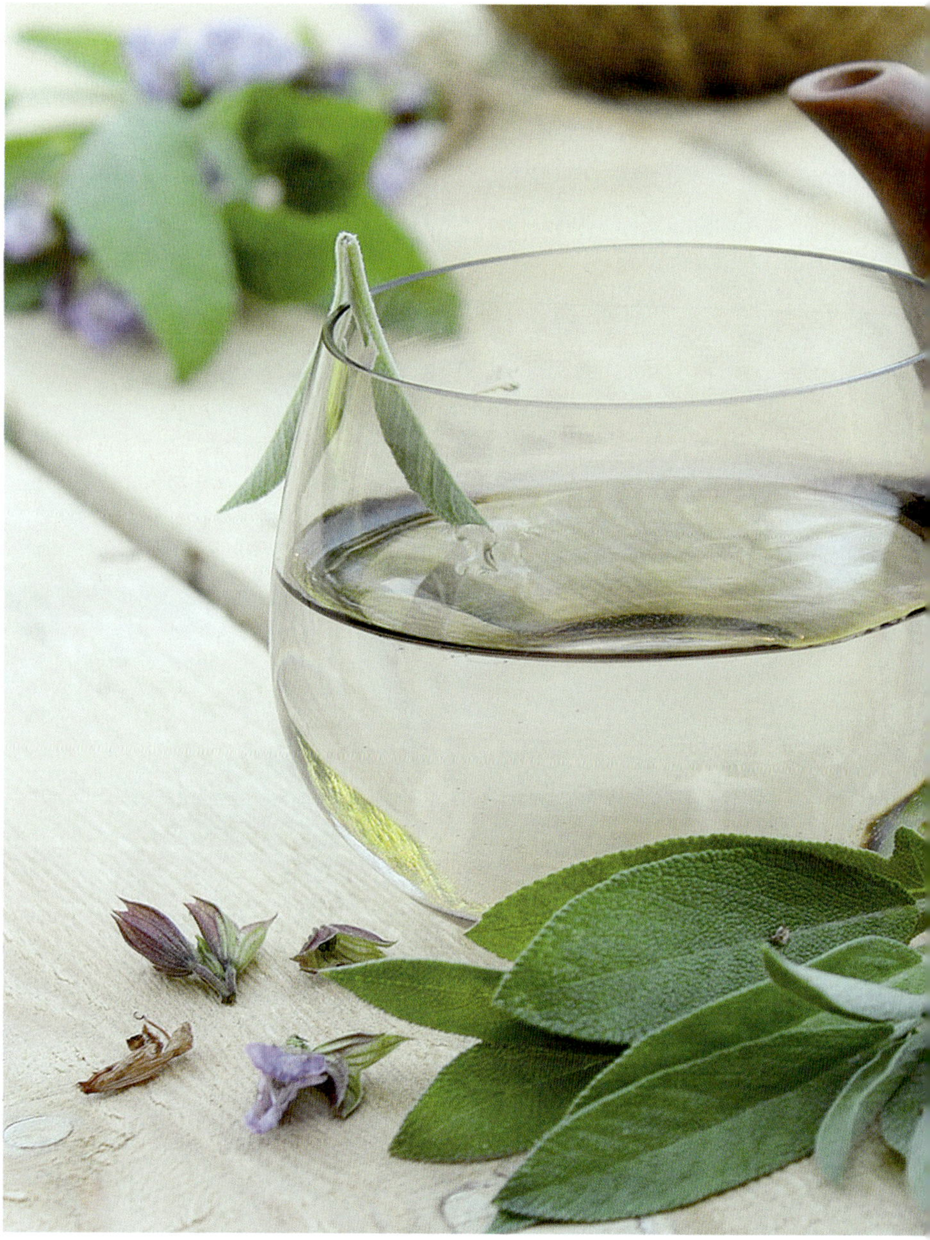

Salbeitee hilft als Mundspülung

Was sonst noch hilft

Ölziehen: Sehr wirkungsvoll ist das Ölziehen, das aber erst erlernt werden muss. Dabei bildet sich immer mehr Speichel, der Mund wird immer voller. 1 knapper Esslöffel Öl wird, ohne Hast und Mühe, 15–20 Minuten lang durch die Zähne hin und her gezogen und gesaugt, danach ist der Mund gespült. Das wird niemandem beim ersten Mal gelingen, wer 5 Minuten schafft, ist schon gut. Nach vielen Übungen sind es irgendwann 10 Minuten, dann 15 und schließlich 20 Minuten, je länger, desto besser. Wegen der Giftigkeit sollte das Öl nach 20 Minuten ins Toilettenbecken ausgespuckt werden. Es enthält Bakterien und Viren und eventuell auch Parasiten. Nach dem Ölziehen hat man dann einen ganz reinen Mund. Für denjenigen, der das Ölziehen nicht kann oder mag, gibt es auch Kräuter, die helfen können.

Ich schlürfe, mit tageweiser Unterbrechung, seit Jahren jeden Morgen ein gutes Sonnenblumenöl – es ist meiner Meinung nach das neutralste Öl.

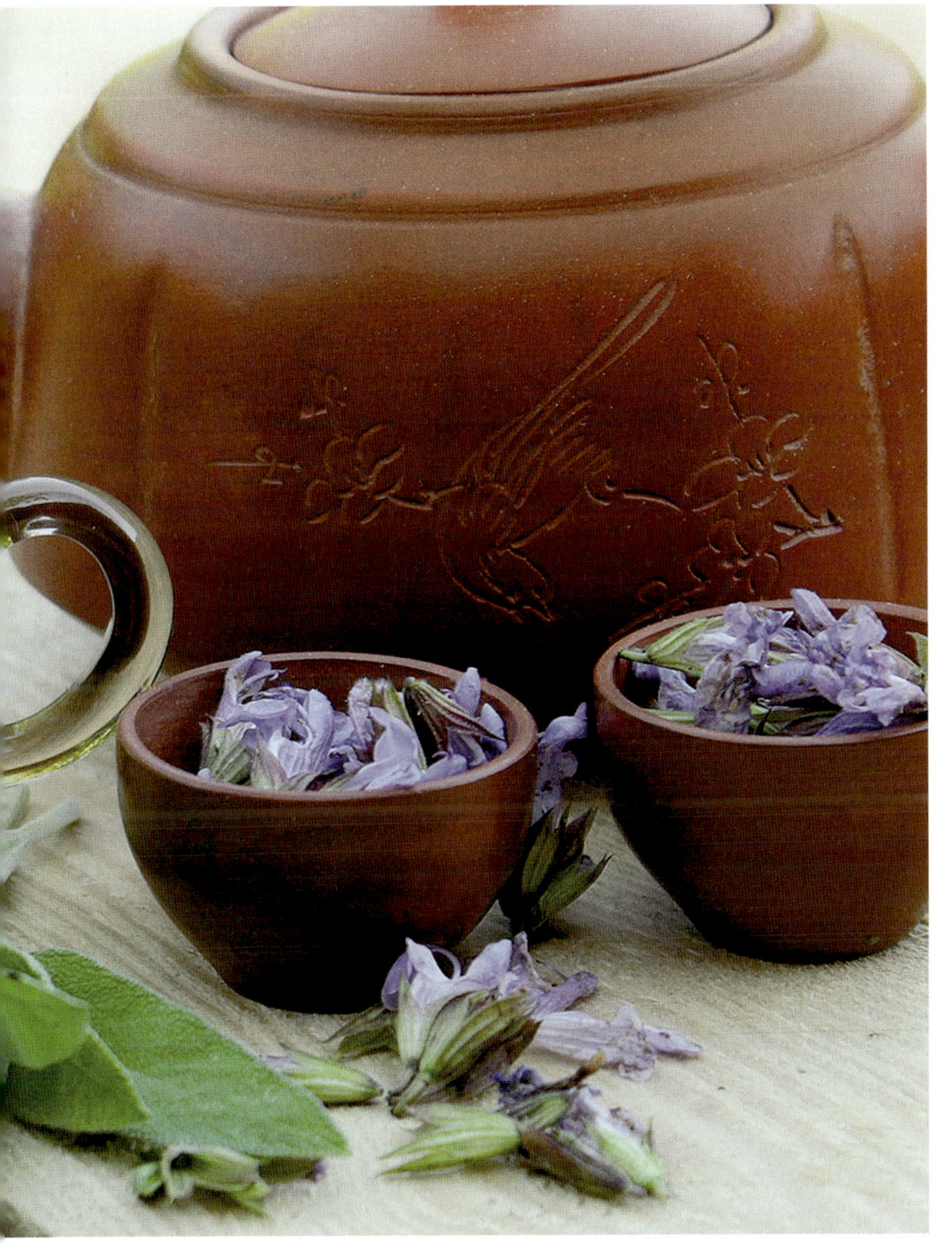

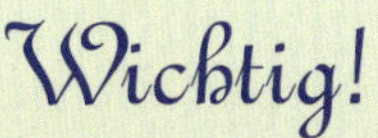

Auf keinen Fall darf das Öl hinterher geschluckt werden, es ist sehr giftig! Man spült zuerst den Mund gut aus, bevor die Zähne geputzt werden.

Blähungen und Bauchschmerzen

Bei Blähungen handelt es sich um übermäßige Gasbildung im Magen-Darm-Trakt. Die Ursachen sind falsche Ernährung, zu viele zuckerhaltige Speisen, schlechte Fette im Essen, Weißbrot, weiße Nudeln und weißer Reis sowie übermäßiger Fleisch- und Wurstkonsum. Aber auch Kohl und Hülsenfrüchte können Blähungen auslösen. Einige Menschen reagieren auch auf Milchprodukte mit Blähungen.

Durch eine Umstellung der Ernährung auf naturbelassene Lebensmittel wie Gemüse, Kartoffeln und Vollkornprodukte verschwinden die Blähungen schnell. Es gibt eine ganze Reihe Kräuter, die bei Beschwerden hilfreich sind und die wir passend zum Essen großzügig in den Speiseplan aufnehmen sollten: Bohnenkraut, Petersilie, Kümmel, Fenchel, Schafgarbe, Koriander und Ingwer.

Welche Heilpflanzen helfen?

Tausendgüldenkrauttee mit Wermutkraut

1 gehäuften Teelöffel getrocknetes Tausendgüldenkraut und 1 gehäufter Teelöffel getrocknetes Wermutkraut mit ½ Liter kochendem Wasser übergießen, zugedeckt 5–10 Minuten ziehen lassen und in eine Wärmekanne abseihen. Den Tee, über den Tag verteilt, bis zu 4-mal trinken. Obwohl er sehr bitter ist, darf er nicht gesüßt werden. Der Tausendgüldenkrauttee hilft bei Blähungen und Bauchschmerzen.

Schwarzkümmel (Nigella sativa)

Bei chronischen Blähungen hat sich Schwarzkümmel als sehr hilfreich erwiesen. Jeden Morgen auf nüchternen Magen 1 gehäuften Esslöffel fein gemahlenen Schwarzkümmel (aus der Apotheke) in den Mund nehmen und mit 1 Glas heißem Wasser, in dem man 3 Teelöffel Zuckerrohrmelasse aufgelöst hat, hinunterspülen. Ersatzweise 3-mal täglich ½ Teelöffel Schwarzkümmelöl oder 3-mal täglich 2 Schwarzkümmelkapseln (aus der Apotheke oder dem Reformhaus) einnehmen.

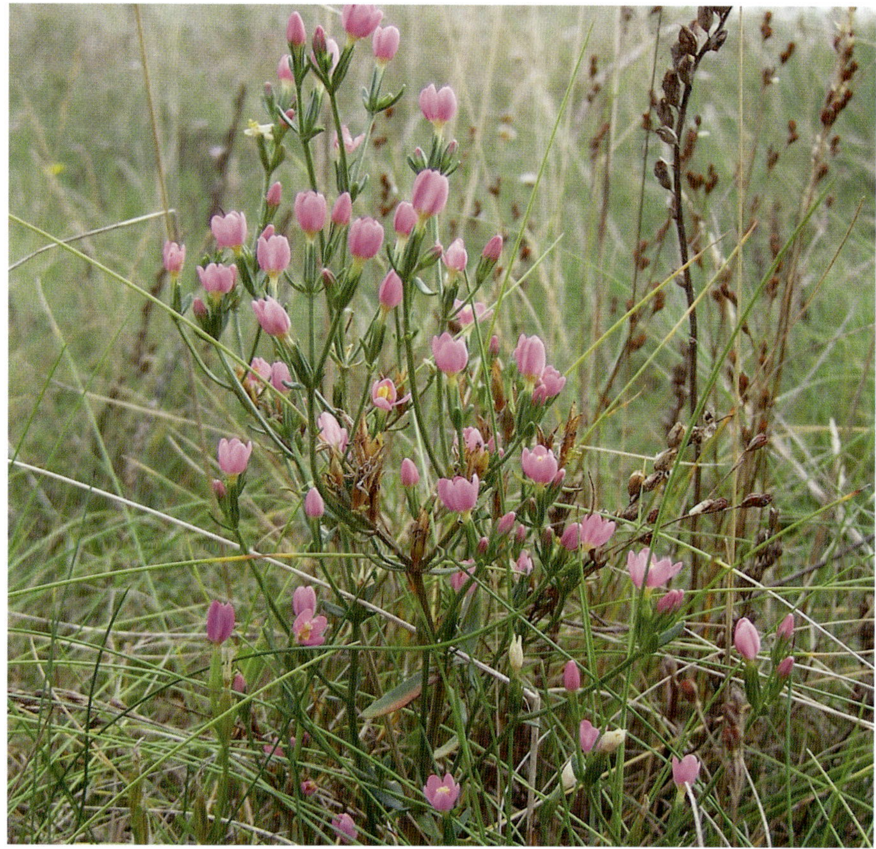

Tausendgüldenkraut

Kamille (Matricaria recutita oder Matricaria chamomilla)

Die Inhaltsstoffe der Kamillenblüten haben verschiedene Effekte. Das Kamillenöl wirkt bei Blähungen und Leibschmerzen beruhigend, krampfstillend und magenstärkend.

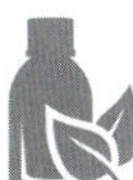

Kamillenöl

2–3 Handvoll getrocknete Kamillenblüten in eine Schraubflasche geben und mit gutem Olivenöl übergießen, bis alles bedeckt ist. Die Flasche wird dann für 6 Wochen in die Sonne gestellt. Damit nichts schimmelt, sollte das tägliche Schütteln nicht vergessen werden.

Das fertige Kamillenöl kann innerlich und äußerlich angewendet werden. Zur innerlichen Anwendung 3-mal täglich 1 Teelöffel nach den Mahlzeiten einnehmen. Zum äußerlichen Gebrauch etwas Kamillenöl erwärmen und den schmerzenden Bauch damit massieren.

Was sonst noch hilft

Umschläge mit verdünntem Essig: Den Essig aufkochen und über eine Handvoll getrocknetes, echtes Labkraut gießen, 10 Minuten ziehen lassen, abseihen und erkaltet anwenden: ein Baumwolltuch tränken und auf den Bauch legen.

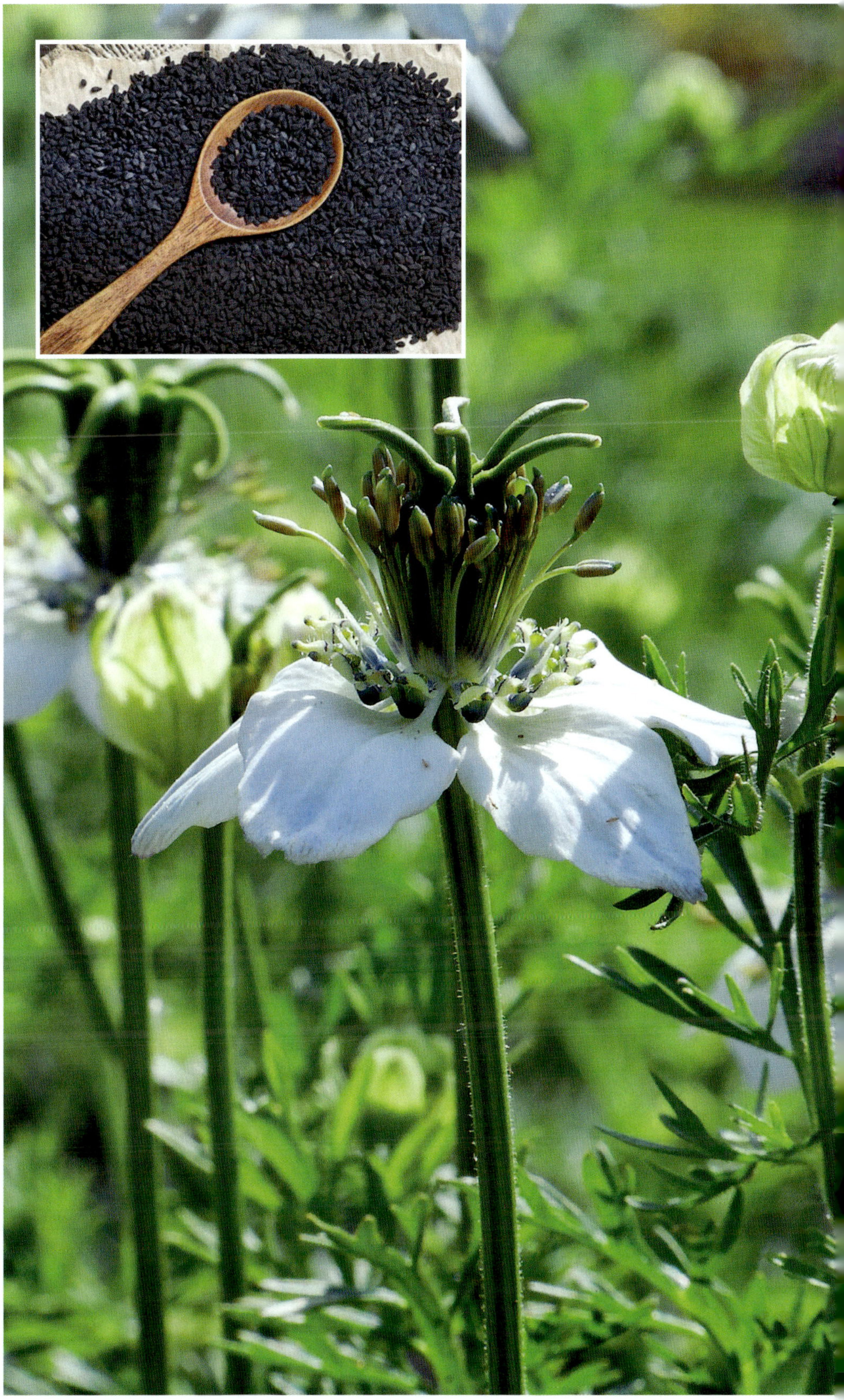

Schwarzkümmel und Samen

Blasenentzündung und Harnwegsinfektion

Frauen werden, da sie eine kürzere Harnröhre haben und die Bakterien aus dem Darm leichter eindringen können, öfter von einer Blasenentzündung geplagt als Männer. Betroffene Personen verspüren ein Brennen beim Wasserlassen, schmerzhafte Krämpfe im Unterbauch und einen häufigen Harndrang, bei einer schwereren Infektion begleitet von Blut im Urin. Die Schulmedizin behandelt die Entzündung oder Infektion mit Antibiotika, es hilft zwar sofort, aber oft genug kehrt sie zurück. Natürliche Alternativen sind häufig die bessere Wahl. Sie helfen zwar nicht so schnell, dafür aber ausdauernder. Dass bei einer Infektion reichlich Wasser getrunken werden soll, versteht sich von selbst.

Welche Heilpflanzen helfen?

Moosbeere (Vaccinium macrocarpon)
Die auch Cranberry genannte Pflanze sollte immer das erste Mittel der Wahl sein und ganz ohne jegliche Zusätze verwendet werden. Am Anfang täglich 2 Wassergläser Cranberry-Muttersaft trinken, später reicht 1 Glas am Tag. Der Saft schmeckt zwar sehr bitter, aber er tötet in Sekundenschnelle Bakterien ab (siehe auch Seite 182).

Goldrute (Solidago virgaurea)
Bereits die Germanen verwendeten die Pflanze als heilendes Wundkraut, sie wird seit etwa 700 Jahren gegen Blasenbeschwerden eingesetzt. Meist sind auch die Nieren in Mitleidenschaft gezogen. Die Goldrute hilft sowohl bei Blasen- als auch Nierenproblemen.

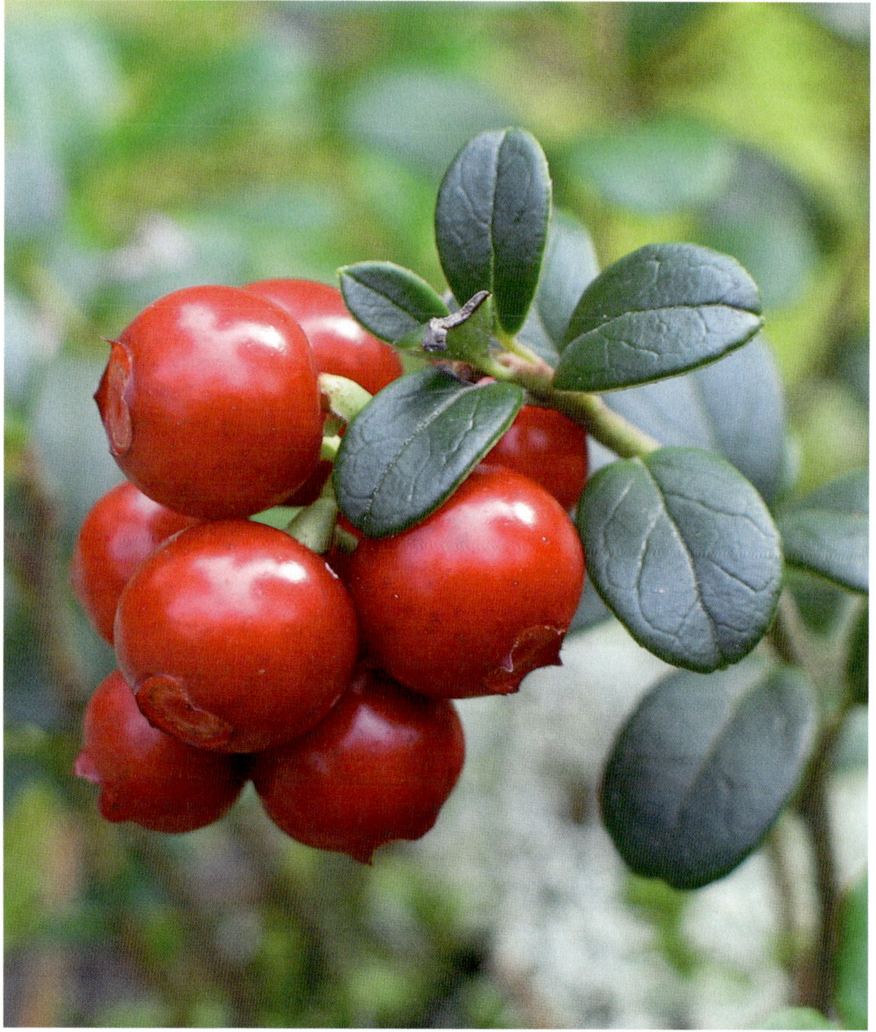

Die Moosbeere stärkt die Blase

Goldrutentee
1 gehäuften Esslöffel getrocknetes Goldrutenkraut mit 1 Liter kochendem Wasser übergießen und zugedeckt 10 Minuten ziehen lassen. Den abgeseihten Tee in eine Wärmekanne füllen und bei Blasen- und Nierenbeschwerden über den Tag verteilt trinken.

Kriechende Quecke (Agropyron repens)
Queckenwurzeln findet man in jedem Frühjahr beim Säubern im Kräutergarten. Die Wurzeln werden gewaschen, getrocknet und dann mit einer Schere in kleine Stückchen geschnitten und zur Aufbewahrung in ein Schraubglas gefüllt.

Queckentee
Bei Blasen- und Nierenproblemen, hauptsächlich bei Steinen, ist ein Queckentee sehr zu empfehlen. Der Tee wird wie Goldrutentee hergestellt und getrunken.

Kräuterteemischung
getrocknete Bärentraubenblätter
getrocknete Birkenblätter
getrocknete Brennnesselblätter
getrocknetes Liebstöckelkraut
getrocknete Löwenzahnblätter und -wurzeln

Die Kräuter – selbst gesammelt oder in der Apotheke gekauft – werden zu gleichen Teilen vermengt. 1 gehäuften Esslöffel dieser Mischung mit 1 Liter kochendem Wasser übergießen, alles zugedeckt 10 Minuten ziehen lassen und abseihen. Den Tee, der die Bakterien ausschwemmt, über den Tag verteilt trinken.

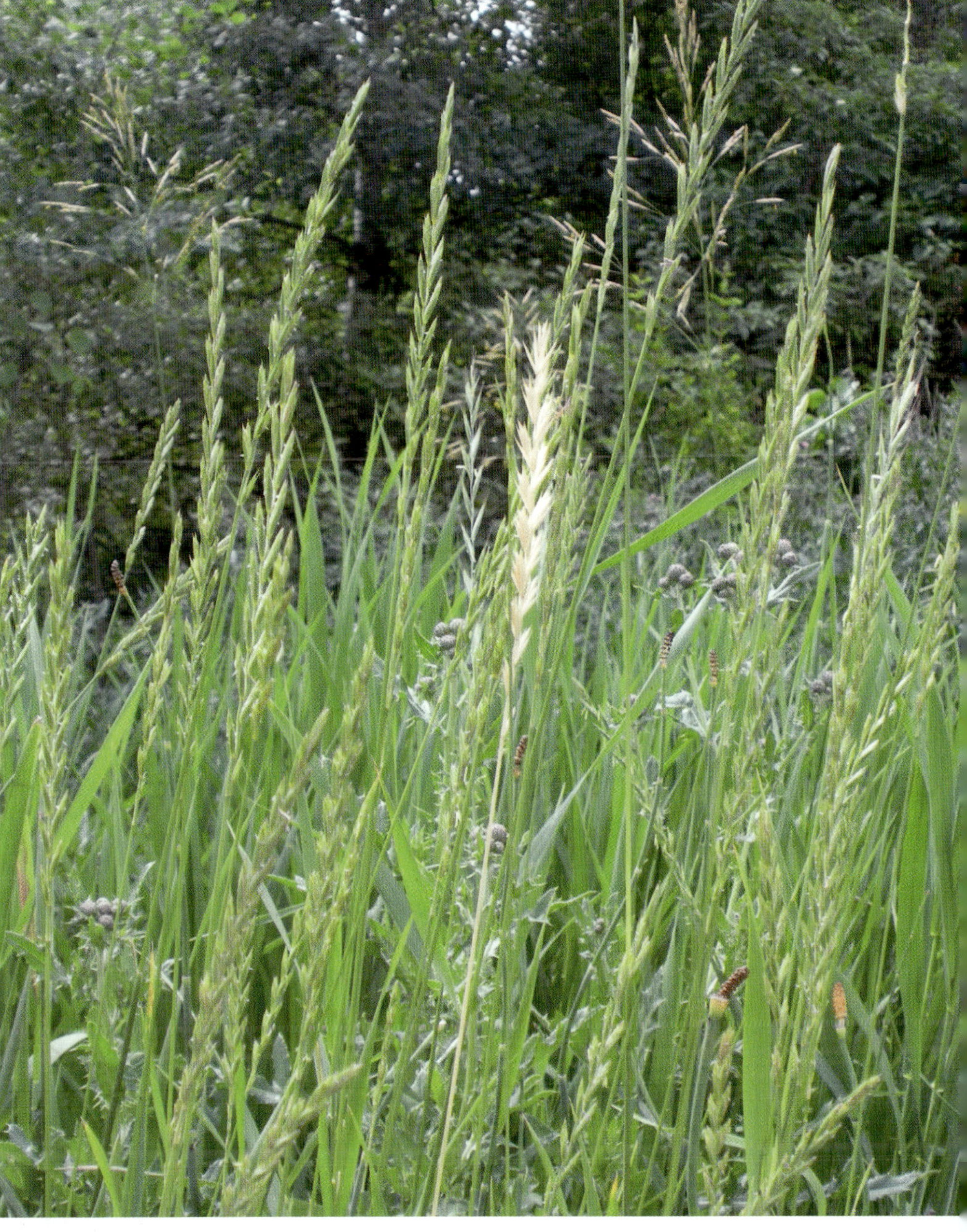
Kriechende Quecke

Mein Tipp!

Essen Sie regelmäßig naturbelassenen Joghurt (mit rechtsdrehender Milchsäure). Laut einer finnischen Studie scheint er einer Blasenentzündung vorzubeugen.

Bronchitis und Asthma

Das Wichtigste bei Bronchitis und Asthma ist, dass der Kranke frische, reine und sauerstoffreiche Luft einatmet. Diese sollte aber nicht kälter als 10 °C sein, denn zu kalte Luft kann die Bronchitis verschlimmern. Das Einatmen von Qualm, Zigarettenrauch, Staub und Chemikalien verschlimmert die Krankheit.

Welche Heilpflanzen helfen?

Anis (Pimpinella anisum)
Verarbeitet werden die Anisfrüchte. Die ätherischen Öle lösen dabei festsitzenden Schleim aus den Bronchien und fördern den Abtransport.

Anistee
Der Tee regt das Abhusten an. 2 Esslöffel getrockneter und etwas gemörserter Anis in ½ Liter kaltem Wasser ansetzen, zum Kochen bringen, zugedeckt 15 Minuten ziehen lassen und dann abseihen. Den Anistee in eine Wärmekanne füllen und über den Tag verteilt trinken. Die Anwendung sollte 14 Tage lang durchgeführt werden.

Fichtenzweige (Picea abies)
Im Frühjahr werden die feinen hellgrünen Austriebe gesammelt. Diese werden mit heißem Wasser für ein Inhalationsbad überbrüht. Die ätherischen Öle der Fichtenzweige werden dann beim Inhalieren eingeatmet.

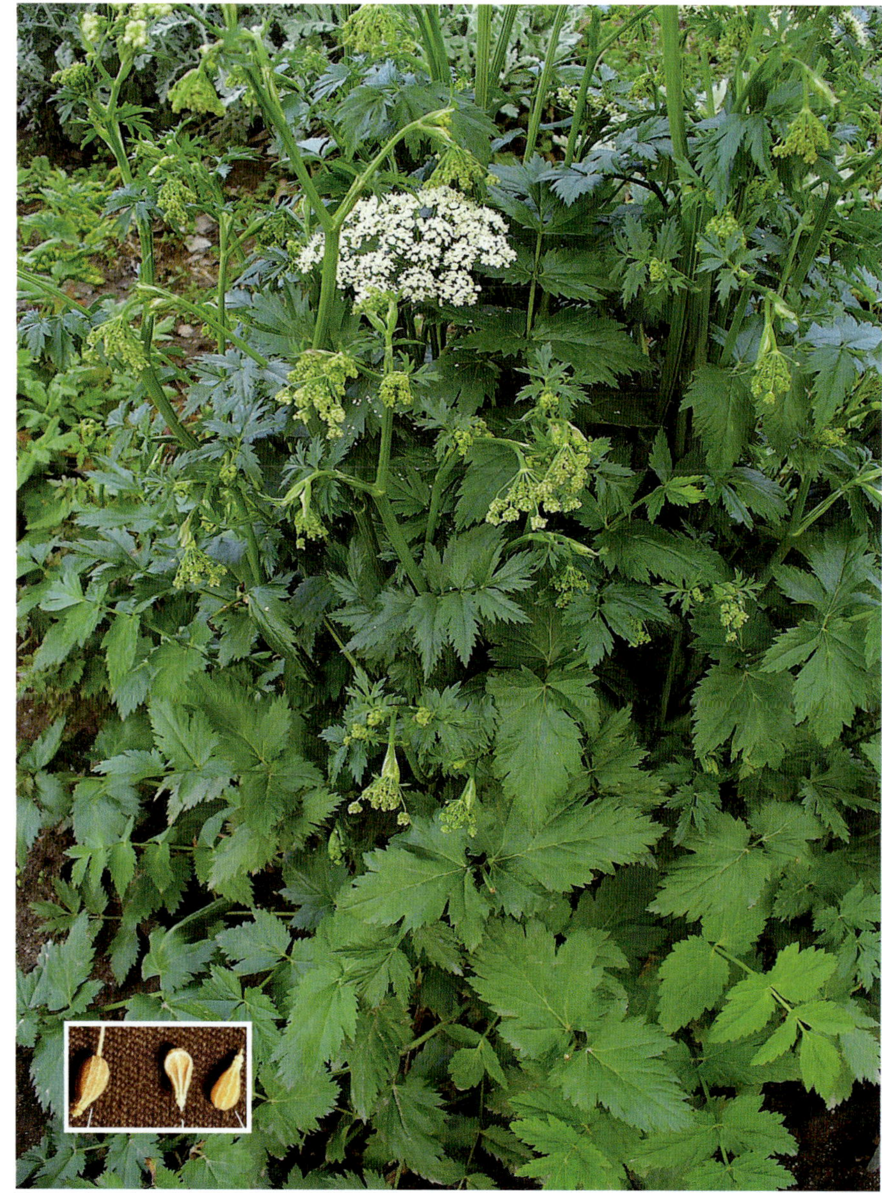

Anis und die nur 2–3 mm großen Samen

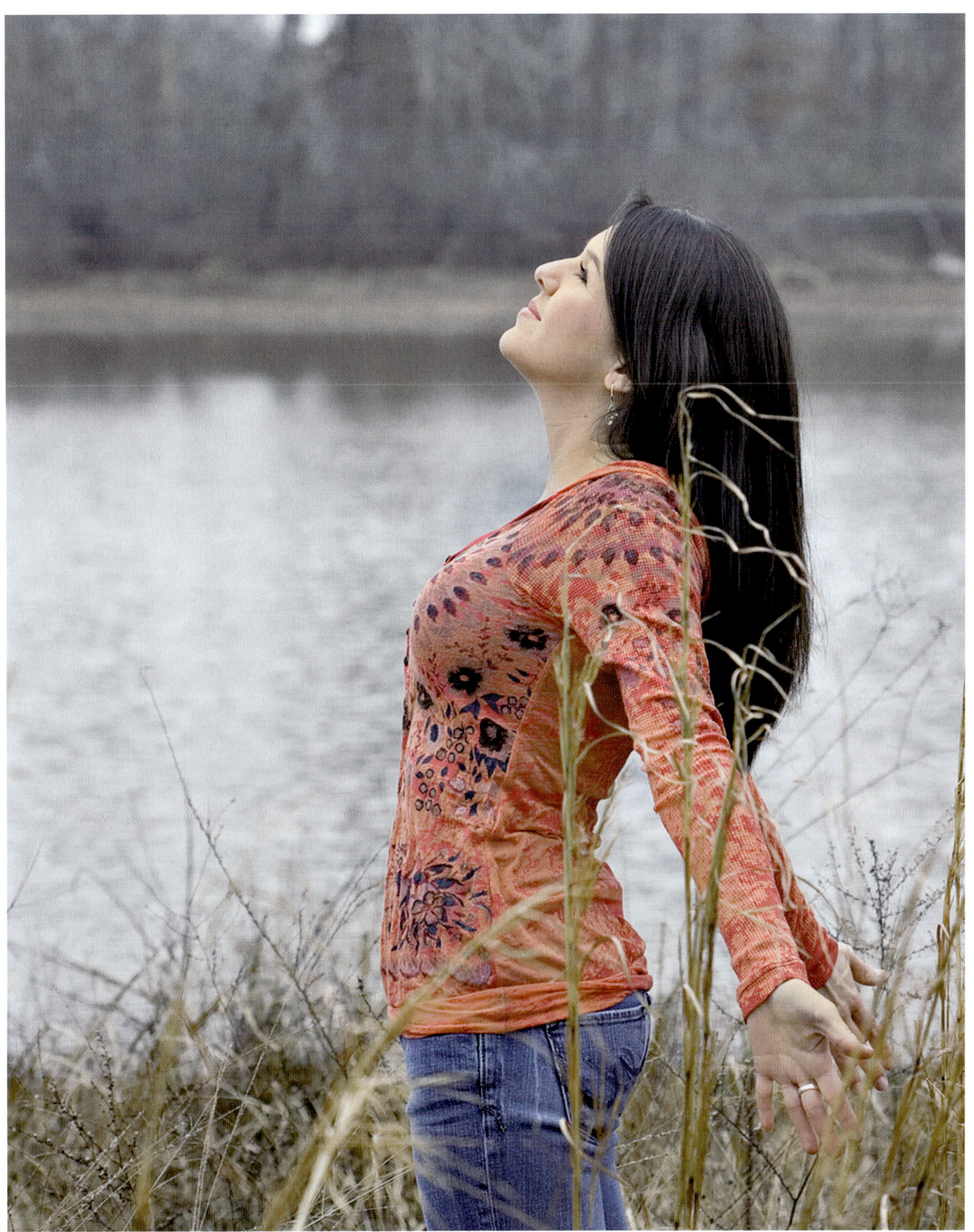

Frische Luft tut den Bronchien gut

Fichtenzweigtee
Fichtenzweige sammeln, etwas zerkleinern, in 1 Liter Wasser kalt ansetzen, etwa 1 Stunde leise köcheln und dann vom Herd nehmen. Zum Schluss 1–2 Esslöffel Honig hinzufügen und in eine Wärmekanne absieben. Den Tee schluckweise über den Tag verteilt trinken.

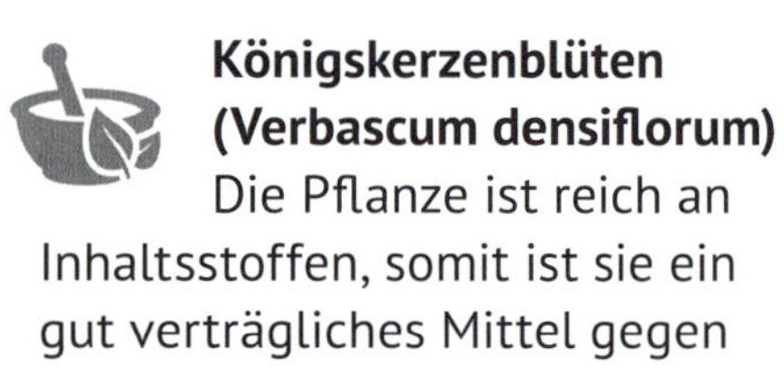

Königskerzenblüten (Verbascum densiflorum)
Die Pflanze ist reich an Inhaltsstoffen, somit ist sie ein gut verträgliches Mittel gegen Husten und Heiserkeit.

Königskerzenblütentee
3 gehäufte Esslöffel frische Königskerzenblüten mit 1 Liter heißem, nicht mehr sprudelndem Wasser übergießen, zugedeckt 10 Minuten ziehen lassen und dann in eine Wärmekanne absieben. Täglich 4 Tassen Tee trinken.

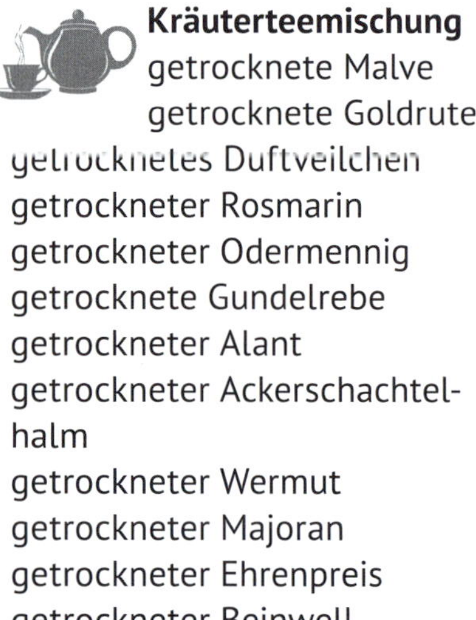

Kräuterteemischung
getrocknete Malve
getrocknete Goldrute
getrocknetes Duftveilchen
getrockneter Rosmarin
getrockneter Odermennig
getrocknete Gundelrebe
getrockneter Alant
getrockneter Ackerschachtelhalm
getrockneter Wermut
getrockneter Majoran
getrockneter Ehrenpreis
getrockneter Beinwell
getrockneter Andorn

2–3 aufgezählte Kräuter auswählen und vermengen. 1 gehäuften Esslöffel der Mischung mit ½ Liter kochendem Wasser übergießen und zugedeckt 10 Minuten ziehen lassen, abseihen und schluckweise trinken.

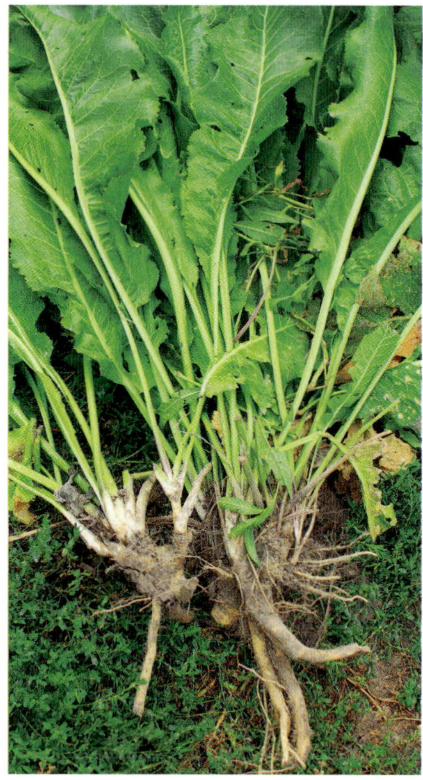

Meerrettichwurzeln mit Kraut

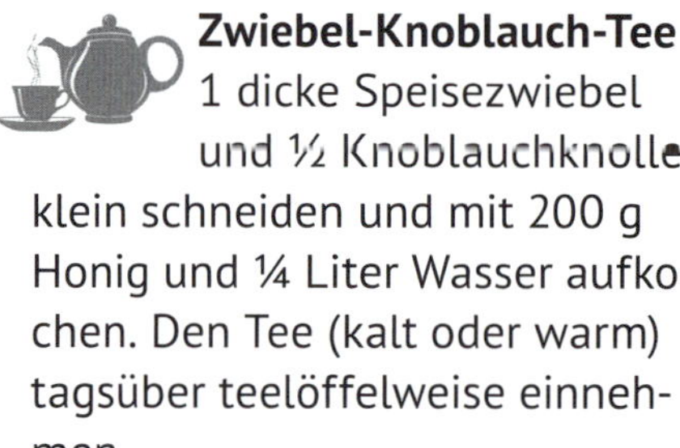

Zwiebel-Knoblauch-Tee
1 dicke Speisezwiebel und ½ Knoblauchknolle klein schneiden und mit 200 g Honig und ¼ Liter Wasser aufkochen. Den Tee (kalt oder warm) tagsüber teelöffelweise einnehmen.

Rosmarinwein
2 Esslöffel frische Rosmarinnadeln 3 Tage lang in 1 Liter Naturwein (gibt es im Reformhaus oder Naturkostladen zu kaufen) stehen lassen – jeden Tag ein Gläschen trinken.

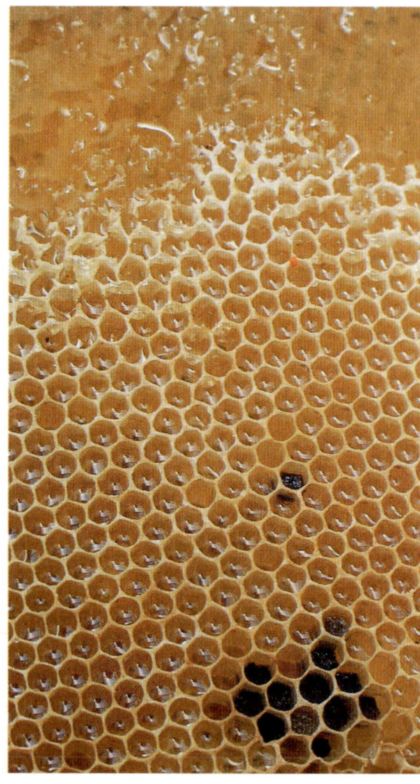

Bienenwabe vom Imker

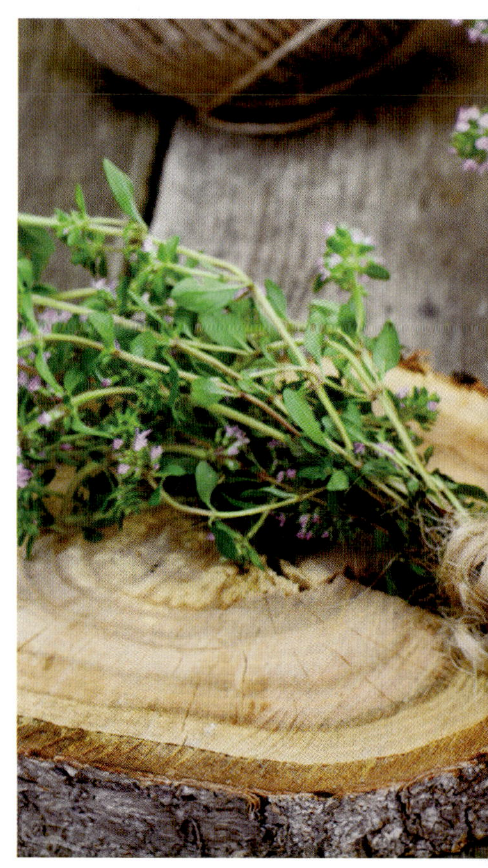

Thymian-Zwiebel-Hustentee

Thymian und Zwiebel lösen Hustenkrämpfe und Schleim und beruhigen die Bronchien.

2 Teelöffel getrockneter Thymian
1 dicke Zwiebel
1 Teelöffel getrocknete Spitzwegerichblätter
1 Teelöffel getrocknete Huflattichblüten

Die Zwiebel in Würfel schneiden und mit gut 1 Liter kaltem Wasser und Kandis aufkochen. Ausschalten und noch einige Minuten leise weiter köcheln. Danach die anderen Zutaten zugeben und zugedeckt zehn Minuten ziehen lassen. Nach dem Abfiltern in eine Wärmekanne füllen und über den Tag verteilt schluckweise trinken.

Was sonst noch hilft

- Meerrettich: 1 Teelöffel voll geriebenen Meerrettich in 1 Becher Joghurt (mit rechtsdrehender Milchsäure) oder Kefir einrühren, mit etwas Kräutersalz würzen und am Abend löffeln.
- Von Vorteil ist auch das Kauen von Bienenwaben (gibt es bei einem Imker).

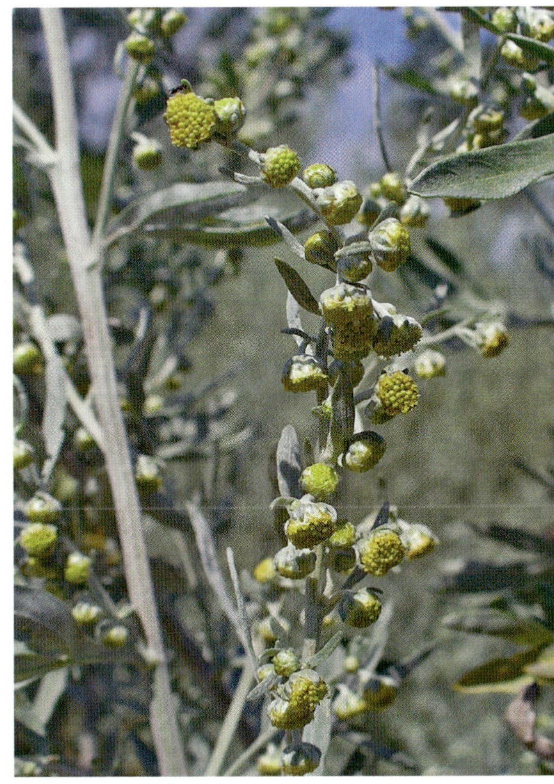

Wermut

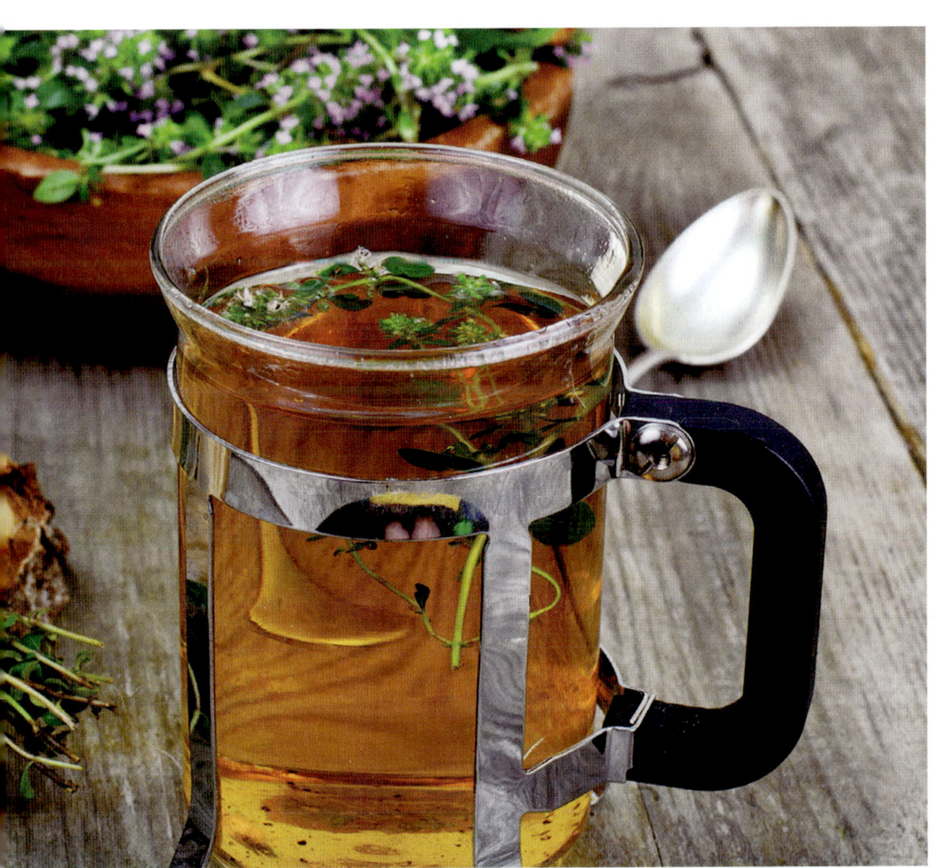

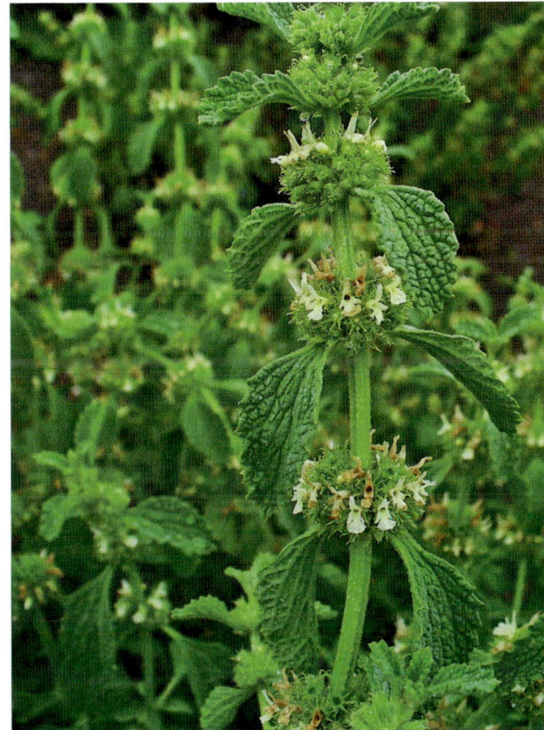

Andorn

Thymian-Zwiebel-Hustentee

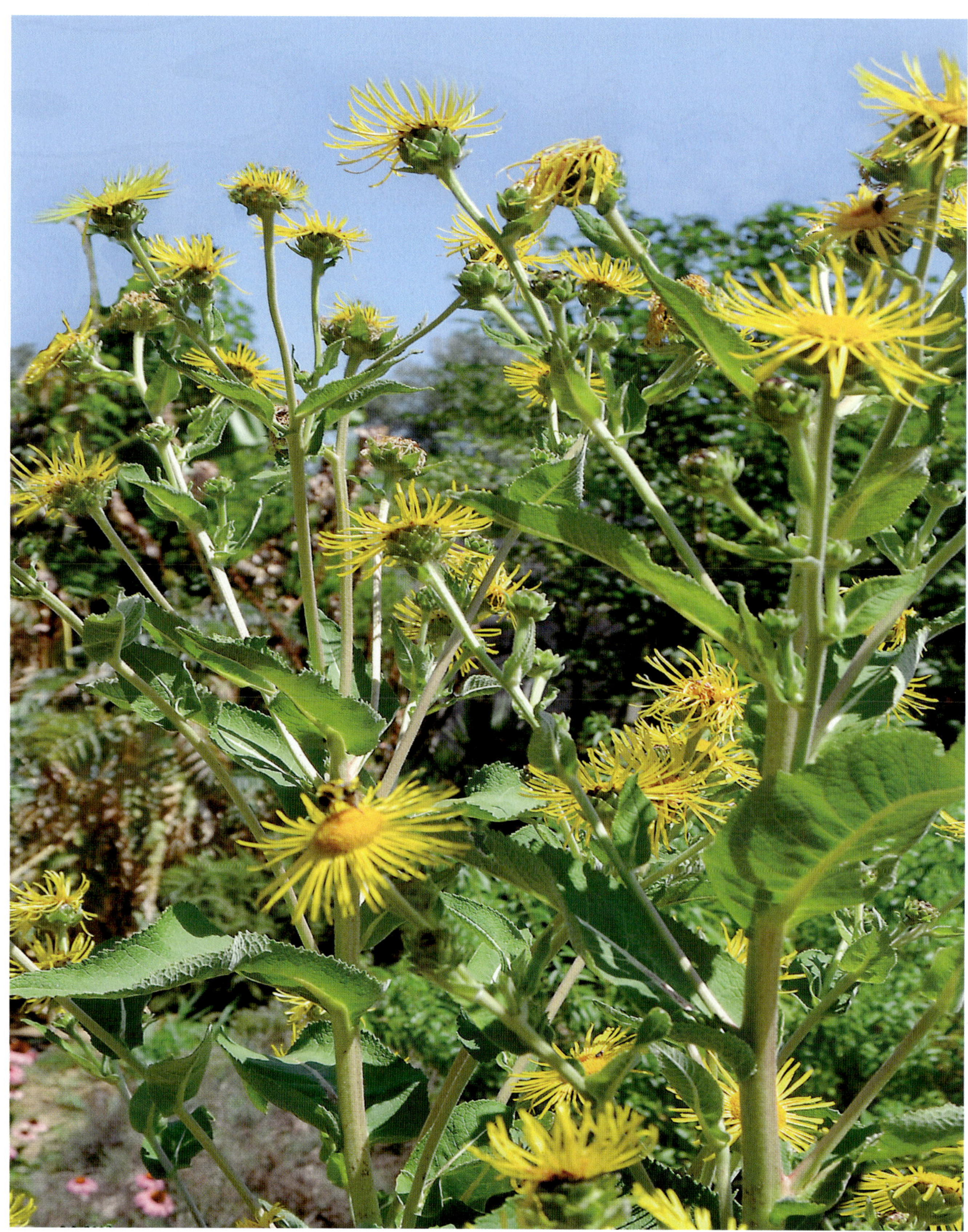

Der Alant wird auch für die Kräuterteemischung auf Seite 178 verwendet.

Darmparasiten

Darmparasiten werden wir wohl alle haben. So soll von 1000 Menschen nur einer nicht von Parasiten befallen sein. Es gibt zwar verschreibungspflichte Medikamente, aber auch einige Kräuter, Gemüse, Obst und Säfte, die helfen, die Parasiten wieder loszuwerden.

Welche Heilpflanzen helfen?

Kubeben-Pfeffer (Piper cubeba)
Diese Pfefferart hat schon Hildegard von Bingen in ihren Schriften erwähnt: „... und wenn jemand die Kubebe isst, dann mildert sie ihm die unwürdige (unangenehme) Glut. Aber sie macht auch seinen Geist fröhlich und seinen Verstand und sein Wissen rein ... und erhellend klar."

Kubeben wird auch Schwanzpfeffer genannt, denn an jedem Körnchen hängt ein kleines Schwänzchen. Der Pfeffer ist im Reformhaus oder in speziellen Hildegard-Läden erhältlich. Stu-

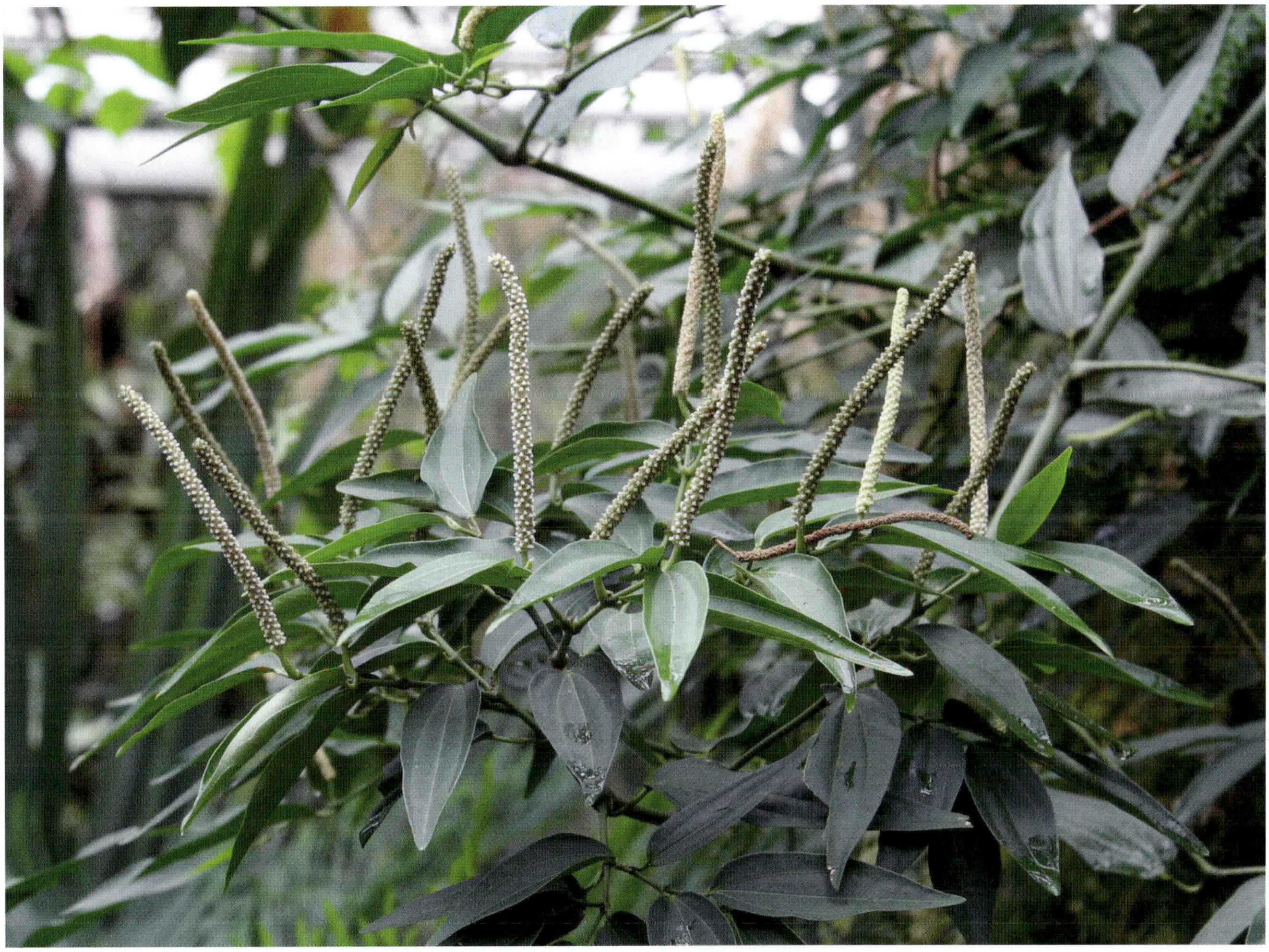

Kubeben-Pfeffer-Pflanze

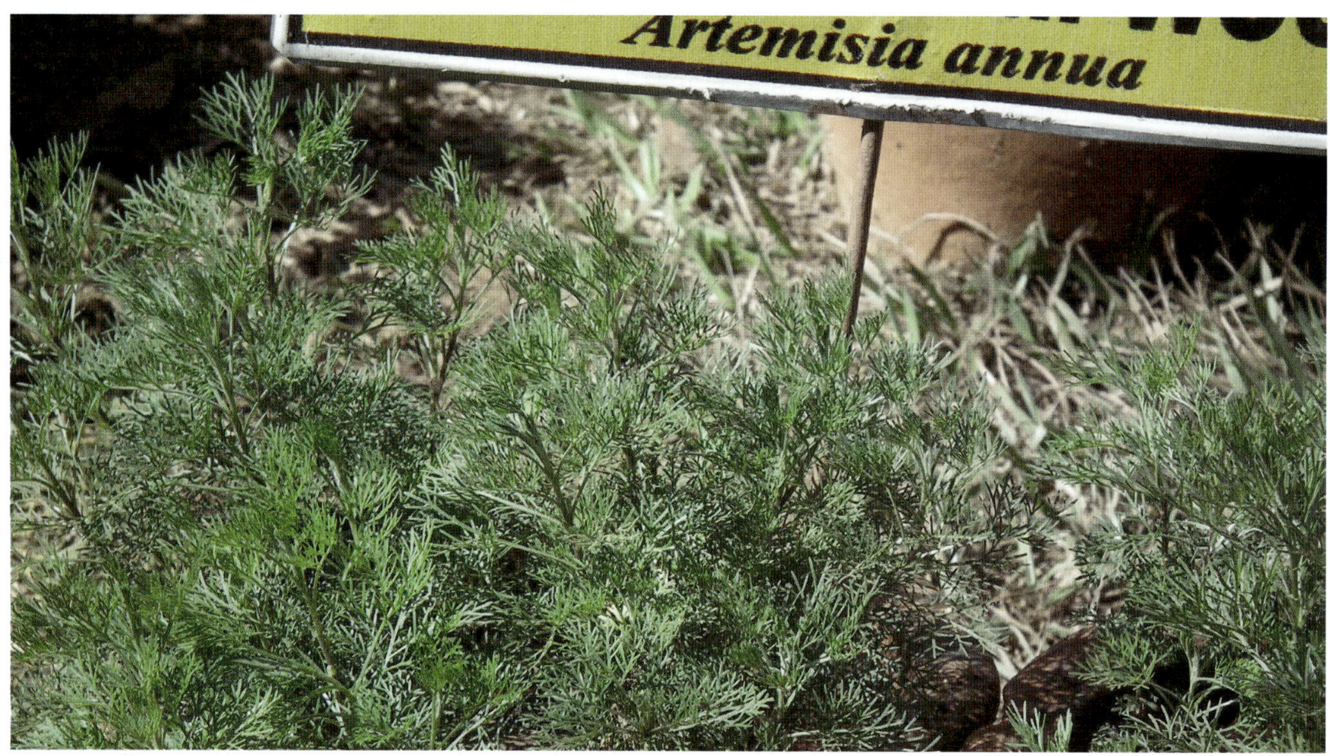

Der Einjährige Beifuß (Artemisia annua) kommt nur in Südosteuropa und Asien vor. Nicht zu verwechseln mit dem heimischen Beifuß.

dien haben gezeigt, dass Kubeben, fein gemahlen, als Pulver wie schwarzer Pfeffer, erfolgreich bei der Bekämpfung von Parasiten eingesetzt werden kann. Täglich ein paar Körner gekaut erfrischen und reinigen den Mund. Sollten sich in den Schleimhäuten der Mundhöhle Parasiten angesiedelt haben, was ja auch möglich ist, wären diese danach wahrscheinlich beseitigt.

Moosbeere (Vaccinium macrocarpon)

Die Pflanze ist besser unter ihrem englischen Namen „Cranberry“ bekannt. Eine russische Wissenschaftlerin empfiehlt gegen Parasiten „Cranberry-Muttersaft“, das heißt, ohne jegliche Zusätze, auch nicht gemischt mit anderen Säften (ich selbst mische höchstens Most unter). Der Saft tötet in Sekundenschnelle Parasiten ab. Die Wissenschaftlerin ist auch der Meinung, dass Parasiten für eine Krebserkrankung verantwortlich sind. Die Schulmedizin teilt diese Meinung nicht mit ihr.

Ich führe regelmäßig Kuren mit Cranberry-(Moosbeeren-)Muttersaft durch, denn er tut mir gut und stärkt mein Immunsystem. Von dem im Reformhaus oder im Naturkostladen gekauften Muttersaft (6 Flaschen), trinke ich täglich 1–2 Gläser pur oder mit Most gemischt. Ich bevorzuge Rote-Bete- oder Möhren-Most, weil sie beide süßlich schmecken. Wenn die Flaschen aufgebraucht sind, lege ich eine Pause von 2 Wochen ein, dann beginne ich mit der Kur von Neuem.

Einjähriger Beifuß (Artemisia annua)

Dieser Beifuß ist ein einjähriges Kraut und nicht zu verwechseln mit dem bei uns heimischen wilden Beifuß. Die Pflanze ist wenig bekannt und leider auch nicht leicht zu bekommen. Das Kraut des Beifuß wird erfolgreich im Kampf gegen Darmparasiten verwendet.

Beifußtee

2 gehäufte Esslöffel des getrockneten Beifuß mit 1 Liter kochendem Wasser übergießen, bedeckt 10 Minuten ziehen lassen und in eine Wärmekanne abseihen. Den Tee über den Tag verteilt trinken.

Aromakräuter

Im Kampf gegen Parasiten sollten vor allem alle Lippenblütler wie Majoran, Salbei, Pfefferminze, Basilikum, Thymian, Bohnenkraut und Rosmarin reichlich verwendet und in den täglichen Speiseplan integriert werden, nicht alle auf einmal, sondern immer nur eine Auswahl, zum Beispiel als frische Kräuter über den Salat gestreut.

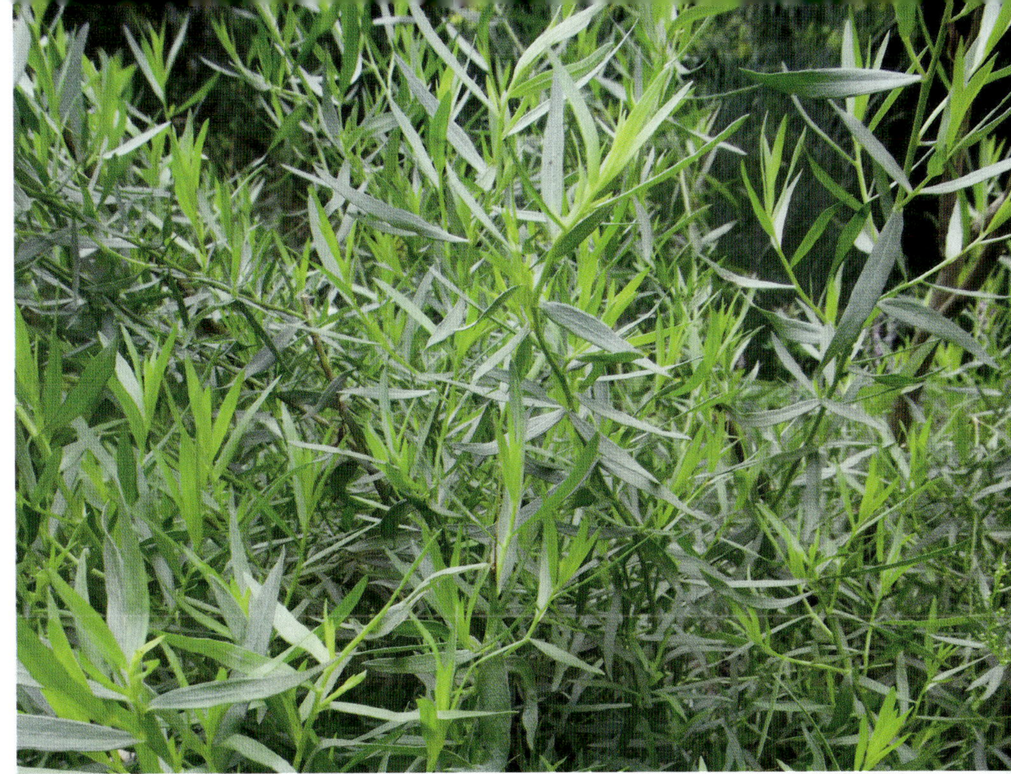

Bohnenkraut

Knoblauch (Allium sativum)

Knoblauchzehen hemmen das Wachstum von Bakterien und sollten deshalb täglich verzehrt werden, am besten jeden Morgen zum Frühstück 2 Zehen auf einem kleinen Stück Brot.

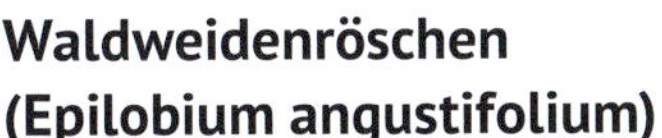

Waldweidenröschen (Epilobium angustifolium)

Wie der Name schon sagt, wächst das Waldweidenröschen hauptsächlich auf Waldlichtungen, aber in dichten Beständen auch auf brachliegenden Wiesen. Die Wurzel kann nur im zeitigen Frühjahr geerntet werden, wenn die oberirdischen Pflanzenteile noch nicht zu sehen sind – dafür muss man natürlich wissen, wo die Pflanze wächst. Das Waldweidenröschen hat schöne weiße, bleistiftdicke Wurzeln. Es kann gegen Kopfschmerzen und Migräne eingesetzt werden, wirkt schlaffördernd und insgesamt beruhigend.

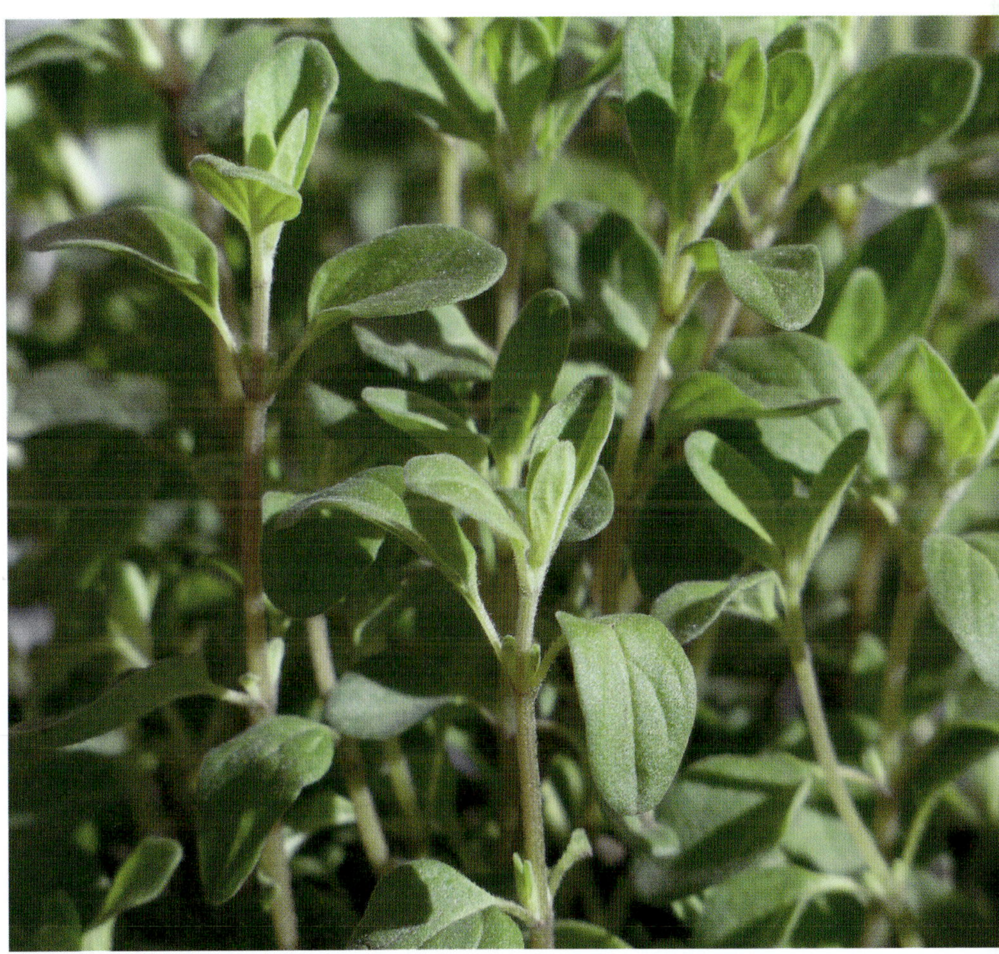

Majoran

Die Pflanze ist von „Kopf bis Fuß“ essbar. Blätter werden zur Herstellung von Tee getrocknet, Blüten als Dekoration für Salate verwendet und von der Wurzel

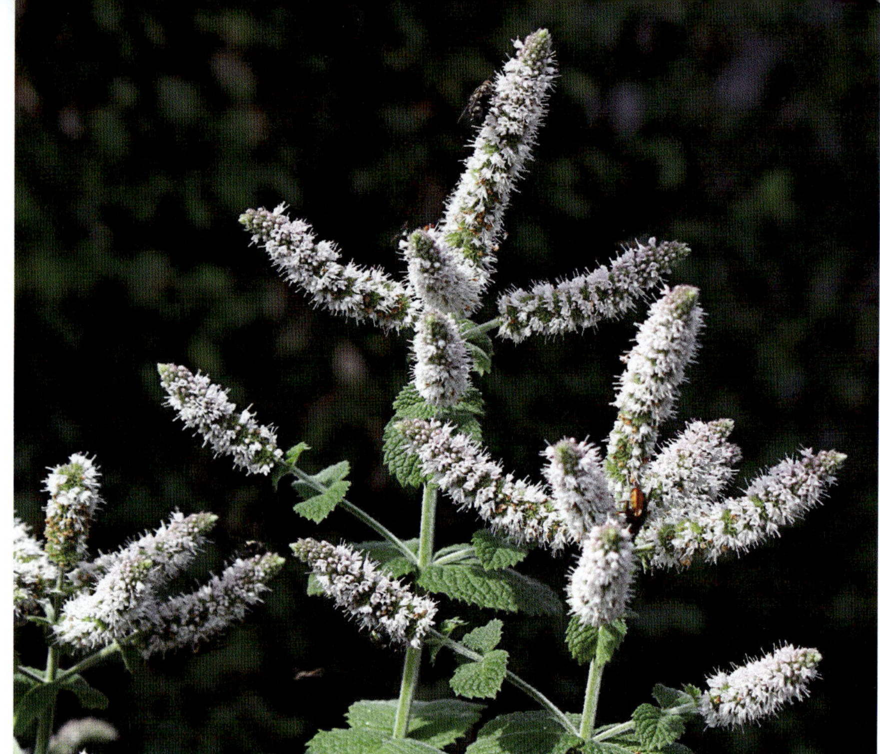

Pfefferminze

wird ein schmackhaftes Gemüse bereitet. Dafür wird sie gewaschen, in längere Stücke geschnitten und weich gedünstet. Das Wasser wird beim Abseihen aufgefangen und für eine Béchamelsoße verwendet, in der die Wurzelstückchen etwas ziehen sollten. Mit Kartoffeln und Dinkelfrikadellen ein Festessen.

Mein Tipp!

Ich empfehle bei Parasiten im Mund das „Ölziehen"
(siehe auch Seite 171).

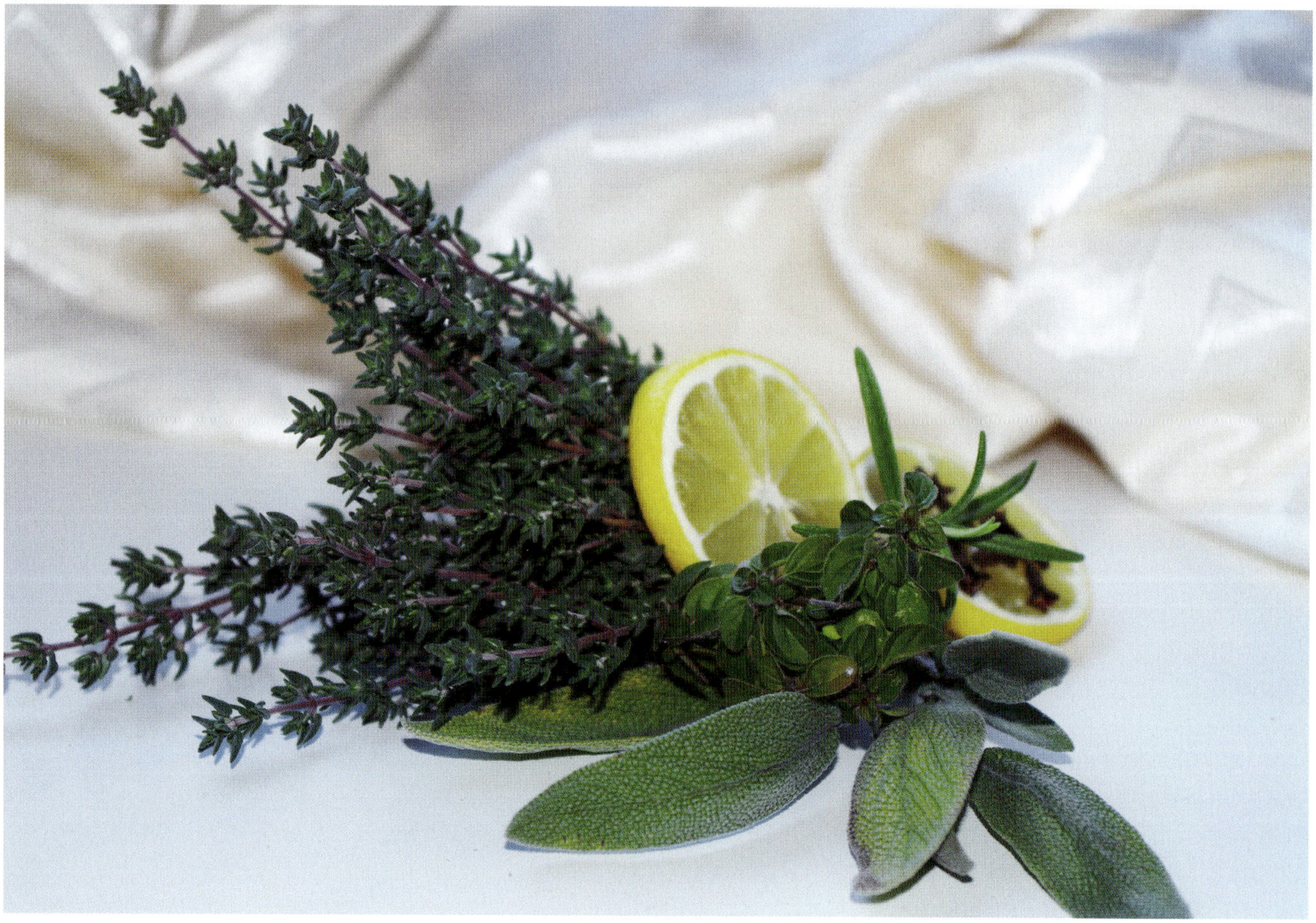

Thymian, Rosmarin und Salbei sind gute Zutaten für den Speiseplan

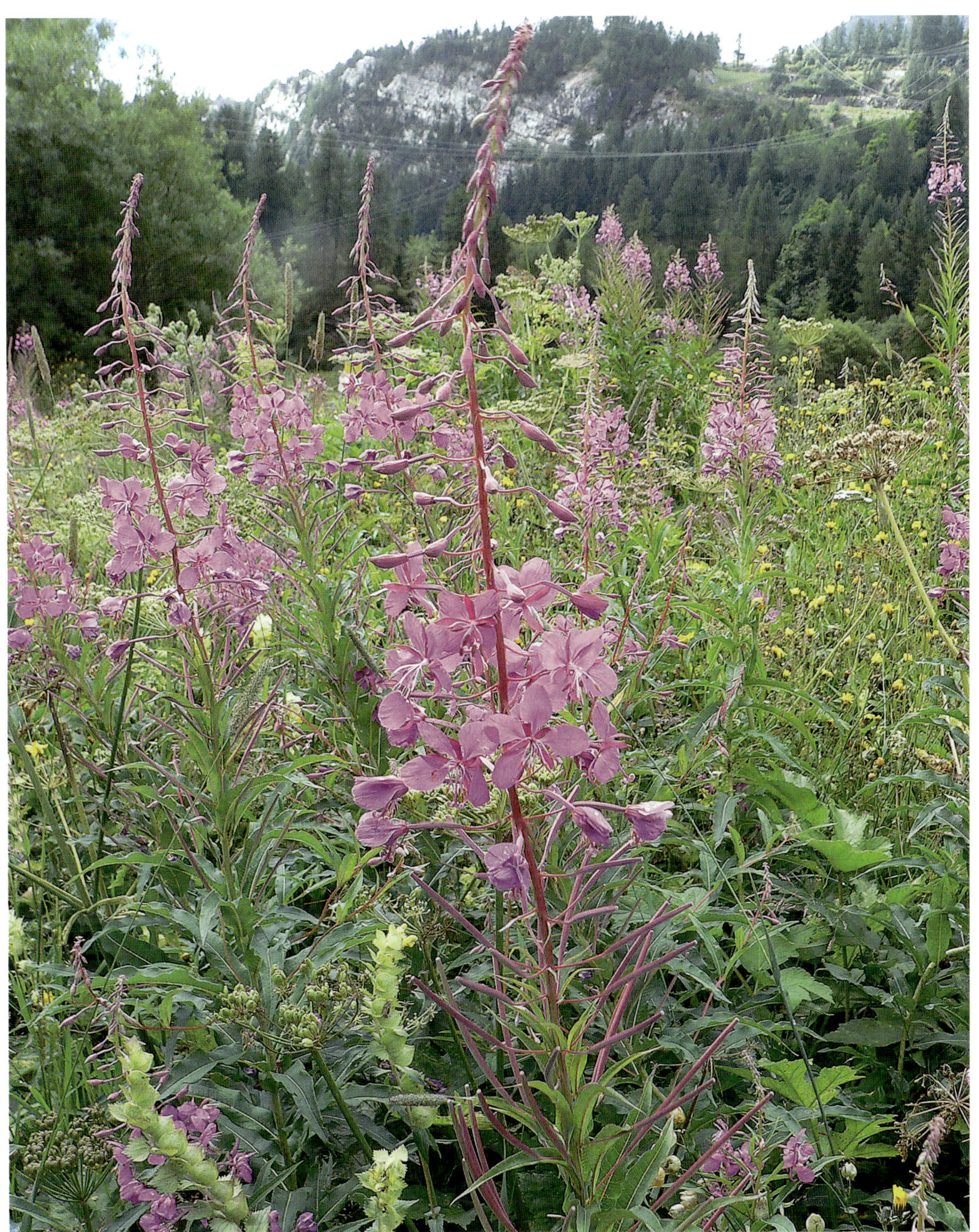

Das Waldweidenröschen ist eine Heilpflanze und komplett essbar (siehe Seite 183).

Husten und Keuchhusten

Seit Urzeiten werden bei Husten oder auch Keuchhusten Heilpflanzen zu deren Behandlung eingesetzt. Sollte sich aber nach einigen Tagen keine Besserung einstellen, muss ein Arzt konsultiert werden. Meist ist das jedoch nicht nötig, da die Kräuter über große Heilkräfte verfügen.

Welche Heilpflanzen helfen?

Bei den ersten Anzeichen von Husten empfehle ich mein Bienengetränk, ich nenne es so, weil sich darin alle Bienenprodukte vereinigen.

> **Wichtig!**
>
> Das Bienengetränk darf innerhalb einer Erkrankung nur zweimal hergestellt und getrunken werden, sonst ist es zu viel Säure für den Magen.

Bienengetränk
Ein großes Trinkglas (doppelt so groß wie ein normales Wasserglas) etwa 3 cm hoch mit warmem Wasser füllen. 3 gehäufte Teelöffel Blütenpollen und 3 Teelöffel Akazienhonig dazugeben und mit einem langstieligen Teelöffel verrühren, bis alles aufgelöst ist. Hinzu kommen: Saft von 2 Zitronen und 2 Pampelmusen (es sollte alles ungespritzt sein) sowie 15–20 Tropfen Propolis. Ich fülle dann das Glas mit Kombucha auf, den ich auch selbst herstelle (siehe Seite 187; als Alternative den Brottrunk aus dem Reformhaus nehmen). Alles gut verrühren und innerhalb von 2 Stunden schluckweise trinken. Das Bienengetränk vor jedem Trinken erneut umrühren.

Kombucha
Ich empfehle jedem, am Morgen nüchtern ein Glas Kombucha zu trinken. Dieser Gärtrunk regeneriert die Darmflora, sorgt für eine gute Verdauung und ist ein natürliches Antibiotikum. Das Getränk wird mithilfe des Kombucha-Pilzes hergestellt.

Normalerweise wird der Pilz mit schwarzem Tee und Zucker gefüttert. Da ich keinen schwarzen Tee mag und auch keinen Zucker, verwende ich Kräuter zum Teekochen und Honig. Nur ab und zu, wenn das fertige Getränk etwas trüb bleibt, verwende ich etwas Zucker. Ein Problem ist das aber nicht, denn nach 12 Tagen haben sich 80% des Zuckers abgebaut, damit kann ich leben.

Wer Kräutertee verwendet, muss darauf achten, dass er keine

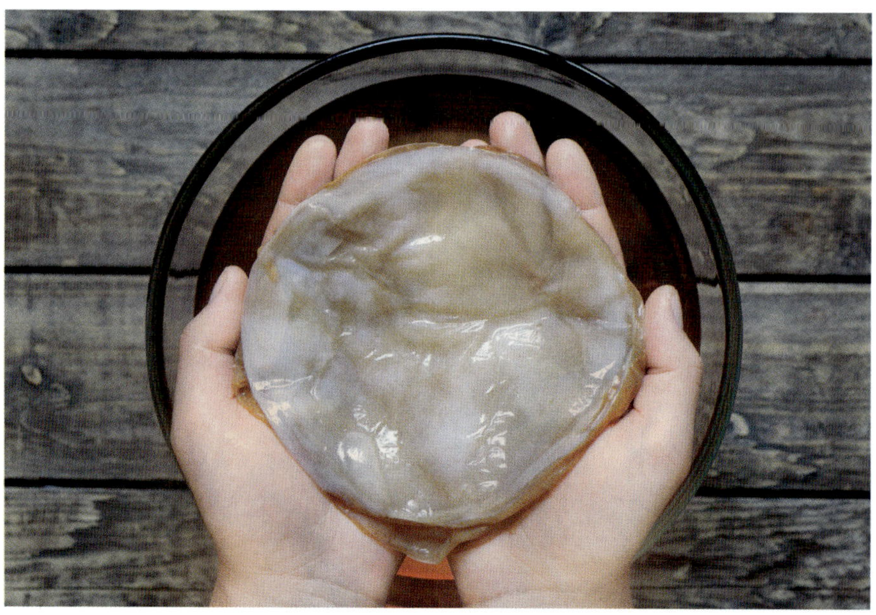

Kombucha-Pilz

Kräuter nimmt, die ätherische Öle beinhalten, die mag der Pilz nicht. Ich verwende ein Gemisch aus getrockneter Brennnessel, Schafgarbe und Ringelblumenblüten.

Kombucha-Getränk
Für ein 2 Liter fassendes Einmachglas 1½ Liter Kräutertee kochen (2 Handvoll Kräuter), zugedeckt 20 Minuten ziehen lassen und abseihen. Nachdem der Tee abgekühlt ist, wird er in das Einmachglas geschüttet und 2 Esslöffel bereits fertiger Kombucha untergerührt. Obenauf wird mit einem Holzlöffel ganz vorsichtig der Kombucha-Pilz gelegt, in der Regel bleibt er schwimmend an der Oberfläche. In seltenen Fällen sinkt er zu Boden, das ist nicht tragisch, man kann ihn unten lassen. Es bildet sich an der Oberfläche dann langsam, aber sicher ein neuer Pilz. Zum Schluss noch einmal 2 Esslöffel fertigen Kombucha dazugeben, das Glas mit einem sauberen Tuch und Gummiring verschließen und ungestört bei Zimmerwärme auf einem Schrank stehen lassen.
Nach 8 Tagen darf man die Flüssigkeit absieben und trinken. Wird der Kombucha mal vergessen, ist es auch kein Problem, man verwendet ihn dann als Essig. Je länger ein Pilz verwendet wird, desto größer wird er. Zu dicke Pilze werden horizontal geteilt. Der neue Pilz wächst immer an der Oberfläche und nicht am Glasboden.

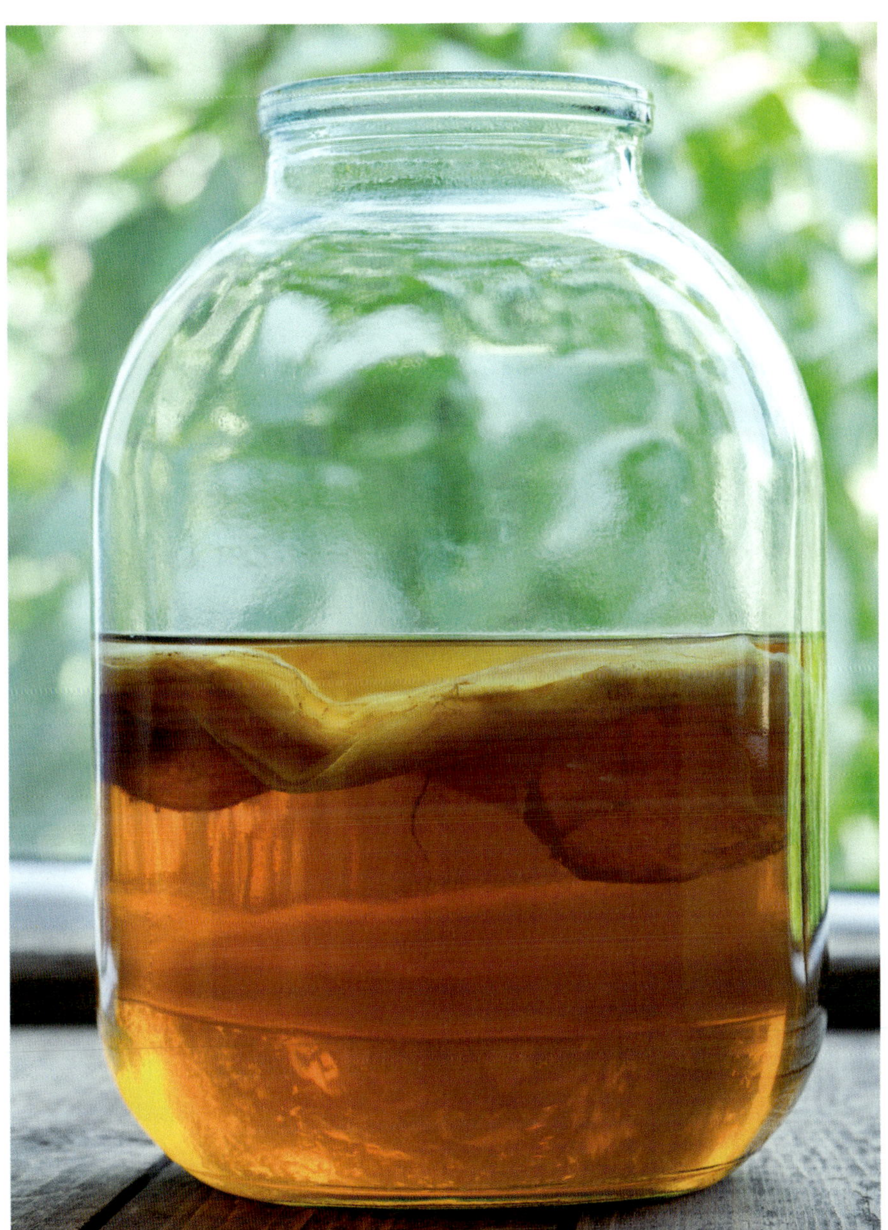

Kombucha hilft bei Husten

Wichtig!

Damit Sie bald wieder ein Kombucha-Getränk ansetzen können, sollten Sie mindestens 0,1 Liter oder auch mehr von einem fertigen Getränk aufbewahren. Vor einem neuen Ansatz muss der Teepilz unbedingt herausgenommen und mit kaltem Wasser abgewaschen werden. Das Gärungsgefäß sollte immer mit sehr heißem Wasser ohne Spülmittel ausgespült werden.

Kräuterteemischung
Zum Aushusten bei einem Keuchhusten haben sich folgende Kräuter bewährt:

- Alant
- Andorn
- Augentrost
- Brombeerblätter
- Benediktendistel
- Duftveilchen
- Eichenrinde
- Ehrenpreis
- Gänseblümchen
- Hirtentäschel
- Königskerzenblüten
- Lungenkraut
- Majoran
- Malve
- Odermennig
- Salbei
- Schlüsselblume
- Wasserdost

Eichenrinde und Alantwurzel müssen kalt angesetzt und zum Kochen gebracht werden. Alle anderen genannten und getrockneten Heilpflanzen werden mit kochendem Wasser aufgebrüht. Für einen Tee jeweils nur 2–3 Pflanzen auswählen und dann bei jedem erneuten Aufbrühen andere Kräuter verwenden. Auf diese Weise findet man schnell heraus, welcher Tee einem am besten hilft.

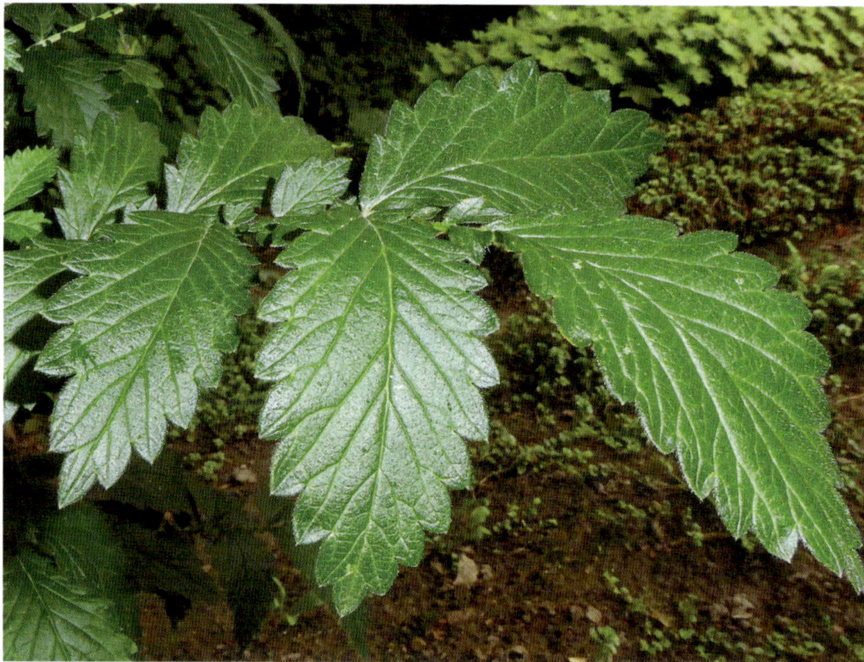

Blatt des Odermennig

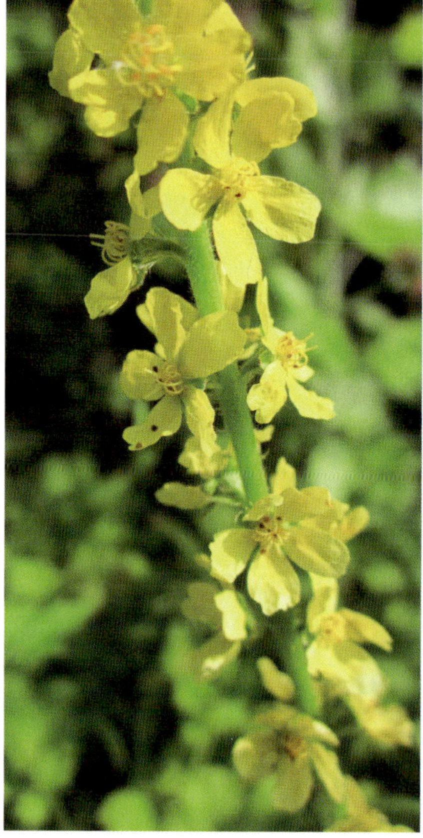

Odermennig-Blüte

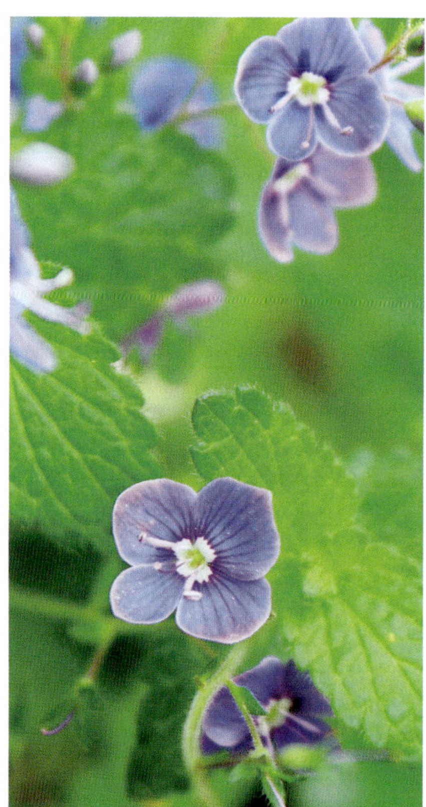

Ehrenpreis

Ingwer
(Zingiber officinale)
Im Ingwer stecken schmerzlindernde und fiebersenkende Mittel, die auch bei Husten eingesetzt werden können. Bei der Teezubereitung (Kochen) ein paar kleine Ingwerscheiben dazufügen.

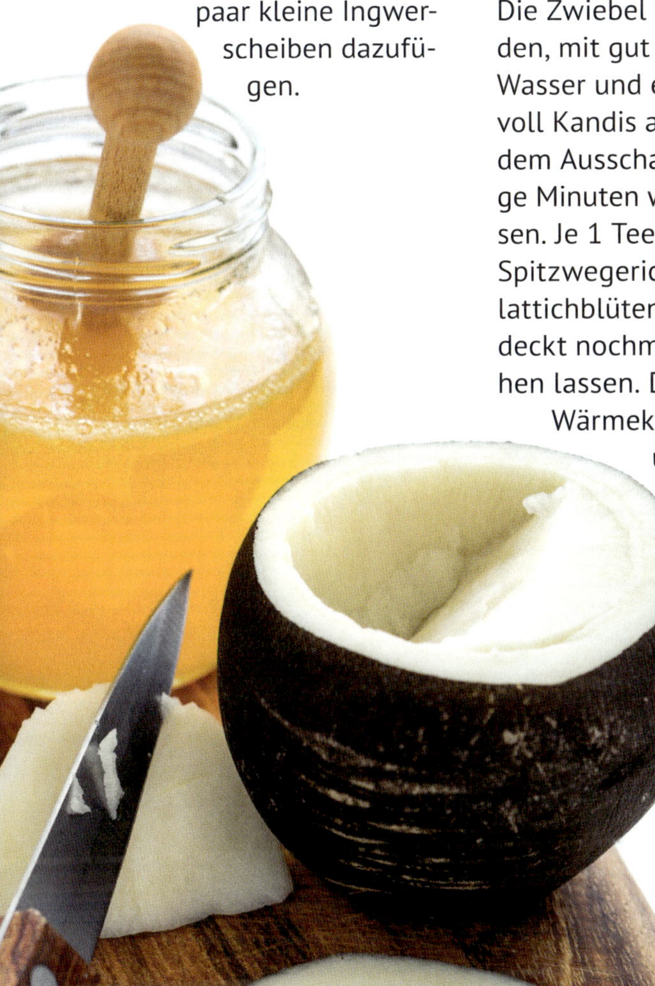

Rettichsaft mit Honig

Zwiebelhustentee
1 dicke Speisezwiebel
Kandiszucker
Getrockneter Thymian
Getrocknete Spitzwegerichblätter
Getrocknete Huflattichblüten

Die Zwiebel in Würfel schneiden, mit gut 1¼ Liter kaltem Wasser und einer kleinen Handvoll Kandis aufkochen und nach dem Ausschalten noch einige Minuten weiter köcheln lassen. Je 1 Teelöffel Thymian, Spitzwegerichblätter und Huflattichblüten zugeben und zugedeckt nochmals 10 Minuten ziehen lassen. Den Tee in eine Wärmekanne abfiltern und über den Tag verteilt schluckweise trinken.

Rettichsaft mit Honig
Diesen Saft hat schon meine Großmutter empfohlen. Ein schwarzer Rettich wird ausgehöhlt, auf ein Wasserglas gesetzt und mit Akazienhonig gefüllt. Nach etwa 5 Stunden Ziehzeit wird er kopfüber auf das Glas gesetzt, sodass der Honig herausfließen kann. Honig und Rettichsaft haben sich nun vermischt – der beste Hustensaft ist fertig. Von diesem Saft 2- bis 3-mal täglich, nach den Mahlzeiten, einen Esslöffel voll einnehmen.

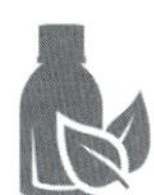

Hustentinktur
¼ kg geschälte und dünn geschnittene Knoblauchzehen mit 1 Liter 38%igem Doppelkorn übergießen (großes Einmachglas benutzen) und einen Tag in der Wärme stehen lassen. Der Knoblauch kann im Glas verbleiben. 3-mal täglich 5–10 Tropfen einnehmen.

Was sonst noch hilft

- Fichtenzweigtee (siehe Seite 178) hilft auch bei Husten und Keuchhusten.
- Tee aus Quendel mit Engelwurz reinigt und desinfiziert den Hals und ist auch zum Gurgeln gut geeignet (siehe Seite 67).

Kehlkopfentzündung

Bei einer Kehlkopfentzündung sind die Stimmbänder entzündet. Dies kann durch lautes Singen, Schreien oder eine Erkältung passieren – man wird heiser und verliert die Stimme. Nach ein paar Tagen Schonung, mit einem Wollschal um den Hals, ist der Spuk meistens wieder vorbei. Bei einer chronischen Kehlkopfentzündung muss unbedingt ein Arzt aufgesucht werden, es könnte eine ernsthafte Erkrankung dahinterstecken.

Apotheken bieten gegen Kehlkopfentzündung Kräuterpastillen zum Kauf an. Es lohnt sich aber auch, die natürlichen Heilmittel auszuprobieren, sie helfen meist noch besser und schneller.

Welche Heilpflanzen helfen?

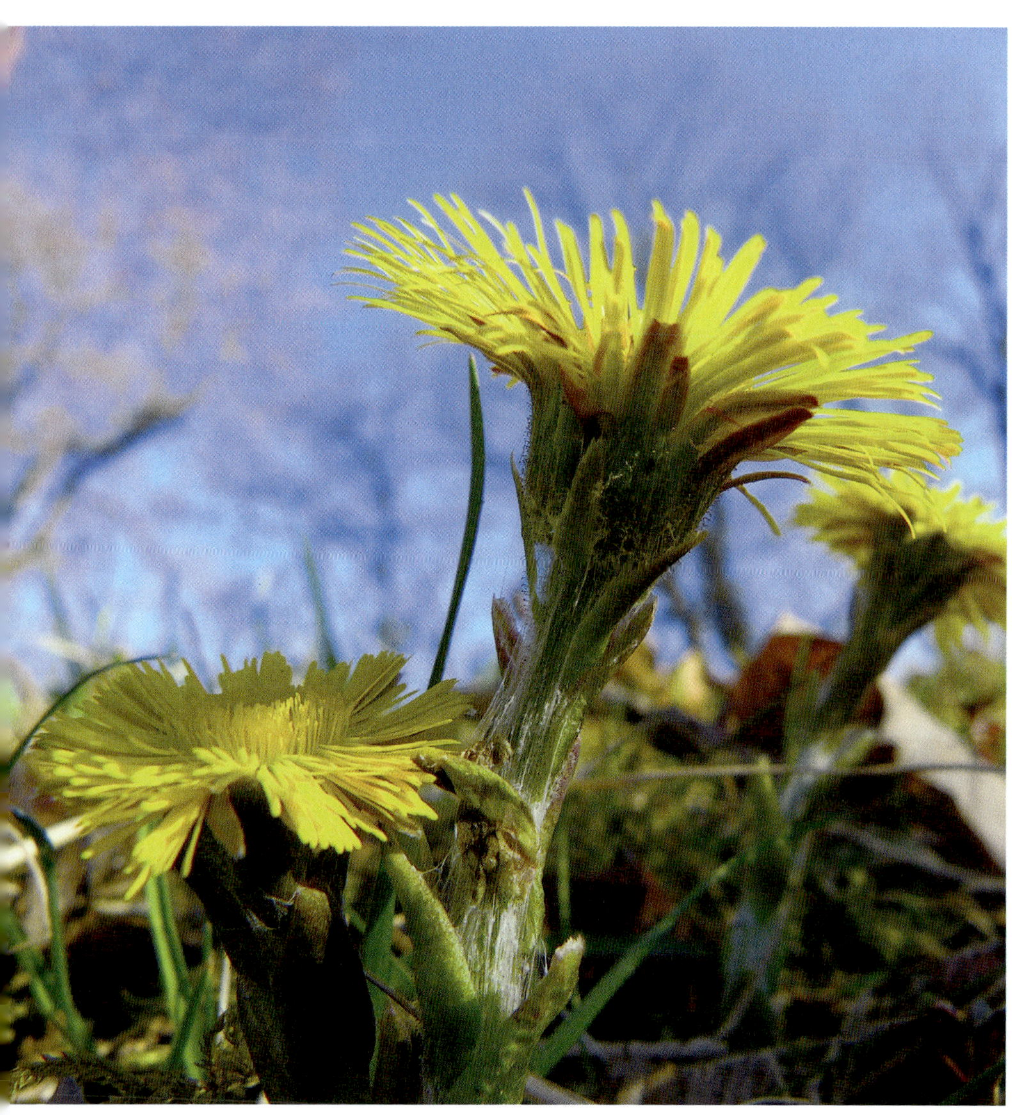

Huflattichblüten

Kräuterteemischung
30 g getrocknete Andornblätter, 10 g getrocknete Pestwurzblüten, 30 g getrocknete Huflattichblüten, 30 g getrocknete Thymianblätter

Von den vermischten Kräutern 2 gehäufte Esslöffel mit 1 Liter kochendem Wasser überbrühen, 5–10 Minuten ziehen lassen, abseihen, in eine Wärmekanne füllen und über den Tag verteilt trinken. Man kann diesen Tee, da er etwas bitter schmeckt, mit Honig süßen.

Meerrettichbaum (Moringa oleifera)
Der Meerrettichbaum ist der vitamin- und mineralstoffreichste Baum der Erde und kann nachweislich bei mehr als 300 Krankheiten hilfreich eingesetzt werden. Ich empfehle, morgens und abends je 1 gehäuften Teelöffel Moringa-Blattpulver in ½ Glas warmem Wasser aufgelöst zu trinken.

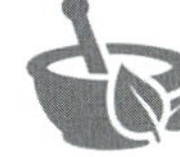

Andorn (Marrubium vulgare)
Kräuterkundige wie Kneipp empfahlen schon bei Halsentzündungen und Husten Andorn (auch Mariennessel oder Berghopfen genannt).

Andorntee
2 gehäufte Esslöffel des getrockneten Krauts mit ½ Liter kochendem Wasser überbrühen, 10 Minuten ziehen lassen und dann abseihen. Den Tee in 2 Portionen schluckweise trinken.

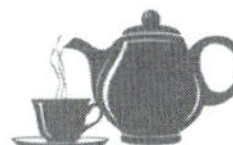

Andorn-Königskerze-Alant-Tee
Für diesen Tee mischt man zu gleichen Teilen getrocknete Andornblätter, getrocknete Königskerzenblüten und Alantwurzeln. Die Alantwurzeln werden über Nacht in kaltem Wasser angesetzt, am Morgen kurz aufgekocht und dann 5 Minuten geköchelt. Danach gibt man Andorn und Königskerzen hinzu, nimmt den Tee vom Herd und lässt ihn bedeckt nochmals 50 Minuten ziehen. Den Tee abseihen und schluckweise trinken.

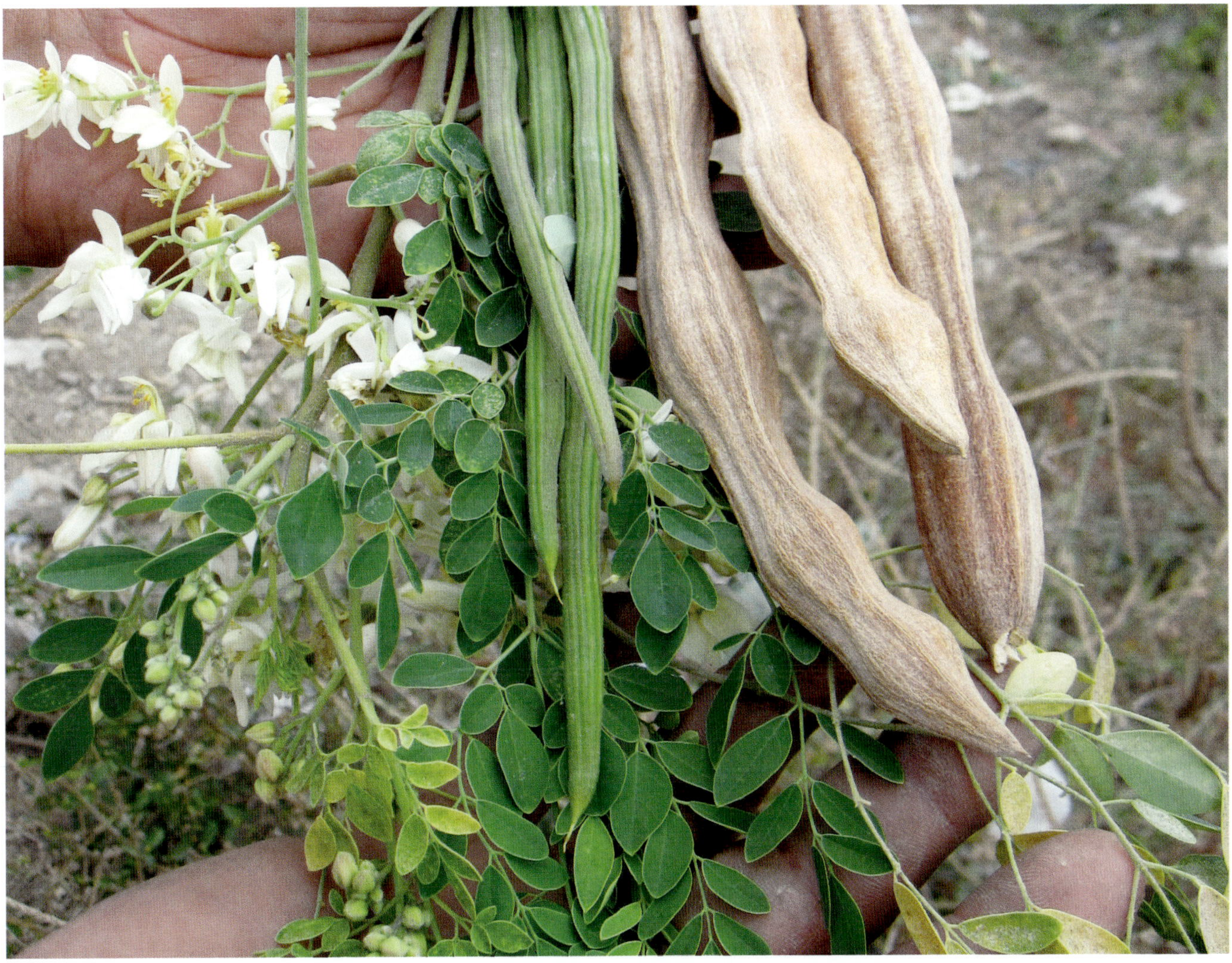

Schote, Laub und Blüte des Meerrettichbaums

Kardamom (Elettaria cardamonum)
Da eine Kehlkopfentzündung auch mit einer Verschleimung im Hals einhergeht, ist Kardamom sehr zu empfehlen, denn er enthält eine Substanz, die auswurffördernd wirkt. Auch Rosmarin, Beifuß, Lavendel, Eukalyptus, Pfefferminze und Ingwer enthalten diese Substanz.

Tee mit Kardamom
2–3 Kardamomkapseln
getrocknete Rosmarinnadeln,
getrocknete Pfefferminze,
getrockneter Eukalyptus,
1 Stück (3–4 cm) frischer Ingwer

Die etwas zerstoßenen Kardamomkapseln und jeweils 1 gehäufter Teelöffel der getrockneten Kräuter sowie den klein geschnittenen Ingwer mit 1 Liter kochendem Wasser überbrühen, bedeckt 10 Minuten ziehen lassen, in eine Wärmekanne sieben und über den Tag verteilt trinken.

Sonnenhut (Echinacea purpurea)
Diese Pflanze stärkt die Abwehrkraft. Wer schöne Sonnenhüte im Garten hat, kann die Echinacea-Tinktur selbst herstellen (siehe Seiten 48/49), oder Echinacin in der Apotheke kaufen.

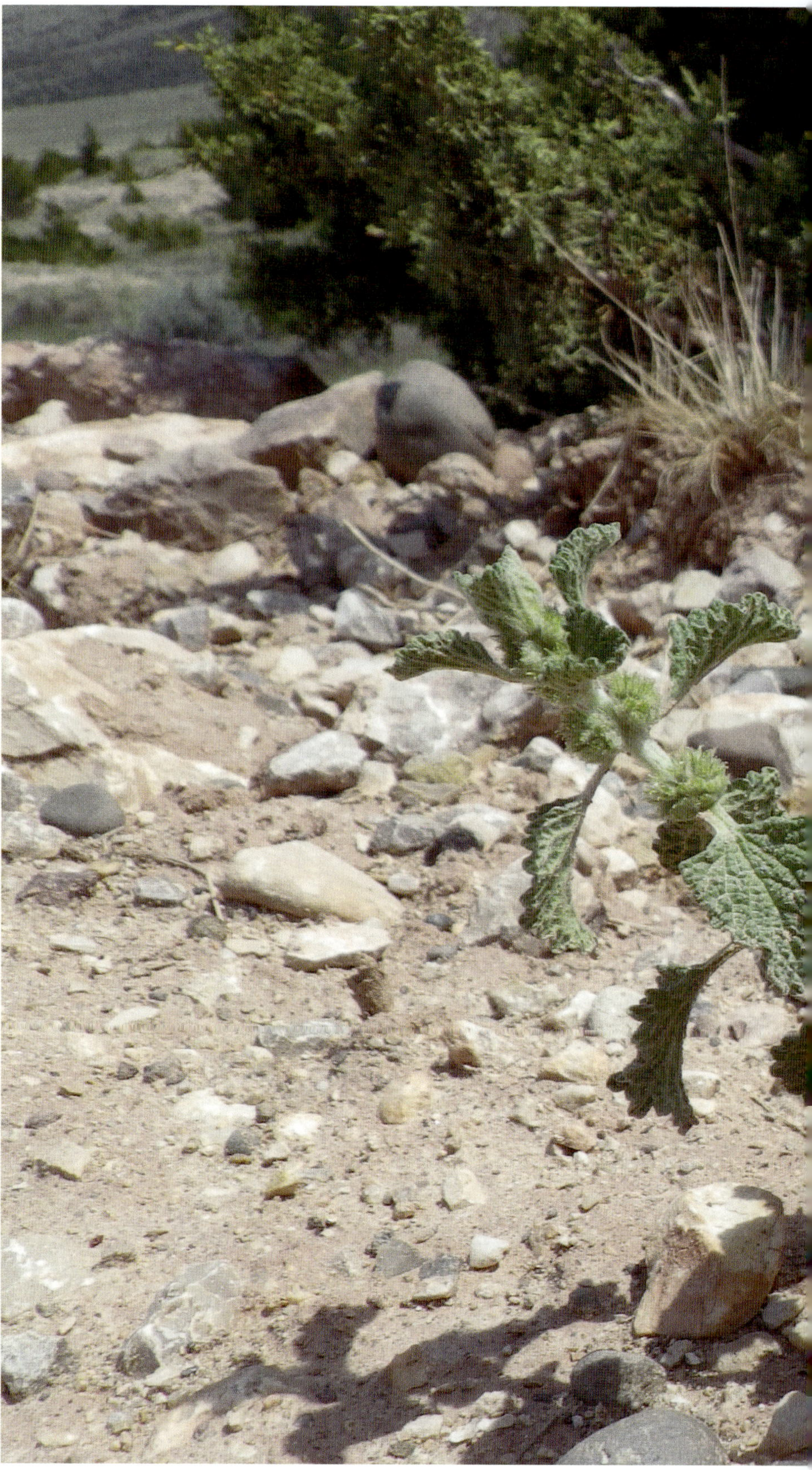

Andorn

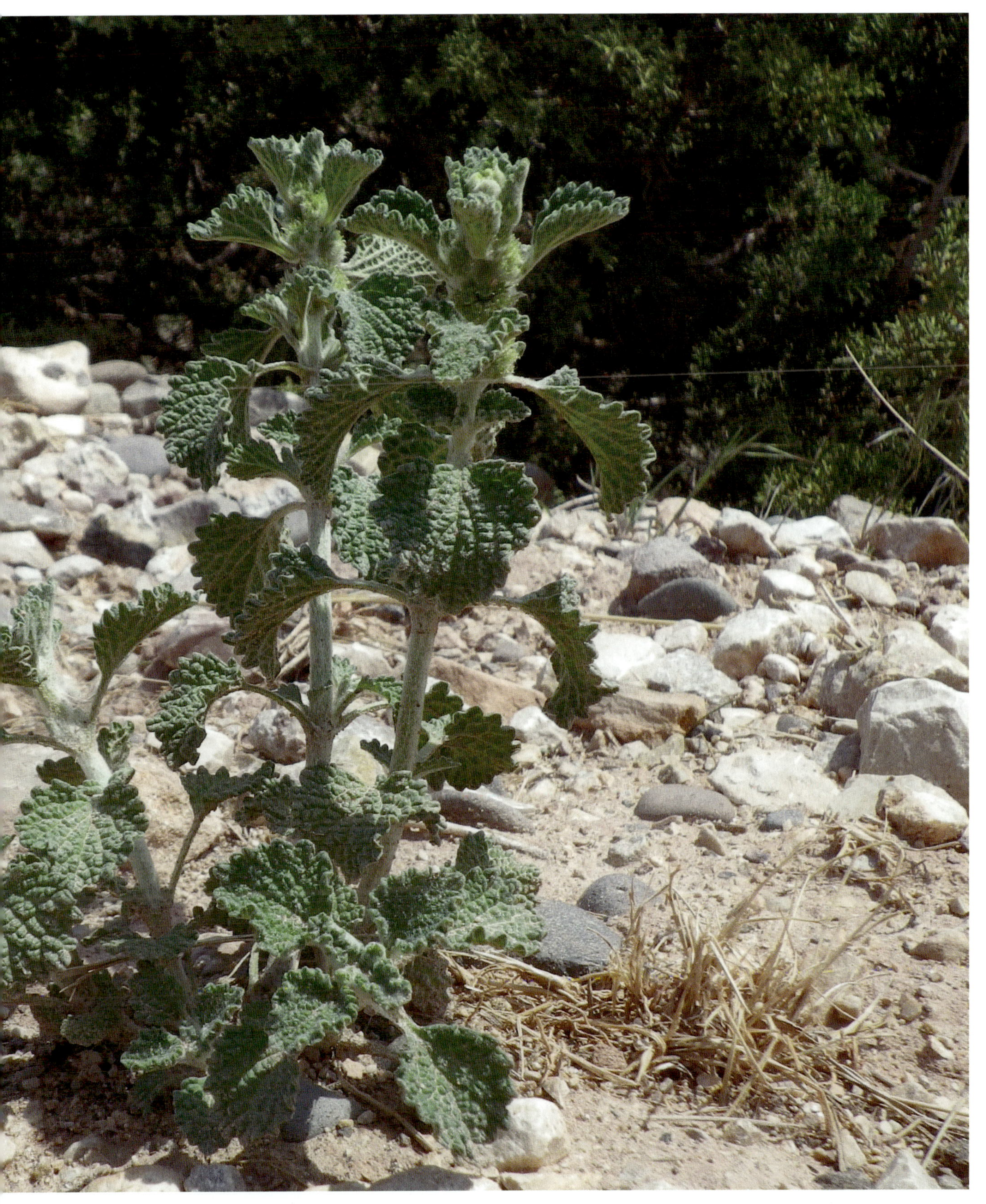

Leberprobleme

Unser wichtigstes Stoffwechselorgan ist die Leber. Sie entgiftet unser Blut, reguliert den Wasser- und Mineralhaushalt und verwertet und speichert Fette. Alle Nährstoffe, die vom Darm aus in das Blut gelangen, fließen mit dem Blut auch durch die Leber, dabei werden Schadstoffe ausgeschieden. Alles, was die Leber überfordert, wie Alkohol, fette Speisen oder auch ein spätes, üppiges Abendessen, sollte vermieden werden. Zusätzlich kann ein Missbrauch von Medikamenten sowie die ungewollte Aufnahme von Schwermetallen die Leber schädigen. Wahrscheinlich gibt es noch viel mehr Lebensumstände, die sich nachteilig auf unsere Leber auswirken.

Damit sie gesund und funktionsfähig bleibt, sollten wir darauf bedacht sein, ihr nicht allzu viel zuzumuten.

Welche Heilpflanzen helfen?

Mariendistel (Silybum marianum)
Forschungen haben ergeben, dass die Samen der Mariendistel der Leber helfen können, sich bei Schäden zu regenerieren. Auch wenn kein Leberschaden festzustellen ist, unterstützt sie das Organ bei ihrer Entgiftungsarbeit. Mariendistel sind leicht im Kräutergarten zu ziehen: Man sät sie im zeitigen Frühjahr aus, am besten einzeln in kleinen Töpfchen, und pflanzt sie später im Kräutergarten aus, sodass sie bis zum Spätherbst blühen und Samen ausbilden. Am wertvollsten sind die Samen, die mit Handschuhen geerntet, von den Härchen befreit und weiterverarbeitet werden.

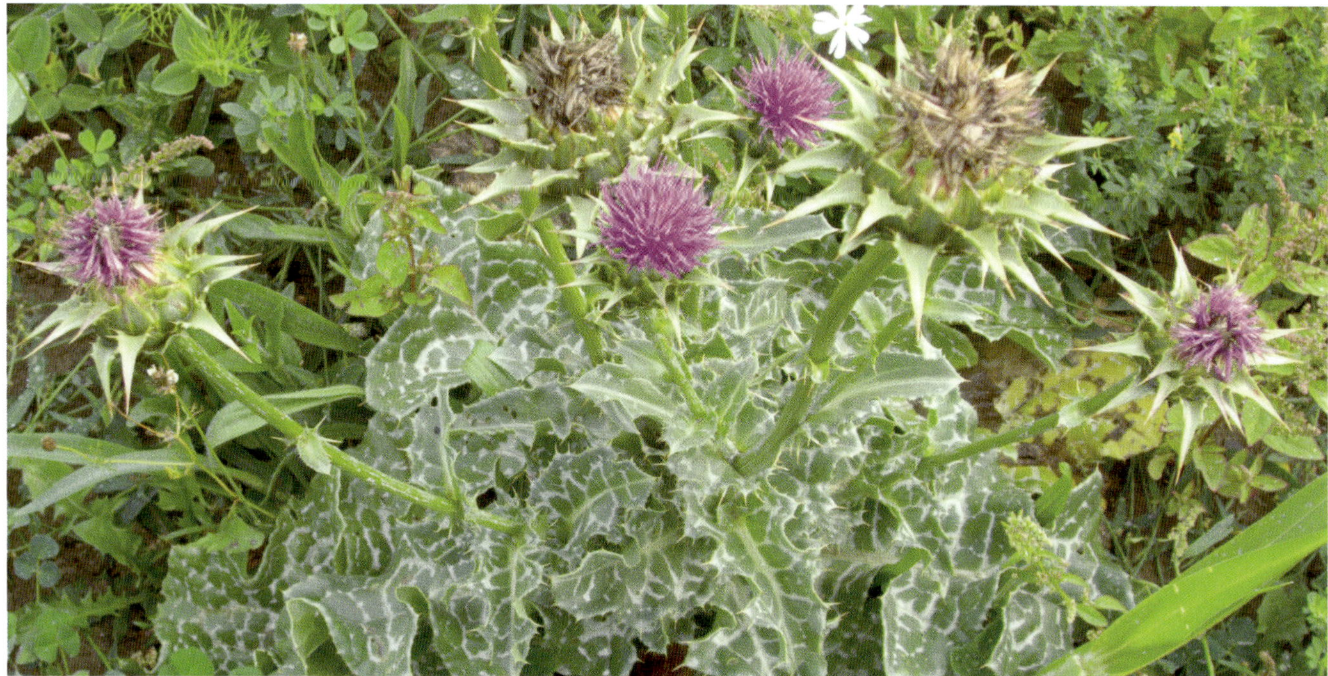

Mariendistel

Einfacher ist es, den Samen in der Apotheke zu kaufen und dann gemahlen oder geschrotet über das Müsli oder die Suppe zu streuen. Wer gute Zähne hat, kann die Körner auch in den Mund nehmen und gründlich kauen, mit Speichel vermischen und schlucken.

Kräuterteemischung
50 g getrocknetes Mariendistelkraut, 50 g getrocknete Löwenzahnwurzel, 50 g getrocknetes Echtes Labkraut, 50 g getrocknetes Odermennigkraut, 50 g getrocknete Zitronenmelissenblätter

3 gehäufte Esslöffel dieser Kräutermischung (auch fertig gemischt in der Apotheke erhältlich) mit 1 Liter kochendem Wasser übergießen, bedeckt 10 Minuten ziehen lassen, abseihen und in eine Wärmekanne füllen. Den Tee über den Tag verteilt trinken. Nach einer zweiwöchigen Trinkkur fühlt sich die Leber wieder gestärkt, deshalb sollte ein gesunder Mensch vierteljährlich diese Trinkkur durchführen.

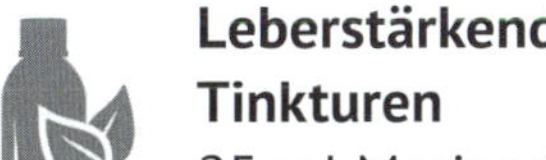

Leberstärkende Tinkturen
25 ml Mariendisteltinktur
25 ml Erdrauchtinktur
25 ml Löwenzahntinktur
25 ml Fencheltinktur

Von der Tinkturenmischung (100 ml) 3-mal täglich, vor den Mahlzeiten, 1 Teelöffel einnehmen.

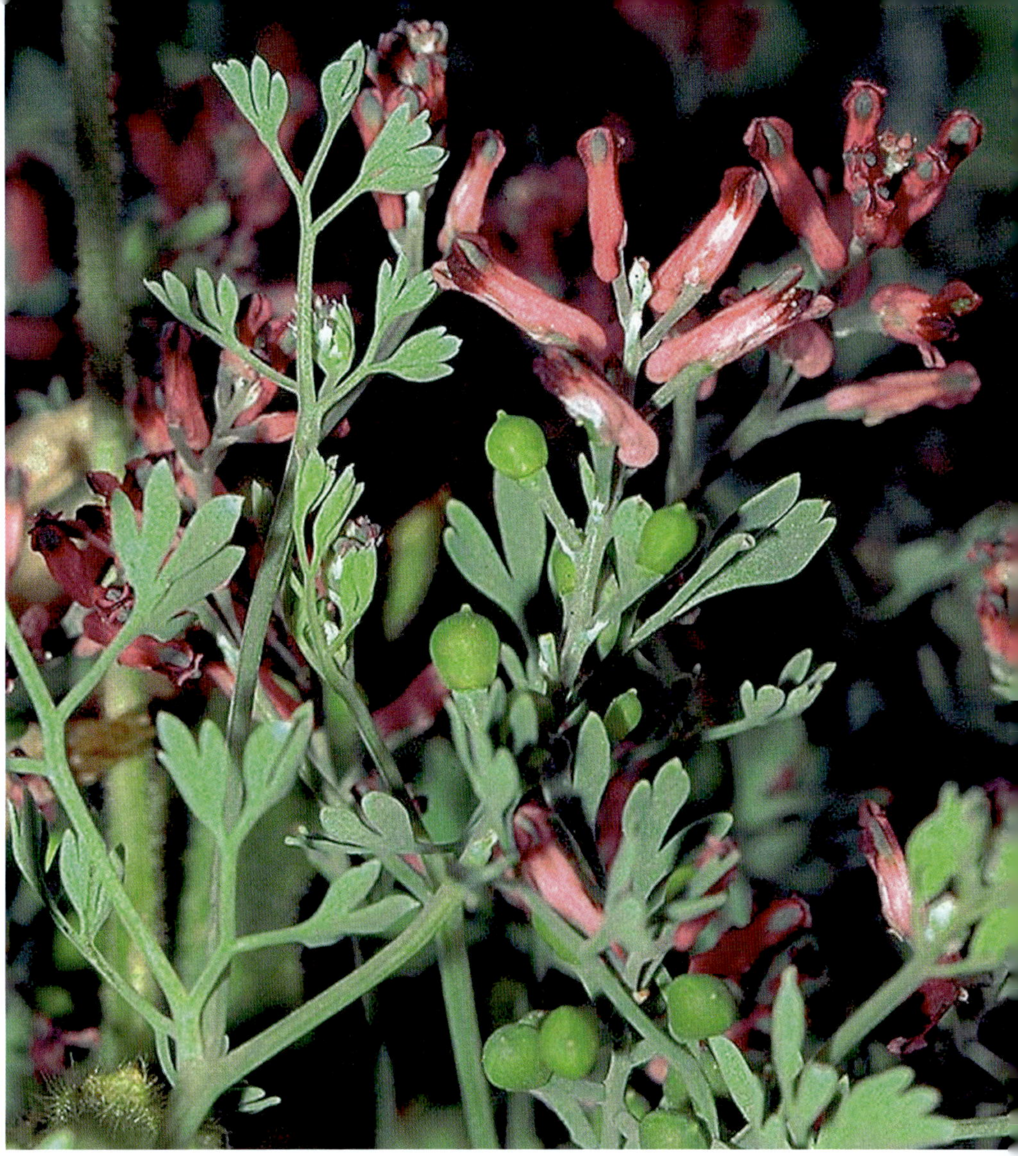

Die Erdrauch-Pflanze wird für leberstärkende Tinkturen eingesetzt

Ich verwende bei der Herstellung der Tinkturen lediglich 38%igen Alkohol (siehe Seite 17). Die Tinkturen können auch fertig in der Apotheke gekauft werden, allerdings sollte das vorher mit dem Arzt besprochen werden, denn Apotheker verwenden zur Herstellung hochprozentigen Alkohol – für einen Leberkranken sehr schädlich.

Mischsalat
Löwenzahn (die ganze Pflanze)
Hirtentäschel, Bockshornkleeblätter, Andorn, Möhren, Mariendistel

Die Pflanzen schneiden, Möhren raspeln, die kleine Mariendistelpflanze hacken und alles zusammen zu einem Salat vermischen. Dazu eine Soße aus Apfelessig, Olivenöl, 1 Teelöffel Senf sowie Kräutersalz und Pfeffer anrühren.

Lungenentzündung

Eine Lungenentzündung sollte nicht unterschätzt werden. Wer Symptome feststellt wie Brustschmerzen, Husten, Kurzatmigkeit, Fieber oder Schüttelfrost, sollte sofort einen Arzt rufen. In keinem Fall darf eine Selbstdiagnose gestellt werden. Für eine Lungenentzündung gibt es zwei Ursachen: eine verschleppte Grippe, die eine Lungenentzündung nach sich zieht und meist bei älteren Menschen auftritt, oder eine – meist im Krankenhaus – erworbene Infektion aufgrund eines geschwächten Immunsystems, sodass man sich gegen eine Lungenentzündung nicht wehren kann.

Der Arzt wird Medikamente verschreiben, die gewissenhaft einzunehmen sind. Zusätzlich können Kräuter und gesunde Lebensmittel helfen, den kranken Körper zu stärken, natürlich sollte dies mit dem Arzt abgesprochen werden. Vor allen Dingen ist aber eine strenge Bettruhe einzuhalten.

Welche Heilpflanzen helfen?

Sonnenhut (Echinacea purpurea und andere)

Eines der hilfreichsten Kräuter, die das Immunsystem stärken, ist der Sonnenhut: Er stärkt die Abwehrkraft, ganz gleich, ob Bakterien, Viren oder ein Pilz die Lungenentzündung verursacht haben. Echinacea-Präparate gibt es in Apotheken zu kaufen. Wer viele Pflanzen im Garten hat, kann eine Tinktur auch selbst herstellen (siehe Seite 17).

Knoblauch (Allium sativum) und Zwiebel (Allium cepa)

Der Knoblauch und die Zwiebel besitzen Inhaltsstoffe, die bei einer Infektion der Atemwege sehr zu empfehlen sind. Sie wirken besser als ein Antibiotikum – und das ganz ohne Nebenwirkungen. Am stärksten wirken sie natürlich, wenn sie

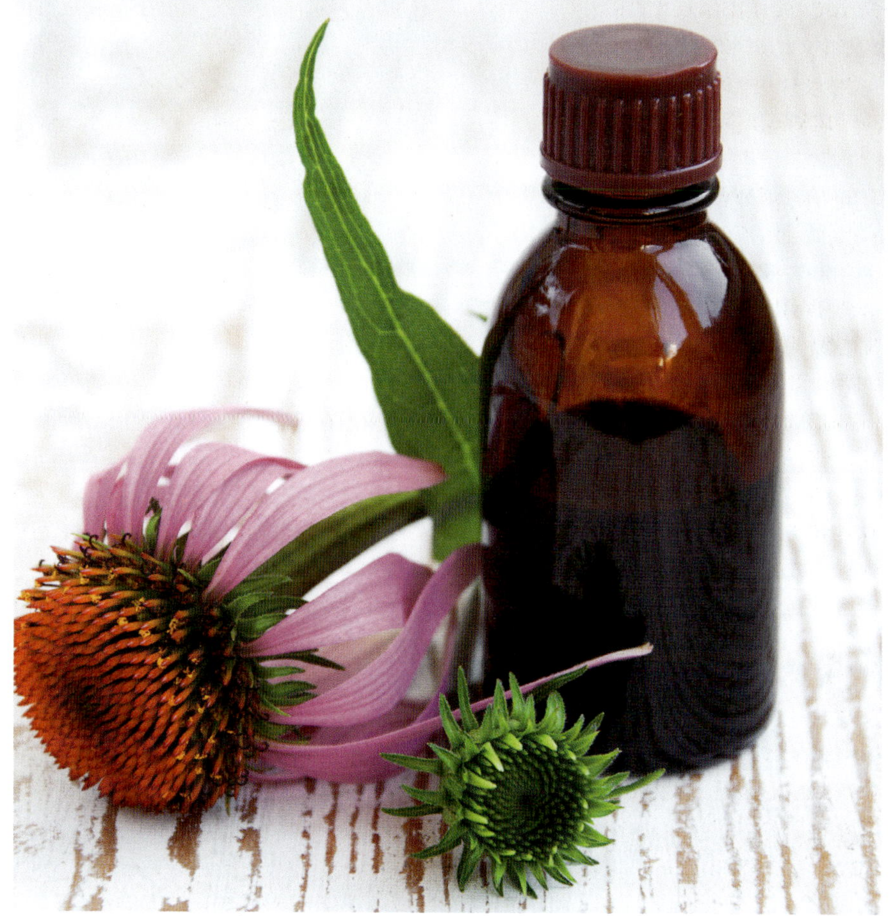

Echinacea-Tinktur

roh verzehrt werden. Einige Zehen Knoblauch am Tag sollten es schon sein, am besten fein gehackt auf einem Butterbrot. Eine gehackte Zwiebel kann ebenso gegessen oder als Zusatz zu einer Mahlzeit gereicht werden. Nach dem Verzehr isst man einige Zweige Petersilie, so wird der unangenehme Atemgeruch gedämpft. Auch eine Zwiebelsuppe trägt zur Heilung bei.

Löwenzahn (Taraxacum officinale)
Untersuchungen haben gezeigt, dass der Löwenzahn gegen Lungenentzündungen und Infektionen der oberen Atemwege sehr hilfreich ist. Die gekochten Blätter und Wurzeln werden mit etwas Butter und Gewürzen verfeinert und als Gemüse gegessen.

Löwenzahntee
Blätter und Wurzeln in kaltem Wasser aufsetzen, zum Kochen bringen, 10 Minuten kocheln lassen, den Topf vom Herd nehmen und den Tee nochmals 10 Minuten bedeckt ziehen lassen. Nach dem Abseihen wird der Tee in eine Wärmekanne gefüllt und über den Tag verteilt getrunken.

Ackerschachtelhalm (Equisetum arvense)
Der Ackerschachtelhalm wird als bestes Heilmittel für die Lunge bezeichnet. Ein Tee davon kann kleine Wunder bewirken (siehe Seite 199).

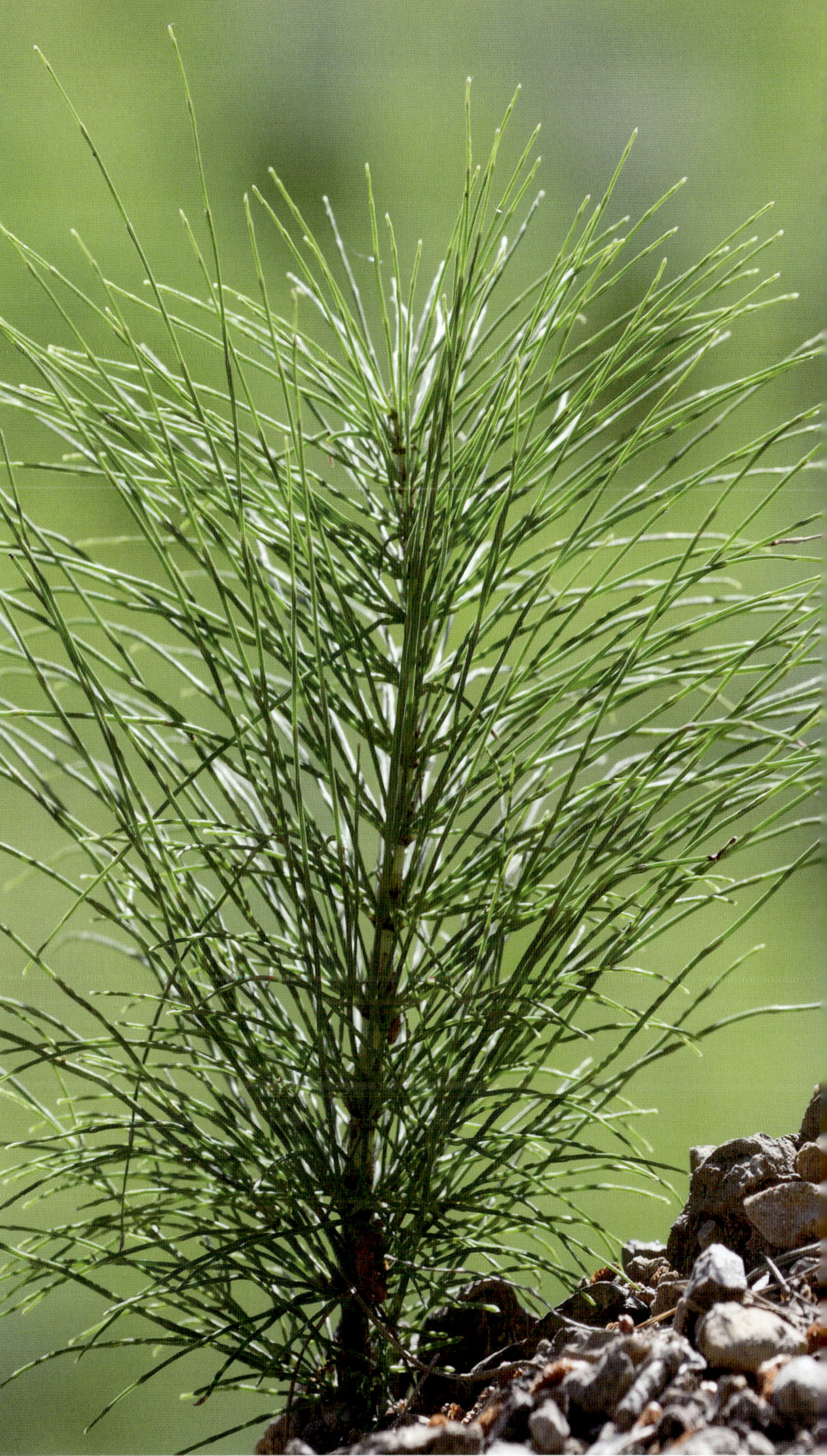

Ackerschachtelhalm

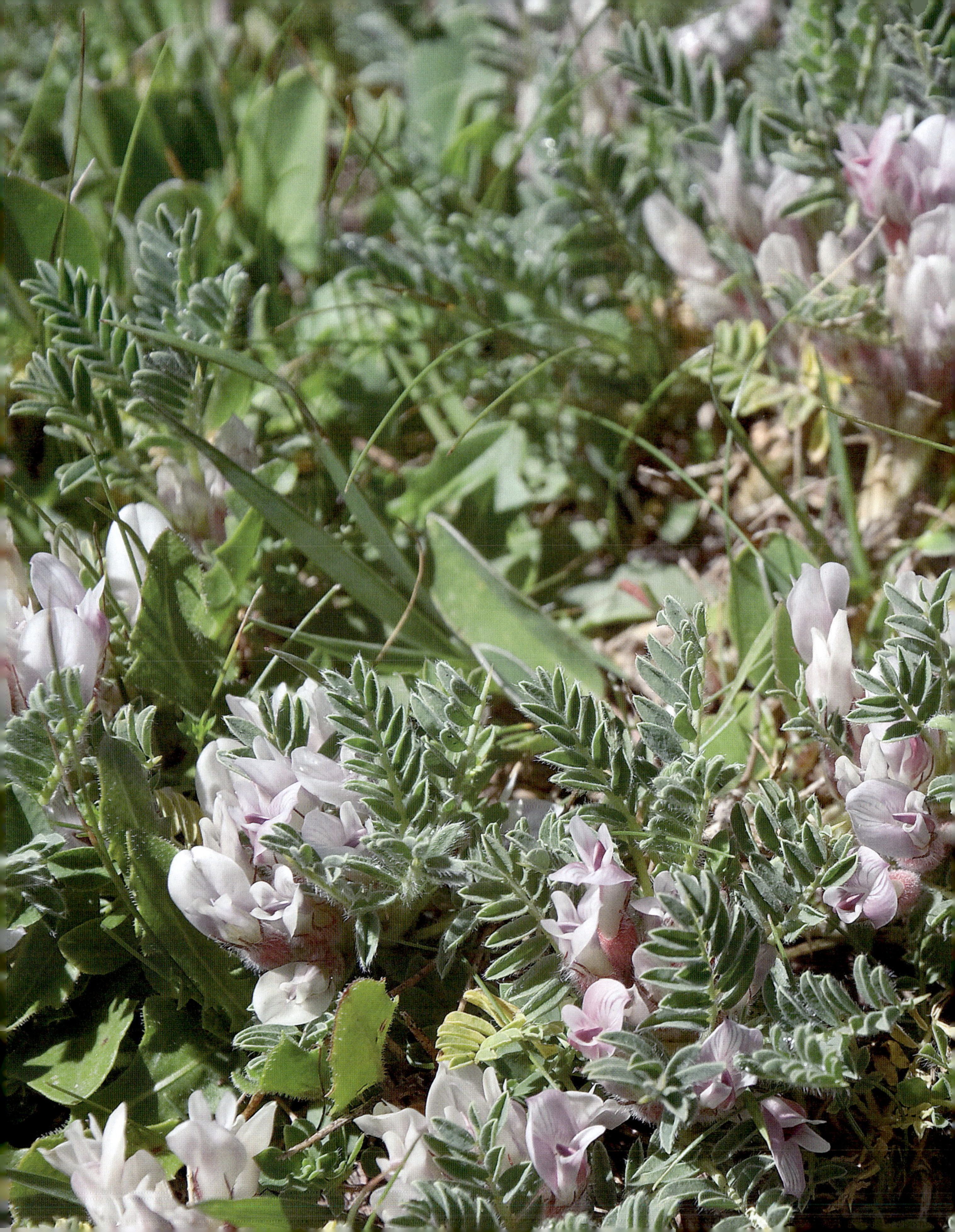

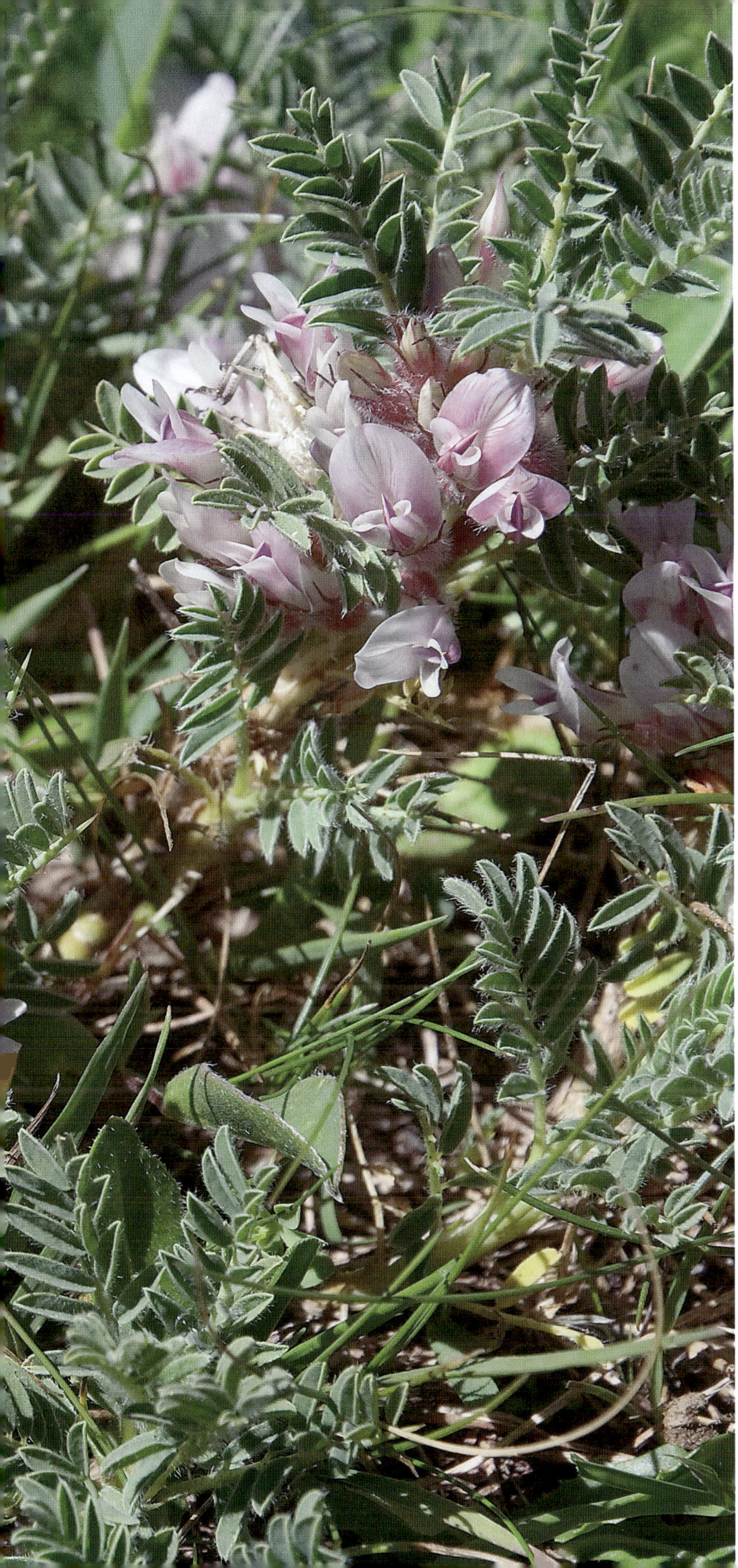

Ackerschachtelhalmtee
1 gehäuften Teelöffel getrocknetes Kraut in ½ Liter Wasser 10 Minuten köcheln, abseihen und schluckweise trinken. Trinken Sie soviel davon wie Sie mögen. Ackerschachtelhalmtee ist auch ein hervorragender Ausschwemm-Tee.

Königskerze (Verbascum thapsiforme)
Die Pflanze ist reich an Inhaltsstoffen, so dass sie ein gut verträgliches Mittel gegen Husten und Heiserkeit ist. Ein Tee aus den Blüten wirkt schleimlösend, beruhigend, fiebersenkend und auswurffördernd.

Königskerzenblütentee
4 gehäufte Esslöffel getrocknete Blüten mit 1 Liter heißem Wasser übergießen (nicht kochend) und 5 Minuten bedeckt ziehen lassen. Den Tee in eine Wärmekanne abseihen und über den Tag verteilt trinken.

Chinesischer Tragant (Astragalus membranaceus)
In der chinesischen Medizin ist der Tragant eines der bedeutendsten Heilkräuter. Neueste Forschungen ergaben positive Wirkungen auf das Immunsystem. Tragant wirkt ebenso wie Echinacea. Beide Tinkturen werden in der Apotheke gekauft und abwechselnd eingenommen, insgesamt 3 Teelöffel täglich (morgens, mittags, abends) in etwas Wasser aufgelöst trinken.

Chinesischer Tragant

Magen-Darm-Erkrankungen

Wer sich gesund ernährt, das heißt bei mir immer vollwertig-vegetarisch mit reichlich Rohkost und abwechslungsreich, wird von Magen- und Darmkrankheiten verschont bleiben.

Bei schlechter Ernährung rebelliert irgendwann der Magen und der Darm. Es gibt einige Naturheilmittel, die helfen können. Bei schlimmen Beschwerden muss ein Arzt konsultiert werden.

Welche Heilpflanzen helfen?

Süßholz (Glycyrrhiza glabra)
Die Süßholzwurzel, auch Lakritze genannt, ist kaum bekannt und wird deswegen viel zu wenig verwendet. Sie enthält Substanzen, die verhindern, dass sich die Magenschleimhaut entzünden kann oder sich Geschwüre bilden. Durch das gelegentliche Kauen einiger Süßholzwurzelstücken erhält man einen frischen, angenehmen Atem. Am besten verwendet man die Süßholzwurzel aber beim Teekochen.

Süßholztee mit Kräutern
Kräuter, die mit Süßholz kombinierbar sind: Gundermann, Kalmus, Tausendgüldenkraut, Basilikum, Ziest, Walderdbeerblätter, Quecke, Lungenkraut, Kamille, Quendel, Große Klette, Engelwurz, Salbei, Eibisch. Aus diesen Kräutern je 2–3 Pflanzen auswählen, bis man die Lieblingsteemischung herausgefunden hat.

1 Esslöffel getrocknete Süßholzwurzel in 1 Liter kaltes Wasser

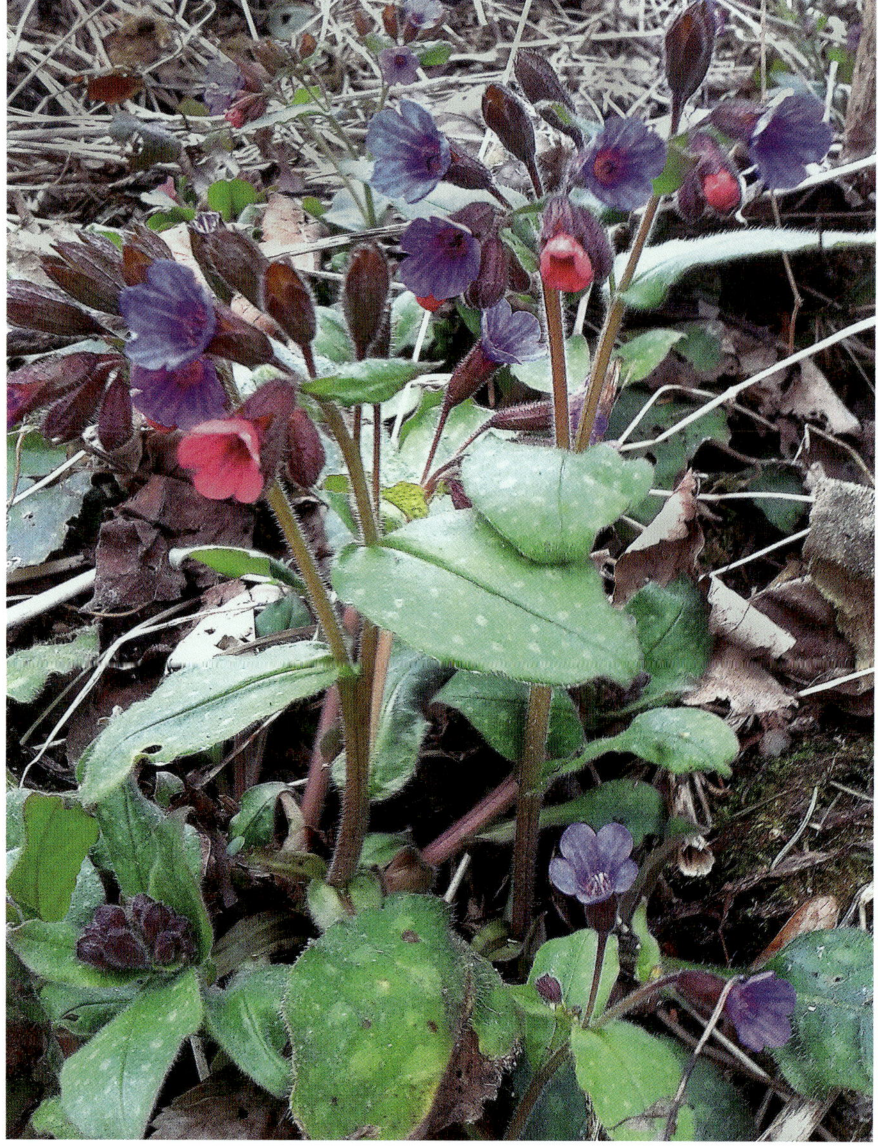

Lungenkraut lässt sich als Tee gut mit Süßholz kombinieren

geben, zum Kochen bringen, die übrigen Kräuter hinzufügen und alles 5–10 Minuten zugedeckt ziehen lassen. Den Tee in eine Wärmekanne abseihen und über den Tag verteilt trinken. Die Teekur so lange durchführen, bis die Beschwerden abgeklungen sind.

Ingwer (Zingiber officinale)

Ingwer besitzt Substanzen, die gegen alle Darmkrankheiten wirksam sind. Zum Lutschen bietet sich kandierter Honig-Ingwer an. Zusätzlich kann jeder Tee mit 5–6 Ingwerscheibchen ergänzt werden. Dazu wird der Ingwer nur gewaschen, nicht geschält, und beim Aufgießen dazugegeben.

Knoblauch-Ingwer-Tee

½ Knolle Knoblauch sehr fein schneiden und 4 cm von einer Ingwerknolle fein reiben, beides in einen Topf geben, mit 1 Liter kochendem Wasser übergießen, zugedeckt 10 Minuten ziehen lassen, in eine Wärmekanne abseihen und tagsüber trinken. Den Tee eventuell mit Honig süßen.

Als Kombination sind Honig und Ingwer besonders wirksam, sie verstärken sich gegenseitig.

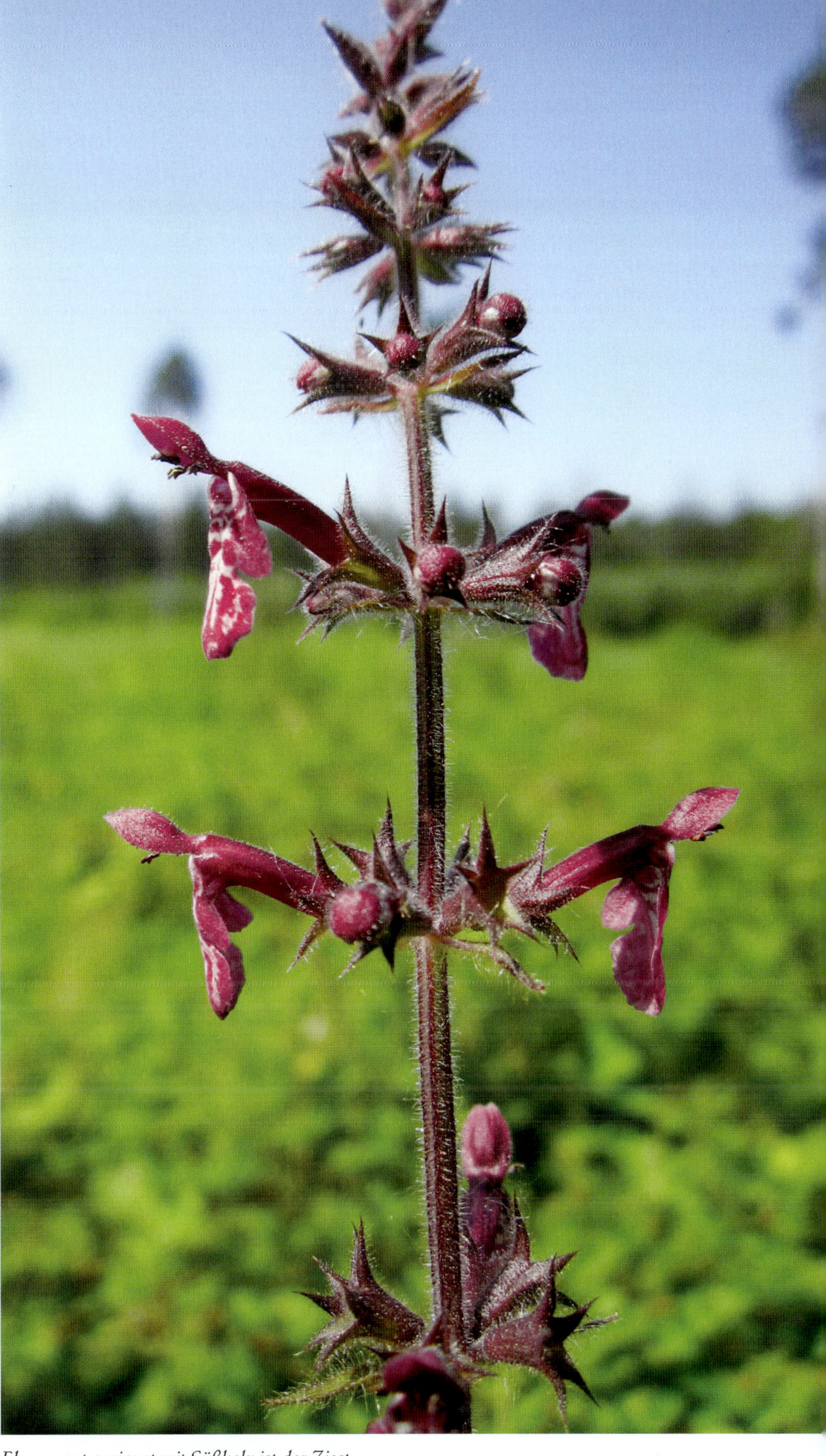

Ebenso gut geeignet mit Süßholz ist der Ziest

Obstsalat mit Ingwer Es gibt einiges an Obst, das den Magen und Darm beruhigt und das, in Verbindung mit Gewürzen, zu einem köstlichen Salat verarbeitet werden kann.

2 Scheiben von einer frischen Ananas
1 Banane
1 Tasse Heidelbeeren
Zimtpulver
Nelkenpulver
Ingwerpulver
Akazienhonig

Das Obst zerkleinern und mischen. Darüber 1 Teelöffel Zimtpulver, ¼ Teelöffel Nelkenpulver, ½ Teelöffel Ingwerpulver darüberstreuen, 1 Esslöffel Akazienhonig dazugeben und alles gut vermengen. Der Obstsalat ist eine wohlschmeckende Arznei bei Magen- und Darmproblemen.

Was sonst noch hilft

- Es heißt: Wer täglich 1–2 Tassen Kefir trinkt, kann sicher sein, dass sich in Magen und Darm keine falschen Bakterien ansiedeln. Er wirkt auf den menschlichen Organismus durch seine Milchsäurebakterien und Hefepilze, die antibiotische Wirkungen haben. Selbst Menschen mit einer Milchzuckerunverträglichkeit können bedenkenlos Kefir verzehren, er bereitet ihnen keine Beschwerden. Leider kann man den Kefir-Pilz nirgendwo kaufen, er wird „unter der Hand“ weitergereicht.
Wenn Sie glücklicher Besitzer sind, bereiten Sie den Kefir wie folgt zu: Den Pilz in ein 1 Liter fassendes Glas (z. B. ein großes Einmachglas mit Glasdeckel) geben und mit Milch auf bis 2 Fingerbreit unter den Rand auffüllen. Das Glas für 24–36 Stunden bei Zimmerwärme in eine dunklere Ecke stellen, dann den Kefir absieben, in eine Flasche füllen und im Kühlschrank aufbewahren. (Bei der Zubereitung kein Metallsieb oder -löffel verwenden!) Alle 2–3 Tage muss der Kefir-Pilz kalt abgebraust und das Glas heiß ausgespült werden (kein Spülmittel verwenden). Dann den Kefir-Pilz, wie oben beschrieben, wieder in die Milch einlegen.
Aus zu viel Kefir kann Quark hergestellt werden. Dafür bleibt der Kefir bei Zimmerwärme stehen, bis sich unten Flüssigkeit und oben Quark bildet, der dann abgeschöpft wird. Mit Kräutersalz, Kümmel und einer Messerspitze Natron gewürzt ist das ein schmackhafter Kümmelkäse.

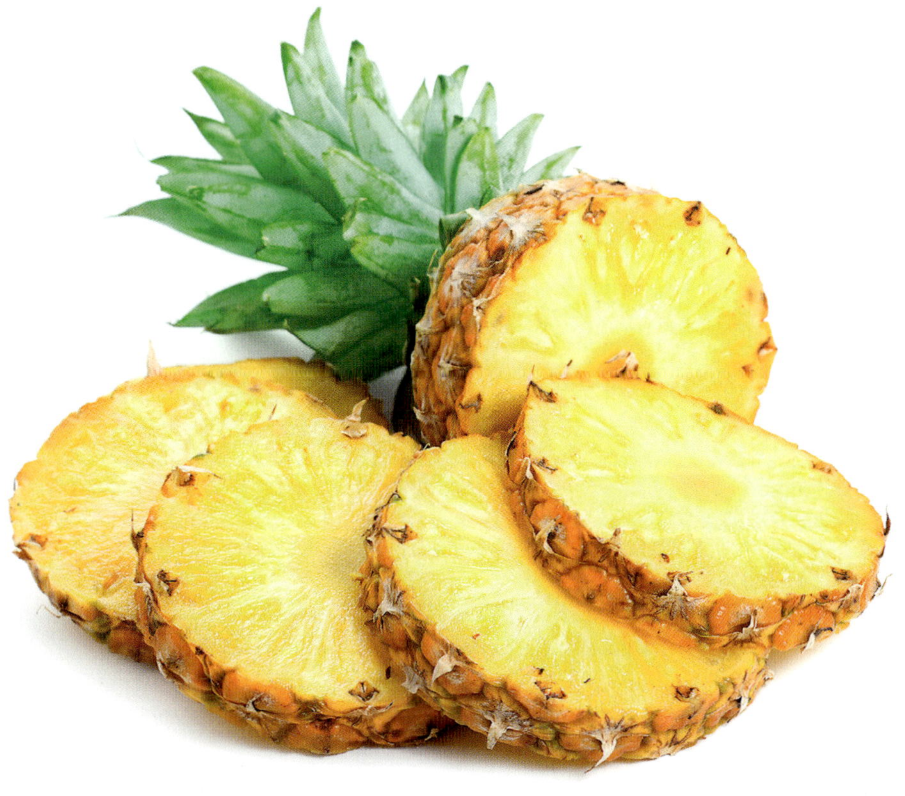

Frische Ananas bringt den Magen-Darm-Trakt in Schwung

- Bertram-Wurzelpulver (gibt es in der Apotheke oder im Reformhaus) wird mit etwas Kräutersalz auf das Butterbrot, über die Suppe oder das Gemüse gestreut. Schon Hildegard von Bingen sagte: „Bertram lässt nichts unverdaut aus dem Magen."

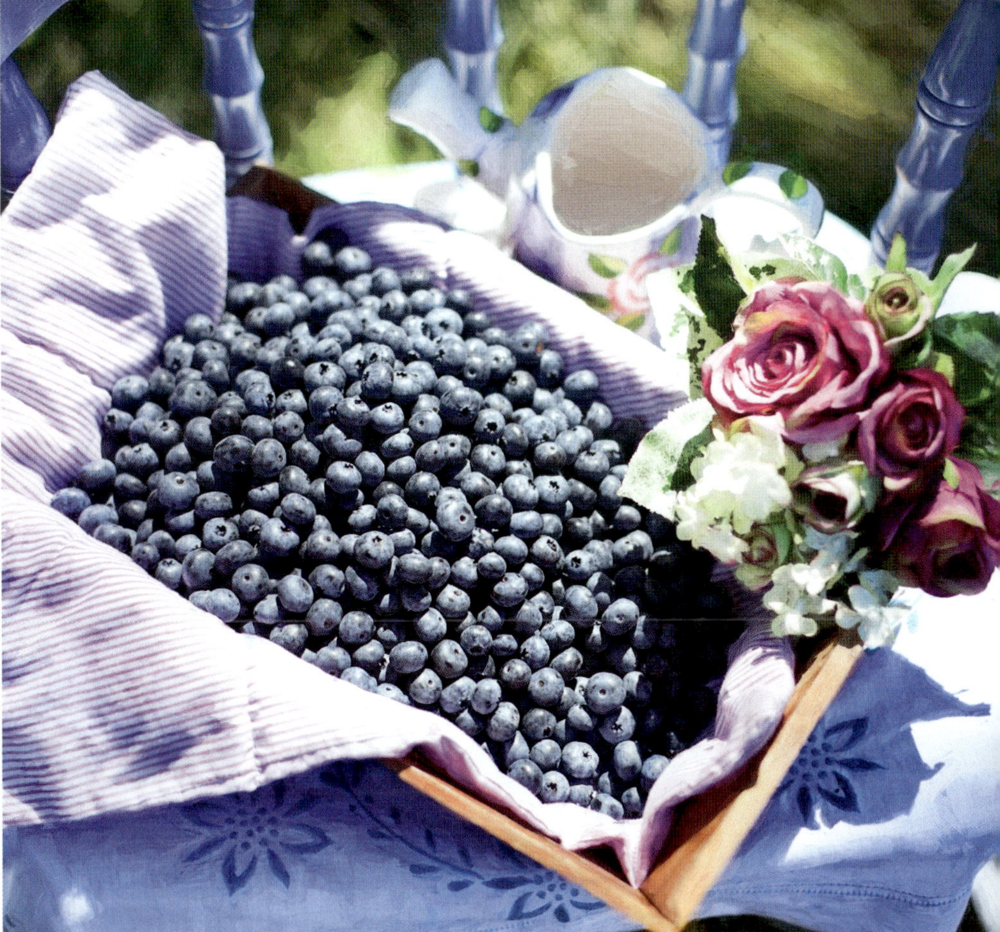

Frisch geerntete Heidelbeeren

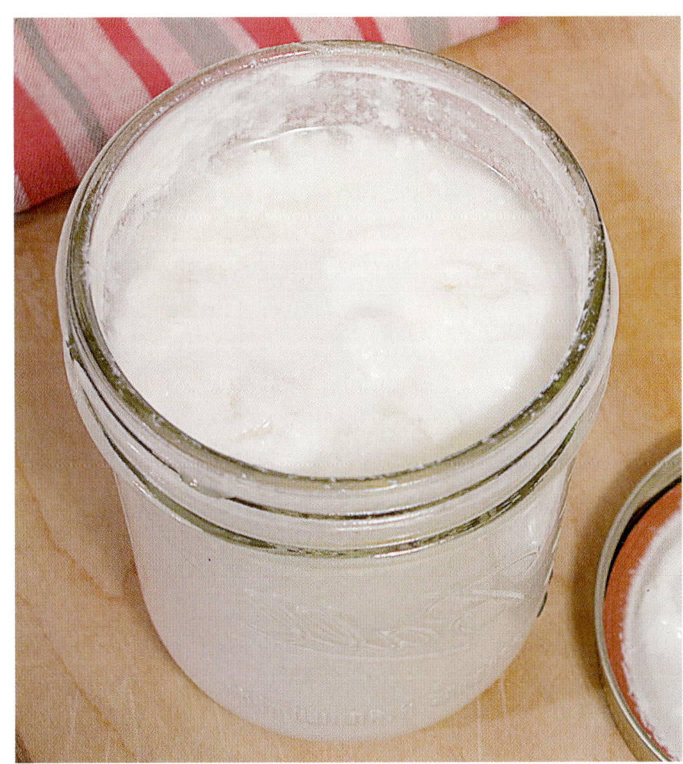

Selbstgemachter Kefir

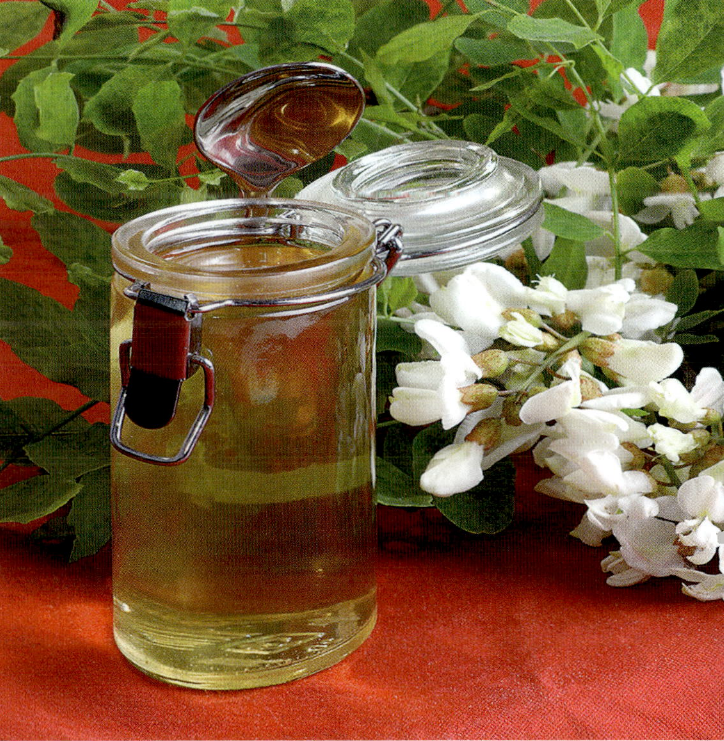

Akazienhonig mit Akazienblüten und -blättern

Mundgeruch

Ein Mundgeruch wird meist durch Bakterien verursacht, die sich in der Mundhöhle aufhalten. Es kann aber auch das Zahnfleisch erkrankt sein, also eine Parodontose vorliegen. Wird diese Erkrankung nicht behandelt, kann sie zu Zahnausfall führen. In seltenen Fällen können ernste Erkrankungen hinter einem Mundgeruch stecken, das muss jedoch ein Arzt abklären.

In der Regel ist Mundgeruch eher harmlos, aber den Mitmenschen gegenüber sehr unangenehm. Diese Fälle können gut mit Heilpflanzen behandelt werden.

Welche Heilpflanzen helfen?

Pfefferminze (Mentha piperita)
Die wohl bekannteste und seit langer Zeit feldmäßig angebaute Pflanze, die zu einem frischen Atem verhilft, ist die Pfefferminze.

Pfefferminztee
1 gehäuften Esslöffel geschnittene, getrocknete Minze mit ½ Liter kochendem Wasser übergießen, 10 Minuten bedeckt ziehen lassen und abseihen. Eine Tasse Pfefferminztee trinken, mit der zweiten Tasse Tee den Mund ausspülen und dann die Flüssigkeit ausspucken. Der Mund kann auch mit verdünntem Apfelessig ausgespült werden.

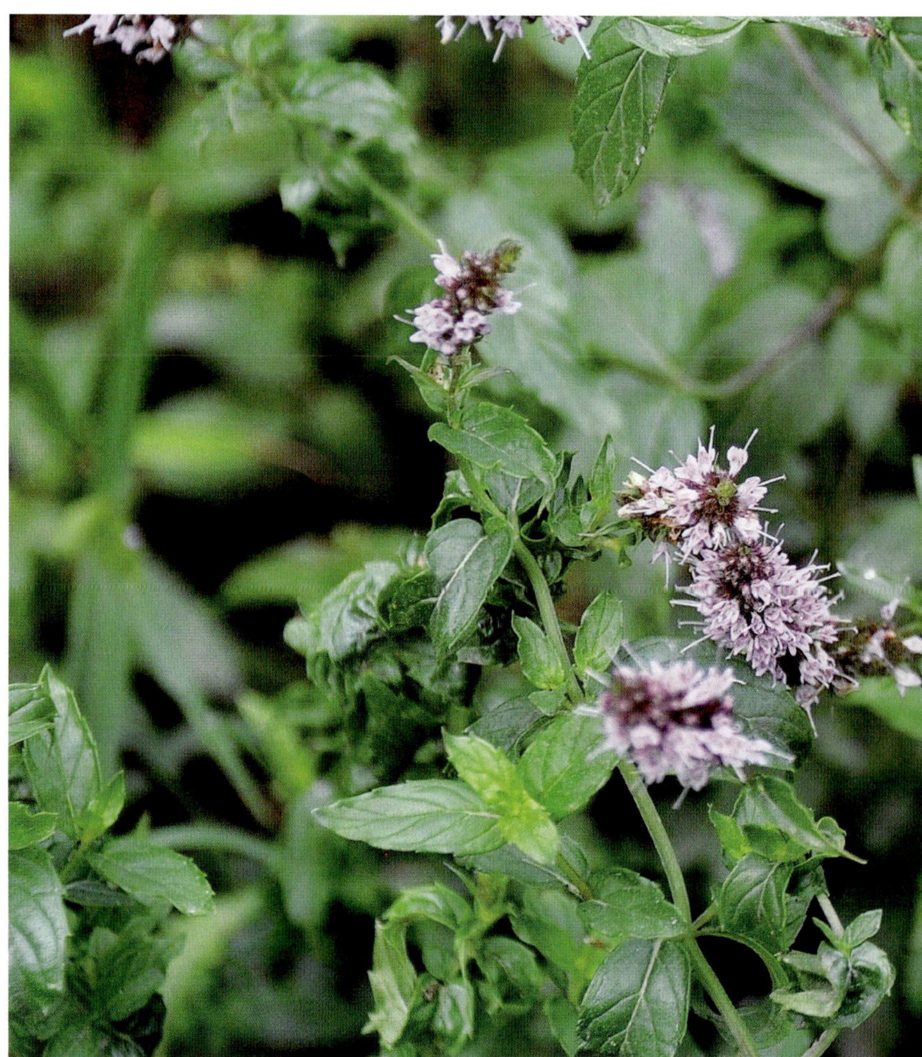

Pfefferminze für guten Atem

Petersilie (Petrosenlinum crispum)

Die Petersilie ist sehr wirksam, sie verhilft schnell zu frischem Atem. Dazu 2–3 Petersilienstängel nacheinander in den Mund nehmen, ausgiebig kauen und schlucken. Während andere die Petersiliengarnierung zur Seite schieben, esse ich sie zum Schluss ganz genüsslich, weil ich weiß, dass sie mir zu einem guten Atem verhilft.

Kräutermundspülung

frisches Koriandergrün
frischer Dill
frischer Salbei
frische Goldmelisse
frische Pfefferminze
getrocknete Anissamen
Wodka

In eine größere Flasche 2 Handvoll fein geschnittene Kräuter und 1 gehäuften Esslöffel Anissamen geben. Das Glas mit Wodka auffüllen, bis alles gut bedeckt ist. Den Inhalt der Flasche bei Zimmerwärme 3–4 Wochen ziehen lassen. Damit nichts schimmelt, öfters einmal schütteln. Danach wird die Flüssigkeit in eine dunkle Flasche abgeseiht. Für eine Mundspülung 2 Esslöffel Tinktur in ein halbes Glas Wasser geben, spülen und ausspucken. Man darf ab und zu auch 1 Teelöffel Tinktur schlucken.

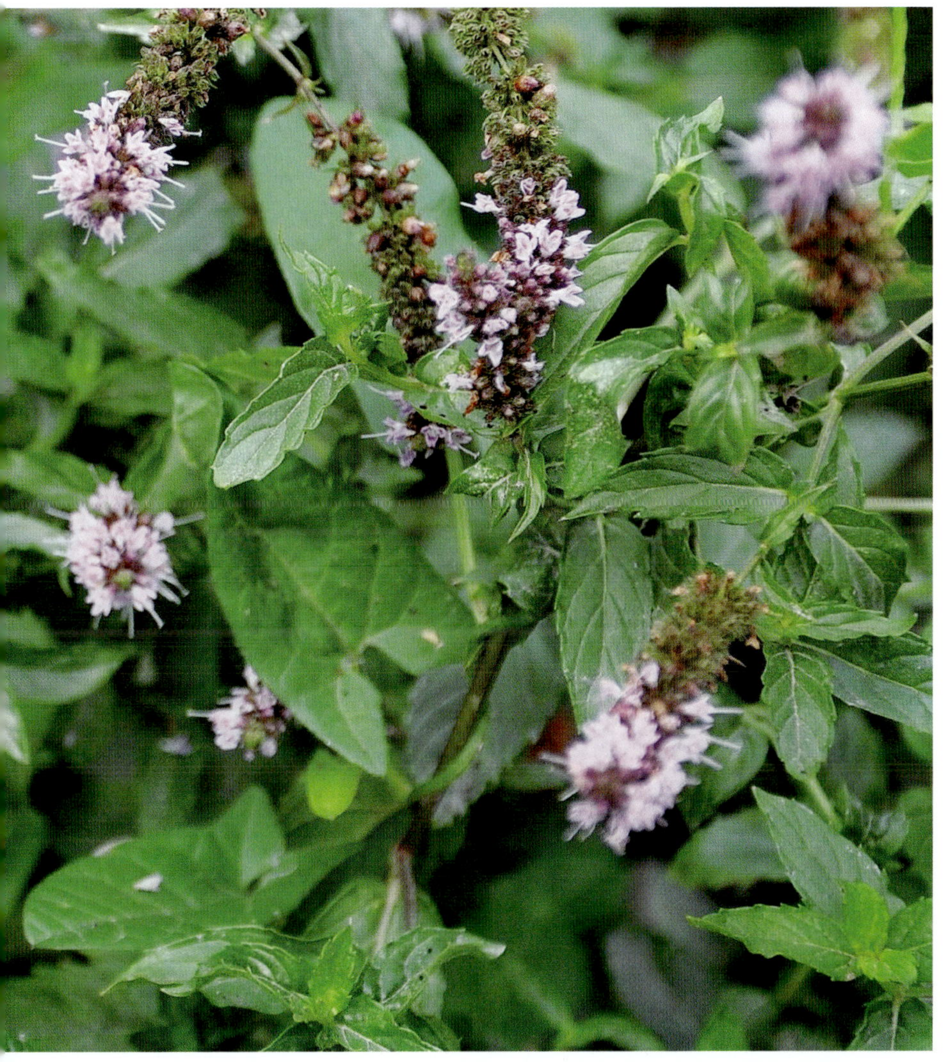

Mein Tipp!

Zur Entfernung von Essensresten und der Reinigung der Zahnzwischenräume ist Zahnseide sehr hilfreich, man muss sich aber erst mit ihr anfreunden.

Nieren- und Gallensteine

Nierensteine entstehen, wenn sich im Urin bestimmte Substanzen so stark konzentrieren, dass sich leicht kleinere und auch größere Klümpchen entwickeln können. Wenn diese nun versuchen, durch den engen Harnleiter nach außen zu gelangen, können heftige Schmerzen entstehen (sogenannte Nierenkoliken). Ein ständiger Harndrang entsteht, oft ist auch Blut im Urin. Die Ärzte behandeln zunächst nur die Schmerzen und warten ab, meistens verlassen die Steine auf natürlichem Weg von allein den Körper. Kleinere Steine, die sich so nicht lösen, können mittels akustischer Druckwellen (Stoßwellen) zertrümmert werden und dann auf natürlichem Weg ausscheiden. Größere müssen operativ entfernt werden.

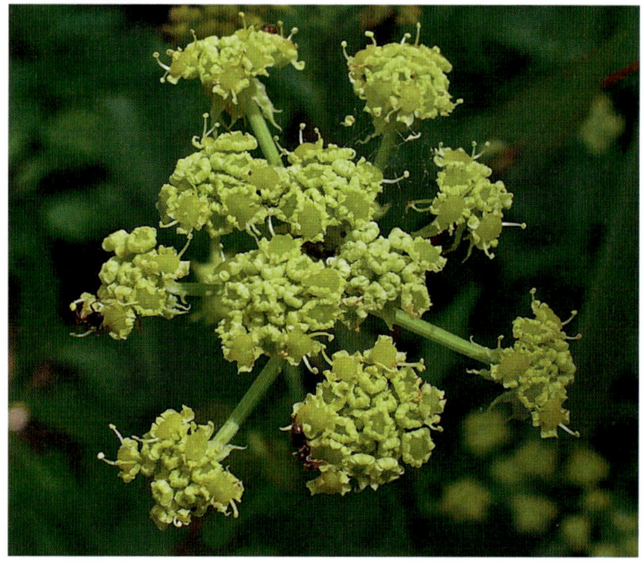

Liebstöckelblüte

Gallensteine entstehen ähnlich. Hier bildet Cholesterin mit anderen Substanzen ebenfalls Klümpchen, ganz kleine wie Grieß, aber auch recht große Steine. Solange sie in der Gallenblase bleiben, verursachen sie keine Probleme. Wenn ein Stein in den Gallengang rutscht, verstopft er ihn. Um das Hindernis weiterzuschieben, zieht sich die Muskulatur krampfartig zusammen, was heftige, wellenartige Schmerzen verursacht (Gallenkoliken). Diese sind meist mit Übelkeit und Erbrechen verbunden. Auch hier muss keine große Operation durchgeführt werden. Ein kleiner Hautschnitt genügt, um eine kleine Kamera und Instrumente einzuführen. Diese verrichten dann die Arbeit.

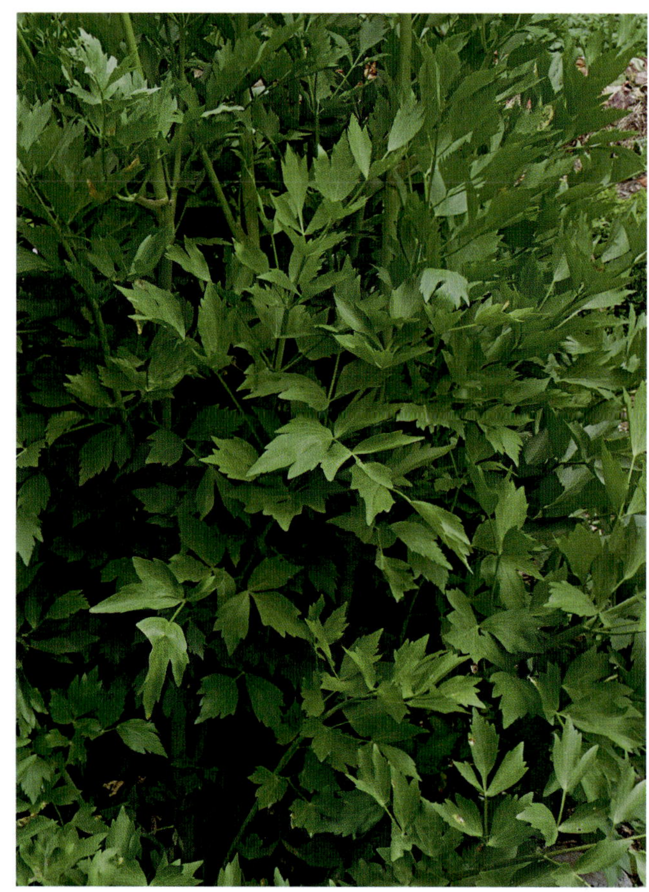

Liebstöckelkraut

Zur Vorbeugung von Nieren- oder Gallensteinen ist es sinnvoll, reichlich zu trinken, damit der Urin stark verdünnt wird, sodass sich keine Steine bilden können. Eine vegetarische, magnesiumreiche Ernährung wäre hier ebenfalls zu empfehlen. Sollten sich trotz Vorsichtsmaßnahmen Steine gebildet haben, sind die Ratschläge des Arztes dringend zu befolgen. Nach Rücksprache mit dem Arzt können vorbeugend auch Kräuter eingenommen werden.

Welche Heilpflanzen helfen?

Katzenbart (Orthosiphon grandiflorus)
Diese schöne Pflanze wird auch als indischer Nierentee bezeichnet. Durch die weißen Blüten und die langen Staubgefäße bekam die Pflanze den Namen „Katzenbart" (Abb. Seite 208). Das aus Indien stammende Heilkraut ist ein attraktiver und pflegeleichter Zierstrauch und auch in Mitteleuropa zu halten. Medizinisch gesehen ist er ein sehr gutes Entwässerungsmittel bei Blasen- und Nierenerkrankungen ohne Nebenwirkungen. Es gibt zwei Varianten, einen Tee herzustellen.

Katzenbarttee, Kaltauszug
Man lässt vom getrockneten Kraut 2 gehäufte Teelöffel über Nacht in ¼ Liter kaltem Wasser ziehen. Dann abseihen, erwärmen und trinken.

Katzenbarttee
4 Teelöffel des getrockneten Krautes mit ¼ Liter kochendem Wasser übergießen, alles bedeckt 10 Minuten ziehen lassen und abseihen. Der schluckweise getrunkene Tee weitet die Harnleiter, dadurch können die Steine leichter ausgeschieden werden.

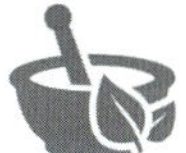

Liebstöckel (Levisticum officinalis)
wird auch Maggikraut genannt, ist ein starkes Entwässerungsmittel und zur Ausschwemmung von Steinen zu empfehlen. Aber auch als Würzmittel ist es sehr beliebt und verfehlt auch in Suppen seine würzende und heilende Wirkung nicht.

Liebstöckeltee
3–4 gehäufte Teelöffel des getrockneten Krautes mit ¼ Liter kochendem Wasser übergießen, bedeckt 5–10 Minuten ziehen lassen und abseihen. Den Tee schluckweise trinken.

Mein Tipp!

Gehen Sie durch den Kräutergarten und nehmen Sie sich von allen dort wachsenden Minzen einige Blätter. Wenn Sie zwei Hände voll gesammelt haben, können Sie sich einen leckeren Tee kochen.

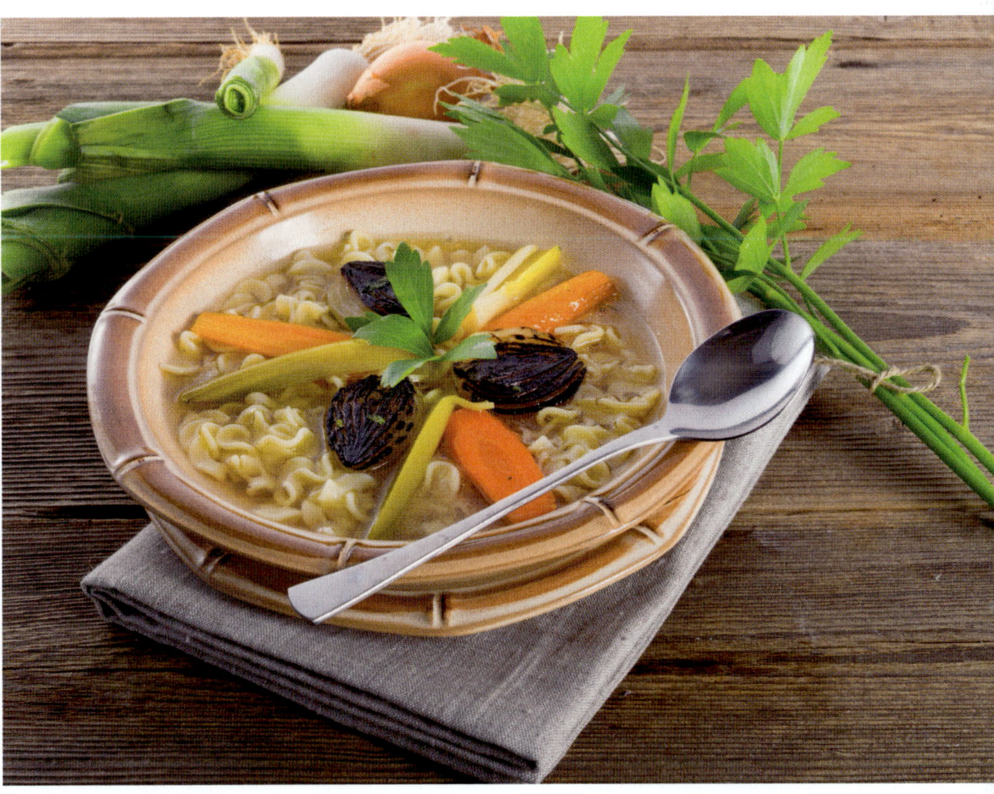

Liebstöckel ist auch ein beliebtes Gewürz für Suppen und wird auch „Maggikraut" genannt.

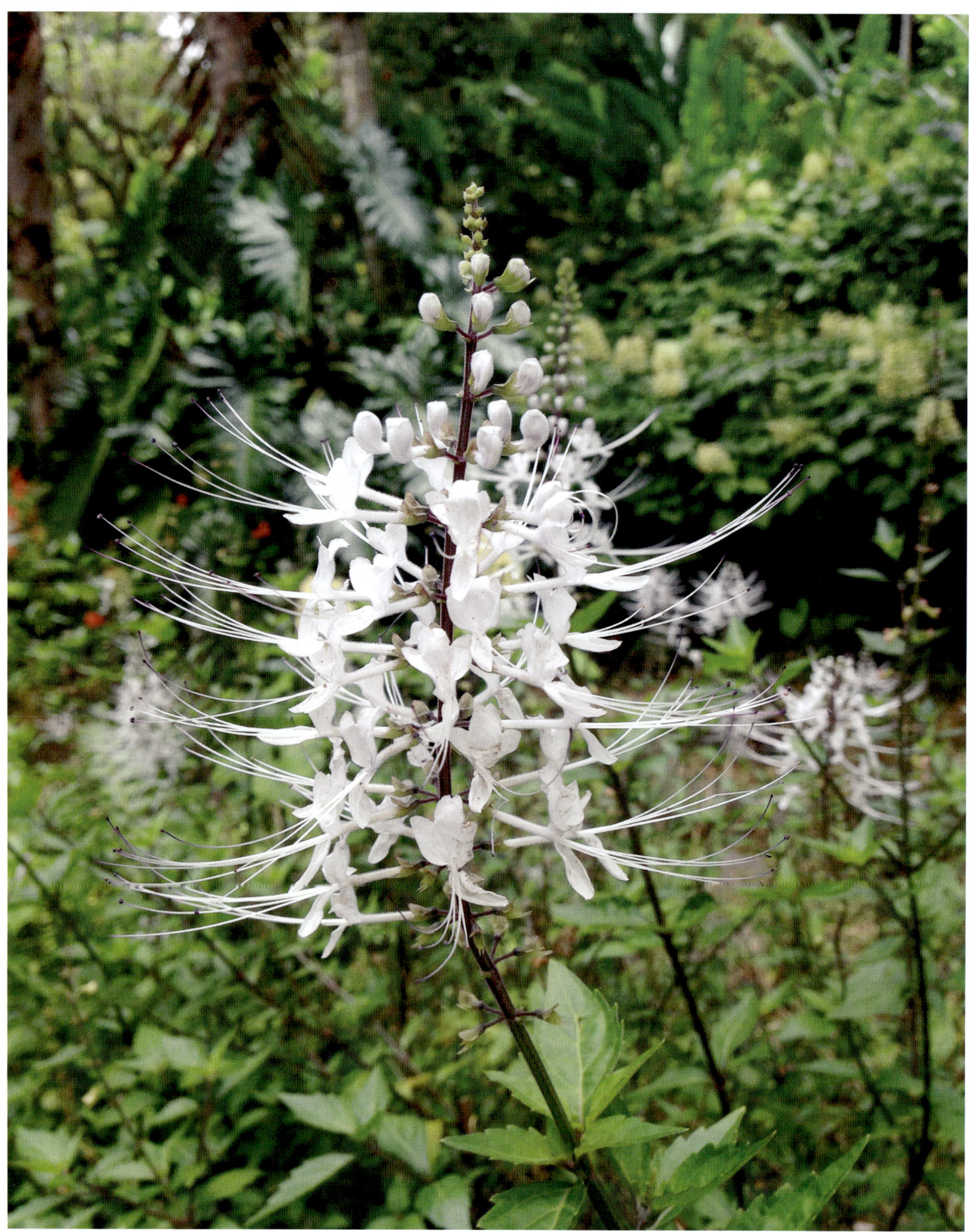

Katzenbart-Pflanze mit Blüte. Die Pflanze wird auch indischer Nierentee genannt (siehe Seite 207).

Große Brennnessel (Urtica dioica)
2 gehäufte Esslöffel fein gehackte, frische Brennnesseln in einen Topf geben, mit 1 Liter kochendem Wasser übergießen und bedeckt 5–10 Minuten ziehen lassen. Den Tee in eine Wärmekanne abseihen und zum Ausschwemmen über den Tag verteilt trinken – es können ruhig mehrere Tassen sein.

Grüne Pfefferminze (Mentha spicata)
Sie hilft seit langer Zeit bei Gallensteinen. Die Wissenschaft hat herausgefunden, dass eigentlich alle Minzsorten helfen, jedoch besonders gut die Grüne Minze. 2 Hände voll frische, geschnittene grüne Minzblätter in einen Topf geben, mit 1 Liter kochendem Wasser übergießen und bedeckt 15 Minuten ziehen lassen. Den Tee in eine Wärmekanne abseihen und über den Tag verteilt trinken.

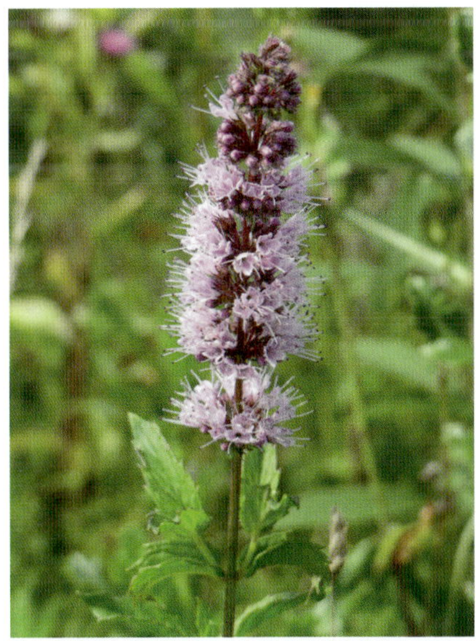

Grüne Pfefferminze

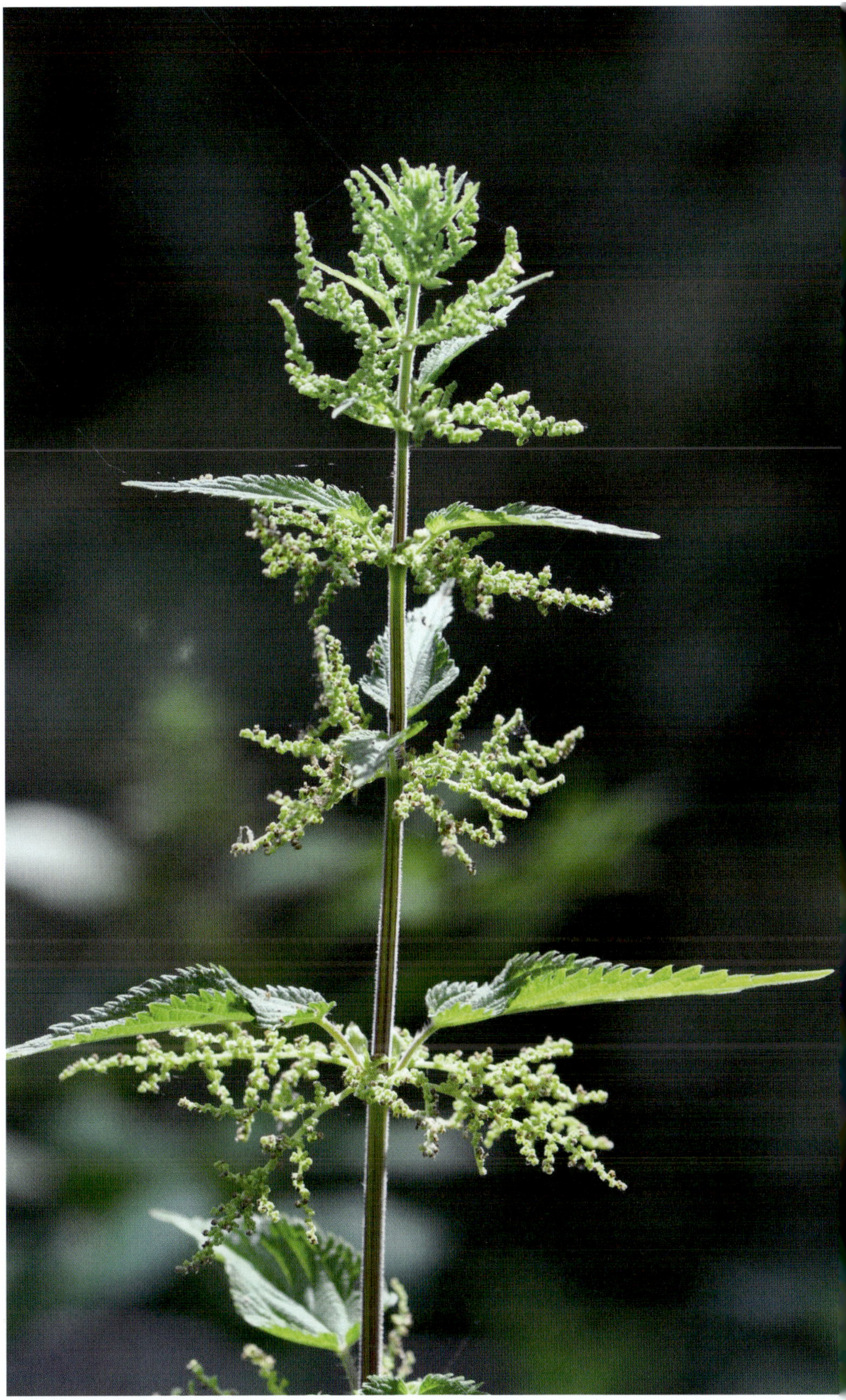

Große Brennnessel

Schilddrüsenprobleme

Die Schilddrüse sorgt dafür, dass der Körper optimal mit Energie versorgt wird. Arbeitet sie jedoch nicht mehr richtig, gerät alles durcheinander, es stellen sich Beschwerden ein, wie Herzklopfen, unruhiger Schlaf, leichte Erregbarkeit und Angstgefühle. Die Diagnose kann nur durch eine ärztliche Untersuchung festgestellt werden. In erster Linie sollte für ein ausgeglichenes Leben gesorgt werden. Dazu gehört die tägliche Bewegung an frischer Luft, zum Beispiel Gartenarbeit, und genügend Schlaf. Eine gesunde Ernährung ist sehr wichtig: rohkostreich, vegetarisch, vollwertig und ohne tierische Eiweiße. (In Pflanzen ist genügend und besseres Eiweiß.) Zusätzlich sollte auch auf Kaffee, Alkohol und das Rauchen verzichtet werden.

Frauen leiden sehr viel häufiger an einer Erkrankung der Schilddrüse, sei es eine Über- oder eine Unterfunktion (Hashimoto). In jedem Fall muss ein Arzt das Problem behandeln und entsprechende Arzneimittel verschreiben. Auch regelmäßige Kontrolluntersuchungen sollten stattfinden. Zu den verschriebenen Medikamenten können mit Absprache des Arztes begleitend auch einige Kräuter eingesetzt werden.

Welche Heilpflanzen helfen?

Uferwolfstrapp (Lycopus europaeus)
Untersuchungen haben ergeben, dass eine Tinktur, also ein Alkoholextrakt aus den Blättern von einem Uferwolfstrapp, die Schilddrüse wieder ins Gleichgewicht bringen kann, sie regeneriert sich. In der Naturheilkunde wird Uferwolfstrapp schon lange bei Schilddrüsenproblemen eingesetzt. Tinkturen sollen dabei bessere Wirkungen zeigen als Tees. Oftmals wird Uferwolfstrapp auch mit synthetischen Medikamenten kombiniert.

Uferwolfstrapptinktur
Ein großes Schraubglas bis zur Hälfte mit frischem zerkleinertem Uferwolfstrappkraut füllen und mit Wodka bedecken. Einige Wochen ziehen lassen und währenddessen öfter schütteln. Danach abfiltern und in dunkle Flaschen umfüllen. 2- bis 3-mal täglich 30 Tropfen vor den Mahlzeiten einnehmen. In der Apotheke sind auch Fertigprodukte erhältlich.

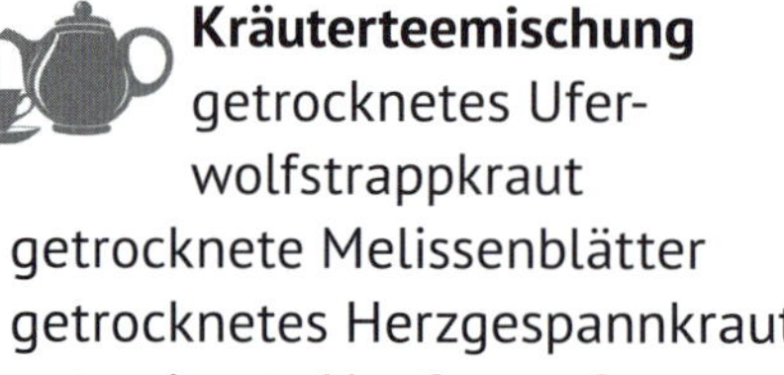

Kräuterteemischung
getrocknetes Uferwolfstrappkraut
getrocknete Melissenblätter
getrocknetes Herzgespannkraut
getrocknete Hopfenzapfen

Man nimmt jeweils 1 Handvoll der getrockneten Kräuter und vermengt sie. 2 gehäufte Esslöffel dieser Mischung mit 1 Liter kochendem Wasser übergießen und 5 Minuten ziehen lassen, in eine Wärmekanne abseihen und über den Tag verteilt trinken.

Was sonst noch hilft

Alle Pflanzen der Familie der Kreuzblütler sollten im Speiseplan der Betroffenen reichlich Verwendung finden. Kohlarten wie Brokkoli, Blumen-, Grün-, Rosen- und Weißkohl, Wirsing, Steckrüben und alle Rettiche. Nach Möglichkeit sollte das Gemüse in rohem Zustand gegessen werden oder nur leicht gedünstet, damit die heilenden Inhaltsstoffe auch zur Wirkung kommen können.

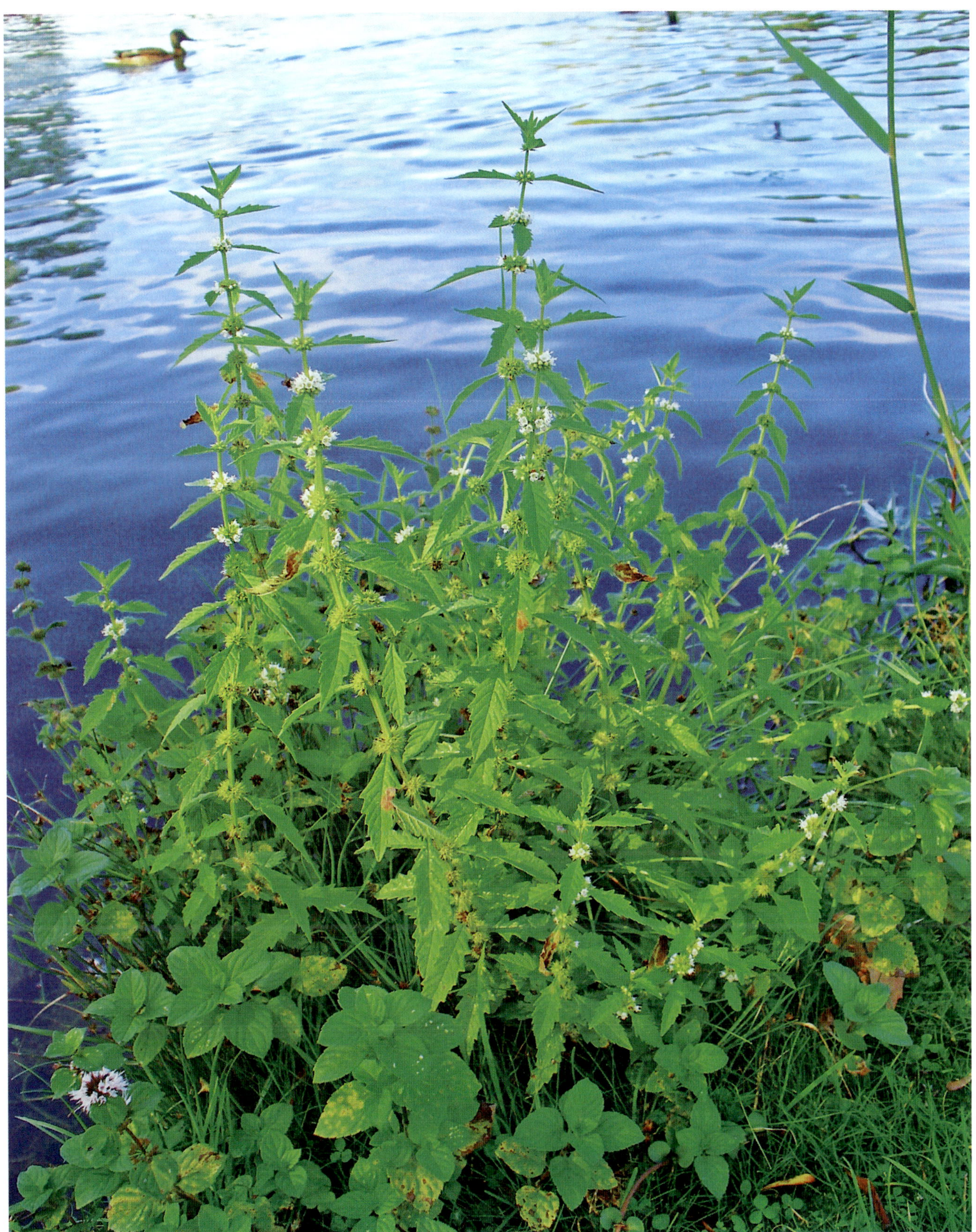

Uferwolfstrapp hilft der Schilddrüse

Sodbrennen

Sodbrennen findet nicht im Magen statt. Der untere Schließmuskel der Speiseröhre verhindert normalerweise, dass der saure Mageninhalt wieder in die Speiseröhre zurückfließt. Ist diese Funktion gestört, fließt er ungehindert in die Speiseröhre, in der dann ein Brennen entsteht. Dies kann passieren, wenn man zu hastig isst oder die Nahrung zu wenig kaut. Zucker, Alkohol und Kaffee, aber auch fettige, frittierte Speisen stehen im Verdacht, Sodbrennen zu verursachen. Unsere Helfer gegen das Sodbrennen sind: viel Obst und Gemüse, Vollkornprodukte sowie keine säurebildenden Produkte. Empfehlenswert sind leicht gedünstetes Gemüse, Pellkartoffeln, Vollkornreisgerichte, Haferschleimsuppen, Kefir und Quark. Vor allen Dingen sollte man sich beim Essen Zeit nehmen und nichts hastig herunterschlingen. Bei Sodbrennen wird oft zu Natrontabletten gegriffen – die aber nicht wirklich helfen. Natron neutralisiert zwar die Magenübersäuerung, aber nur vorübergehend, es bildet sich schnell wieder neue Säure.

Welche Heilpflanzen helfen?

Kräuterteemischung
getrocknete Kamille
getrocknete Brennnessel
getrocknete Schafgarbe
getrocknetes Tausendgüldenkraut
getrockneter Beifuß
getrockneter Salbei
getrocknete Zitronenmelisse
getrocknete Pfefferminze
getrockneter Ackerschachtelhalm

2–3 Lieblingskräuter aussuchen und vermischen. 2 gehäufte Esslöffel davon mit 1 Liter kochendem Wasser übergießen und zugedeckt 10 Minuten ziehen lassen. Den Tee in eine Wärmekanne abseihen und über den Tag verteilt trinken.

Durch eine Teekur kann das Sodbrennen reduziert und geheilt werden.

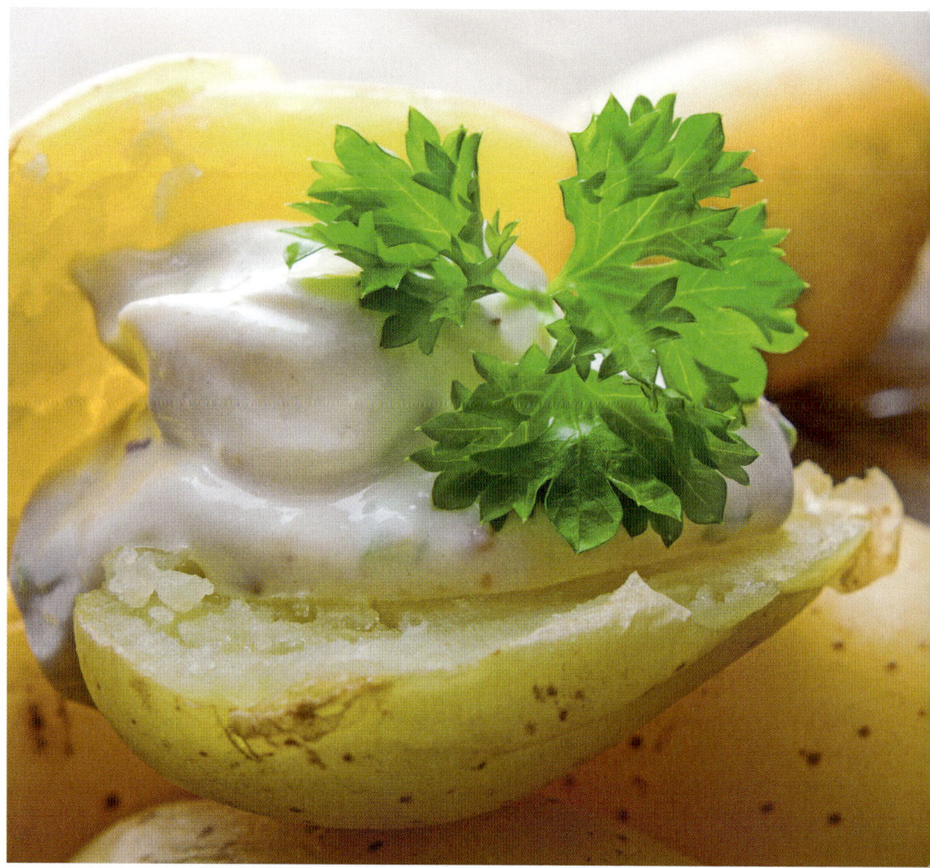

Pellkartoffeln und Quark helfen bei Sodbrennnen

Kräutertinktur
25 ml Kalmustinktur
25 ml Wermuttinktur
25 ml Tausendgüldenkraut-tinktur
25 ml Kamillentinktur

Die Tinkturen in der Apotheke mischen lassen, das ergibt 100 ml Kräutertinktur. Davon nimmt man 3-mal täglich 25 Tropfen vor den Mahlzeiten ein.

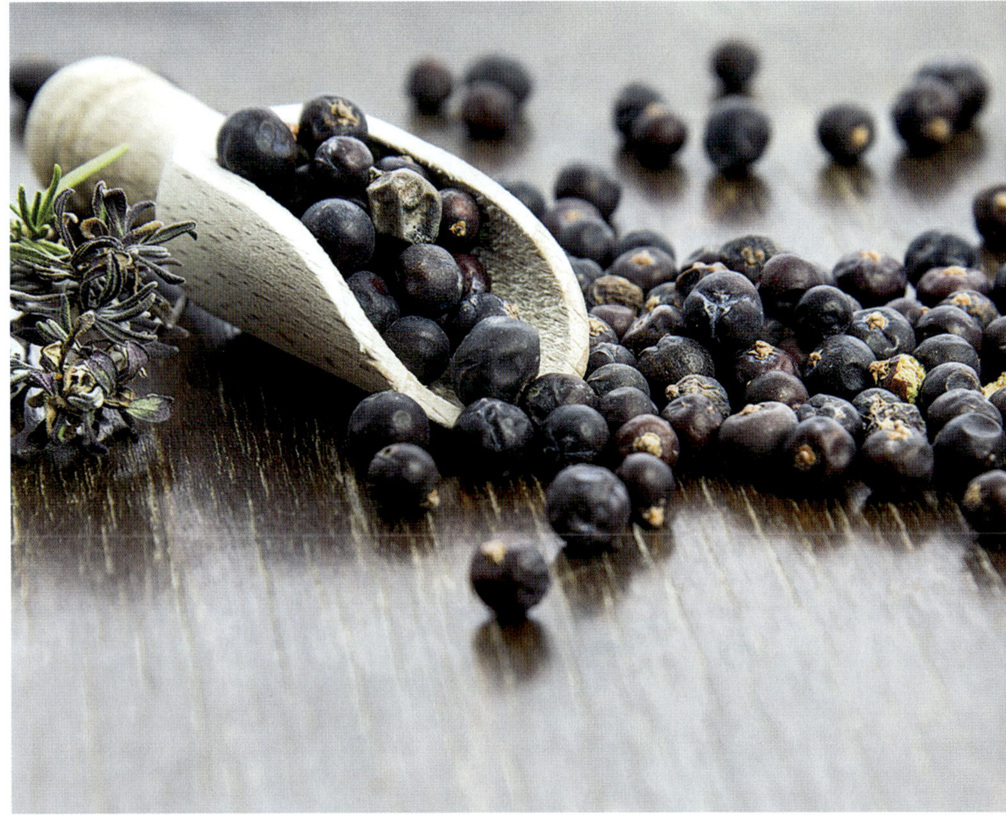

Wacholderbeeren

Was sonst noch hilft

- Wacholderbeeren: 4–5 Stück in den Mund nehmen und gründlich kauen. Der Saft wird geschluckt und der Rest ausgespuckt.
- Rohe Zwiebeln sind hilfreich, sie werden fein geschnitten, auf ein Butterbrot gestreut und verzehrt.
- Süßholz ist laut Studien krampflösend und hemmt die Produktion der Magensäure. 2–3 Tassen Tee täglich sind empfehlenswert.
- Geriebene Möhren mit etwas Zitronensaft beträufelt sollen auch hilfreich sein.
- Gepresster Kartoffelsaft. Dazu 2 dicke Kartoffeln reiben, die Masse durch ein Tuch drücken und den aufgefangenen Saft verdünnt mit etwas Wasser trinken.
- Diese Kräuter sollten gegen das Sodbrennen täglich beim Kochen verwendet werden: Portulak, frisches Bohnenkraut, frischer Dill, Fenchel, Staudensellerie oder die Blätter vom Knollensellerie, Knoblauch, Petersilie.
- Frische Gemüsebrühe aus Kohlrabi, Liebstöckel, Sellerie, Möhren, und Kartoffeln zu gleichen Teilen in Wasser garen (ohne Salz und und andere Gewürze). Trinken Sie von der Brühe drei bis vier Tassen innerhalb von vier Stunden. Essen Sie sonst nichts und das Sodbrennen verschwindet. Das Gemüse überlassen Sie vorerst einmal anderen Mitmenschen.

Übelkeit

Manche Menschen werden von Morgenübelkeit geplagt, hauptsächlich schwangere Frauen. Eine Übelkeit geht meist mit Erbrechen einher. Wenn der Magen dann leer ist, bessert sich das Befinden wieder. Es gibt aber auch andere Ursachen, die eine Übelkeit nach sich ziehen, beispielsweise ein übermäßiger Genuss von Alkohol oder ein zu üppiges Essen. Wenn die Leber mit Giftstoffen überlastet ist, kann sie auch eine Übelkeit hervorrufen.

Auch Krebspatienten, die sich einer Chemotherapie unterziehen müssen, haben während dieser Zeit sehr oft mit Übelkeit zu kämpfen.

Zwar gibt es Medikamente gegen Übelkeit, aber diese sind zum Beispiel nicht bei einer Schwangerschaft angebracht, denn sie könnten dem Kind schaden. Die Naturheilkunde hält einige Kräuter bereit, die Abhilfe schaffen können, man sollte sie einfach ausprobieren.

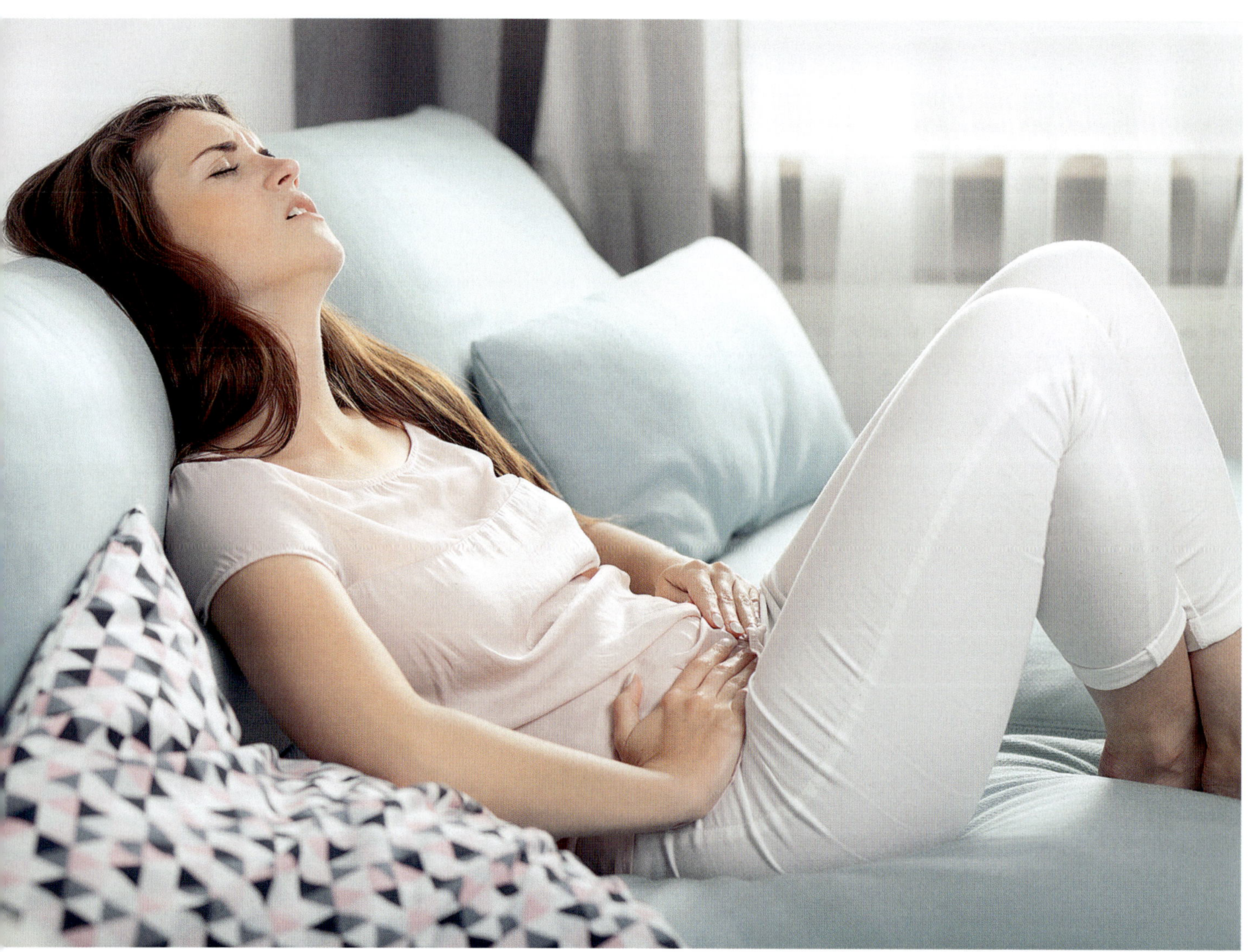

Übelkeit kann bis zum Erbrechen führen

Welche Heilpflanzen helfen?

Ingwer (Zingiber officinale)

Ingwer ist das meist empfohlene Mittel (auch von mir) bei Übelkeit und Erbrechen. Man kann ihn in vielen Variationen anwenden. Wenn es ganz schnell gehen muss, gibt man einen Teelöffel gemahlenen Ingwer (fertig gekauft) in eine Tasse, überbrüht ihn mit kochendem Wasser und lässt ihn bedeckt 5–10 Minuten ziehen. Den Tee schluckweise trinken. Natürlich ist der frische Ingwertee zu bevorzugen (siehe Seite 55).

Tausendgüldenkraut (Centaurium erythraea)

Tausendgüldenkraut (Foto Seite 216) reinigt durch seine Bitterkeit alle Organe, auch den Magen, wenn von diesem eine Übelkeit herrührt.

Tausendgüldenkrauttee

1 Teelöffel getrocknetes Kraut mit ¼ Liter kochendem Wasser überbrühen, 5 Minuten ziehen lassen und abseihen. Eine Tasse schluckweise getrunkener Tee am Tag ist ausreichend.

Gemeiner oder Echter Beifuß (Artemisia vulgaris)

Der Gemeine Beifuß reinigt ebenfalls durch seine Bitterstoffe den Magen und kann dadurch Übelkeit vertreiben. Sie können mit einer Handvoll frischen oder einer halben Handvoll getrockneten Blüten und Blättern auf 1 Liter Wasser einen Tee aufbrühen. Täglich nur 1 Tasse Tee trinken, da der Beifuß schwach giftig ist. Nicht länger als eine Woche lang trinken.

Wichtig!

Ätherische Öle und Duftstoffe aus der Aromatherapie nicht einnehmen. Sie sind giftig!

Was sonst noch hilft

In der Aromatherapie wirken ätherische Öle gegen Übelkeit. Man stellt ein Schälchen Wasser auf die Heizung, gibt 1 Tropfen Kamillen-, Lavendel-, Pfefferminz-, Fenchel- und Zitronenmelissenöl hinein und lässt es verdampfen.

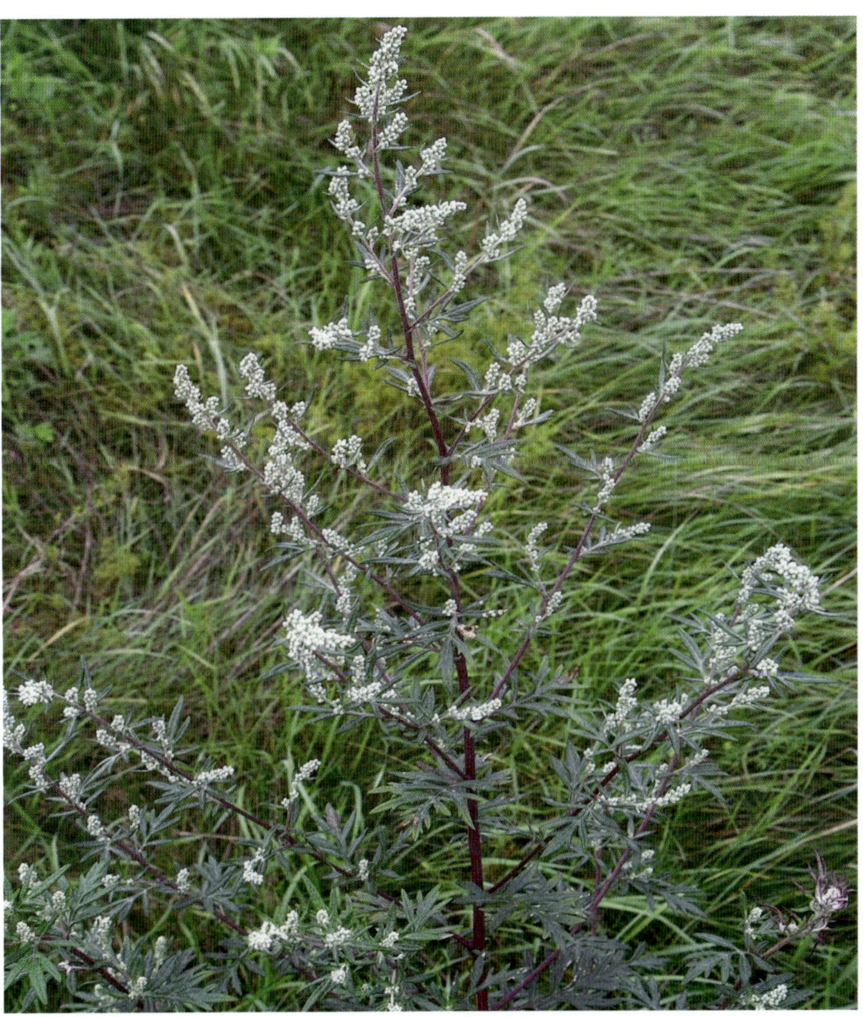

Echter Beifuß

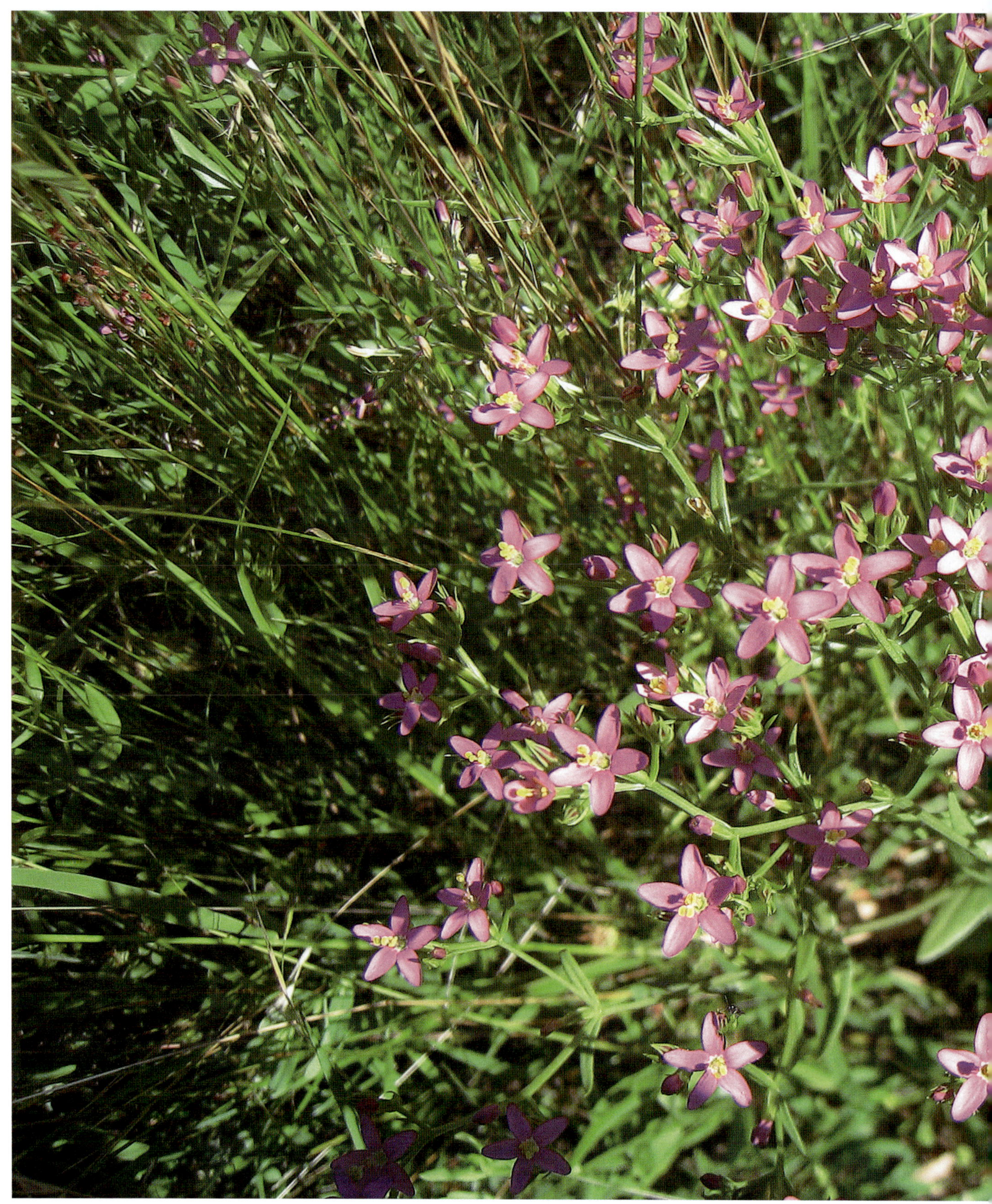

Tausendgüldenkraut

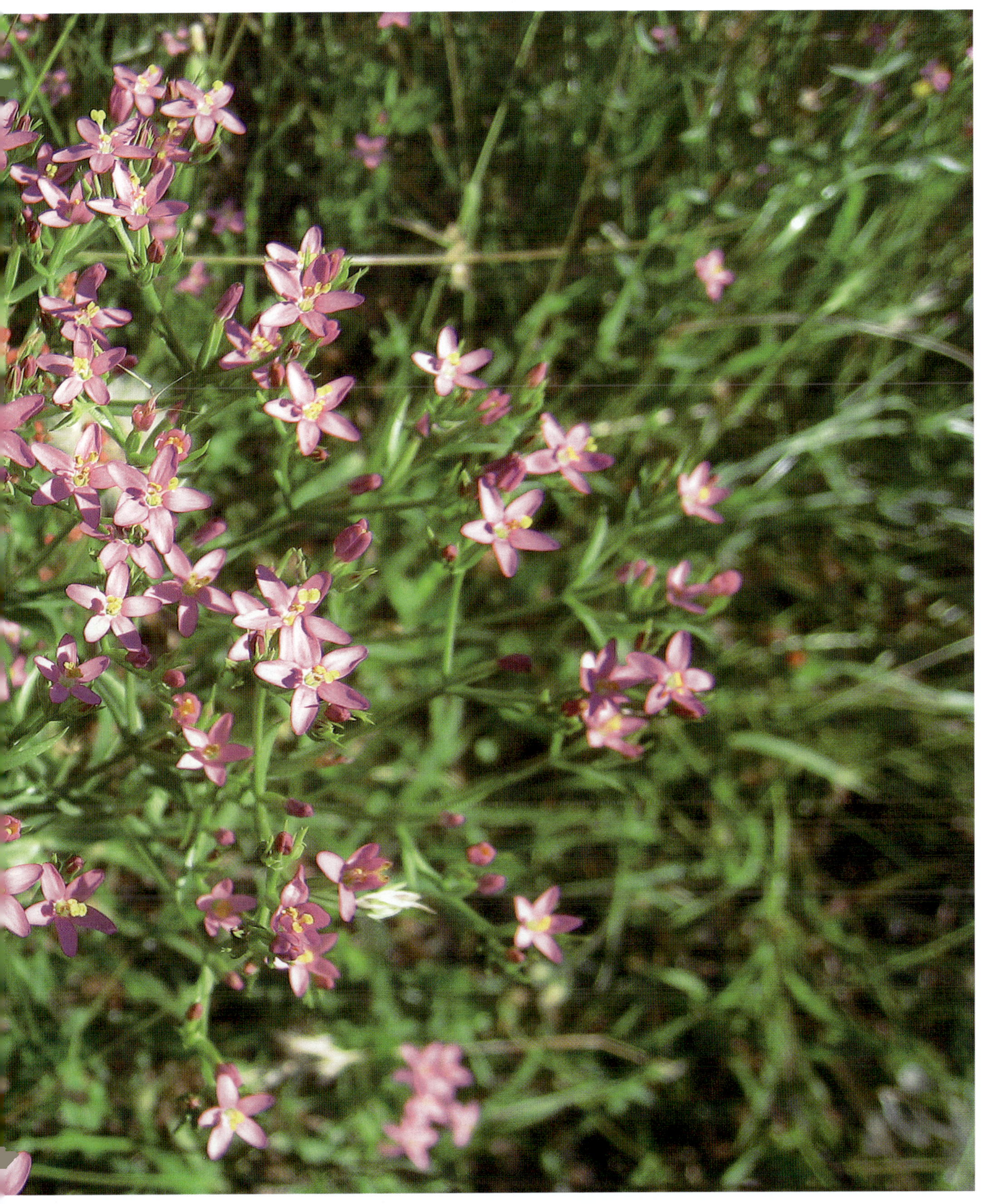

Verstopfung

Verstopfung ist meist „hausgemacht". Die entsteht, weil das Falsche gegessen und/oder zu wenig getrunken wird. Eine vollwertig-vegetarische Ernährung begünstigt eine regelmäßige Verdauung. Wer unter Verstopfung leidet, sollte dies so schnell wie möglich ändern, aber nicht durch das Schlucken von Abführtabletten. Es gibt genügend greifbare, natürliche Maßnahmen, beispielsweise so viel faserreiche Gemüse- und Obstsorten wie möglich verzehren. Alles, was roh gegessen werden kann, sollte auch roh gegessen werden. Gemüse darf auch kurz gedünstet, nur nicht „tot gekocht" werden. Vollkornprodukte sind ebenfalls sehr zu empfehlen. Es ist sehr wichtig, dass man tagsüber genügend trinkt (siehe Kapitel „Ausreichend trinken" auf Seite 22).

Welche Heilpflanzen helfen?

Wegerich oder Flohsamen (Plantago psyllium)

Bereits Hildegard von Bingen hat den Flohsamen empfohlen.

Quark mit Flohsamen

Am Abend 1 Esslöffel Flohsamen (in Apotheken erhältlich) in 1 Tasse geben, mit Wasser bis zur Hälfte bedecken und alles zugedeckt über Nacht quellen lassen. Am nächsten Morgen sind die Flohsamen geliert. In eine kleine Schüssel 125 g Quark, das Flohsamengelee und 1 Teelöffel Akazienhonig geben, gut umrühren und jeden Morgen, nüchtern vor dem Frühstück, diesen Quark essen (hilft garantiert).

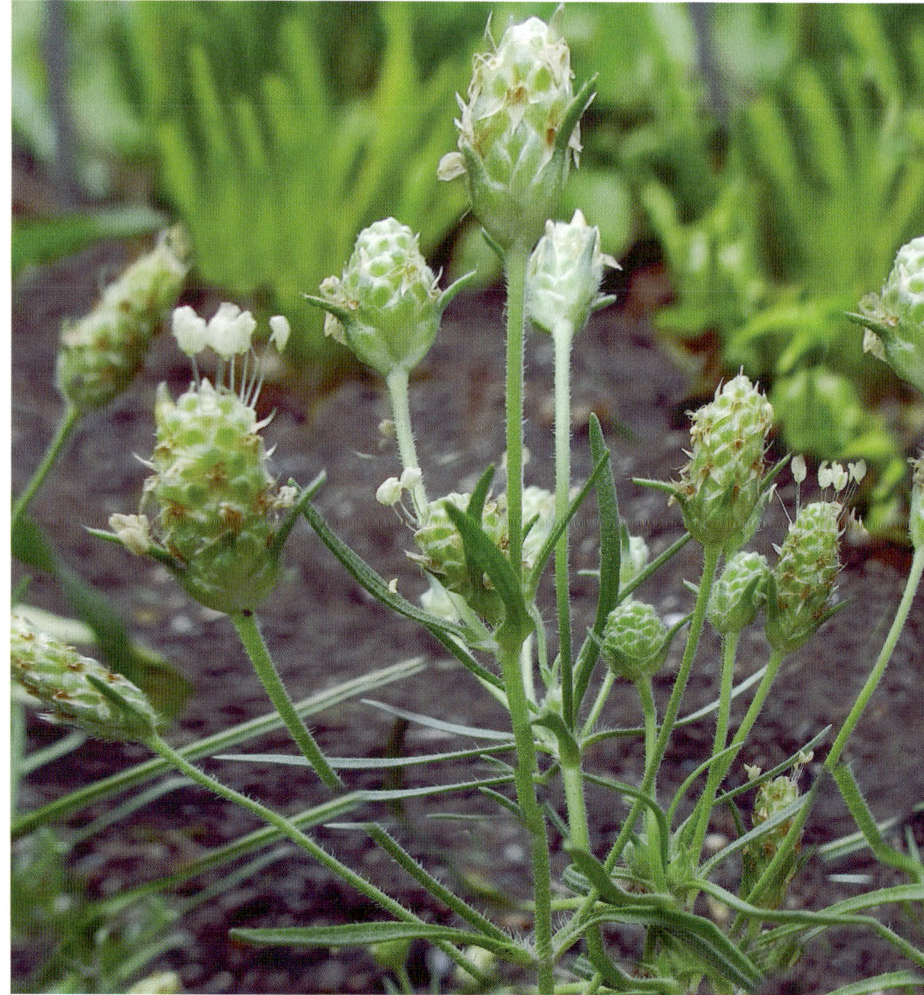

Flohsamen-Pflanze

Bunter Salat

Auch ein gesundes Essen kann eine Medizin sein, vor allem, wenn es um die Verdauung geht. Ein Salat aus nachfolgenden Zutaten hilft bei Verstopfung.

Endivien
Löwenzahn
Petersilie
Brunnenkresse
Apfelessig
Senf
Kräutersalz, Pfeffer
Chia-Samen

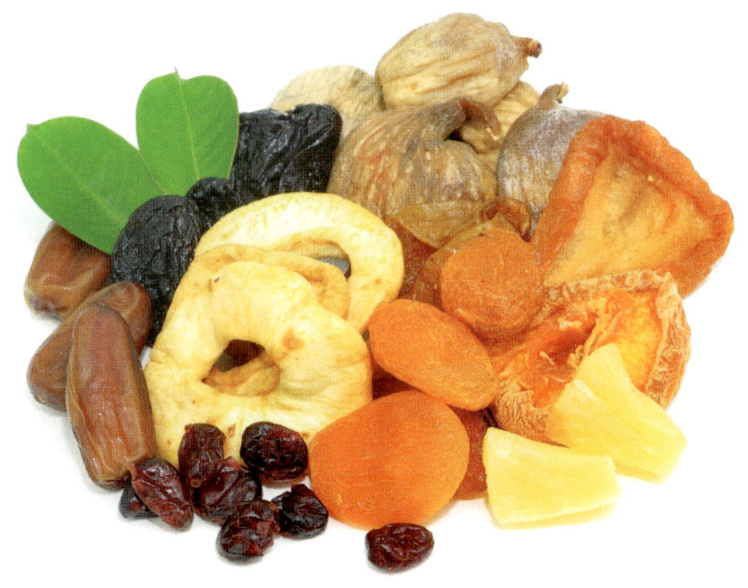

Getrocknetes Obst, wie Pflaumen, Feigen, Datteln und Äpfel, helfen der Verdauung.

Für die Salatsoße werden Apfelessig, Kräutersalz, Senf, Pfeffer und 1 Teelöffel Chia-Samen verrührt. Damit die Chia-Samen quellen können, sollte die Soße 10 Minuten ruhen, erst dann den Salat hinzugeben und alles gut verrühren. Dazu passen Pellkartoffeln oder Vollkornreis.

Kombucha

Wie schon beim Husten, auf Seite 186, empfehle ich auch hier noch einmal jedem, am Morgen nüchtern ein Glas Kombucha zu trinken. Dieser Gärtrunk regeneriert die Darmflora, sorgt für eine gute Verdauung und ist ein natürliches Antibiotikum, das unserer Abwehrkräfte stärkt. Das Getränk wird mithilfe des Kombucha-Pilzes hergestellt. Wie das funktioniert, erfahren Sie auf Seite 187.

Was sonst noch hilft

- Getrocknete Pflaumen, Datteln, Feigen, Walnüsse, Rosinen, Mangos, Papayas, Avocados und Äpfel eignen sich als verdauungsfördernde Knabberei, aber keine Süßigkeiten.
- Sauerkraut: Vor dem Mittagessen ein Schälchen rohes Sauerkraut statt Salat essen. Alle milchsäurevergorenen Gemüse sowie Most haben die gleiche Wirkung.

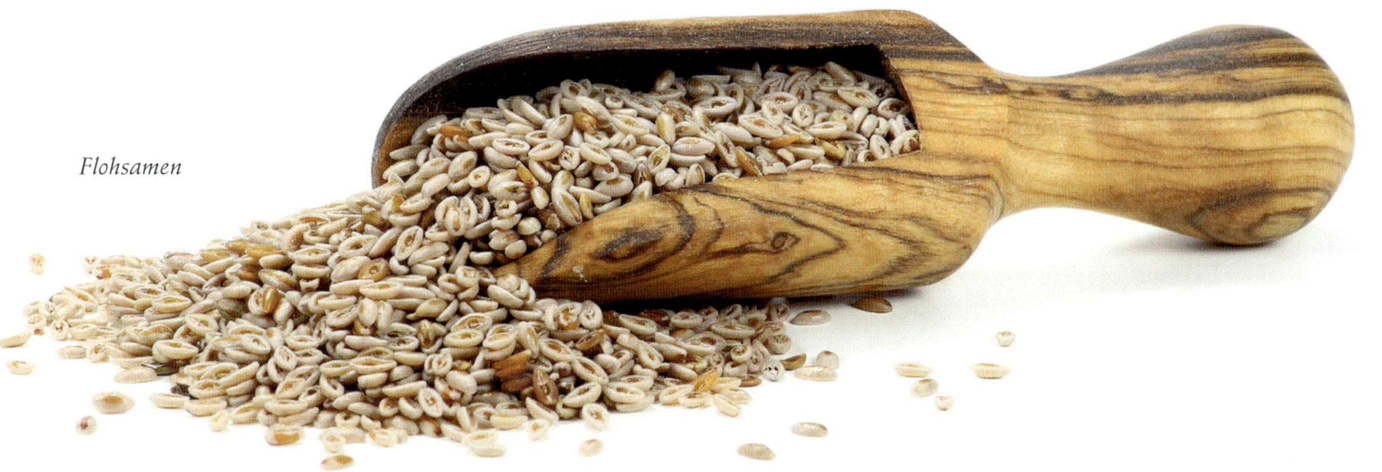

Flohsamen

Zahnfleischentzündung (Parodontitis)

Zahnfleischentzündungen sind gar nicht so selten. Die harmlose Form kann durch die tägliche gründliche Mundhygiene beseitigt werden. Vor allem die bakteriellen Beläge müssen entfernt werden, weil sie auf Dauer eine Parodontitis (auch Parodontose genannt) auslösen können. Diese Entzündung zeigt sich durch Rötungen, Blutungen und Schwellungen.

Schon junge Menschen können unter einer Parodontose leiden. Mit dem Älterwerden häuft sich die Erkrankung, jeder Zweite soll betroffen sein. Wer die Zähne gründlich reinigt, regelmäßig zur Vorsorge geht und dazu die vielen hilfreichen Heilpflanzen (vorbeugende oder begleitende) verwendet, hat schon viel für seine Zahngesundheit getan.

Welche Heilpflanzen helfen?

Blutwurz (Potentilla erecta)
Die Wurzel der Pflanze enthält Gerbstoffe, die auf die Schleimhaut adstringierend, also zusammenziehend wirken und so die Schleimhautschichten verfestigen. Dadurch werden kleine Wunden abgedichtet und Bakterien können schlechter in die Mundschleimhaut eindringen.

Blutwurztinktur

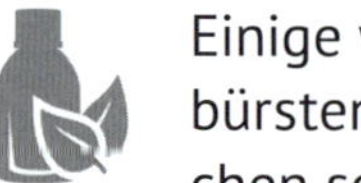

Einige wenige Wurzeln bürsten, in kleine Stückchen schneiden und in ein Schraubglas füllen. Mit Wodka bis 2 cm unter dem Glasrand auffüllen und das verschlossene Glas bei Zimmerwärme 6–8 Wochen stehen lassen, öfter schütteln. Es entsteht eine kräftige rote Tinktur. In kleine dunkle Fläschchen absieben und etikettieren. Die fertige Tinktur ist auch in der Apotheke erhältlich.

1 Teelöffel der Blutwurztinktur in den Mund nehmen, gründlich ausspülen und anschließend schlucken.
Etwas Tinktur in ein kleines Schnapsglas füllen, ein Wattestäbchen hineintauchen und dann das Zahnfleisch damit betupfen.

Kamille (oder Matricaria chamomilla)
Kamille hilft ebenfalls sehr gut bei Zahnfleischentzündungen.

Kamillentee
3 gehäufte Teelöffel getrocknete Kamillenblüten mit ¼ Liter kochendem Wasser übergießen, bedeckt 10 Minuten ziehen lassen und abseihen. Mit dem etwas abgekühlten Absud den Mund gründlich ausspülen und dann ausspucken.

Kamillentinktur
Ein Honigglas zur Hälfte mit frischen Kamillenblüten füllen und mit 42%igem Obstler aufschütten, bis alles gut bedeckt ist. Das Glas 6–8 Wochen in der Wärme stehen lassen. Damit nichts schimmelt, muss es öfters geschüttelt werden. Anschließend die Tinktur durch ein Tuch abseihen und in eine dunkle Flasche abfüllen.
Zur Spülung 1 gehäuften Teelöffel in den Mund nehmen, hin und her ziehen und dann ausspucken. Mehrmals am Tag wiederholen.

Salbei (Salvia officinalis)
Diese wertvolle Heilpflanze, die zur Mundhygiene benutzt werden kann, tötet Bakterien ab und heilt das Zahnfleisch und die gesamte Mundhöhle. Am einfachsten ein rohes Salbeiblatt in den Mund nehmen, mit Speichel vermischt zerkauen, anschließend ausspucken.

Salbeitee
3 gehäufte Teelöffel getrockneten Salbei mit ¼ Liter kochendem Wasser übergießen, alles bedeckt 10 Minuten ziehen lassen und danach abseihen. Den Tee schluckweise trinken, wobei jeder Schluck eine Weile im Mund bleiben sollte.

Brennnessel (Urtica dioica)
Untersuchungen haben gezeigt, dass Brennnesseltee antibakteriell wirkt.

Brennnesseltee
3 gehäufte Esslöffel geschnittene, getrocknete Brennnesselblätter und 1 gehäuften Teelöffel gemörserte Wacholderbeeren mit 1 Liter kochendem Wasser übergießen, alles bedeckt 10–15 Minuten ziehen lassen und in eine Wärmekanne abseihen. Mit dem Tee, mehrmals am Tag, gründlich den Mund ausspülen, ihn aber niemals schlucken.

Wichtig!

Dieser Tee darf nur für eine kurze Zeit getrunken werden, denn Salbei enthält „Thujon", das, hochdosiert, Krämpfe auslösen kann.

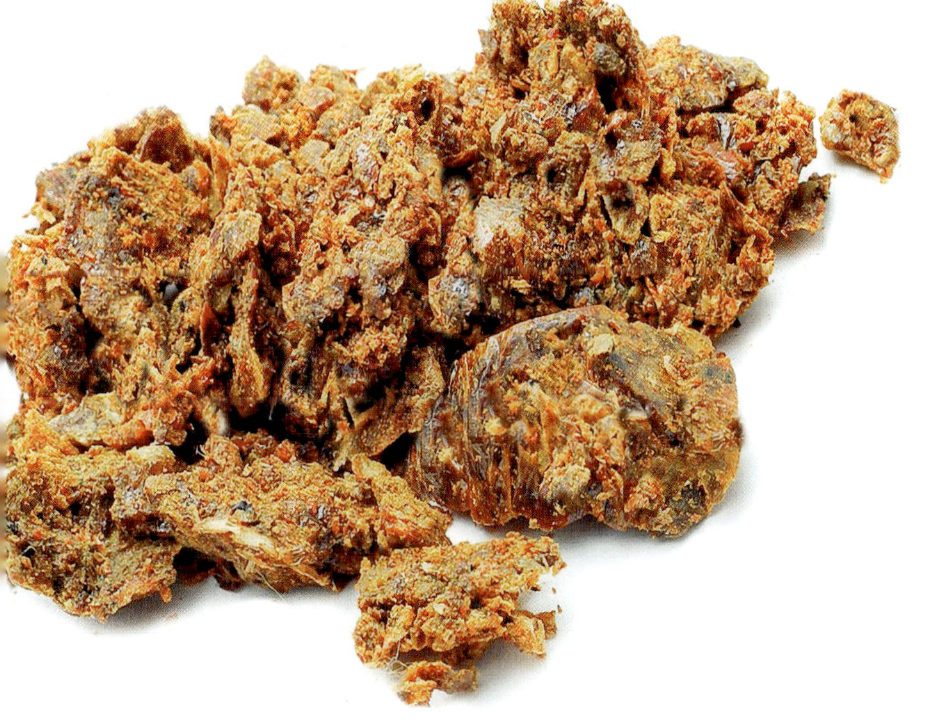

Propolisstückchen

Bienenkittharz, Bienenharz (Propolis)
Propolis ist ein Produkt, das Bienen produzieren. Sie liefern nicht nur Honig, sondern auch Blütenpollen, Gelee Royale und Propolis. Dieses Kittharz sammeln sie an Baumknospen von Laubbäumen, Nadelbäumen oder Sträuchern und tragen es, genau wie die Pollen, an ihren Hinterbeinen in den Bienenstock. Dort kitten sie mit dem Bienenharz alle Ritzen und Spalten zu, damit der Bienenstock sauber bleibt. Durch das Propolis soll der Bienenstock steriler sein als das sterilste Krankenhaus (siehe Seite 284).

Dieses natürliche Penizillin bietet sich auch bei Zahnfleischentzündungen an. Bei einem Imker ein Stück Propolis kaufen und in kleine Stücke zerkleinern. Diese Stückchen so lange kauen, bis sie ausgelaugt sind und ausgespuckt werden können. In der Apotheke gibt es Propolis-Tinktur zu kaufen, die verdünnt zum Spülen der Mundhöhle verwendet werden kann.

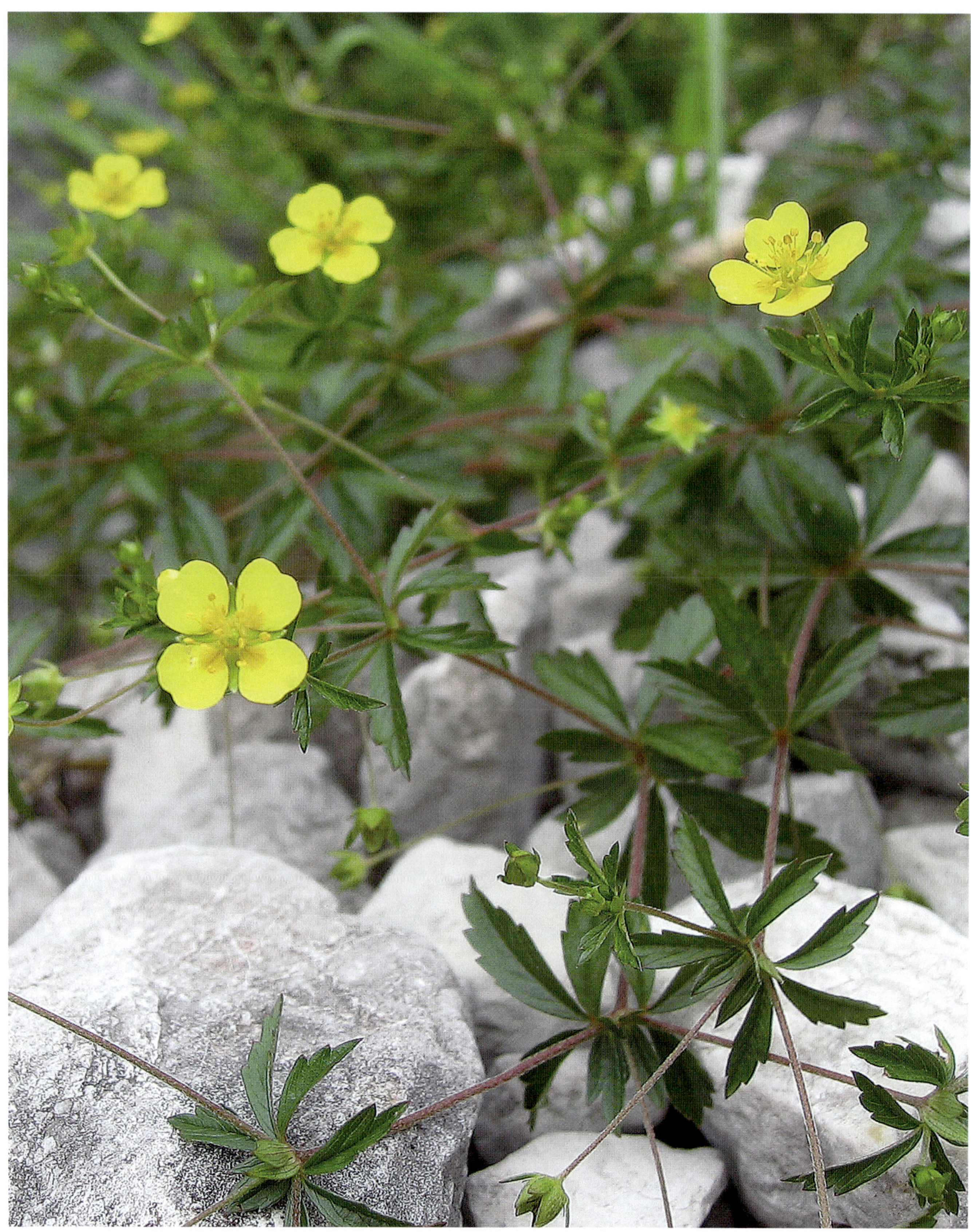

Blutwurz hilft bei Parodontitis

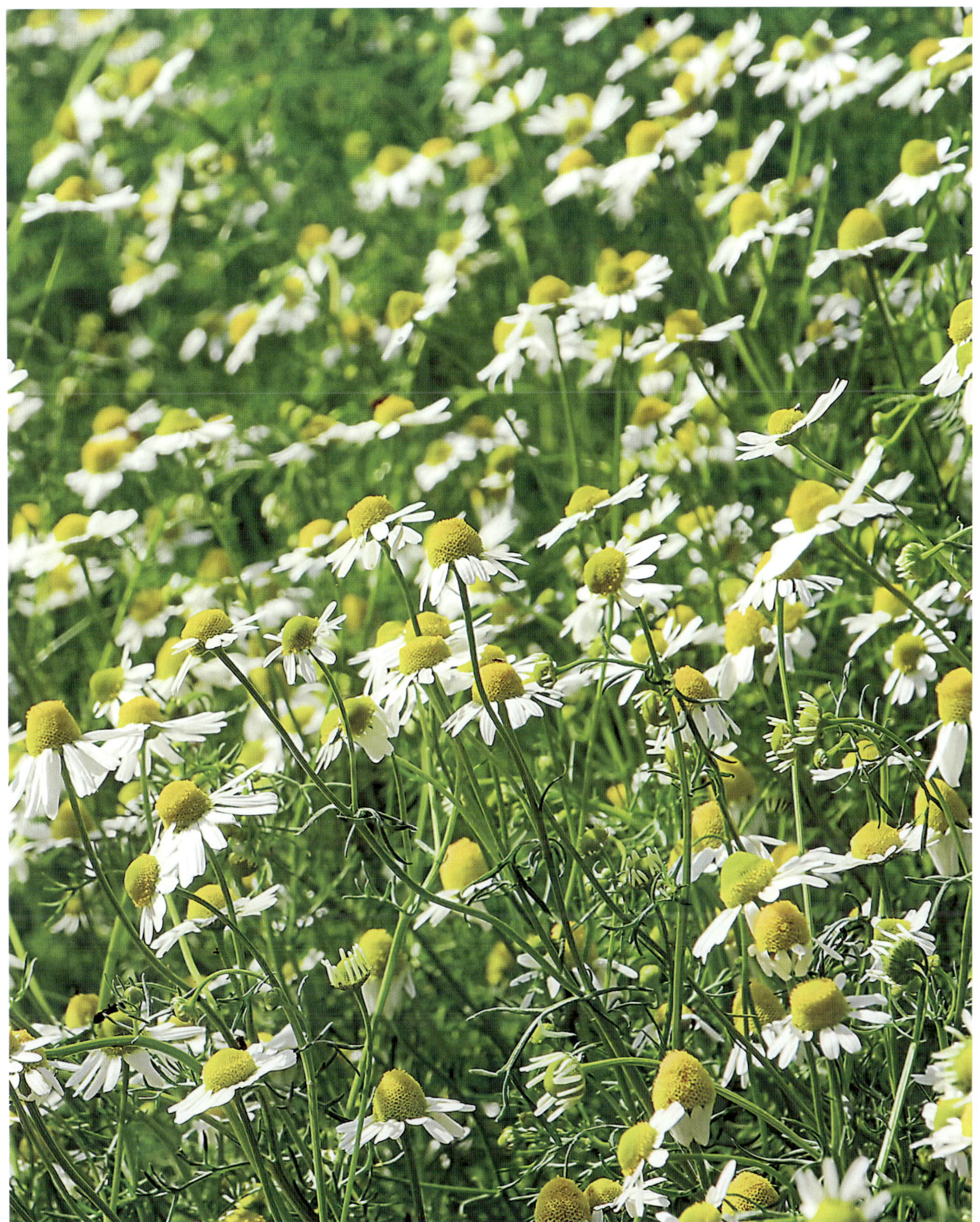

Echte Kamille wirkt als Tee gegen Zahnfleischentzündung

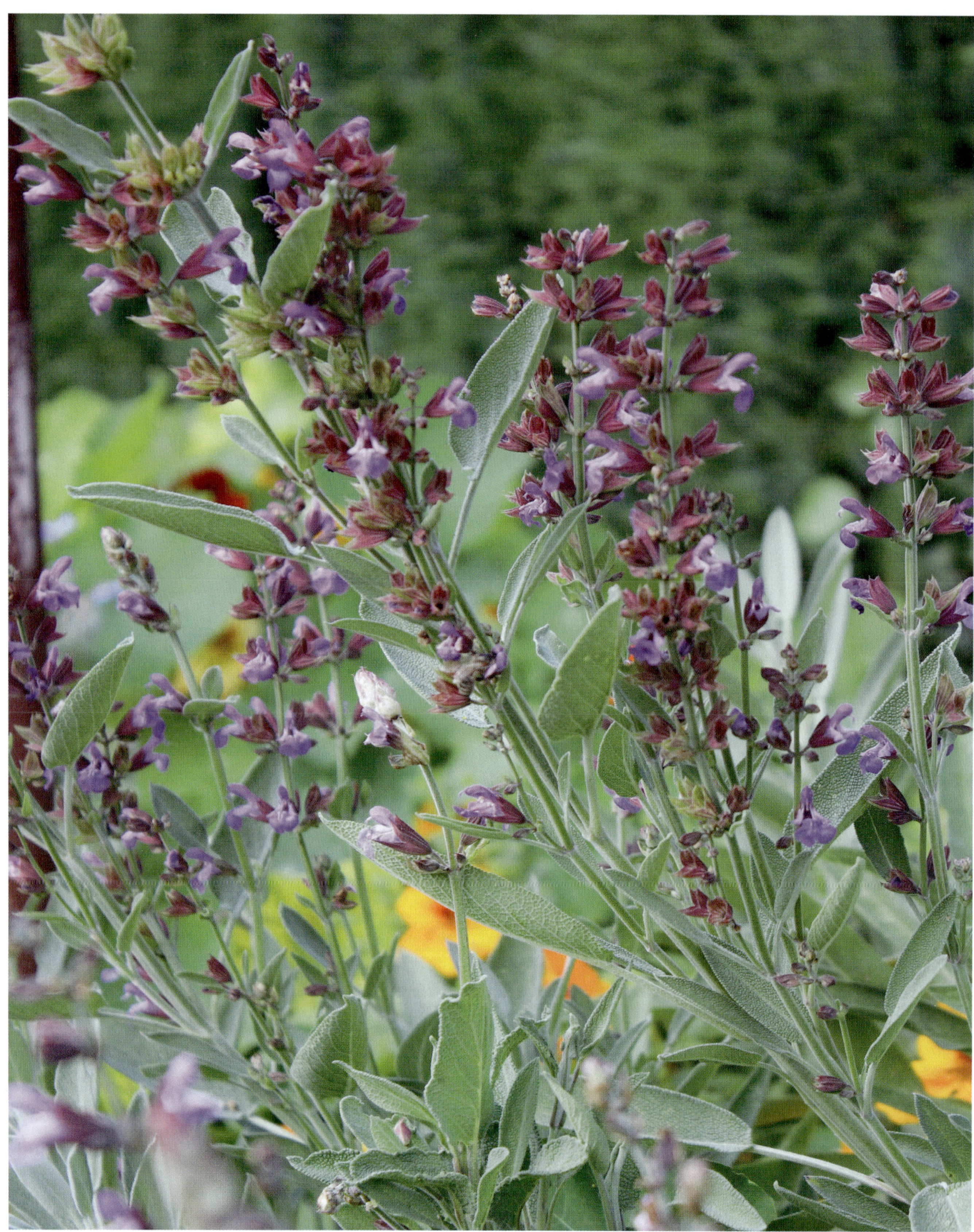

Salbeiblätter heilen Zahnfleisch und Mundhöhle

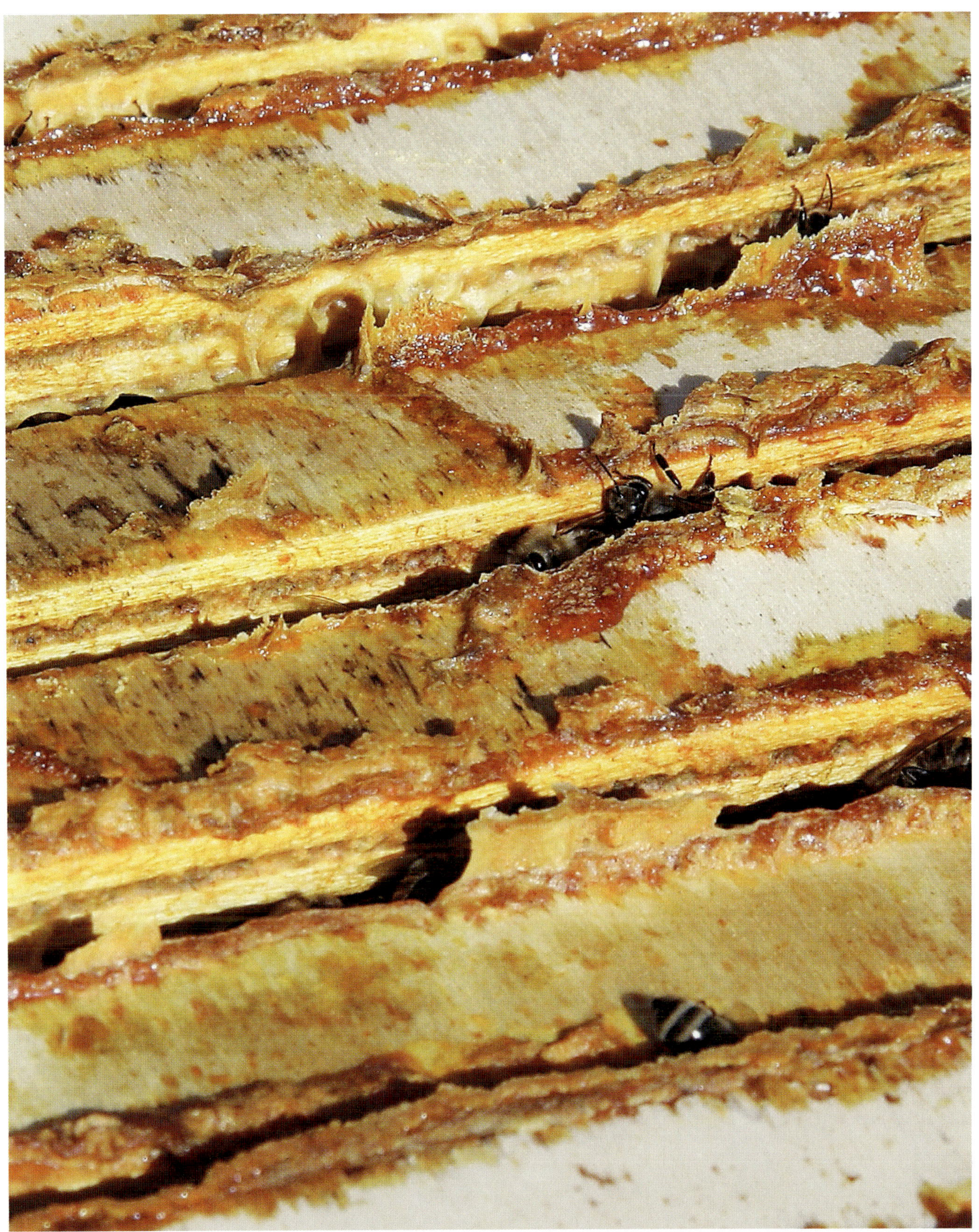

Propolis am Bienenstock

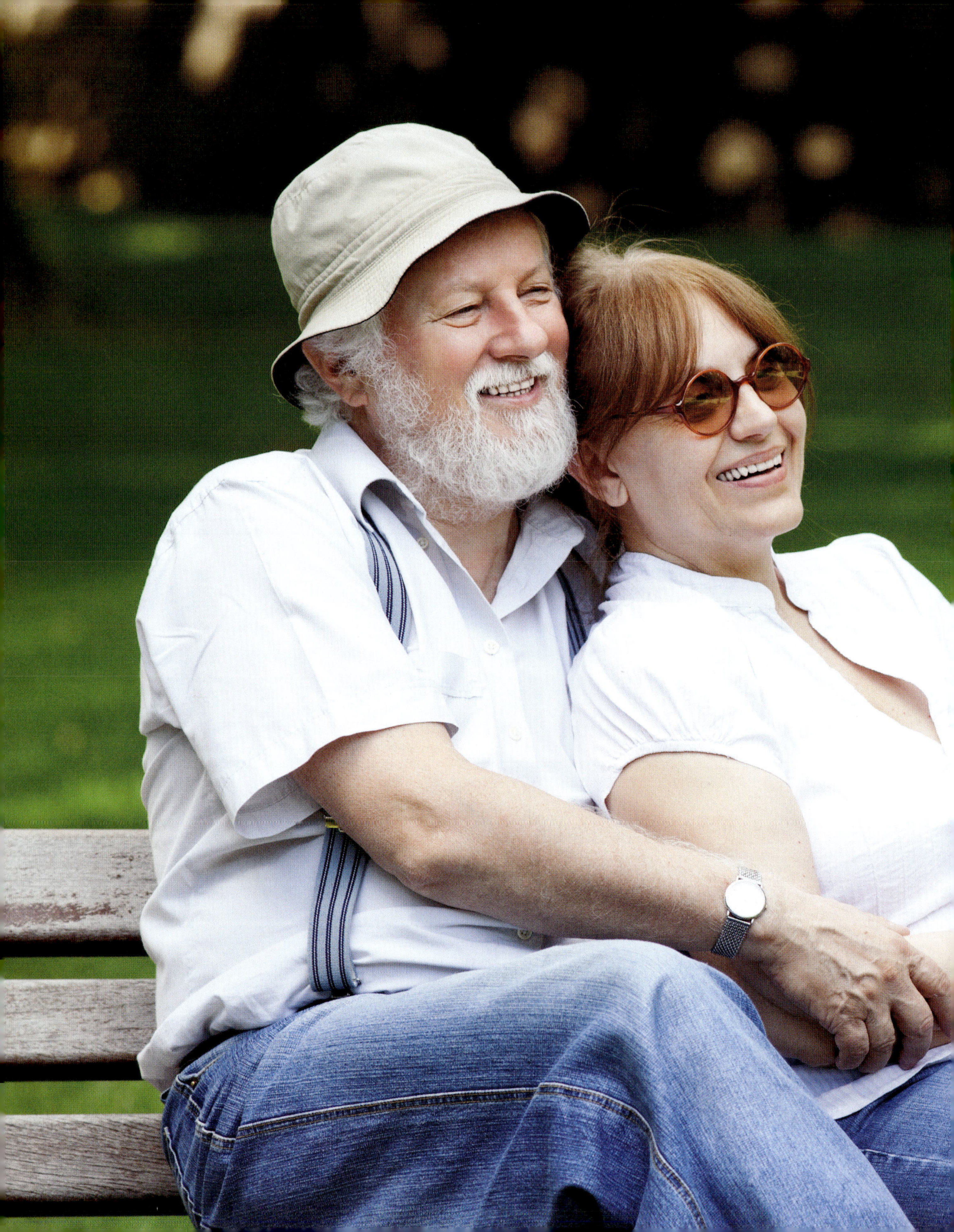

Geschlechtsspezifische Beschwerden

Prämenstruelles Syndrom, Menstruation, Wechseljahre – die meisten Lebensphasen einer Frau werden von hormonell bedingten, mehr oder weniger starken Beschwerden begleitet.

Aber auch Männer haben spezielle Beschwerden. Oft ist es die Prostata, die ihnen mit zunehmendem Alter Probleme beim Wasserlassen oder -halten macht.

Zur Linderung leichterer Symptome reicht oft eine Behandlung mit traditionell bewährten pflanzlichen Heilmitteln aus, ernstere müssen vom Arzt abgeklärt werden.

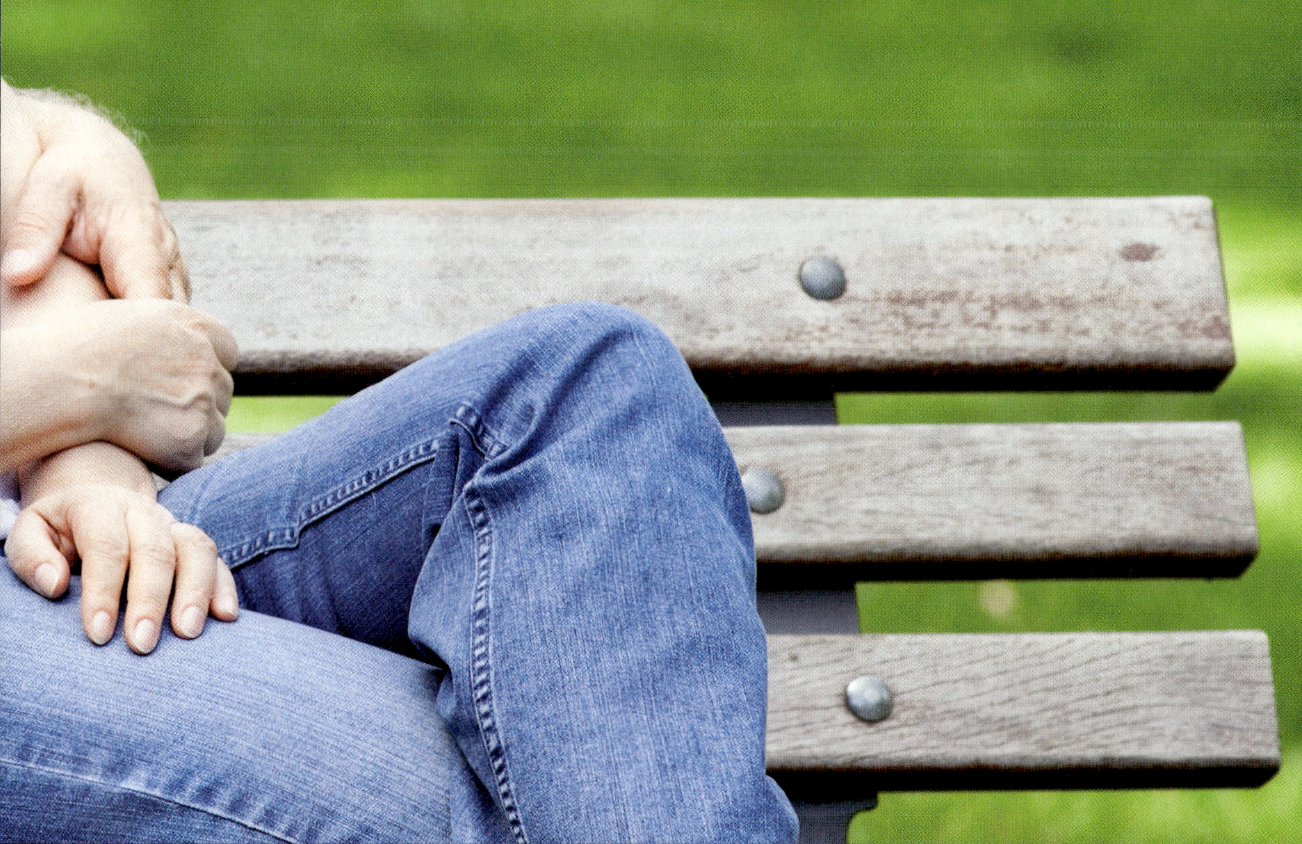

Menstruationskrämpfe

Gerade junge Frauen und Mädchen, die noch keine Schwangerschaft erlebt haben, werden von schmerzhaften, krampfartigen Menstruationsattacken heimgesucht. Ein Arzt muss abklären, ob krankhafte Ursachen vorliegen, wie eine Eierstockentzündung oder eine Entzündung der Gebärmutter. Auch Probleme in der Partnerschaft, Verkrampfungen, eine sitzende Tätigkeit im Beruf, also Bewegungsmangel, können Ursache von schmerzhaften Krämpfen sein. Wenn es nötig ist, verschreibt der Arzt Medikamente.

Liegen keine Krankheiten vor, können natürliche Heilmittel eingesetzt werden. Bei starken Schmerzen ist die Bettruhe, mit einer auf den Unterleib gelegten Wärmflasche, ein einfaches Mittel. Auch ein Heublumensäckchen, das vorher auf der Heizung erwärmt wird, hilft bei Krämpfen im Unterleib.

Welche Heilpflanzen helfen?

Gänsefingerkraut (Potentilla anserina)
Dieses Kraut wird auch oft Krampfkraut genannt, weil es bei jeglichen krampfartigen Schmerzen eingesetzt werden kann, so auch bei Menstruationskrämpfen.

Gänsefingerkraut-Urtinktur
Frisches Gänsefingerkraut mit einem Wiegemesser auf einem Brettchen winzig klein schneiden und dann durch ein dünnes Stofftaschentuch pressen. Den aufgefangenen Saft im Verhältnis 1 : 1 mit 56%igem Alkohol mischen, gut schütteln und anschließend in ein dunkles Gefäß füllen. Mehrmals täglich 1 Teelöffel mit etwas Wasser verdünnt einnehmen. Die hilfreiche Urtinktur gibt es auch fertig in der Apotheke.

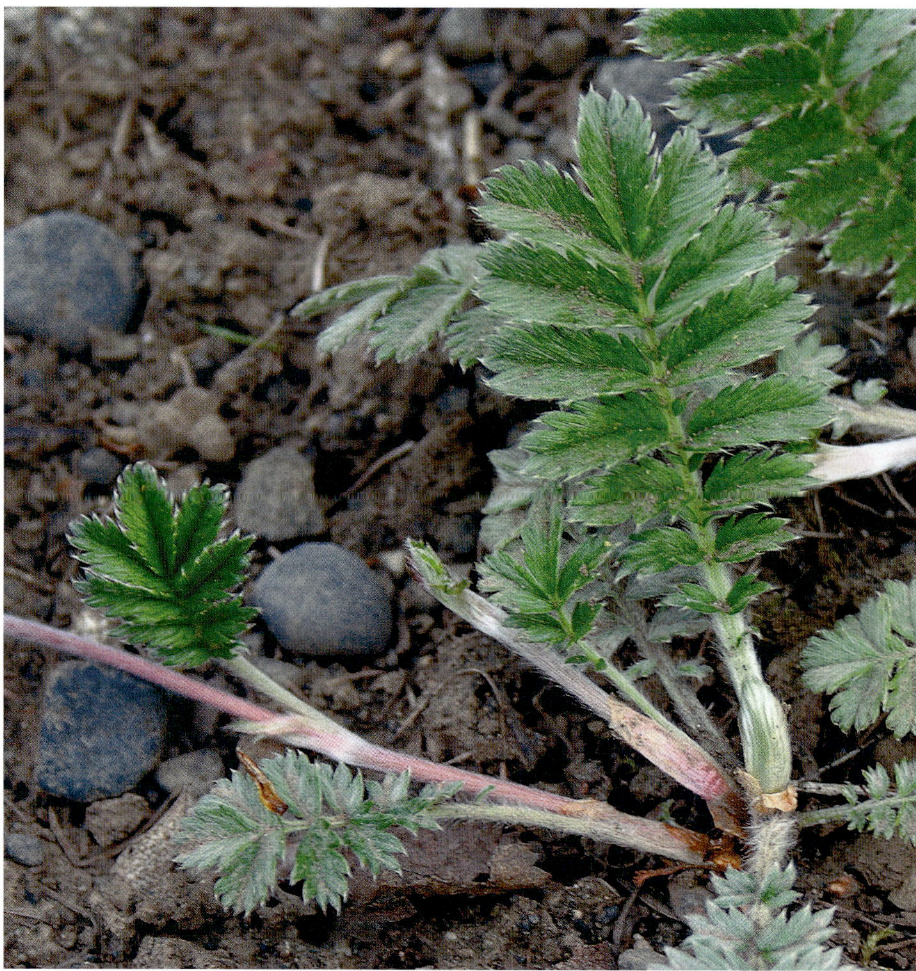

Gänsefingerkraut hilft bei krampfartigen Schmerzen

Kräuterteemischung

20 g getrockneter Frauenmanteltee
20 g getrockneter Schafsgarbenblütentee
20 g getrockneter Melissenblättertee
20 g getrockneter Kamillenblütentee
20 g getrockneter Gänsefingerkrauttee

Die Teesorten mischen, 2 gehäufte Esslöffel davon mit 1 Liter kochendem Wasser aufgießen, bedeckt 10 Minuten ziehen lassen, in eine Wärmekanne abseihen und über den Tag verteilt trinken.

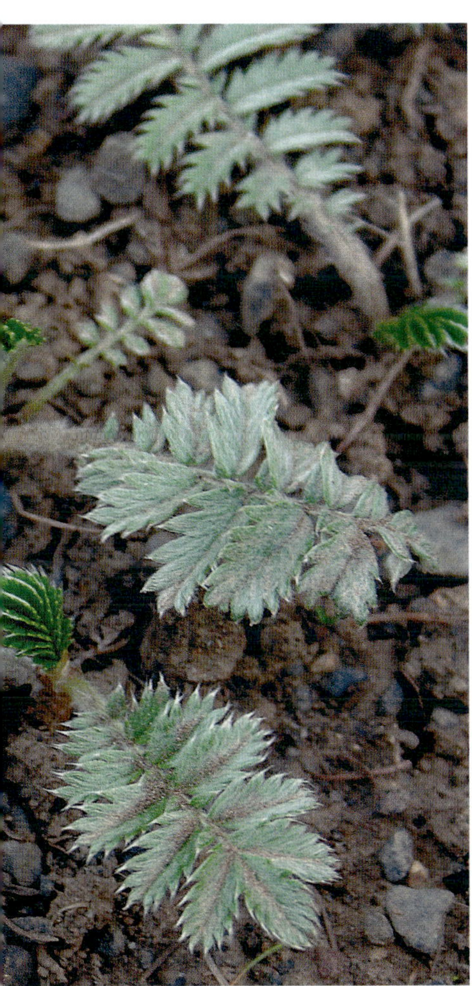

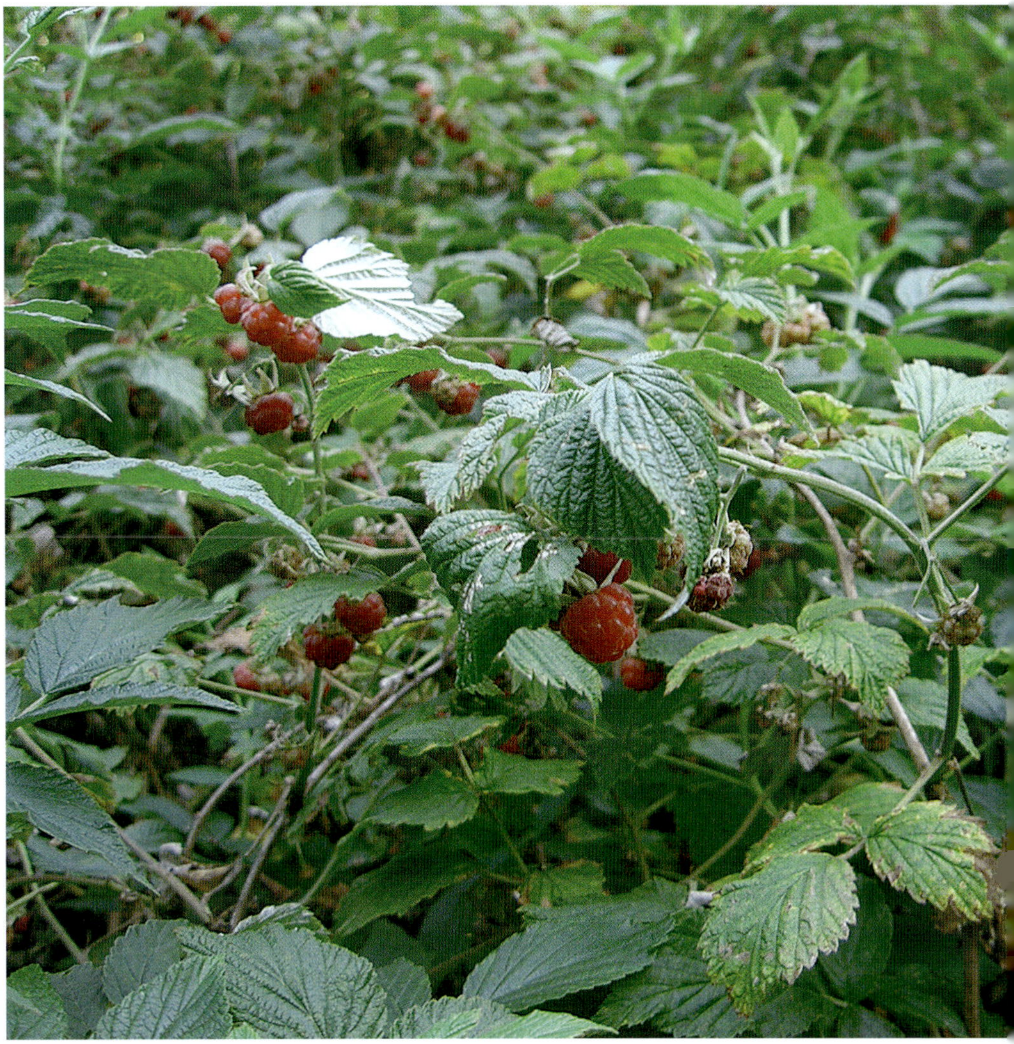

Himbeeren helfen bei Frauenleiden

Kräutertinktur

20 ml Frauenmanteltinktur
20 ml Schafsgarbenblütentinktur
20 ml Melissenblättertinktur
20 ml Kamillenblütentinktur
20 ml Gänsefingerkrauttinktur

Die Tinkturen vermischen (ergibt 100 ml Tinktur) und 3-mal täglich 1 Teelöffel vor den Mahlzeiten einnehmen. Das Rezept für die Herstellung der Tinkturen ist auf Seite 17 nachzulesen sie können auch fertig in der Apotheke gekauft werden.

Himbeere (Rubus idaeus)

In einer Studie wurde bewiesen, dass ein Tee aus Himbeerblättern bei Frauenkrankheiten Linderung verschafft, die Gebärmutter entspannt sich. Der Tee ist auch während der Schwangerschaft zu empfehlen.

Himbeerblättertee
1 gehäufter Esslöffel geschnittene, getrocknete Himbeerblätter mit ¼ l kochendem Wasser übergießen, 10 Minuten zugedeckt ziehen lassen, abseihen und täglich 2–3 Tassen schluckweise trinken.

Schneeball (Viburnum opulus)
Der wilde Schneeball ist weit verbreitet und wächst bevorzugt am Waldrand. Von kleinen Zweigen schneidet man rundherum die Rinde ab, trocknet sie schonend im Halbschatten oder in einem Dörrapparat (nicht über 45 °C).

Schneeballrindentee
2 gehäufte Esslöffel getrocknete, geschnittene Rinde in 1 Liter kaltem Wasser ansetzen, zum Kochen bringen, zugedeckt noch 10 Minuten ziehen lassen, in eine Wärmekanne abseihen und über den Tag verteilt trinken.

Mönchspfeffer (Vitex agnus-castus)
Seit Urzeiten werden die kleinen Früchte des Mönchspfeffers bei Menstruationsproblemen eingesetzt, hauptsächlich in der Homöopathie. Es gibt eine große Auswahl entsprechender Präparate, die aber der Arzt oder Heilpraktiker verordnen muss.

Rotklee (Trifolium pratense)
Die Pflanze enthält Isoflavone, die schwach östrogen wirksam sind und bei Menstruationsbeschwerden und anderen Frauenproblemen helfen.

Rotkleetee
Für den Tee werden nur die Blütenköpfchen gesammelt, die dann getrocknet und erst danach mit einer Schere zerkleinert werden. 4–6 Köpfchen mit ¼ Liter kochendem Wasser übergießen und zugedeckt 10 Minuten ziehen lassen. Täglich 2–3 Tassen Tee schluckweise trinken, bei einer Kur über einen Zeitraum von 4 Wochen. Wie oft und wie lange dieser Tee getrunken werden soll, muss der Arzt oder Heilpraktiker entscheiden.

Walderdbeere (Fragaria vesca)
Die Blätter der Walderdbeere sind sehr vitamin- und mineralstoffreich, außerdem beinhalten sie reichlich Gerbsäuren, die auch krebsvorbeugend wirken sollen. Laut einer Untersuchung dämpft ein Tee aus den Blättern Menstruationskrämpfe.

Walderdbeerblättertee
1 Handvoll frische, geschnittene Blätter mit ½ Liter kochendem Wasser übergießen, 5–10 Minuten bedeckt ziehen lassen und in eine Wärmekanne abseihen. Den Tee in kleinen Portionen trinken.

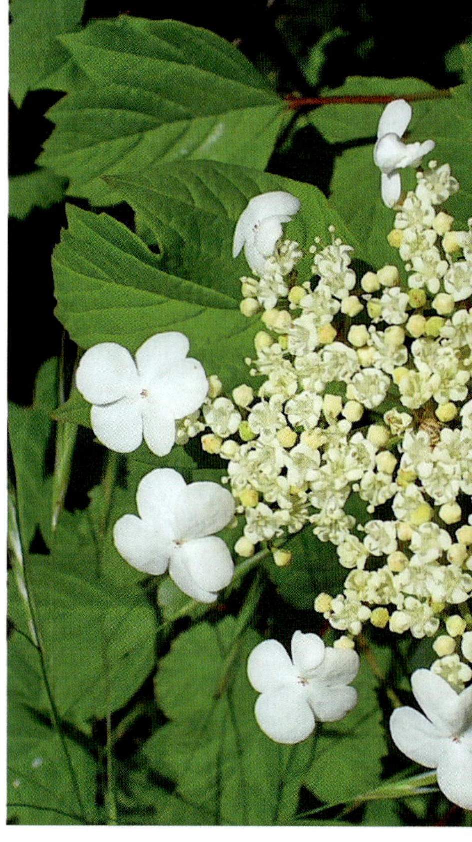
Schneeball

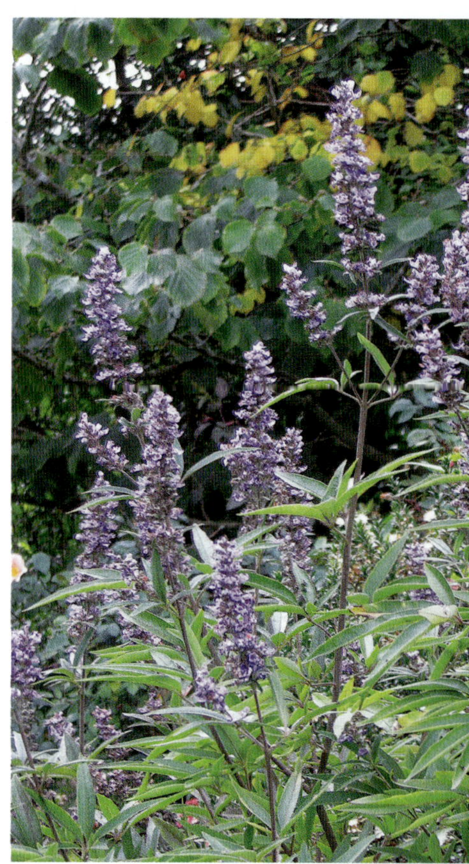
Mönchspfeffer;

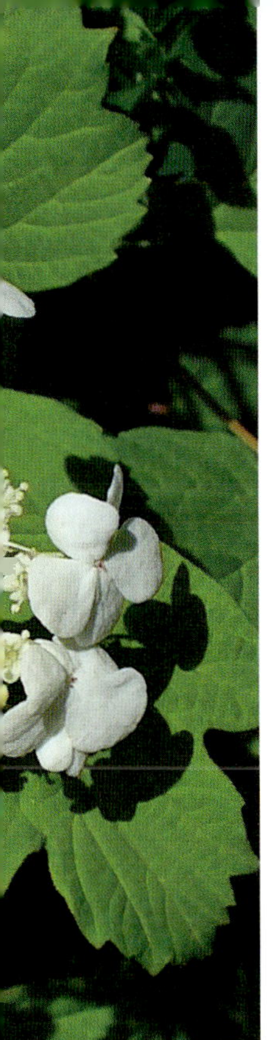

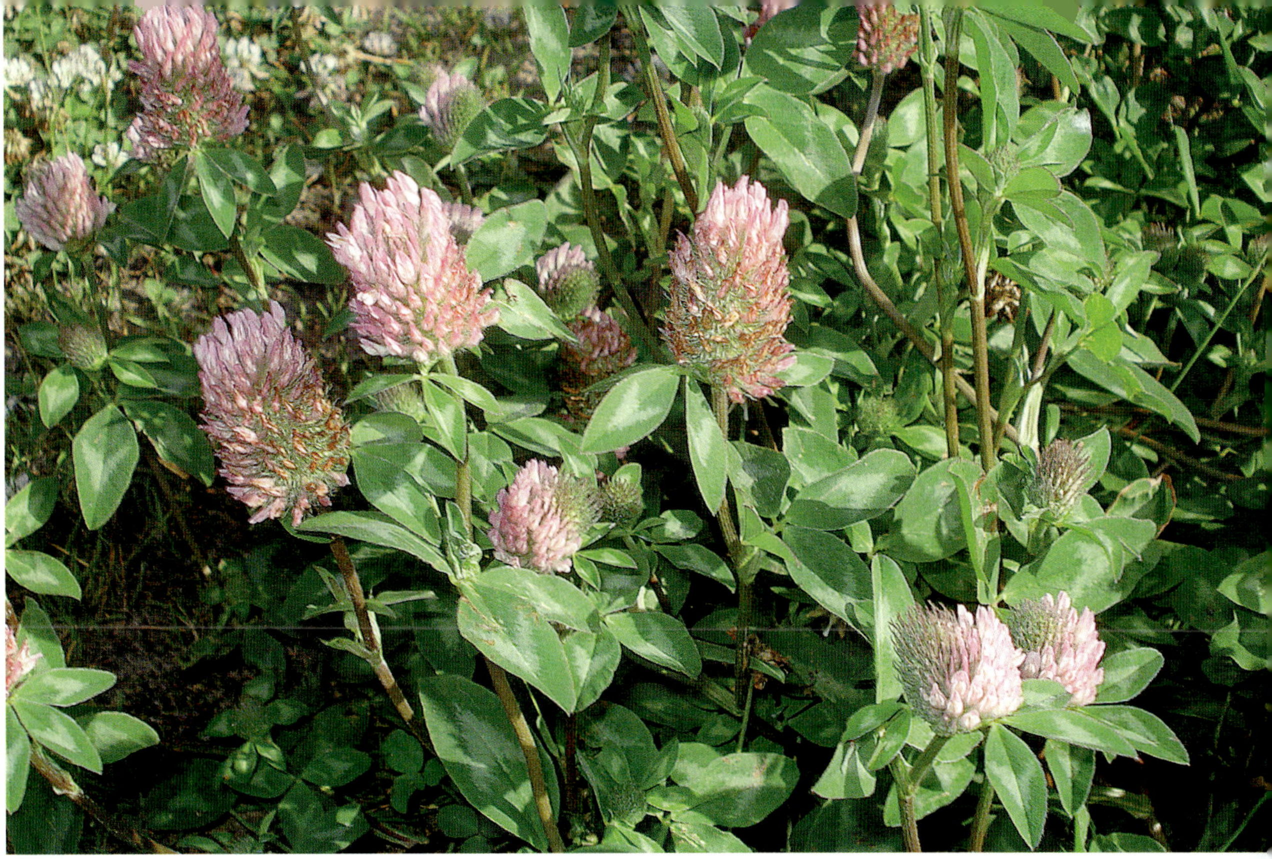

Rotklee

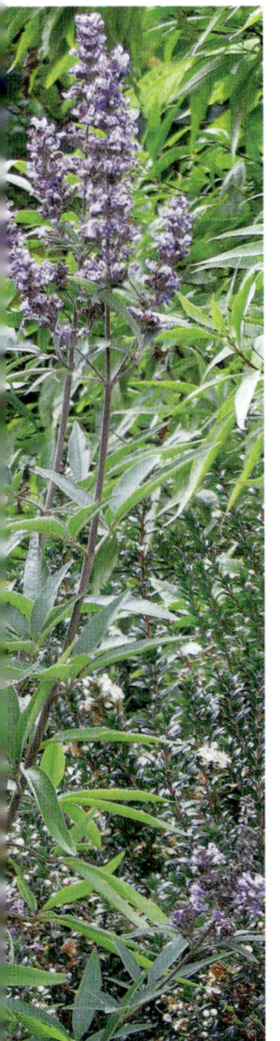

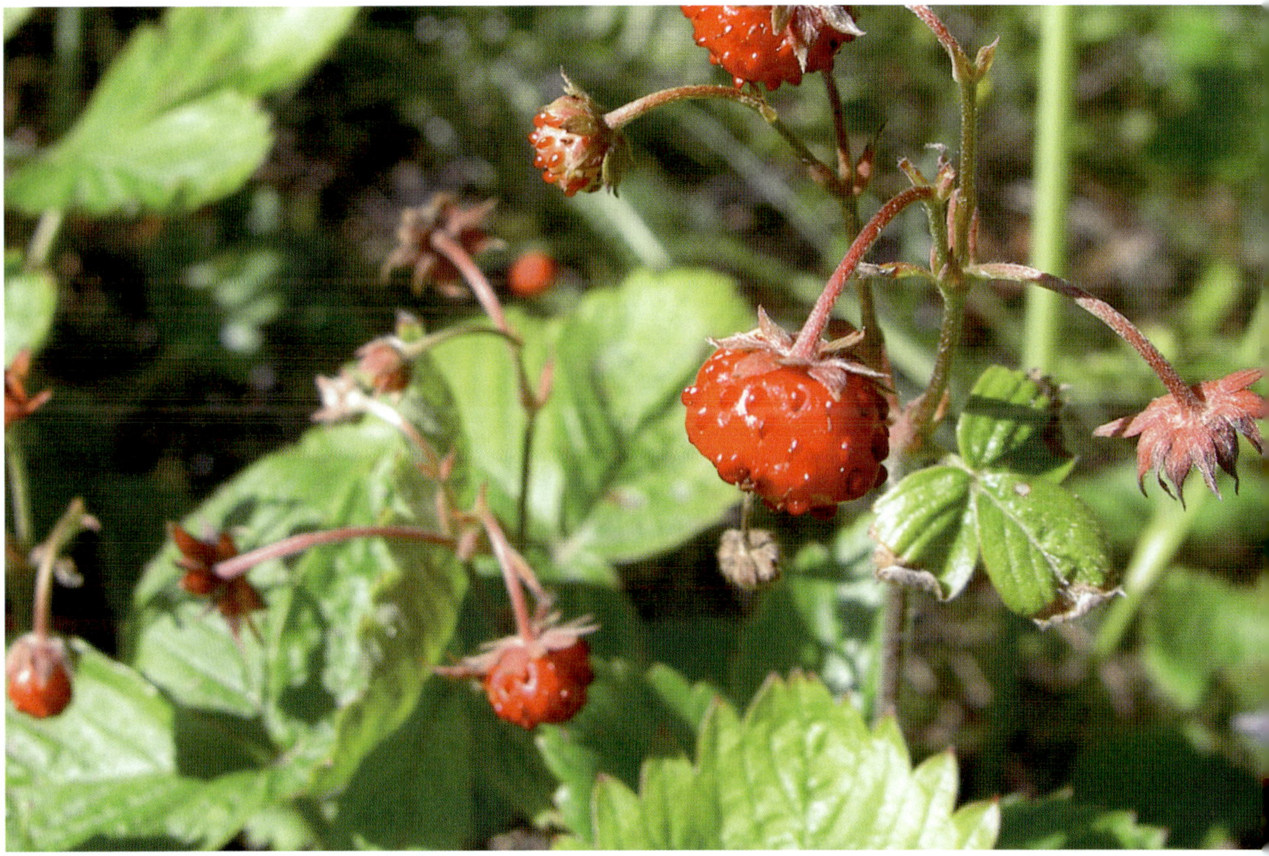

Walderdbeere

Wechseljahresbeschwerden

Wenn eine Frau in die Wechseljahre kommt, produziert der Körper weniger Östrogen und stellt langsam, aber sicher die Produktion ganz ein. Einige Frauen sind von den Folgen kaum betroffen, andere leiden umso mehr. Kopfschmerzen, Schwindel und Schlaflosigkeit sind die harmlosesten Beschwerden. Wenn es aber zu heftigen Schweißausbrüchen und Depressionen kommt, muss meist ärztliche Hilfe in Anspruch genommen werden oder ein Heilpraktiker, der auch über Mittel verfügt, um diese Beschwerden zu lindern.

Oft helfen Phytoöstrogene, also sekundäre Pflanzenstoffe, zusammen mit einer vegetarischen Ernährung kombiniert. Ein ärztlicher Rat ist aber immer einzuholen.

Welche Heilpflanzen helfen?

Traubensilberkerze (Cimicifuga racemosa)
Diese besondere Pflanze werden Sie in Mitteleuropa kaum in der Natur finden, da sie in Kanada, Nordamerika und Kamtschatka (Ostasien) beheimatet ist. Sie können die Pflanze aber im Gartenfachhandel kaufen und selbst im Garten kultivieren.

Die Inhaltsstoffe aus der Traubensilberkerze besitzen östrogenähnliche Eigenschaften. Die Heilpflanze kann daher Beschwerden in den Wechseljahren, besonders Hitzewallungen, lindern. DIe Pflanze wird von den Ureinwohnern Nordamerikas bereits seit 1500 Jahren gegen Frauenleiden eingesetzt.

In einem ausführlichen Bericht in der Österreichischen Apotheker-Zeitung (ÖAZ Nr. 12/2012, S. 33) brachte der Universitätsprofessor Dr. Dr. Johannes Huber einen fundierten Beitrag, der die Wirkung der Traubensilberkerze bestätigt. Allerdings darf die Einnahme nur mit Absprache eines Arztes erfolgen, da die Pflanze auch erhebliche Nebenwirkungen auslösen kann.

Traubensilberkerze-Tee
Von den getrockneten und zerkleinerten oberen Pflanzenteilen nimmt man 1–2 Teelöffel auf 1 Tasse kochendes Wasser. 15 Minuten ziehen lassen, anschließend absei hen und schluckweise trinken. 2–3 Tassen täglich werden empfohlen.

Wirkungsvoller sind aber die Inhaltsstoffe der Wurzel, von der eine Tinktur hergestellt wird.

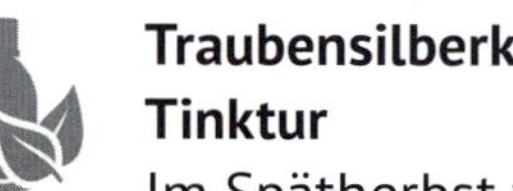

Traubensilberkerzen-Tinktur
Im Spätherbst werden die Wurzeln ausgegraben, unter fließendem Wasser gereinigt und in kleine Stückchen geschnitten. Eine Schraubflasche bis zur Hälfte mit den Wurzelteilchen bestücken und mit 38%igem Doppelkorn auffüllen, nicht ganz bis zum Rand, damit noch Platz zum Schütteln bleibt. Die Flasche bei Zimmertemperatur 6–8 Wochen stehen lassen, danach wird die Tinktur gefiltert, in kleine dunkle Fläschchen umgefüllt und etikettiert. Von der fertigen Traubensilberkerzen-Tinktur 3-mal täglich 20 25 Tropfen vor den Mahlzeiten in etwas Wasser einnehmen. Nach drei Wochen eine Pause von mindestens zwei Wochen einlegen.

Man kann den Tee und die Tinktur auch in der Apotheke kaufen.

Die Pflanze ist in der Blüte eine wunderschöne Bereicherung des Kräutergartens (siehe großes Foto auf den Seiten 234/235).

Schafgarbe
(Achillea millefolium)
Schafgarbe ist keine geschützte Pflanze und kann gut in der Natur gesammelt werden, sie wächst reichlich. Man sollte aber darauf achten, an sauberen Stellen zu ernten, nicht an Straßenrändern, der Abgase wegen. Die oberen 10 cm der blühenden Pflanze werden in der Mittagssonne abgeschnitten, dann ist der Gehalt der ätherischen Öle am höchsten. Das Kraut luftig und schattig trocknen und aromageschützt aufbewahren.

Schafgarbentee
1 gehäuften getrockneten Teelöffel Kraut mit 1 Tasse heißem Wasser übergießen, 7 Minuten ziehen lassen und abseihen. Den Tee schluckweise trinken.

Kurmäßig, gegen Hitzewallungen, werden täglich 3–4 Tassen frisch zubereiteter Tee getrunken. Nach 4 Wochen eine Pause einlegen, dann von Neuem beginnen.

Kräuterteemischung
getrocknete Schafgarbe, getrocknetes Johanniskraut, Getrocknete Queckenwurzel.
Die Kräuter vermengen, 4 Esslöffel dieser Kräutermischung mit 1 Liter kochendem Wasser übergießen und 10 Minuten zugedeckt ziehen lassen. Den Tee in eine Wärmekanne abseihen und jeweils 2 Tassen vor den Mahlzeiten trinken.

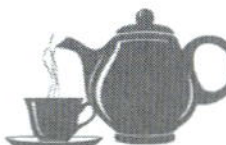

Salbei
(Salvia officinalis)
Bei übermäßigem Schwitzen hilft Salbeitee, der kurmäßig 4 Wochen lang getrunken wird. Nach einer Pause von 2 Wochen wiederholen.

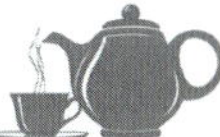

Salbeitee
2 gehäufte Esslöffel geschnittener, getrockneter Salbei mit 1 Liter kochendem Wasser überbrühen, bedeckt 10 Minuten ziehen lassen, in eine Wärmekanne abseihen und trinken.

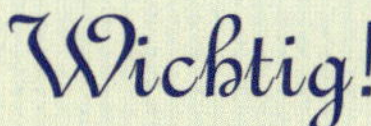

Salbeitee darf nur über einen kurzen Zeitraum getrunken werden, denn Salbei enthält „Thujon“, ein Nervengift, das, hochdosiert, Krämpfe auslösen kann.

Mönchspfeffer
(Vitex agnus-castus)
Die Pflanze, die die weiblichen Hormone normalisiert, soll besonders gegen Hitzewallungen in den Wechseljahren hilfreich sein. Fragen Sie Ihren Arzt oder Apotheker nach entsprechenden Präparaten

Rotklee
(Trifolium pratense)
Rotklee ergibt einen guten, schmackhaften Tee, der nachweislich Frauen in den Wechseljahren, in Verbindung mit Leinsamen und Sojabohnen, zu einem höheren Östrogenspiegel verhilft.

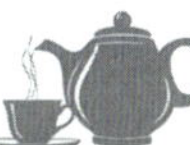

Rotkleetee
Für den Tee Rotkleeblüten und kleine Kleeblättchen sammeln, an einem schattigen, luftigen Ort trocknen und in größeren Schraubgläsern verwahren. Rotkleetee hilft bei Menstruations- und Wechseljahresbeschwerden. Siehe Tee-Rezept auf Seite 230.

Mischtinktur
25 ml Traubensilberkerzentinktur
25 ml Salbeitinktur
25 ml Baldriantinktur
25 ml Johanniskrauttinktur

Die einzelnen Tinkturen vermischen (ergibt 100 ml). 3-mal täglich vor dem Essen 20–25 Tropfen Mischtinktur in etwas Wasser träufeln und einnehmen. Wer die Pflanzen im eigenen Garten hat, kann die Tinkturen auch selbst herstellen (Herstellung von Tinkturen siehe Seite 17), ansonsten gibt es sie in der Apotheke zu kaufen.

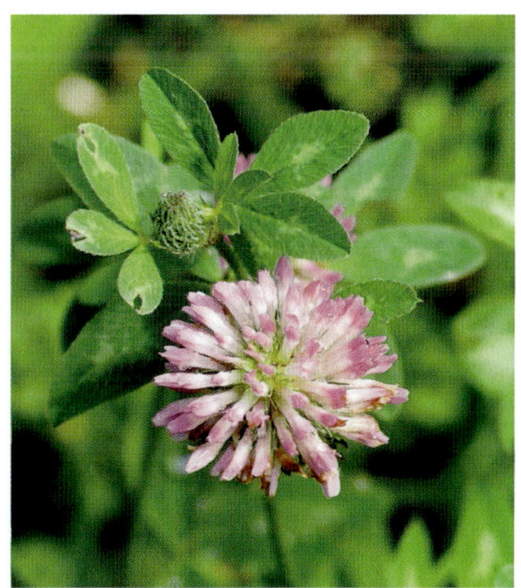

Rotklee

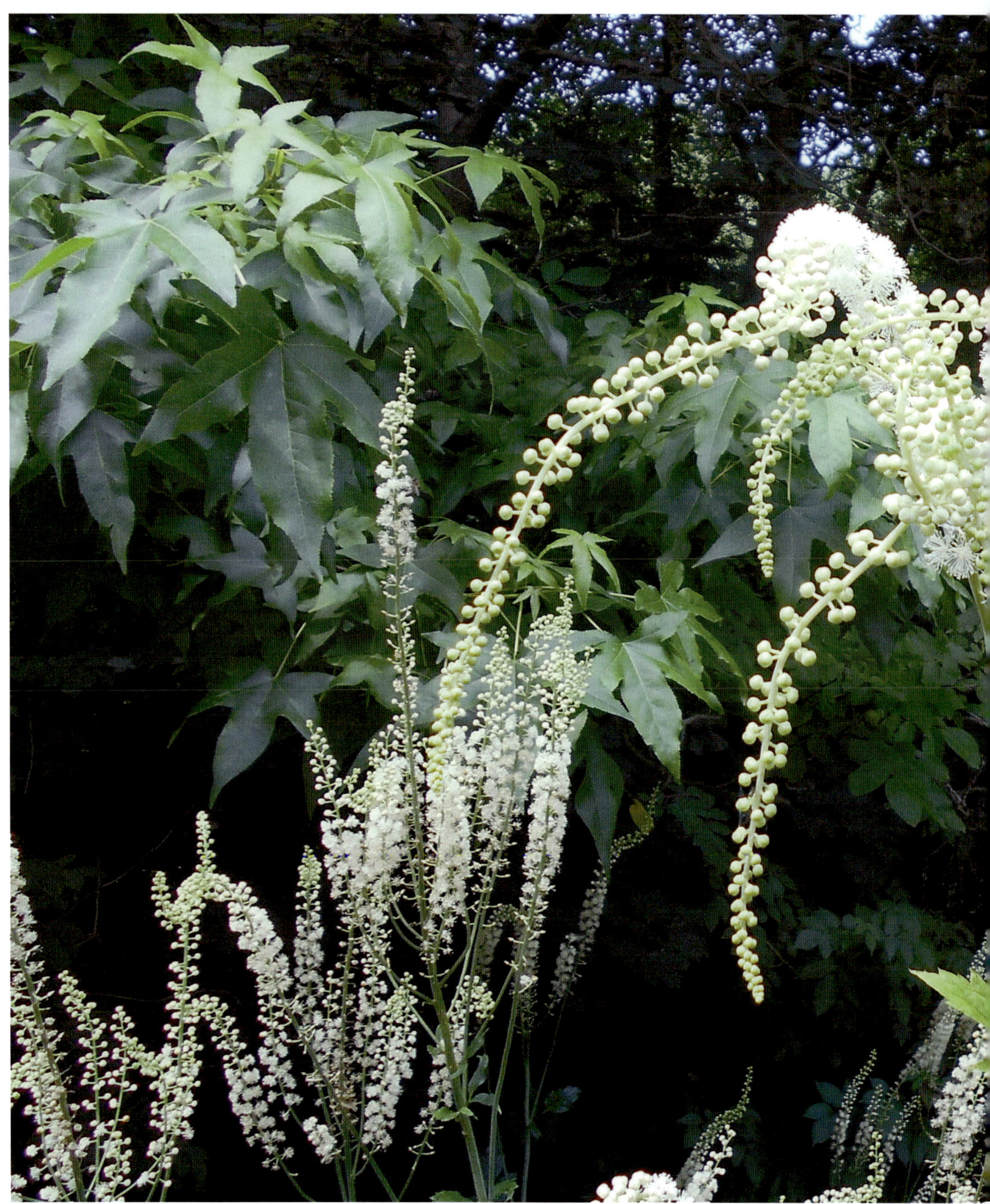

Inhaltsstoffe aus der Traubensilberkerze können Beschwerden in den Wechseljahren lindern

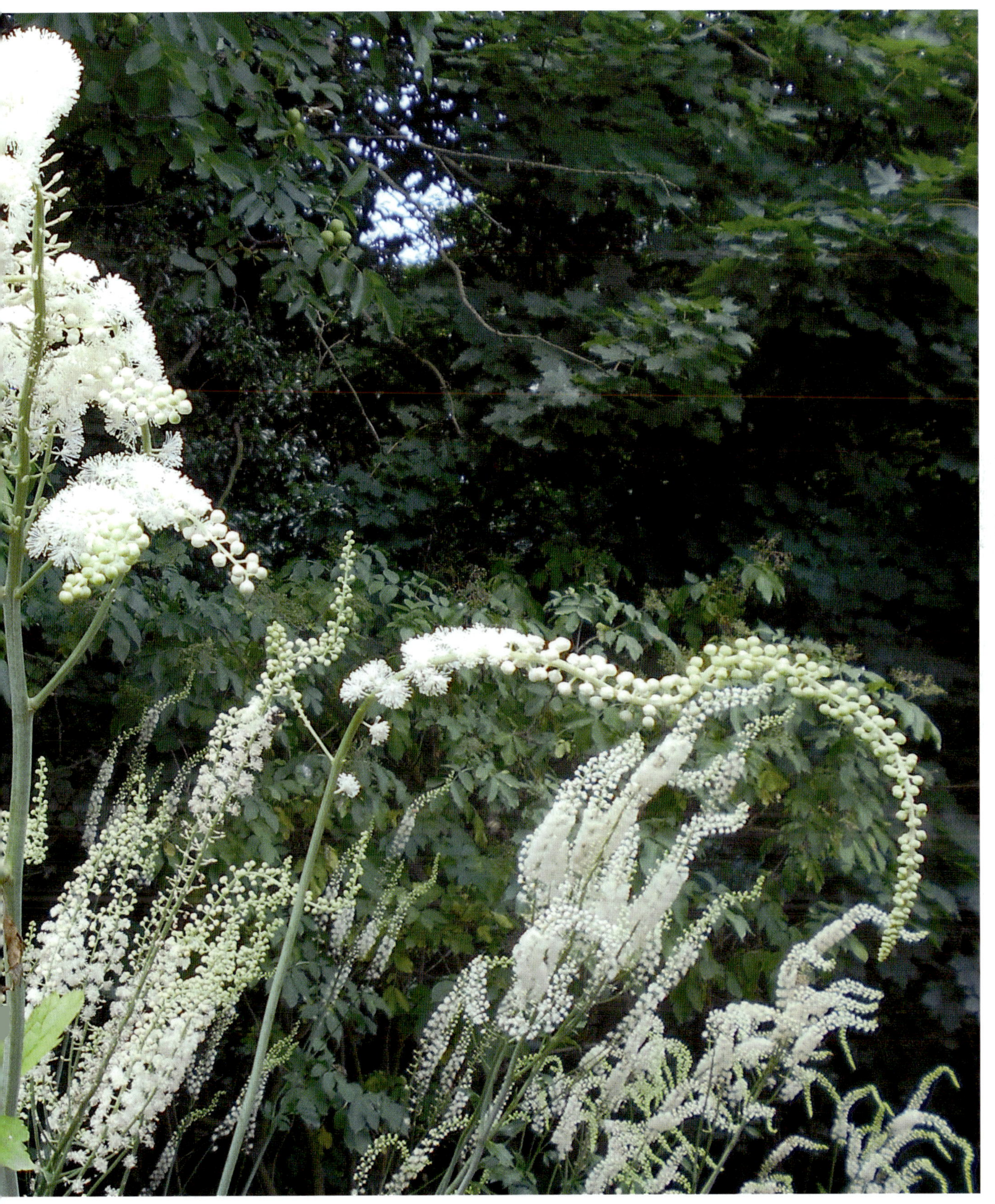

Prostatabeschwerden

Fast alle Männer leiden, wenn sie älter werden, an Prostatabeschwerden, die sich unter anderem in Problemen beim Wasserlassen oder -halten äußern. Einige Männer bemerken kaum etwas, andere leiden wirklich. Da hinter Beschwerden auch ernsthafte Krankheiten stecken können, müssen die Symptome frühzeitig beim Arzt abgeklärt werden. Es gibt in der Phytotherapie viele Heilpflanzen, die leichtere Beschwerden lindern können.

Welche Heilpflanzen helfen?

Damit in der Blase kein Restharn zurückbleibt, sollten täglich 3–4 Tassen Kräutertee getrunken werden, zum Beispiel aus Brennnesselwurzeln, Goldrutenkraut, Schlüsselblumenblüten, weißen Taubnesselblüten und Kleinem Weidenröschen. Der Tee kann aus einzelnen Kräutern oder einer Mischung davon hergestellt werden.

Kleines Weidenröschen (Epilobium parviflorum)

Wer von dieser Pflanze reichlich Tee trinkt, bekommt wahrscheinlich keine Probleme mit der Prostata. Zum Sammeln sollte man das Weidenröschen allerdings erkennen. Es wächst als „Unkraut" im Kräutergarten. Das Weidenröschen wird nicht ausgerissen und somit vernichtet, es wird auf halber Höhe abgeschnitten, getrocknet und für einen Tee verwendet. Die Pflanze treibt wieder neu aus.

Kürbiskerne

Kürbiskerne (am besten vom Ölkürbis) enthalten wertvolle Inhaltsstoffe, die eine positive Wirkung, vor allem auf die Reizblase und Prostata, ha-

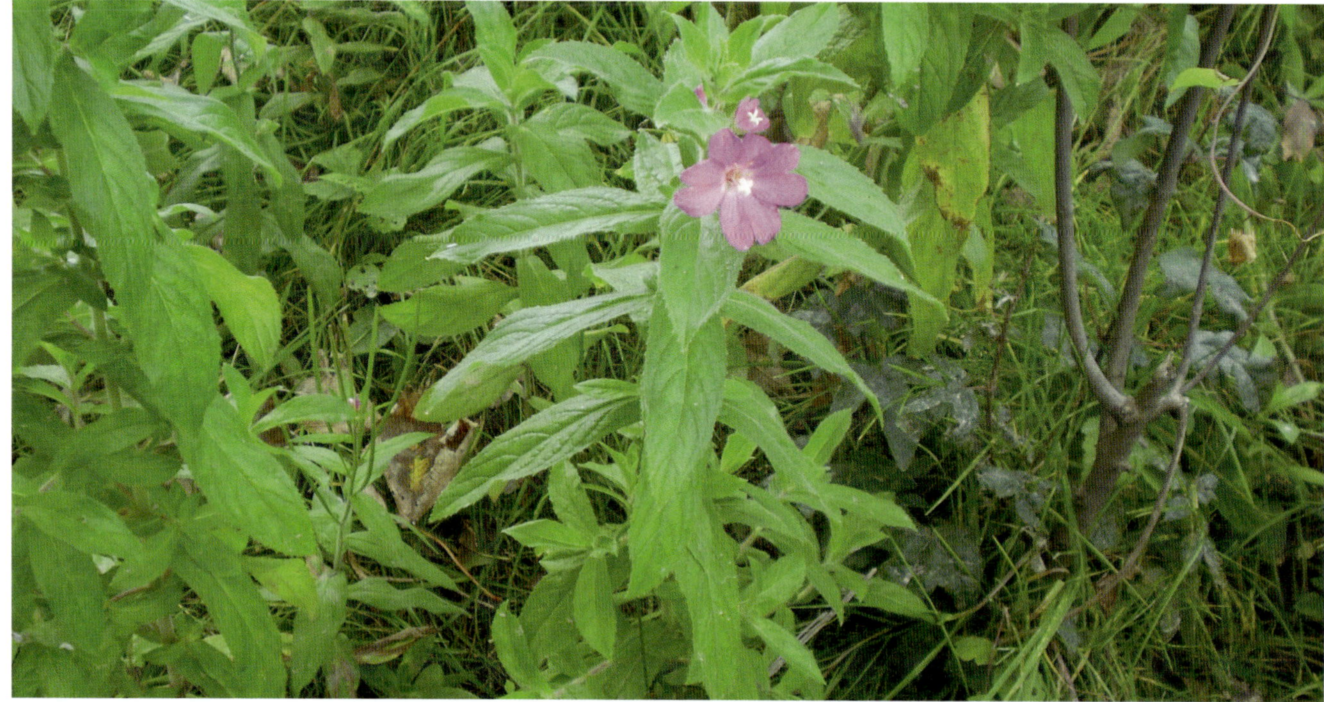

Kleines Weidenröschen

ben. Prophylaktisch können Sie 3- bis 4-mal täglich 1 gehäuften Esslöffel Kerne zwischen den Mahlzeiten kauen, dabei reichlich trinken, aber keine kalten Getränke und auch kein Bier.

Blütenpollen

Blütenpollen dienen der Stärkung des Organismus. 2-mal täglich 1 gehäuften Teelöffel Pollen in den Mund nehmen, mit Speichel vermischen und dann schlucken. Die Pollen vorab etwas mörsern, damit sie aufgeschlossen sind.

Diese Kur sollte nicht länger als 1–2 Wochen durchgeführt werden. Wer allergisch darauf reagiert (Jucken um den Mund herum), muss sofort aufhören.

Mischtinktur

25 ml Echinacea-Tinktur
25 ml Goldrutentinktur
25 ml Brennnesseltinktur
(Herstellung von Tinkturen siehe Seite 17)
25 ml Sägepalme-(Serenoa-) Tinktur (aus der Apotheke)

Je 25 ml der Tinkturen (selbst hergestellt oder aus der Apotheke) vermengen, ergibt 100 ml Mischtinktur. 3-mal täglich 25 Tropfen vor dem Essen einnehmen.

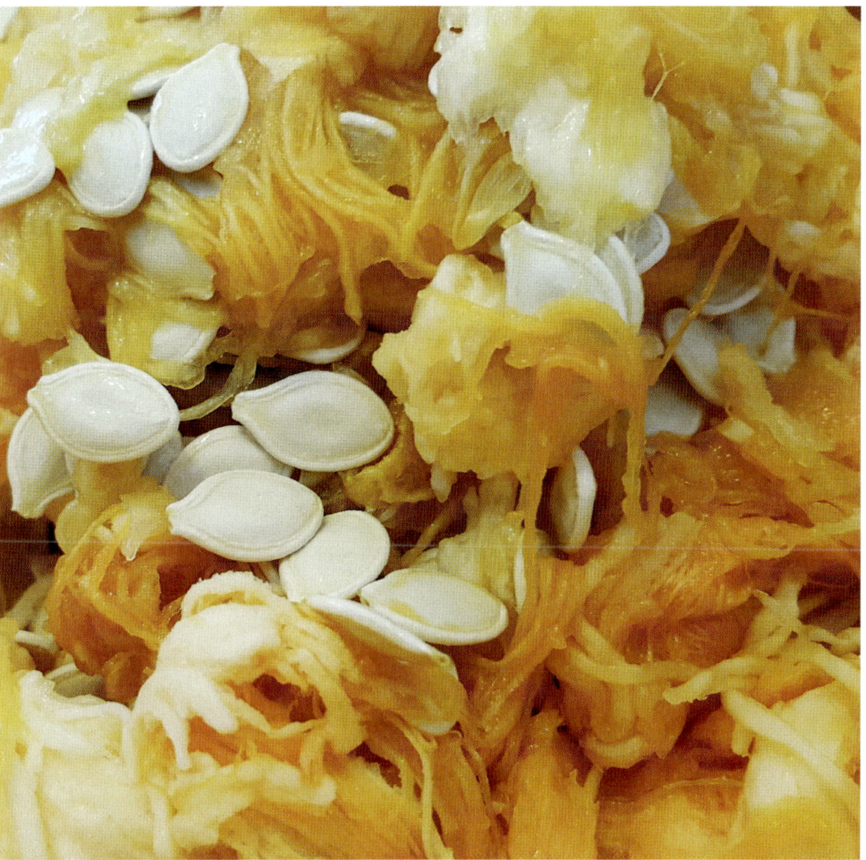

Kürbiskerne eingebettet in Kürbisfleisch

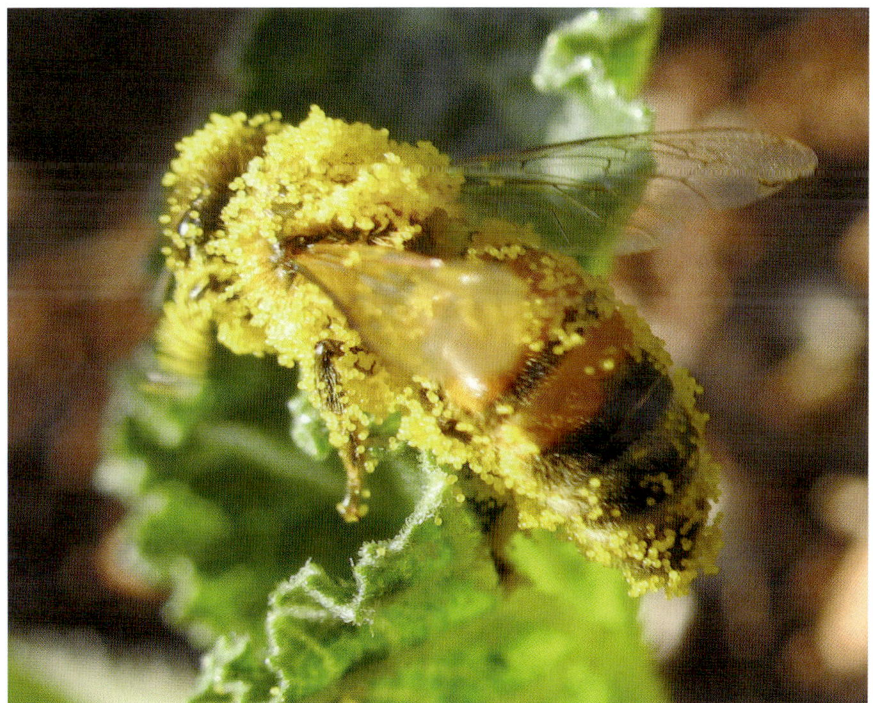

Biene sammelt Blütenpollen

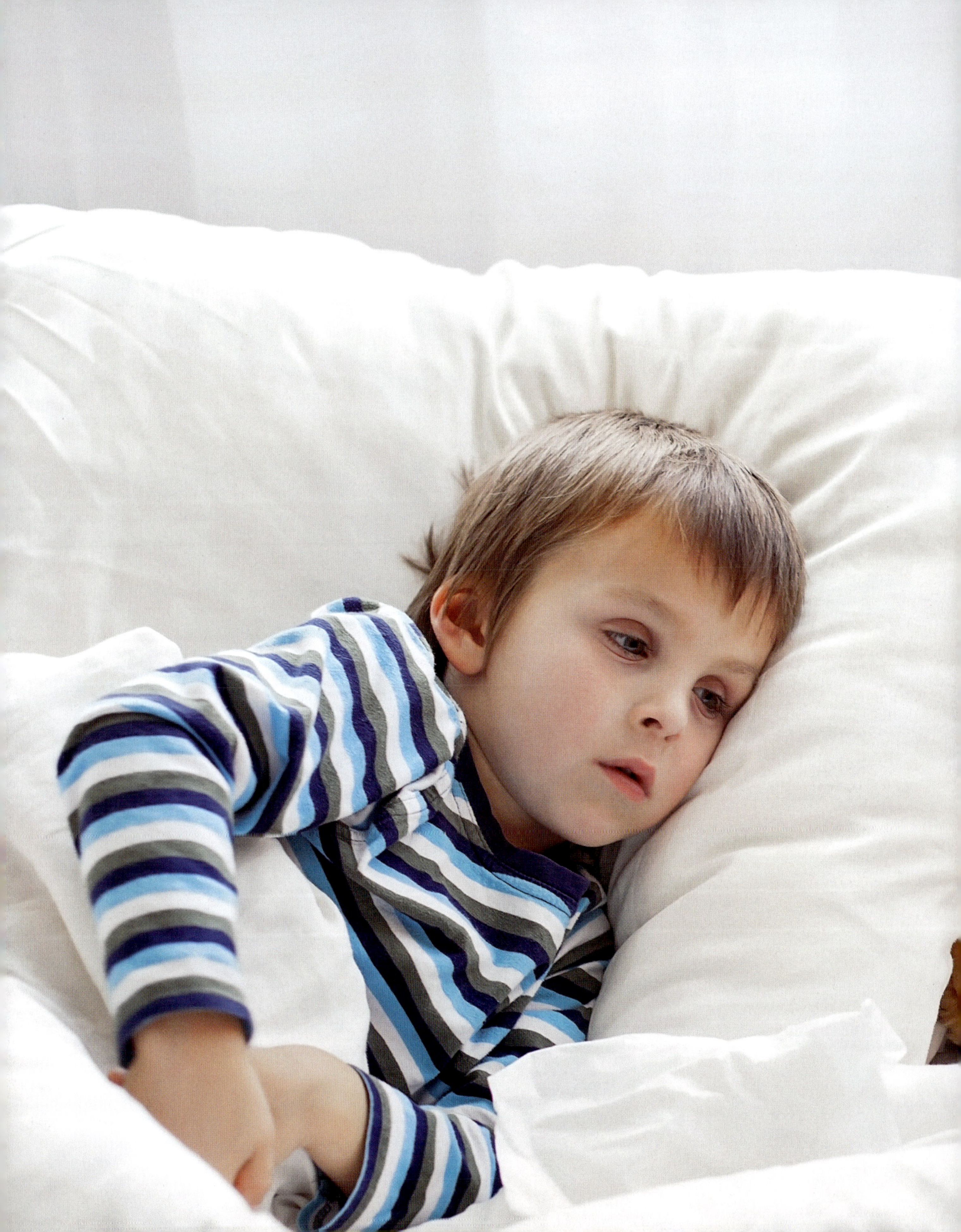

Typische Kinderleiden

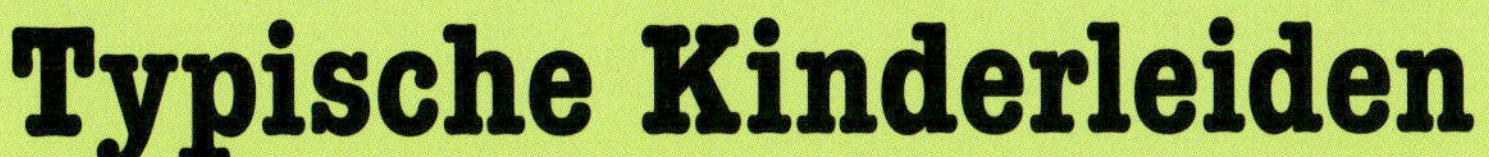

Fühlt sich das eigene Kind nicht wohl, merken es die Eltern in der Regel sofort. Was genau dem Nachwuchs fehlt, kann und sollte auf jeden Fall ein Arzt feststellen.

Aber muss man bei leichteren Beschwerden wirklich immer gleich Medikamente einsetzen? Möglicherweise können altbewährte Hausmittel und Heilpflanzen besser und schonender helfen.

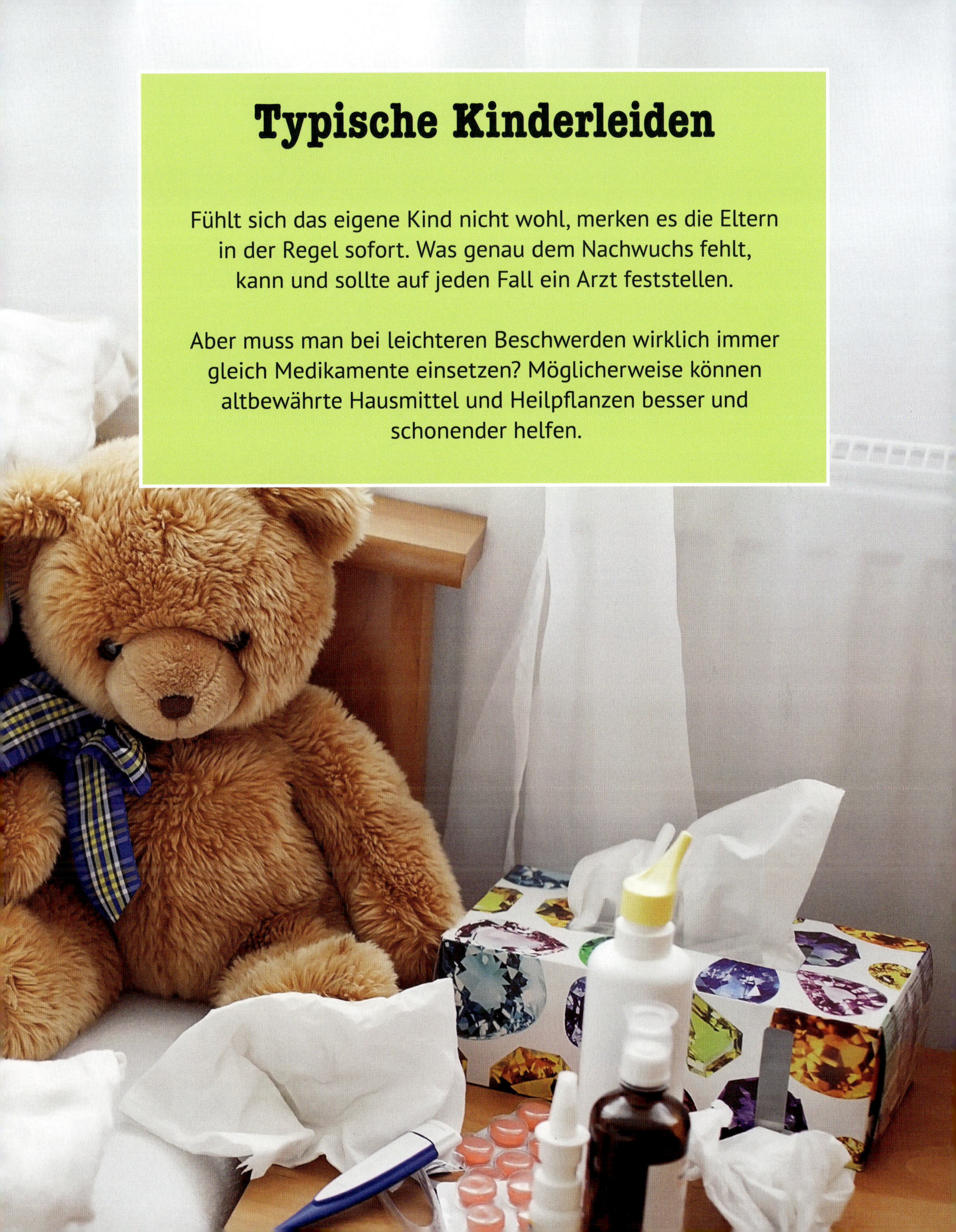

Schnelle Hilfe bei leichteren Kinderkrankheiten

Unser Mütter und Großmütter kannten noch viele einfache und schnell wirksame Hausmittel gegen leichte Kinderkrankheiten. In früheren Zeiten gab es in ländlichen Regionen oft keinen Arzt in den Dörfern, sodass man auf schnelle Selbsthilfe angewiesen war.

Diese einfachen Mittel wurden von Generation zu Generation weitergeben. Kinderkrankheiten kommen oft genau so schnell wie sie gehen. Bewährte Heilmittel sind beispielsweise Tees, Wickel, Sirup, Tinkturen, Öle und Salben, die Sie selbst zubereiten können.

Wahrscheinlich lassen sich auch die meisten Zutaten in Ihrem Haushalt finden und auch die notwendigen einfachen Gefäße und Geräte. Das macht die Hausmittel sehr günstig und so gut verträglich, dass Sie keine Nebenwirkungen befürchten müssen. Dennoch wirken diese oft erstaunlich gut.

Aber der Selbstbehandlung mit Heilmitteln sind Grenzen gesetzt. Vor allem bei Kleinkindern sollten Sie immer einen Arzt aufsuchen, wenn Sie sich unsicher sind und nach wenigen Stunden keine Besserung eintritt, das Kind plötzlich hohes Fieber bekommt oder Schmerzen hat.

Viele Kinderärzte haben selbst schon die sanfte Wirkung von Großmutters Hausmitteln erkannt und bestärken Eltern, diese bei ihren kranken Kindern anzuwenden.

Beispielsweise bei viralen Infekten lindern Naturheilmittel und andere Hausmittel die Beschwerden oft besser als manches Medikament aus der Apotheke.

Auf den folgenden Seiten finden Sie zunächst die häufigsten einfacheren Kinderkrankheiten und dazu die möglichen Hausmittel, wie sie hergestellt und richtig angewendet werden.

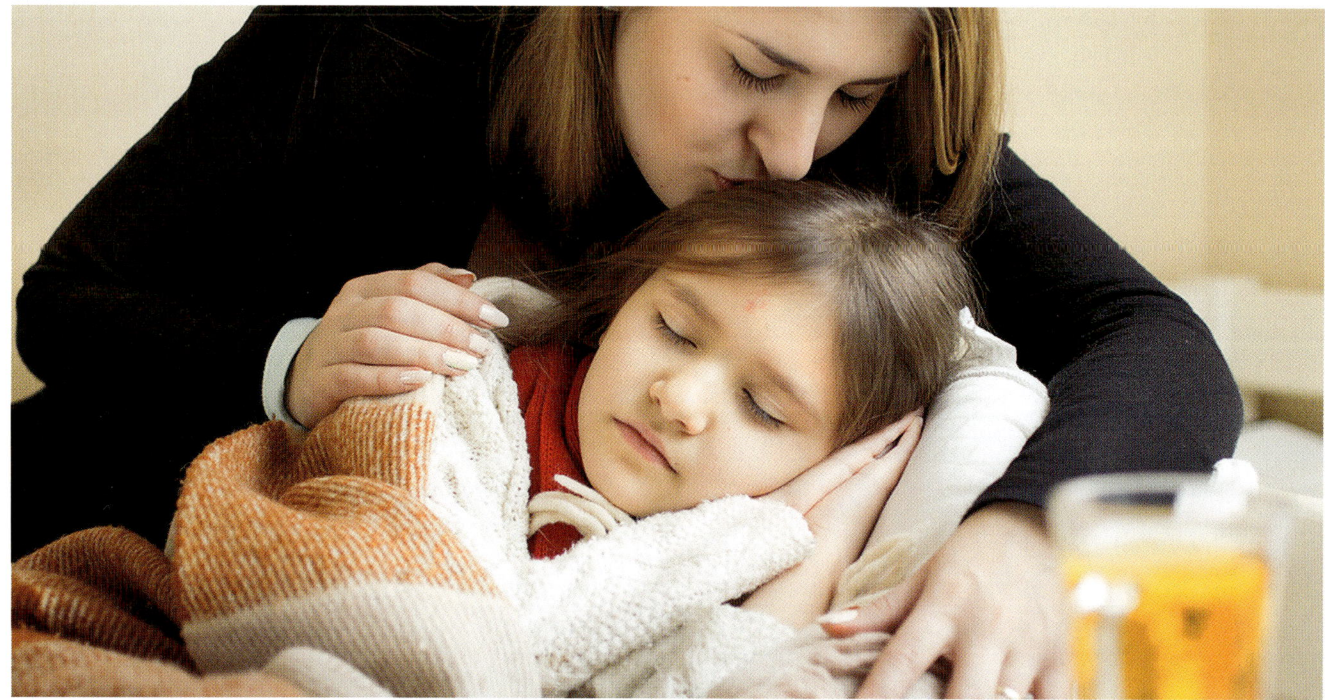

Die Heilmittel Liebe, Zärtlichkeit, Zuwendung, Streicheln und Hautkontakt kosten nichts.

Das wichtigste Heilmittel bei allen Kinderkrankheiten

Berührung und Zuwendung
Kinder reagieren bei allen Krankheiten sehr stark auf psychische Faktoren. Liebe, Zuwendung und Geborgenheit sind vor allem für Kleinkinder von sehr großer Bedeutung.

Zärtliche Berührungen, Händchen halten, sanfte Massagen, Streicheln über den Kopf sind wichtig für das Kind. Beachten Sie dabei, dass Sie Ihrem kranken Kind soviel Hautkontakt wie nur möglich geben. Zärtliche und liebevolle Berührungen lösen besonders im Körper von Babys und Kleinkindern ein wahres Feuerwerk an biochemischen Reaktionen aus, die außerordentlich beruhigend, heilend und schmerzlindernd wirken. Durch Berührungen und Massagen wird die Atmung wird tiefer, der Stress reduziert sich, die Wachstums- und Gehirnentwicklung wird angeregt und Heilprozesse werden in Gang gesetzt und unterstützt. Beim Kuscheln schüttet der Körper das Neurohormon Oxytocin aus. Dieser Stoff trägt zur Schmerzlinderung bei, senkt den Blutdruck, nimmt Ängste, stärkt das Immunsystem sowie die physische und psychische Gesamtkondition. Die Heilmittel Liebe, Zärtlichkeit, Zuwendung, Streicheln und Hautkontakt kosten nichts. Sie sind fast immer verfügbar und bei jeder Erkrankung ohne Nebenwirkungen unbegrenzt einsetzbar. Diese Empfehlung wird von erfahrenen Kinderärzten unterstützt.

Heilmittel für Kinder bei Erkältungskrankheiten

Kleinkinder werden häufig von Erkältungen geplagt. Dies betrifft dann oft die ganze Familie, weil das Kind nachts hustet und keiner mehr schlafen kann. Sie können die Abwehrkräfte Ihres Kindes stärken und die Erkältungsbeschwerden mit folgenden Hausmitteln lindern:

Viel Flüssigkeit für erkältete Kinder
Bei einer Erkältung ist für Ihr Kind vor allem Ruhe und viel Flüssigkeit wichtig. Geben Sie Ihrem Kind eine warme Gemüsebrühe, eine leichte Suppe, warmen Kräutertee, warme Milch mit Honig.

Babys die noch gestillt werden, erhalten natürlich auch jetzt nur Muttermilch und allenfalls ein wenig ganz leichten Fenchel- oder Kamillentee.

Holunderblütentee oder Kamillentee
wirkt schleimlösend, schweißtreibend und entzündungshemmend.

Brühen Sie 1 Teelöffel Holunderblütentee oder Kamillentee mit 1 Tasse kochendem Wasser auf, lassen den Tee 5 Minuten ziehen und seihen ihn dann ab. 2–3 Tassen pro Tag kann Ihr Kind gern davon trinken.

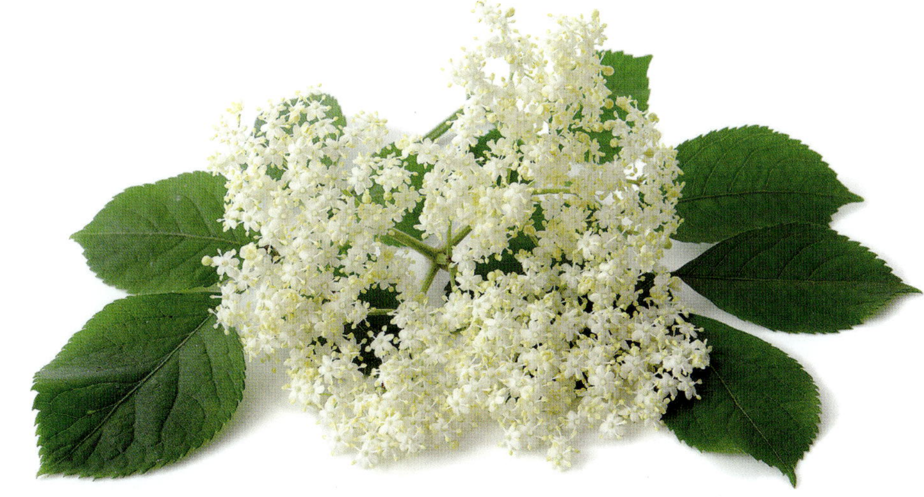

Holunderblüte

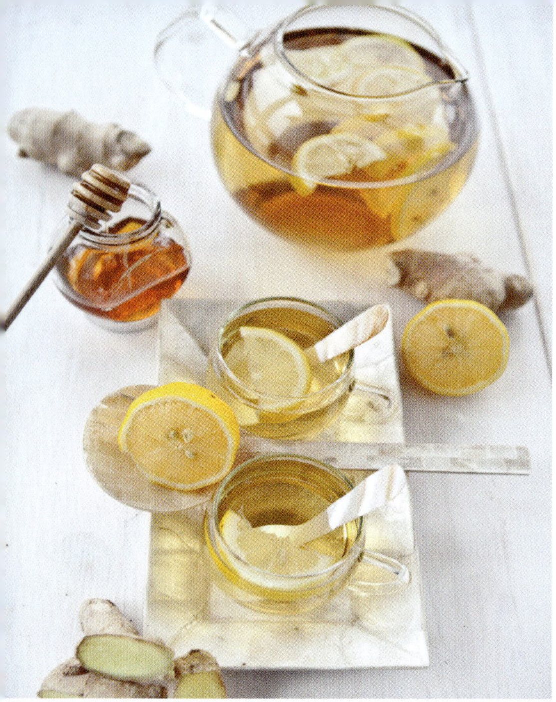

Zitronentee mit Honig und Ingwer

Bei Husten und Schnupfen ist eine vitaminreiche Ernährung wichtig und hilfreich. Geben Sie Ihrem Kind schon zum Frühstück frisch gepressten Orangensaft oder besser noch einen gesunden Smoothie.

Smoothie aus frischen Kräutern und Obst

Zutaten: Äpfel, Birnen, Erdbeeren, Orangen, Zitrone, Bananen, Minze, Gänseblümchen, Sauerampfer, Salbei und Fenchel anteilig nach dem Geschmack Ihres Kindes mischen. Die Kräuter sollten aber mindestens ein Zehntel der Gesamtmenge betragen. Aber alles ohne Zucker, denn Zucker ist ein Vitaminräuber und verhindert die Aufnahme der Vitamine im Körper. Natürlich gilt das auch für alle Getränke Ihres Kindes. Gesund süßen kann man mit Honig. Das gibt es im Reformhaus oder der Apotheke.

Vitamine und viel Trinken sind bei Erkältungen wichtig

In jedes Glas Wasser oder Tee, dass Ihr Kind trinkt, sollte ein Esslöffel frisch gepresster Zitronensaft. Natürlich sollte auch zu den Mahlzeiten viel frisches Obst und Gemüse auf dem Tisch stehen. Zu Beginn einer Erkältung tut vielen Kindern eine warme Gemüsesuppe oder Hühnerbrühe gut. Das sind zwar oft nicht die Lieblingsspeisen der Kinder, aber versuchen Sie Ihren Kindern zu erklären, dass Vitamine wichtig sind, und gehen Sie mit gutem Beispiel voran.

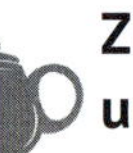

Zitronentee mit Honig und Ingwer

hilft gegen den Husten. Pressen Sie den Saft einer Bio-Zitrone in ein Glas mit warmen Wasser aus und geben Sie zum Süßen einen Teelöffel Honig hinzu und eine fünf Millimeter dicke Scheibe Ingwer. Lassen Sie Ihr Kind den Tee mehrmals pro Tag trinken. Er hilft bei Husten und auch bei Halsschmerzen. Vitamin C stärkt die natürliche Abwehrkraft, die Flüssigkeit hilft den Schleim zu lösen und beim Abhusten. Warme Getränke beruhigen grundsätzlich die Schleimhäute und lindern den Hustenreiz.

Dampf inhalieren zum Schleimlösen

Füllen Sie 1–2 Liter kochendes Wasser in eine Schüssel und geben Sie dann eine halbe Handvoll getrocknete Kamille und eine halbe Handvoll getrockneten Thymian dazu. Wenn Ihr Kind schon älter ist, kann es sich direkt mit dem Kopf so über die Schüssel beugen und den Dampf einatmen. Aber Vorsicht, der heiße Dampf oder das Wasser dürfen das Kind nicht verbrühen. Ein Handtuch über dem Kopf gehängt intensiviert das Dampfbad. Beim Dampfbad das Kind nie unbeaufsichtigt lassen.

Warmes Kräuterbad für Kleinkinder (zwei bis fünf Jahre)

Bei Kleinkindern bis 5 Jahre sind Dampfbäder zu gefährlich. Sie können Ihrem Kleinkind aber in einem gut geheizten Badezimmer ein warmes Kräuterbad mit je einer Handvoll getrockneter Kamille, Tymian, Salbei und Rosmarin einlassen. Die Kräuter werden in der Badewanne mit etwa 80 °C heißem Wasser übergossen und rund 1o–15 Minuten ziehen lassen. Wenn das Wasser auf 40 °C abgekühlt ist, können Sie Ihr Kind etwa 3–5 Minuten darin baden und anschließend sofort ins Bett legen. Das ist fast so gut wie ein Dampfbad, erweitert die Blutgefäße, regt den Kreislauf und den Stoffwechsel an und beruhigt die Nerven.

Erkältungsfußbad für Kinder

Ein Fußbad wirkt durchblutungsfördernd und stärkt die Abwehrkräfte. Stellen Sie Ihr Kind mit den Füßen in 37,5 °C warmes Wasser. Geben Sie nach einigen Minuten langsam noch heißeres Wasser dazu, bis das Fussbad eine Temperatur von maximal 40 °C erreicht hat. Nach etwa 10 Minuten sollte Ihr Kind ein angenehmes Wärmegefühl verspüren. Dann trocknen Sie die Füße gut ab, ziehen dem Kind dicke, warme Socken an und packen es unter eine warme Wolldecke. Dies ist besonders vor dem Einschlafen sehr entspannend.

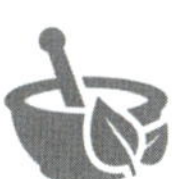

Allzweckmittel Kamille

Die Echte Kamille wurde wissenschaftlich intensiv erforscht. Sie wirkt antibakteriell, entzündungshemmend, beruhigend und krampflösend. Sie können Kamillenblüten gegen Entzündungen der Atemwege, aber auch bei Beschwerden von Magen und Darm sowie bei Hauterkrankungen aller Art einsetzen. Für Ihre Kinder sollten Sie immer Kamillentee vorrätig haben. Kamillentee oder ein Kamillenaufguss kann bei vielen Wehwehchen helfen.

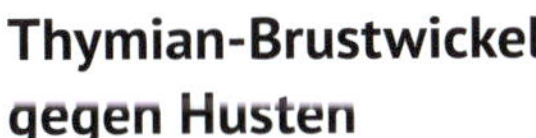

Thymian-Brustwickel gegen Husten

Ein Thymian-Brustwickel wirkt schleimlösend: Übergiessen Sie dazu 1 EL Thymian mit heissem Wasser, lassen Sie es 10 Minuten ziehen und seihen Sie dann ab. Tränken Sie ein dünnes Baumwolltuch (Geschirrhandtuch) in dem Sud, wringen Sie das Tuch aus und legen Sie es auf die Brust des Kindes. Decken Sie das feuchte Tuch mit einem trockenen Tuch ab und lassen Sie den Brustwickel 30 Minuten einwirken.

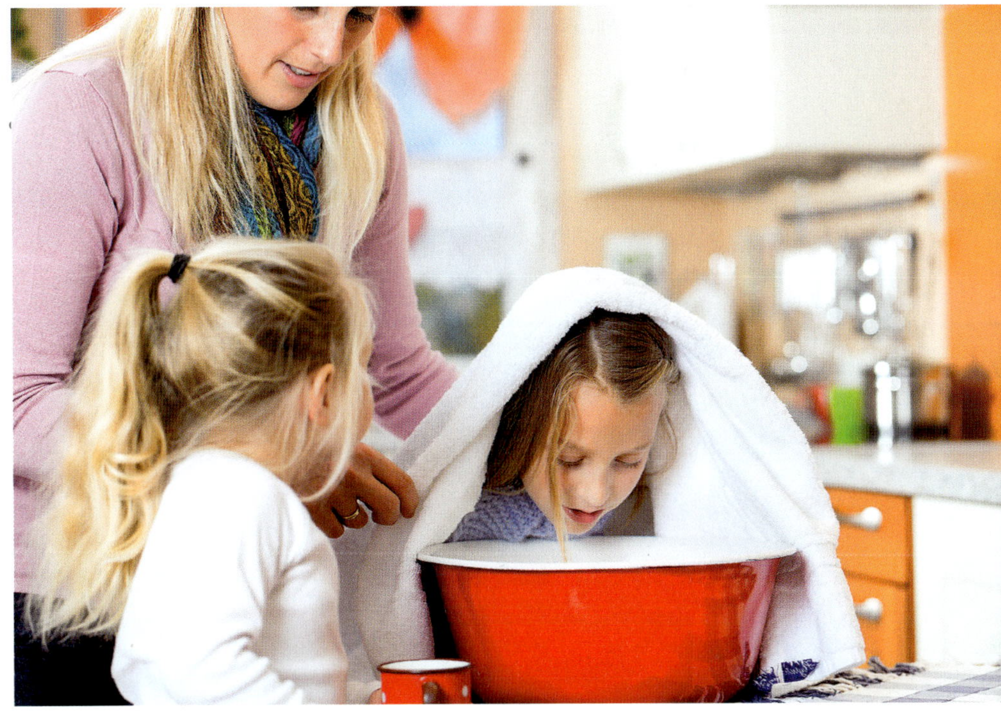

Dampf inhalieren zum Schleimlösen

Aromatherapie für Kinder

Füllen Sie eine Aromalampe mit Wasser und geben Sie zwei bis drei Tropfen Rosmarinöl oder Thymianöl und eine Prise Salz dazu. Stellen Sie die Lampe für etwa eine Stunde im Zimmer auf, damit sich die ätherischen Öle ausbreiten können. Achtung! Lassen Sie die Lampe nicht unbeaufsichtigt bei Ihren Kindern im Zimmer stehen. Für Babys unter einem Jahr stellen Sie am besten nur eine Schale mit heißem Wasser auf die Heizung. In das Wasser geben sie das ätherische Öl. So verdampft das Öl langsamer und in geringerer Menge.

Luftbefeuchter im Kinderzimmer und in der Wohnung

Im Winter ist die Raumtemperatur in unseren Wohnungen meist zu hoch und die Luft zu trocken. Trockene warme Luft lässt unsere Nasen- und Rachen-Schleimhaut schnell austrocknen, sodass Bakterien und Viren eine leichte Angriffsfläche haben. Sorgen Sie dafür, dass ihre Wohnung im Normalfall nicht über 21 °C warm ist und die Luftfeuchtigkeit bei mindestens 85 Prozent liegt. Hierbei helfen das tägliche 10 Minuten lange Durchlüften, Reduzierung der Heiztemperatur und das Aufstellen von Kaltwasserschalen – gern auch mit Aromaölen.

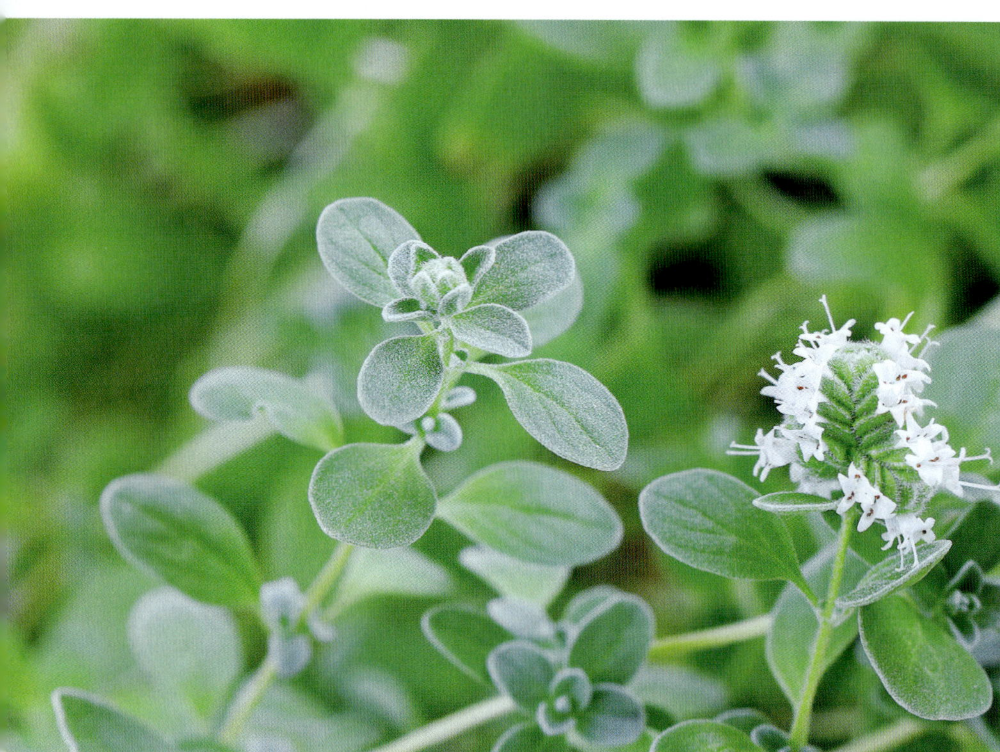

Majoran mit weißer Blüte

Majoran-Buttercreme für geschundene Schnupfennasen

Bei starkem Schnupfen mit heftigem Sekretauslauf ist die Nase oft gerötet und die Haut um die Nase stark angeriffen, trocken und spröde. Bei der feinen Haut von Kindern ist dies besonders unangenehm und auch schmerzhaft. Um dies zu verhindern, cremen Sie die Nase und die umliegenden Hautpartien Ihres Kindes schon vorbeugend dick ein. Verwenden Sie eine gute ph-neutrale Wundsalbe aus der Apotheke oder stellen Sie selbst eine Schutzsalbe aus Butter und frischem Majoran her. Diese erleichtert Ihrem Kind auch das Atmen.

So stellen Sie selbst eine Hautschutzsalbe für die Nase her:

Erhitzen Sie 100 g Butter in einem Topf und schöpfen Sie mit einem Löffel vorsichtig den Schaum ab, bis sich kein Schaum mehr bildet. Filtern Sie die flüssige Butter dann durch ein feines Leinentuch. In die flüssige Butter geben Sie eine Handvoll frischer gehackter Majoranstängel mit Blüten (nur das obere Drittel der Stängel mit Blüten und Blättern). Rühren Sie die Mischung eine halbe Stunde in einer Schüssel auf einem heißen Wasserbad. Die Butter sollte aber nicht mehr zum Sieden kommen. Seihen Sie die Butter dann wieder durch ein feines Leinentuch ab. Geben Sie die fertige Majoranbutter in kleine Schraubverschlussgläser. Diese Salbe hält sich im Kühlschrank etwa ein Jahr lang. Tragen Sie die Salbe mehrmals täglich auf die betroffenen Nasen- und Hautpartien auf. Die Salbe kann auch bei trockenen und spröden Lippen verwendet werde.n Da diese Salbe aus ganz natürlichen Zutaten hergestellt wird, ist sie auch für ganz kleine Kinder geeignet und es macht nichts aus, wenn die Kinder diese ablecken.

Hustensirup für Kinder (ab zwei Jahren)

Einen antibakteriellen und schleimlösenden Hustensirup können Sie einfach aus Zwiebeln selbst herstellen. Dazu schneidet man eine große Zwiebel in kleine Würfel und gibt sie zusammen mit fünf Esslöffeln Bio-Bienenhonig in ein Schraubglas. Lassen Sie das geschlossene Glas mindestens 12 Stunden stehen und seihen Sie dann den Honig und die Zwiebeln durch ein feines Teesieb ab. Fertig ist der Hustensirup. Geben Sie Ihrem Kind zwei- bis dreimal täglich zwei Teelöffel Sirup, so lange bis der Husten oder die Erkältung abklingt. Der Sirup sollte innerhalb von maximal 10 Tagen verbraucht oder danach frisch hergestellt werden. Bewahren Sie den Sirup bei etwa 7 °C im Kühlschrank auf.

> **Wichtig!**
>
> Für Kleinkinder unter zwei Jahren ist der Hustensirup nicht geeignet, da der enthaltene Zwiebelsaft starke Blähungen verursachen kann.

Ein Aroma-Kräutersäckchen für Kinder

Bei sehr kleinen Kindern können Sie auch schon einer Erkältung vorbeugend ein Kräutersäckchen direkt am Kinderbettchen anbringen. Hierfür verwenden Sie je 30 Gramm frischen Rosmarin, Salbei, Thymian, Kamille und Schafgarbe oder nur 20 Gramm der getrockneten Kräuter. Diese binden Sie in ein Leinentuch ein und hängen dies direkt am Bettchen auf. Die ätherischen Öle der Kräuter sind nach rund zwei Wochen verflogen und Sie können ein neues Säckchen anbringen.

Bei starkem Schupfen hilft auch ein Aroma-Säckchen mit etwa 100 Gramm frisch gehackten Zwiebeln und zwei in Scheiben geschnittenen Knoblauchzehen direkt am Kinderbettchen. Diese müssen allerdings schon nach zwei Tagen ersetzt werden, da sie sonst anfangen zu faulen und zu schimmeln.

Brustwickel gegen Husten

Ein Brustwickel mit warmen Pellkartoffeln kann bei starkem Husten helfen, den Schleim in den Bronchien zu lösen. Kochen Sie zwei bis drei Pellkartoffeln und zerdrücken Sie diese in einem alten Geschirrhandtuch. Wickeln Sie ein weiteres Geschirrhandtuch darum und drücken Sie die Kartoffel in den Tüchern flach. Lassen Sie die Kartoffeln 10–15 Minuten abkühlen und testen Sie mindestens eine Minute am Handgelenk, ob der Wickel nicht zu heiß ist. Vorsicht, damit Sie ihr Kind nicht verbrennen. Bedenken Sie auch, dass die Haut Ihres Kindes viel dünner und empfindlicher ist als Ihre eigene.

Legen Sie den Wickel dann auf die Brust Ihres Kindes. Der Wickel bleibt auf der Brust, solange er warm ist.

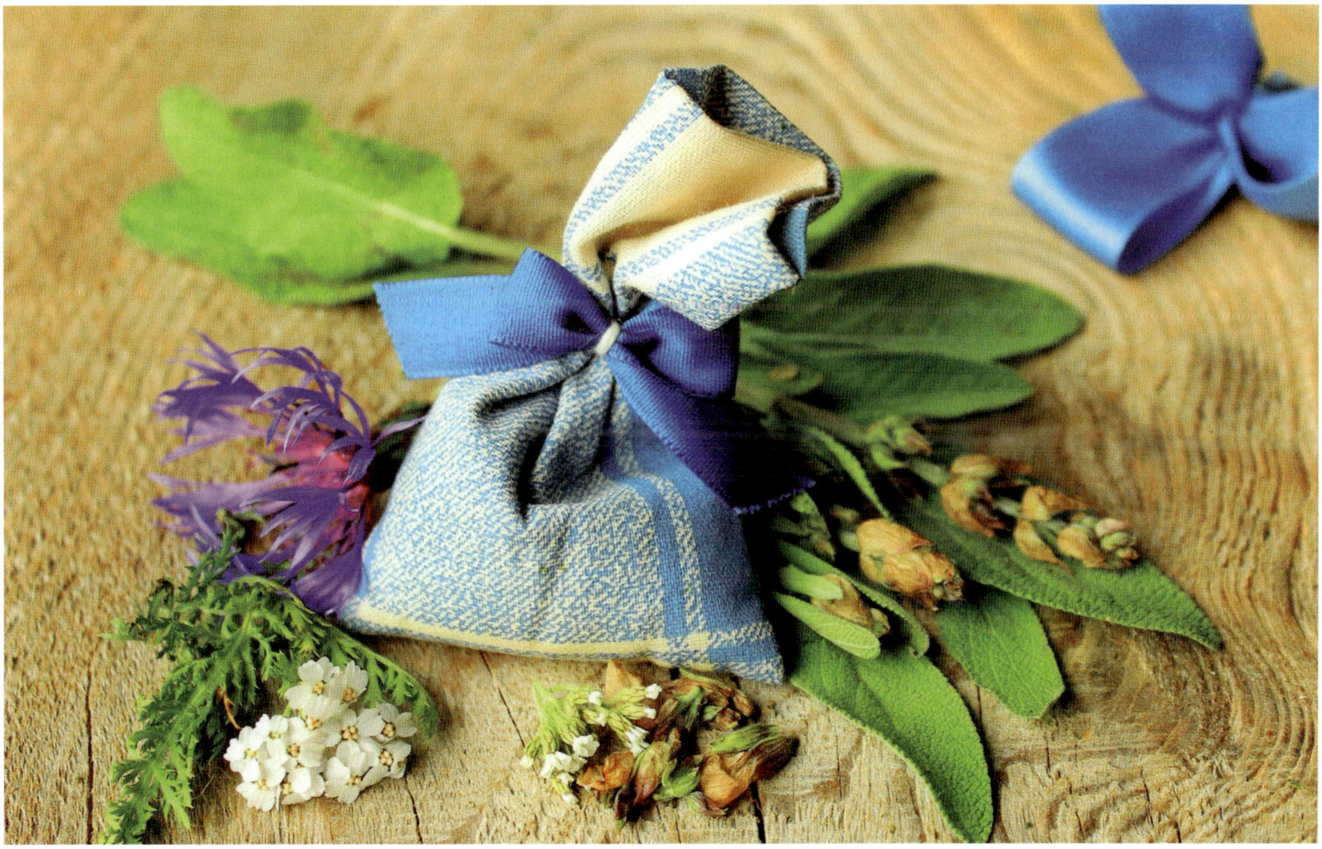

Aroma-Kräutersäckchen lassen sich mit vielen Heilkräutern zusammenstellen. Sie helfen den Atemwegen und verbessern das Raumklima.

Krätze

Die Krätze ist eine ansteckende Hauterkrankung, die durch Milben verursacht wird. Besonders Kinder werden häufig von dieser juckenden Angelegenheit geplagt, bei der manchmal nur die Finger und Handgelenke jucken und schwellen, es kann aber auch der ganze Körper befallen werden.

Wichtig ist, Körper- und Bettwäsche gründlich zu waschen, sogar auszukochen. Zur Behandlung der Krätze gibt es reichlich synthetische Medikamente, sie lässt sich aber auch gut mit Kräutern behandeln.

Welche Heilpflanzen helfen?

Dickblume (Pycnanthemum muticum) und Poleiminze (Mentha pulegium)
Ich habe diese Pflanzen im Garten, weil sie mir die Zecken vom Leib halten. Mit zerdrückten Blättern reibe ich mir die nackten Arme ein, dann traut sich keine Zecke an mich heran. Beide Pflanzen beinhalten „Pulegon“, ein Gift, das Zecken, Flöhe, Läuse und Milben abwehrt. Da Krätze von Milben verursacht

> **Wichtig!**
>
> Schwangere sollten diese Kräuter nicht verwenden, beide sind giftig!

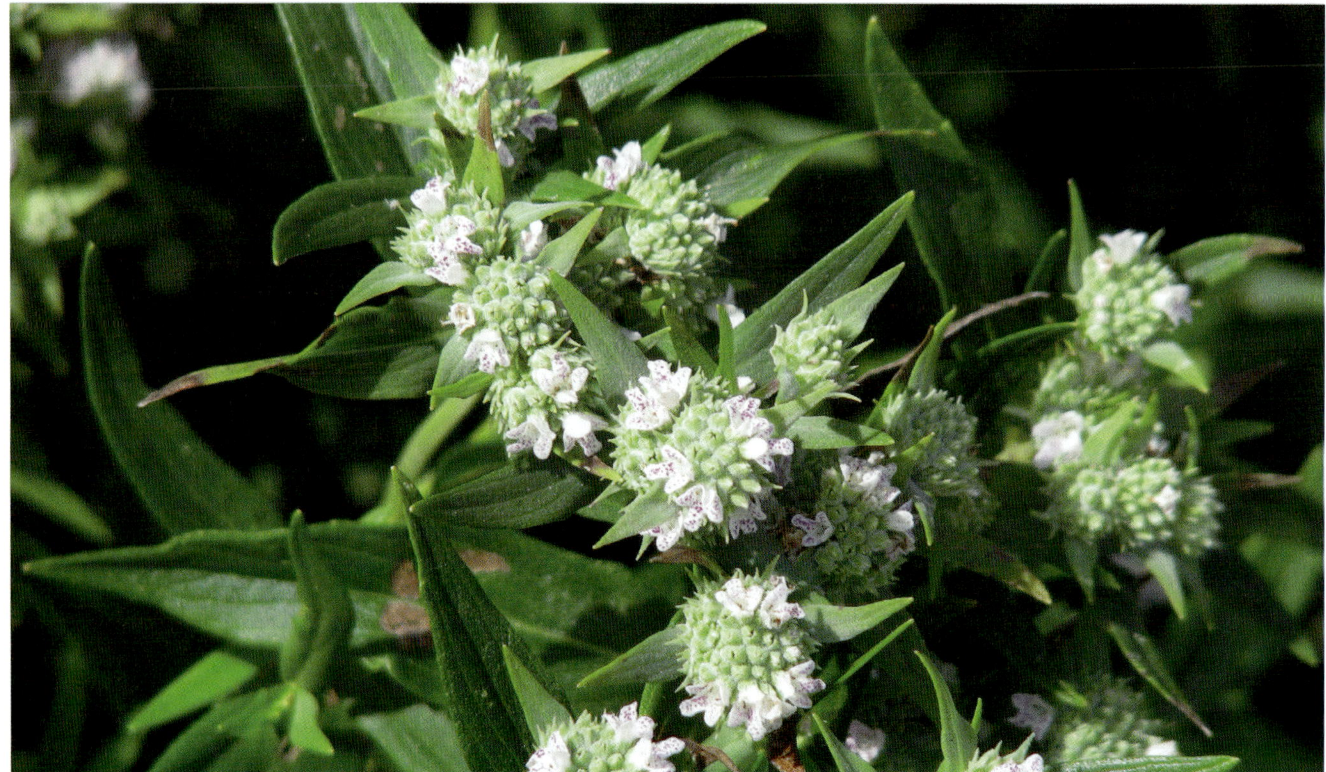

Dickblume

wird, helfen sowohl Dickblume als auch Poleiminze.
Von einer dieser Pflanzen wird ein Tee gekocht. Mit diesem werden dann die erkrankten Körperteile betupft.

Wichtig!

Dickblumen- und Poleiminztee auf keinen Fall trinken, sie sind giftig!

Dickblumen- oder Poleiminztee

2 gehäufte Esslöffel getrocknete, zerkleinerte Blätter der Dickblume oder der Poleiminze mit 1 Liter kochendem Wasser übergießen, 10 Minuten bedeckt ziehen lassen und abseihen. Den erkalteten Tee nur zum Betupfen der erkrankten Stellen verwenden, nicht trinken (er ist giftig).

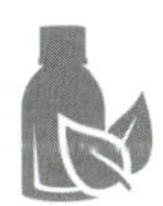

Dickblumen- oder Poleiminztinktur

Ein weithalsiges Schraubglas bis zur Hälfte mit frischem, geschnittenen Kraut (beide Kräuter zusammen oder einzeln) bestücken und mit 38%igem Doppelkorn auffüllen, bis alles gut bedeckt ist. Das Glas bei Zimmertemperatur 6–8 Wochen ruhen lassen, dabei öfters schütteln. Danach die Flüssigkeit abseihen und in eine dunkle Flasche füllen. Die fertige Tinktur im Verhältnis von 1 : 1 mit destilliertem Wasser verdünnen und mehrmals täglich auf kranke Körperteile tupfen.

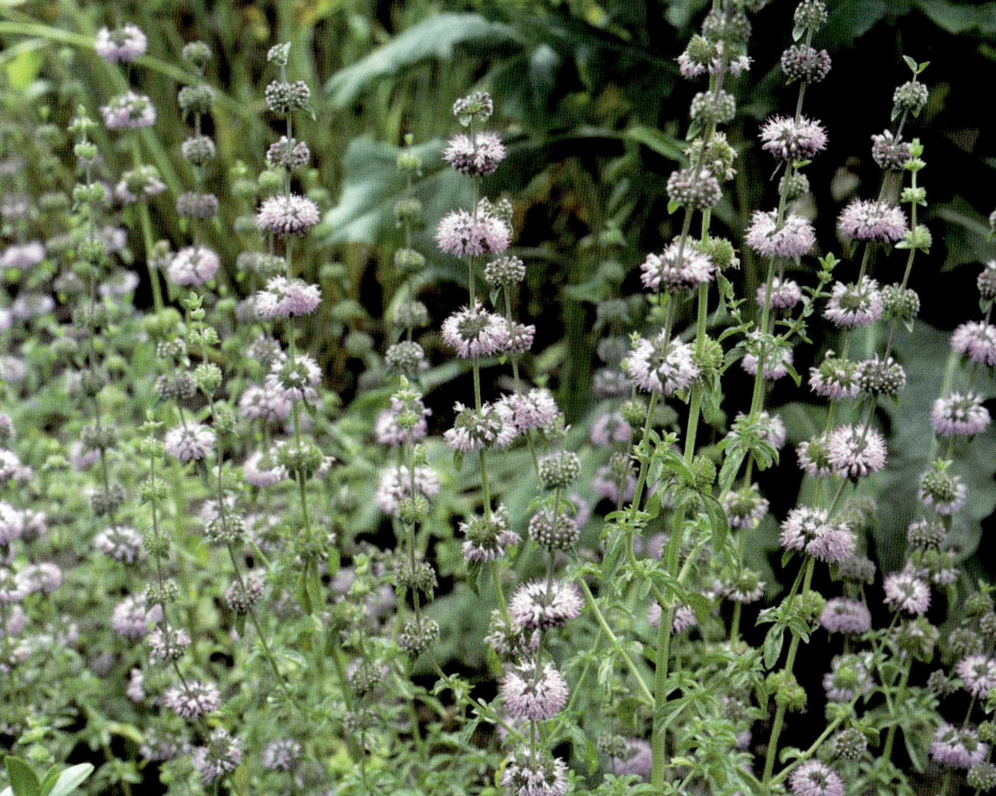

Poleiminze

Kräuterbademischung

50 g junge Fichtentriebe
50 g Kamille
50 g Baldrianwurzel

Die Kräuter mischen und 8 Esslöffel davon mit 1 Liter kochendem Wasser übergießen. 1 Stunde ziehen lassen, abseihen und in das Badewasser gießen. Das Bad sollte nicht länger als 15 Minuten dauern. Nach dem Trockentupfen werden erkrankte Körperstellen noch mit Lycopodium-Puder gepudert (siehe Seite 134/135). Danach sollte sich der Patient ins Bett legen.

Umschlag aus Großer Klettenwurzel und Löwenzahnwurzel

Beide Wurzeln werden gemischt, 3 gehäufte Esslöffel der Mischung mit 1 Liter kochendem Wasser übergießen, 10 Minuten bedeckt ziehen lassen, abseihen und als Umschlag auf die juckende Haut legen.

Was sonst noch hilft

Apfelessig: Dem Vollbad einen ¼ Liter Apfelessig beimischen, das desinfiziert.

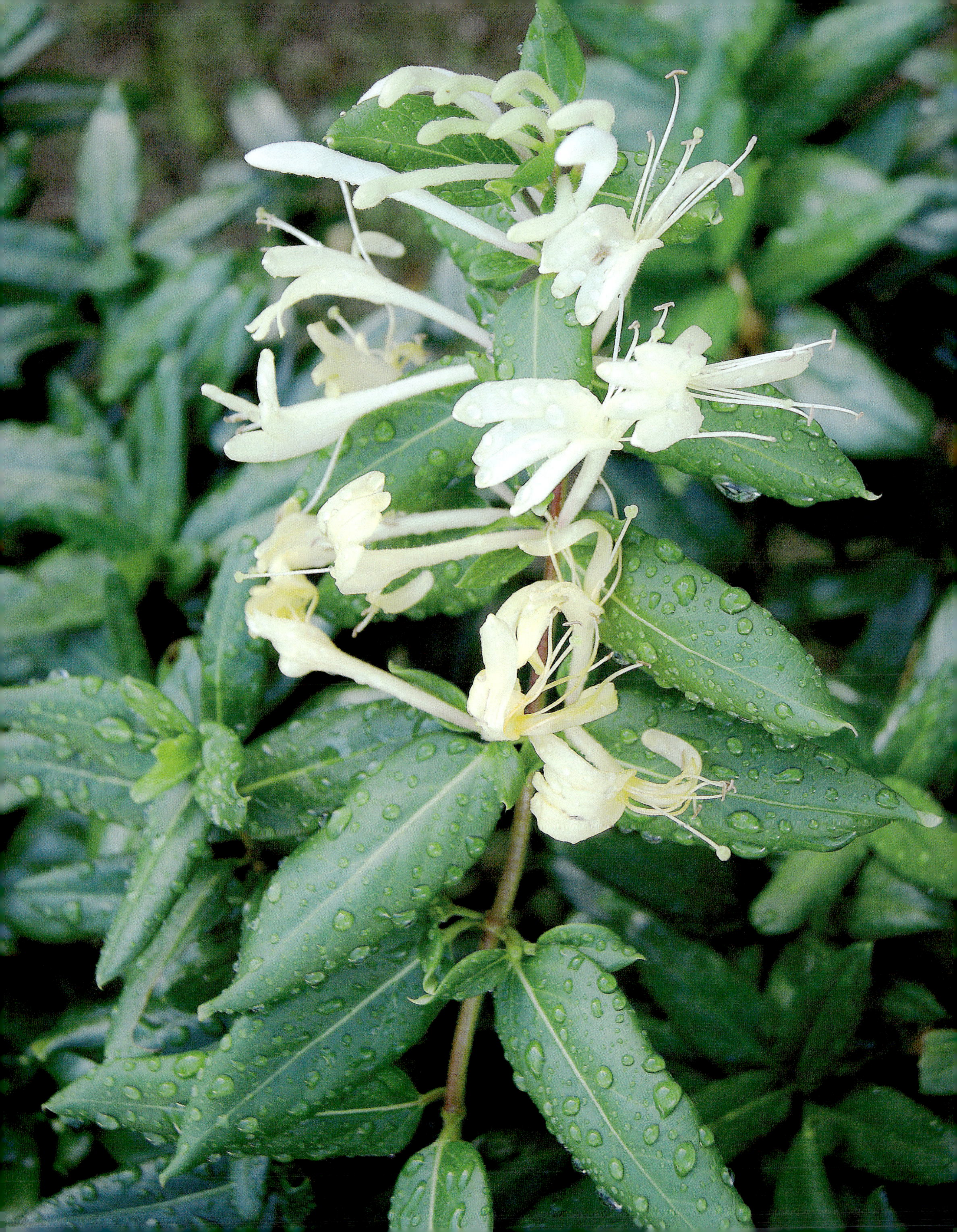

Mandelentzündung (Angina)

Oft leiden gerade kleinere Kinder unter einer Mandelentzündung, die meist von Bakterien hervorgerufen wird, in seltenen Fällen von Viren. Es kommt zu Schluckbeschwerden, Schwellung und Rötung der Mandeln, auch zur Rötung des Gaumens. Verbunden ist die Erkrankung mit Fieber, Kopfschmerzen, Hustenreiz, belegter Zunge und manchmal sogar mit Schüttelfrost.

Wenn Keime und Giftstoffe in die Mundhöhle gelangen, fällt den Mandeln die Aufgabe zu, diese aufzufangen und abzutöten. Aus diesem Grund muss gut überlegt werden, ob bei häufiger Mandelentzündung die Mandeln entfernt werden sollen. Meist verringert sich im Erwachsenenalter die Anzahl der Entzündungen.

Wenn das Kind jedoch sehr schlapp ist und mit hohem Fieber im Bett liegt, sollte unbedingt ein Arzt gerufen werden. Bei weniger schlimmer Erkrankung kann eine Mandelentzündung auch mit Naturheilmitteln sehr gut behandelt werden.

Welche Heilpflanzen helfen?

Japanisches Geißblatt (Lonicera japonica)
Blätter und Blüten dieser Pflanze sind reine Medizin, denn sie beinhalten Stoffe, die ähnlich wie Acetylsalicylsäure wirken – wie auch in Mädesüß. Dementsprechend kann das Geißblatt wie Mädesüß bei allen Schmerzen und Entzündungen verwendet werden. Wer dieses Rankengewächs im Garten hat, kann die Blüten und Blätter für Tee trocknen, ansonsten bietet ihn die Apotheke zum Kauf an.

Geißblatttee
Je 1 gehäuften Esslöffel der getrockneten Blüten und Blätter mit 1 Liter kochendem Wasser übergießen, 10 Minuten bedeckt ziehen lassen und abseihen. Den Tee zum Trinken und zur Mundspülung verwenden.

Salbei (Salvia officinalis)
Salbei hilft bei allen Entzündungen in der Mundhöhle, so auch bei einer Mandelentzündung. Hauptsächlich wird mit Salbeitee gegurgelt, ab und zu kann man auch einen Schluck Tee trinken.

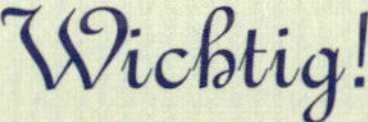

Salbeitee darf man nur über einen kürzeren Zeitraum trinken, denn Salbei enthält „Thujon“, das, hochdosiert, Krämpfe auslösen kann.

Salbeitee
2 gehäufte Esslöffel geschnittener, getrockneter Salbei mit 1 Liter kochendem Wasser überbrühen, bedeckt 10 Minuten ziehen lassen und in eine Wärmekanne abseihen. Den Tee am besten so heiß wie möglich trinken.

Schwarzer Holunder (Sambucus nigra)
Die ätherischen Öle des Holunders helfen bei einer bakteriellen und viralen Mandelentzündung. Von

schwarzen Holunderbeeren wird mit dem Entsafter ein Saft hergestellt, der therapeutisch bei einer Mandelentzündung genutzt werden kann. Der mit Honig gesüßte Saft wird in kleinen Schlucken, die jeweils einen Moment im Mund belassen werden, getrunken.

Bild links: Japanisches Geißblatt

Was sonst noch hilft

- Zitrusfrüchte und alle anderen Früchte wie Hagebutten, Paprikaschoten, Bittermelonen, Guaven oder Brunnenkresse, die reichlich Vitamin C enthalten, denn dieses stärkt das Immunsystem. Am besten sollte alles roh gegessen werden, aber auch leicht gedünstet, nur nicht „totgekocht".

- Gänseblümchen im Salat liefern ebenfalls sehr viel Vitamin C.

- Bei einer Mandelentzündung ist das Ölziehen (siehe Seite 171) meine erste Empfehlung. Es ist für Kinder ab 6 Jahren geeignet, ½–1 Teelöffel Öl sind ausreichend. Durch das Schlürfen und Hin- und Herziehen im Mund werden alle Giftstoffe an das Öl gebunden und mit diesem ausgespuckt. Danach ist die Mundhöhle gereinigt. Das Ölziehen täglich 2- bis 3-mal auf nüchternen Magen durchführen.

Wichtig!

Das Kind muss verstehen, dass das Öl unter keinen Umständen geschluckt werden darf!

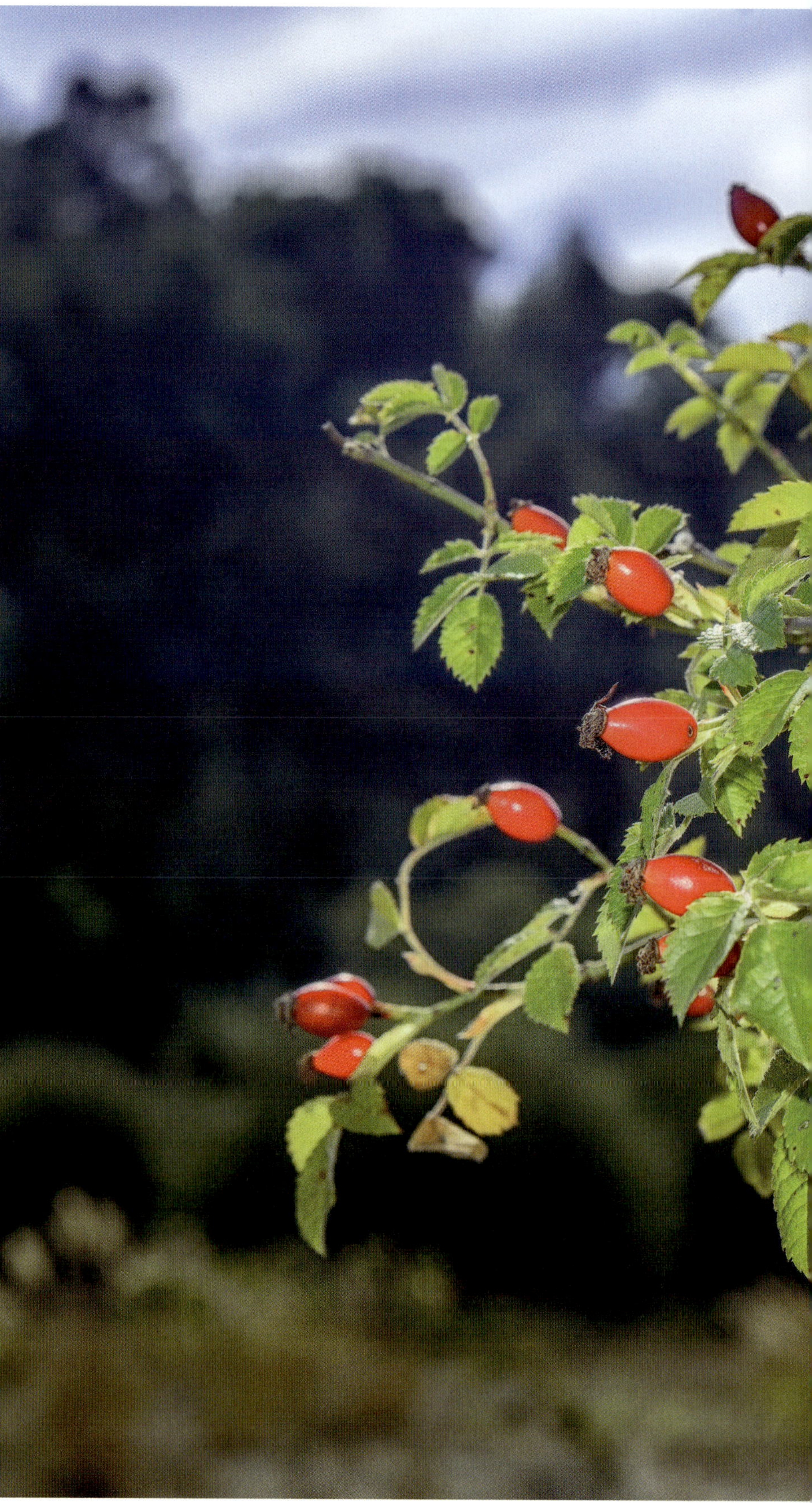

Die Schale der Hagebutte enthält viel Vitamin C und kann roh gegessen werden

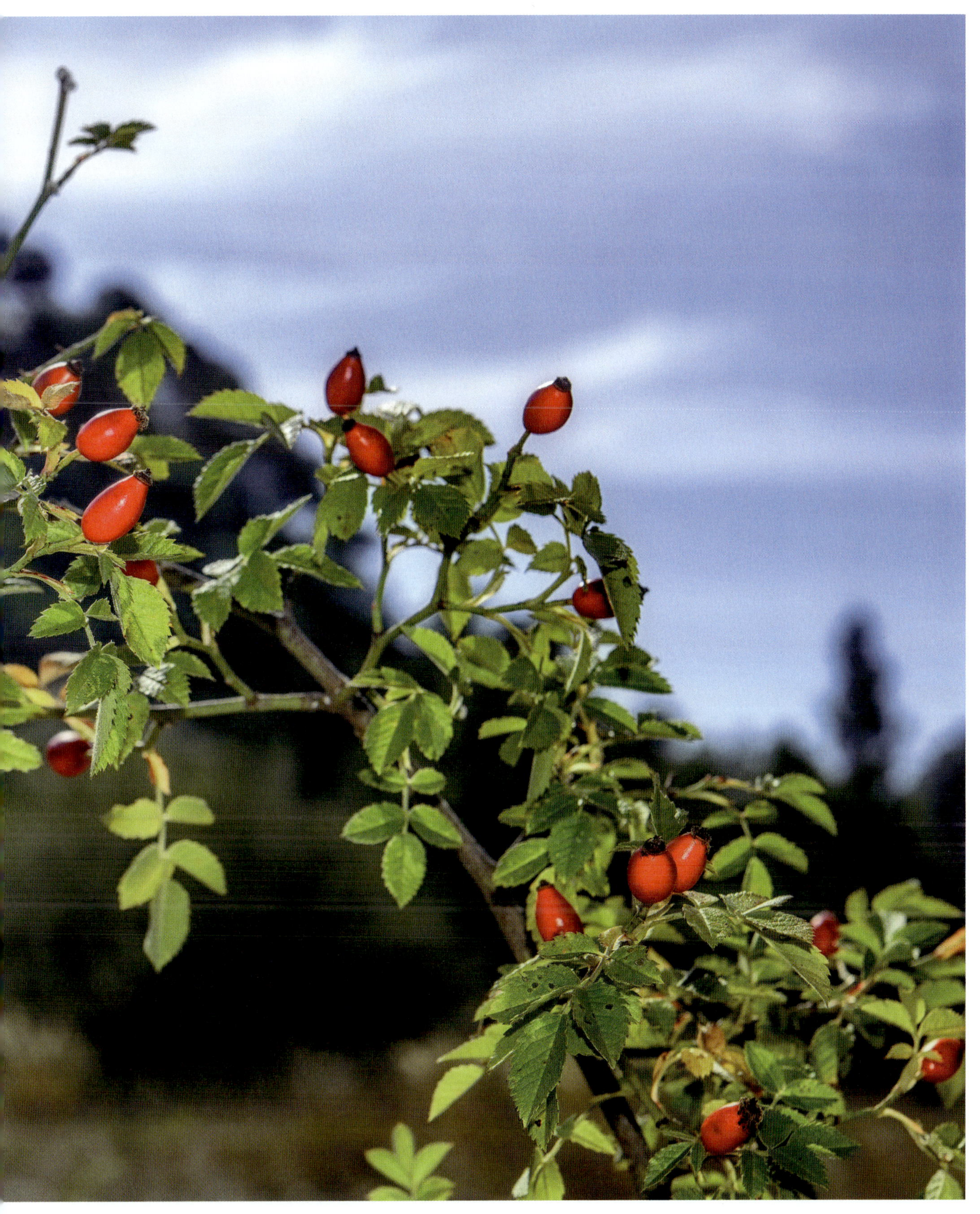

Masern

Masern ist eine typische – und sehr ansteckende – Kinderkrankheit, die man nur einmal im Leben bekommt. Die Ansteckungszeit beträgt 10 – 11 Tage. Wenn ein Einzelkind erkrankt, sollten gute Freunde und Nachbarkinder fernbleiben, Geschwister werden sich wahrscheinlich schnell anstecken.

Die Krankheit beginnt mit erkältungsähnlichen Beschwerden wie Fieber, Husten und Halsschmerzen. Die erkrankten Kinder sind lichtscheu und bekommen manchmal eine Bindehautentzündung, deswegen ist es vorteilhaft, das Krankenzimmer zu verdunkeln. Nach ein paar Tagen kann das Fieber bis zu 40 °C ansteigen, dann zeigt sich auch der typische Hautausschlag. Er beginnt hinter den Ohren, zieht sich über den Hals, das Gesicht und schließlich über den gesamten Körper. Dieser Ausschlag ist juckend und von rosa-hellvioletter Farbe. Nach ein paar Tagen sinkt das Fieber. Der Ausschlag bildet Schuppen, die dann abfallen, er beginnt zu heilen. Bei einem ganz normalen Verlauf der Masern reicht die normale Betreuung eines erkrankten Kindes. Sollte das Fieber jedoch sehr hoch steigen, sollte ein Arzt gerufen werden.

Ein an Masern erkranktes Kind benötigt viel Zuwendung, es kann sehr empfindlich und weinerlich sein. Das Kind sollte warme Wäsche tragen und in einem Bett liegen. Dem Abheilungsprozess dienlich ist ein kurzes, gut temperiertes Bad. Dabei darf weder eine Seife noch ein Waschlappen benutzt werden. Das Badewasser wird mit der hohlen Hand über den Körper geträufelt. Anschließend wird die Haut nur mit einem warmen, weichen Tuch abgetupft, nicht gerubbelt. Danach sollte sich das Kind mit frischer Wäsche wieder ins warme Bett legen.

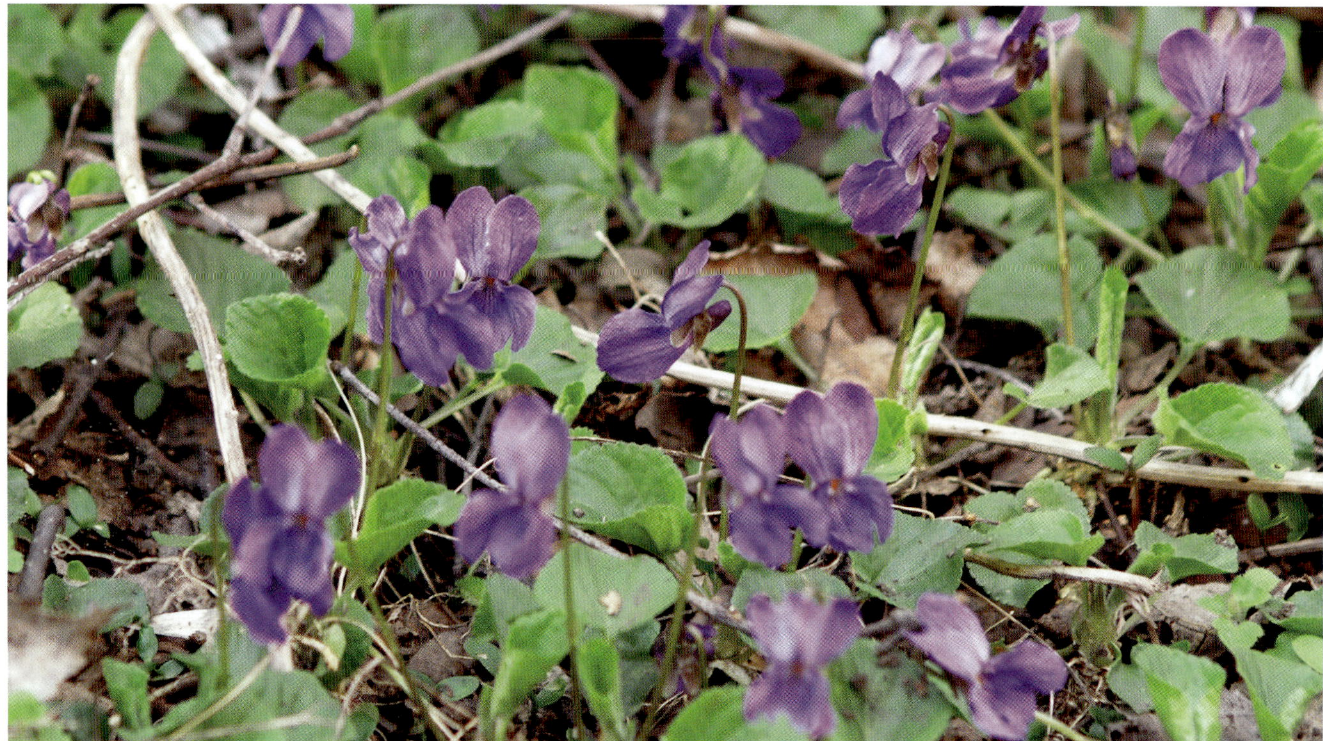

Veilchen

Welche Heilpflanzen helfen?

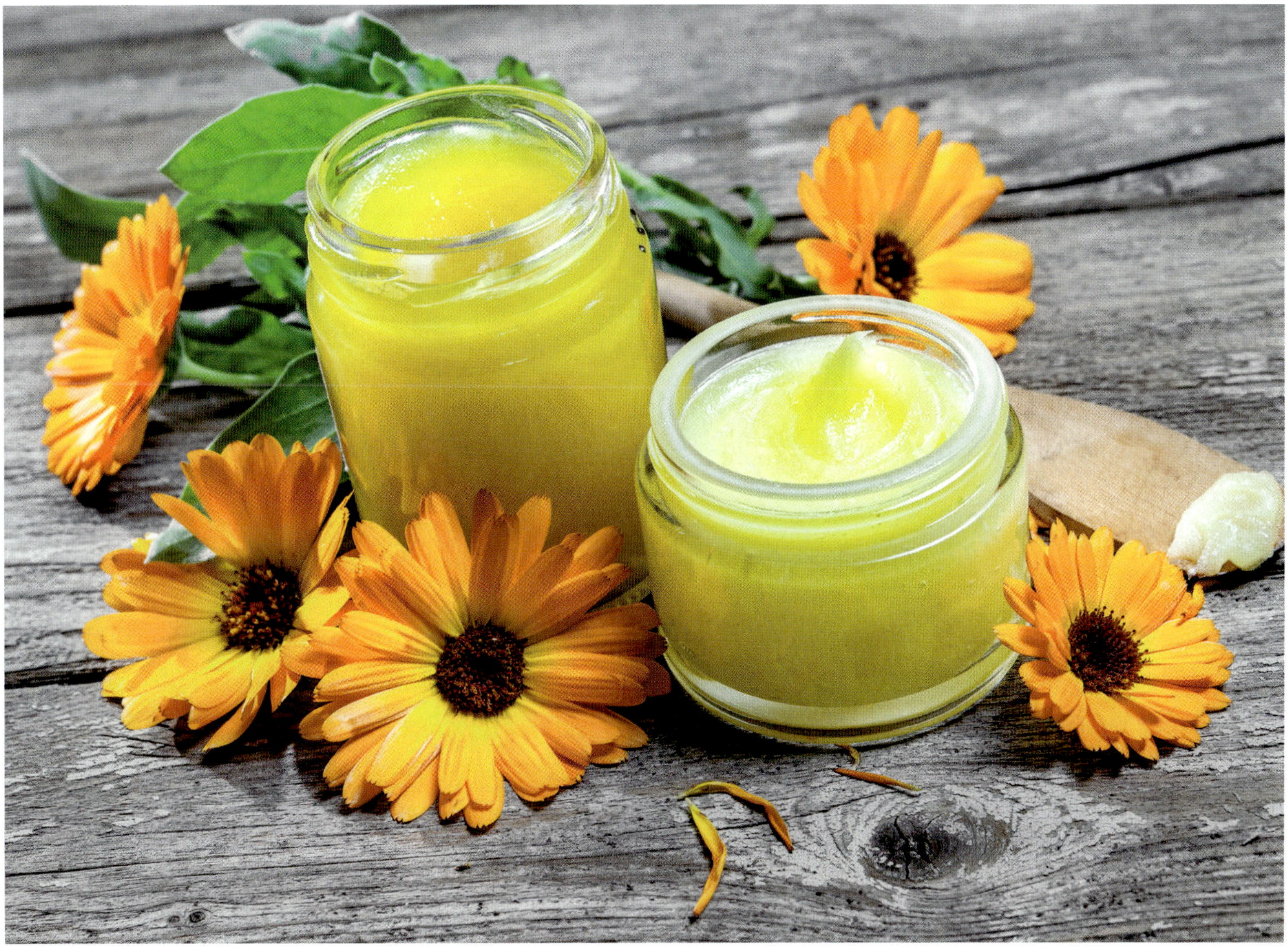

Ringelblumensalbe

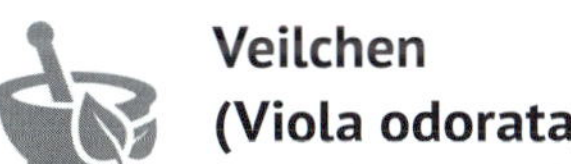

Veilchen (Viola odorata)

Das Veilchen kann bei allen Arten von entzündlichen Hauterkrankungen angewandt werden. Wenn die Masern abklingen und der Körper nicht mehr so sehr schuppt, hilft eine dünn aufgetragene Veilchensalbe bei der Behandlung. Hergestellt wird sie wie die Ringelblumensalbe auf Seite 130.

Ringelblume (Calendula officinalis)

Anstelle der Veilchensalbe kann auch eine Ringelblumensalbe (siehe Seite 130) verwendet werden, aber nur, wenn das Kind gegen Korbblütler nicht allergisch reagiert.

Was sonst noch hilft

Sehr hilfreich zur Nachbehandlung kann auch ein echter Kefir sein, da die Milchsäure die wunde Haut heilt. Dafür wird die kranke Haut mit einem in Kefir getauchten weichen Tuch betupft. Den Kefir eintrocknen lassen, nicht abwaschen.

Milchschorf

Solange ein Kleinkind gestillt wird, wird es von Milchschorf verschont bleiben. Nach der Stillphase aber, wenn Kuhmilch eingesetzt wird, kann er auf der Kopfhaut entstehen – ein Zeichen dafür, dass das Kind allergisch auf Kuhmilch reagiert. Typisch ist eine gerötete und juckende Kopfhaut, auf der sich Schuppen bilden, die ähnlich wie verbrannte Milch aussehen – daher der Name Milchschorf. Oft reicht es, die Milch stark zu verdünnen oder – im schlimmsten Fall – ganz abzusetzen.

Wenn sich auf der Kopfhaut des Kindes Schuppen gebildet haben, kann man diese dick mit Olivenöl einreiben und das Öl über Nacht einwirken lassen, um dann am nächsten Morgen mit einem stumpfen Kamm vorsichtig zu versuchen, die Schuppen zu lösen.

Welche Heilpflanzen helfen?

Ackerstiefmütterchen (Viola arvensis)
Man kann mit einem Tee oder Öl aus Ackerstiefmütterchen (siehe Seite 34) versuchen, die Schuppen zu lösen. Mit einem weichen Waschlappen, der immer wieder in den Tee getaucht wird, die Kopfhaut betupfen. Dabei äußerst vorsichtig vorgehen, um das Kind nicht zu verletzen.

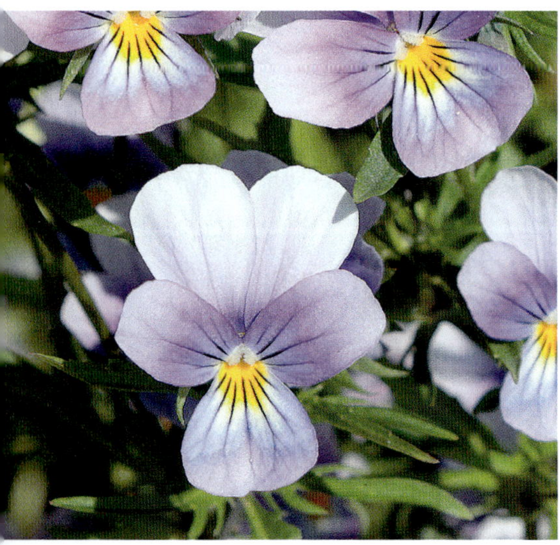

Ackerstiefmütterchen

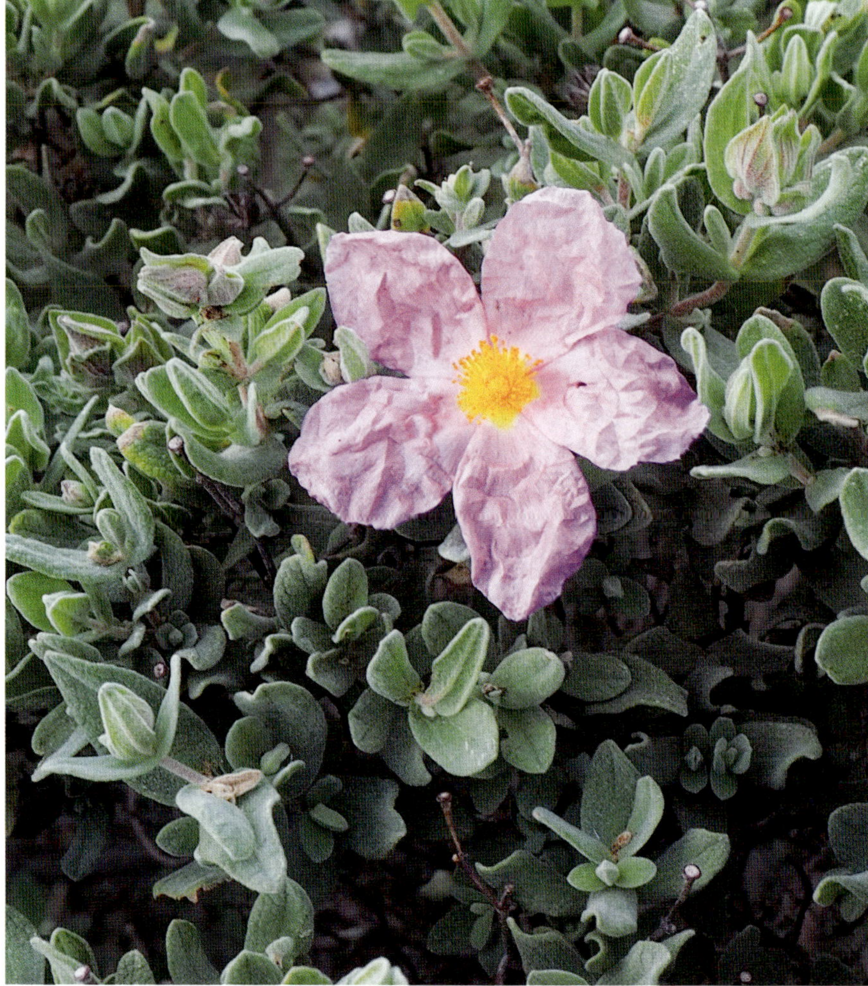

Zistrose

Zistrose (Cistus incanus) und Birkenblätter (Betula)

Für die Schuppenlösung kann man ebenso auch den Zistrosen- und Birkenblättertee verwenden oder eine Mischung aus diesen Kräutertees herstellen und zum Betupfen verwenden.

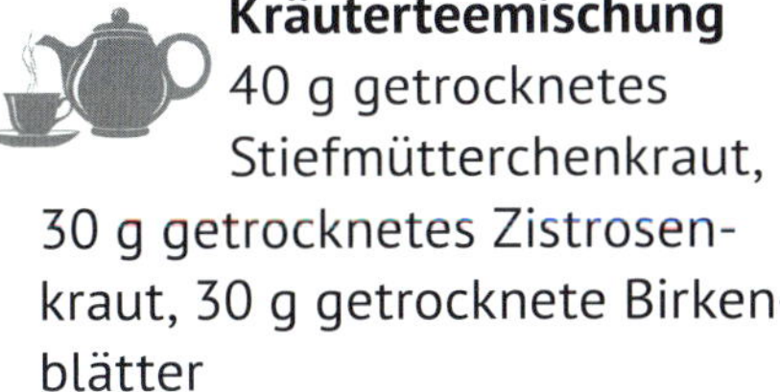

Kräuterteemischung

40 g getrocknetes Stiefmütterchenkraut, 30 g getrocknetes Zistrosenkraut, 30 g getrocknete Birkenblätter

Diese Mischung am besten von einem Apotheker herstellen lassen. 1 Esslöffel der Mischung mit einem ½ Liter kochendem Wasser übergießen, 10 Minuten bedeckt ziehen lassen und in eine Wärmekanne abseihen. Der fertige Tee ist zur äußeren Behandlung sowie zur inneren Anwendung geeignet.

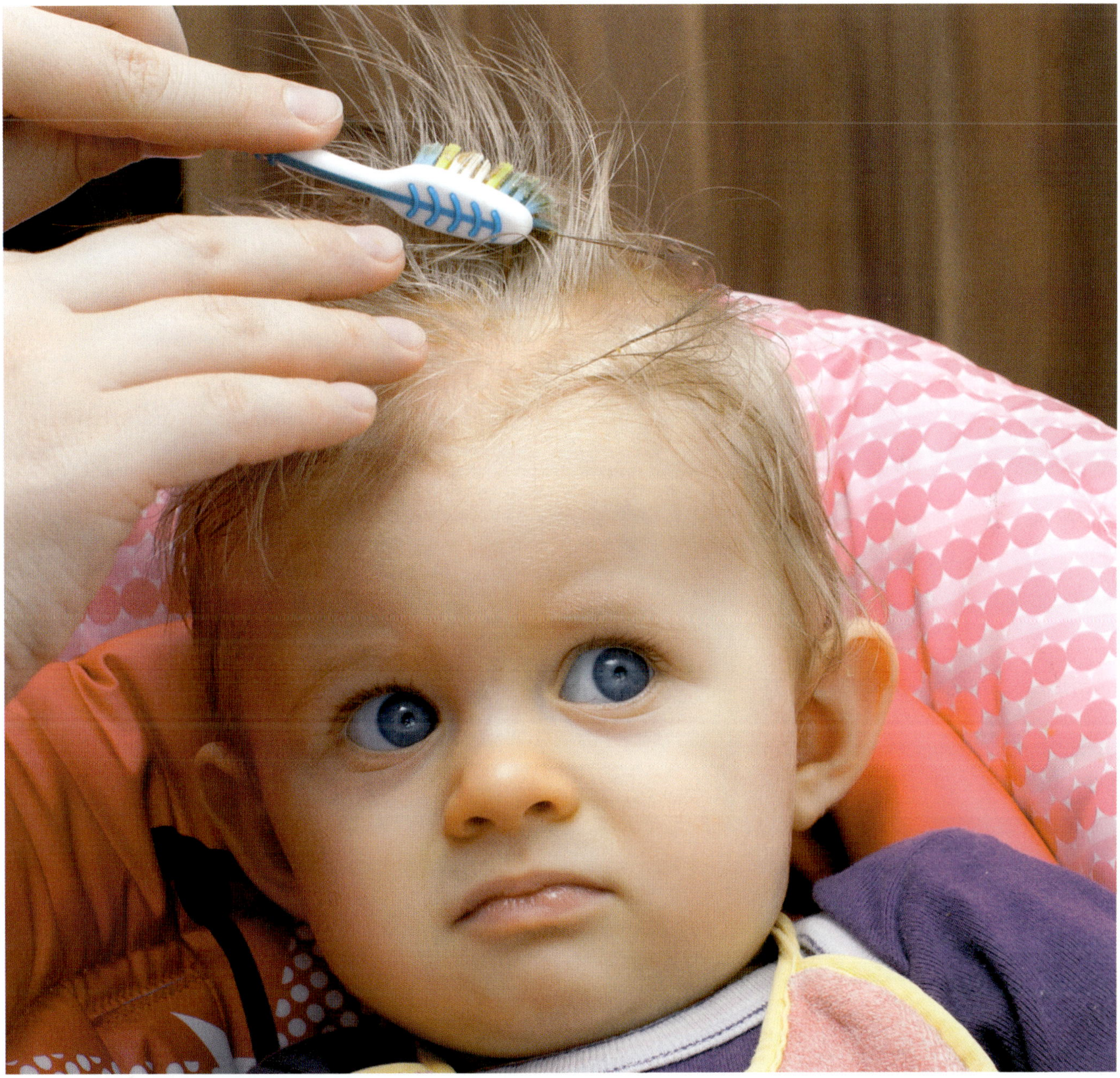

Milchschorf mit Kräutern behandeln

Mittelohrentzündung

Eine Mittelohrentzündung tritt meistens plötzlich auf, oft nach einer Erkältung. Es kann zu brennenden Ohrenschmerzen kommen, zu Ohrensausen, und das Gehör kann sich verschlechtern.

Bei sehr kleinen Kindern, die sich noch nicht mitteilen können, sollte man immer einen Arzt aufsuchen, besonders wenn Fieber auftritt und noch Folgekrankheiten entstehen können.

Ursache einer Mittelohrentzündung können schwache Abwehrkräfte sein, kalte und nasse Füße oder eine Autofahrt bei offenem Fenster. Wenn das Kind dann noch geschwitzt hat, ist es doppelt gefährlich.

Bis zum Eintreffen des Arztes können schon erste Maßnahmen ergriffen werden: Das Kind sollte in einem gut temperierten Zimmer in ein warmes Bett gelegt werden. Bei Fieber können Sie dem Kind auch schon einen Holunderblüten- oder Lindenblütentee zu trinken geben (siehe Rezept unten). Darauf achten, dass es nicht auf dem schmerzenden Ohr liegt.

Welche Heilpflanzen helfen?

Holunderblüten (Sambucus) und Lindenblüten (Flores Tiliae)
Beide Pflanzen sind stark schweißtreibend. Einen Tee bereitet man wie folgt:

Holunderblüten- oder Lindenblütentee
1 Esslöffel getrocknete Blüten mit ½ Liter siedendem Wasser übergießen, alles 5–10 Minuten ziehen lassen und dann in eine Wärmekanne abseihen. Dem Kind den Fiebertee schluckweise zum Trinken geben.

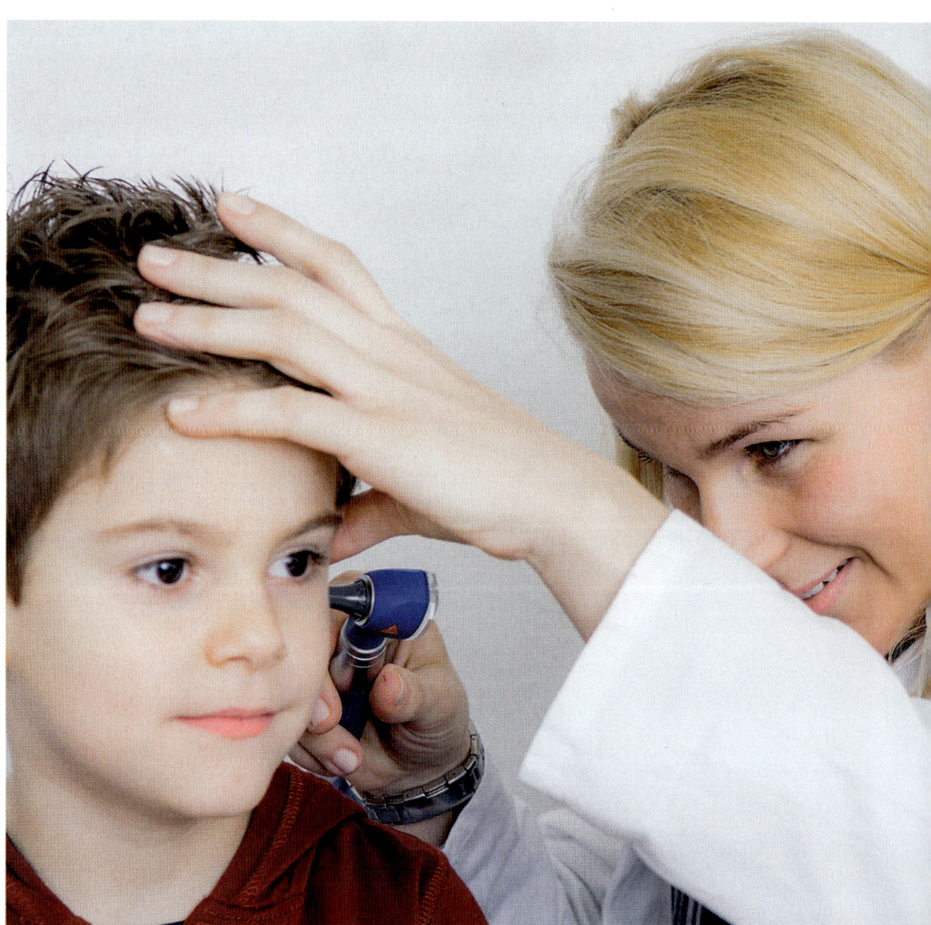

Bei Fieber sollte man den Arzt aufsuchen

Zwiebel (Allium cepa)
Die Zwiebel, als Alleskönner, hat entzündungshemmende Inhaltsstoffe.

Zwiebelauflage
1 Zwiebel sehr fein hacken und in ein Taschentuch geben, die Zipfel übereinanderschlagen. Das Päckchen auf das kranke Ohr legen und mit einem weiteren Tuch oder Stirnband befestigen. Die Zwiebel für ca. 1 Stunde einwirken lassen. Die Auflage nochmals am Tag wiederholen.

Echte Königskerze (Verbascum thapsiforme)
Das Königskerzenblütenöl in das kranke Ohr geträufelt soll schnell Heilung bringen. Allerdings muss zuvor der Arzt in das Ohr geschaut haben, um sicherzugehen, dass das Trommelfell keine Verletzung hat.

Königskerzenblütenöl
Eine Handvoll frische Blüten in ein 200 ml fassendes Schraubglas geben und gutes Olivenöl darüberschütten, bis alles bedeckt ist. Das Glas an ein sonniges Fenster stellen und, damit die Blüten nicht schimmeln, jeden Tag schütteln. Nach 2 Wochen das Öl absieben, die Blüten auspressen und die Flüssigkeit in eine dunkle Flasche füllen. Täglich 2- bis 3-mal 1–2 Tropfen einträufeln.

Sonnenhut (Echinacea purpurea)
Echinacea-Tinktur (Herstellung siehe Seite 49) ist immunstärkend. Zur Stärkung der Abwehrkräfte 30 Tropfen Echinacin in eine Tasse Tee oder in einen Saft geben. Das Kind sollte die Flüssigkeit schluckweise trinken. Eine fertige Tinktur ist auch in der Apotheke erhältlich.

Storchschnabelkraut (Herba Geranii Robertiani)
Eine Handvoll getrocknetes und zerkleinertes Kraut auf ein dünnes Taschentuch geben, das man dann zusammenbindet und auf das schmerzende Ohr legt.

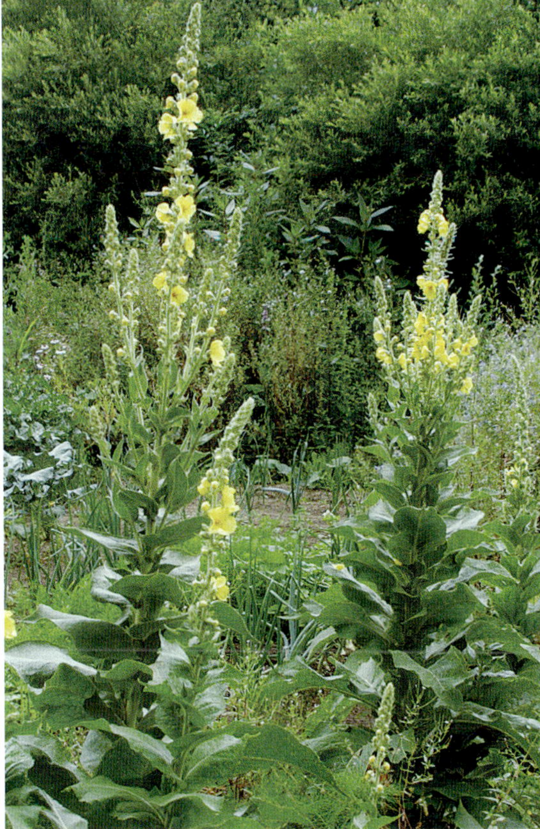

Königskerzen

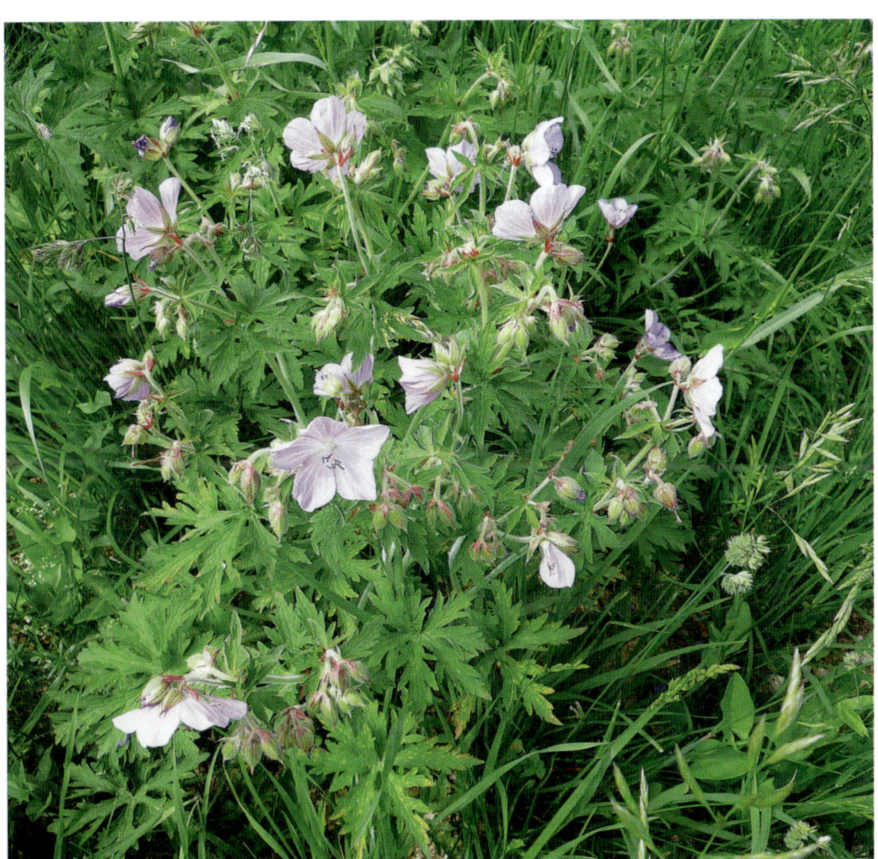

Storchschnabel

Scharlach

Scharlach ist eine sehr ansteckende Krankheit, die durch Streptokokken verursacht wird. Heute erkranken nur noch selten Kleinkinder, weil die meisten von ihnen dagegen geimpft sind. Ein Impfschutz hält jedoch nicht ein Leben lang. Im Erwachsenenalter kann man durchaus auch noch an Scharlach erkranken, was schwerwiegende Folgen mit sich bringen kann, da alle Beschwerden heftiger verlaufen. Ein Säugling hat einen sogenannten Nestschutz, allerdings nur dann, wenn die Mutter in ihrem Kindesalter an Scharlach erkrankt ist. Kinder von geimpften Müttern haben dagegen nur einen mangelhaften Schutz.

Die Erkrankung beginnt meist mit hohem Fieber und Schüttelfrost. Bei gleichzeitigem Schwitzen sind die Hände und Füße meist kalt. Weitere Symptome können starke Kopfschmerzen, Lichtempfindlichkeit, Schlafstörungen und Angstträume sein.

Auf jeden Fall sollte ein Arzt oder Heilpraktiker aufgesucht werden. Während der Arzt Antibiotika verschreiben wird, versucht es der Heilpraktiker mit homöopathischen Mitteln. Hier stehen eine Vielzahl an Pflanzen zur Verfügung – erstaunlicherweise meist Giftpflanzen!

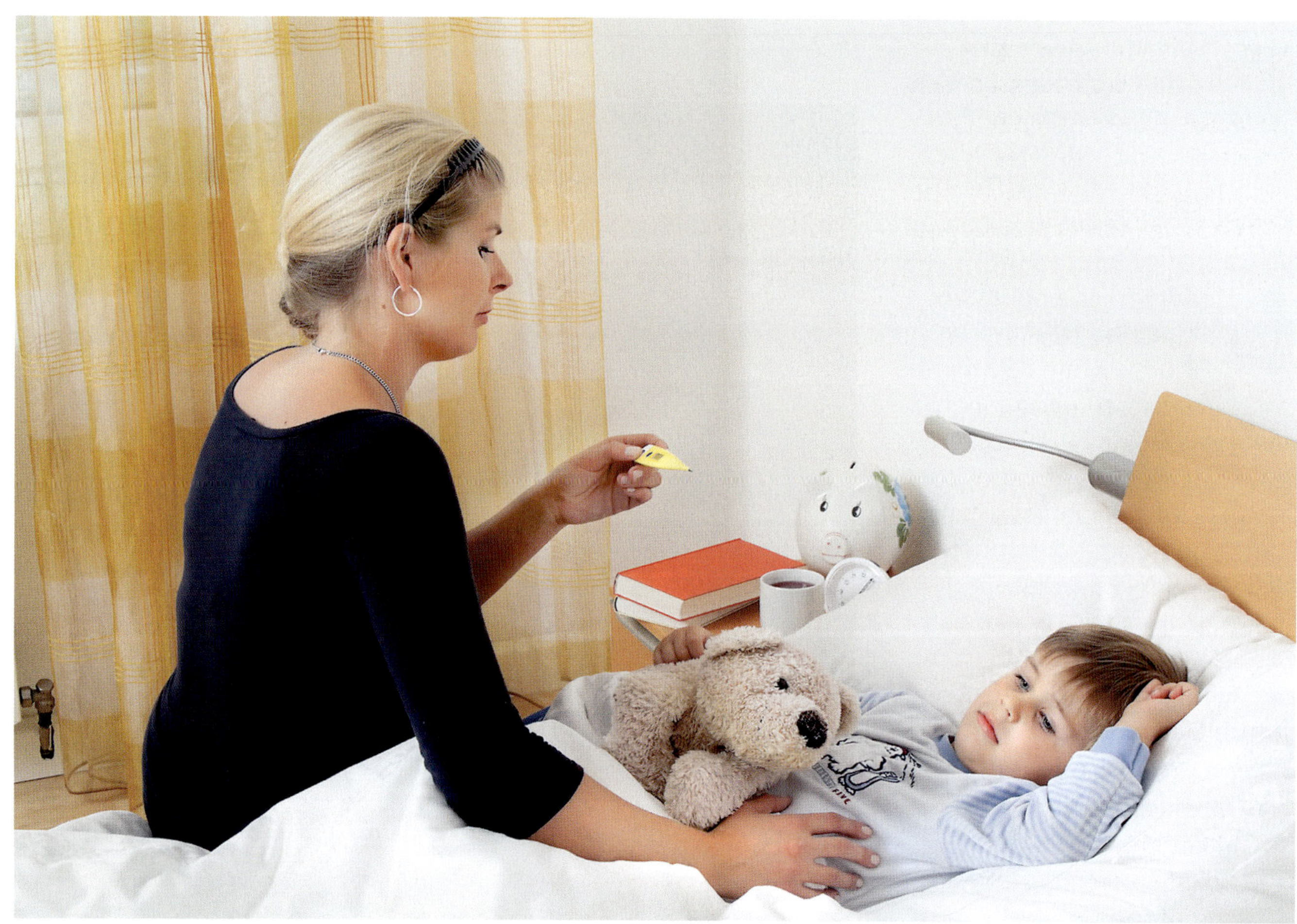

Scharlach beginnt meist mit Fieber

Welche Heilpflanzen helfen?

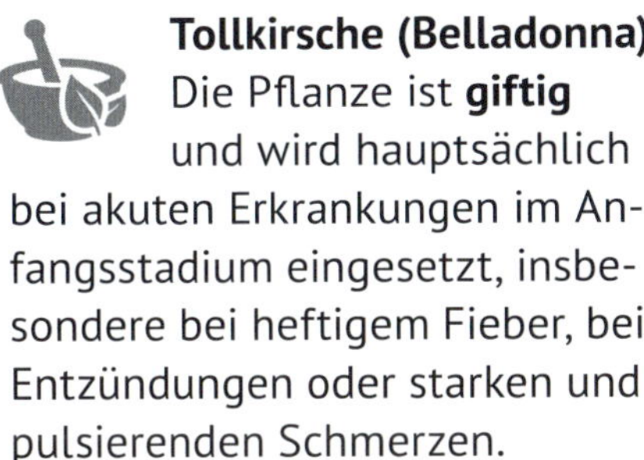

Wichtig!

Alle hier genannten Pflanzen sind Giftpflanzen und gehören in die Hände eines Heilpraktikers oder Arztes! Sie dürfen nur vom Fachmann verabreicht werden!

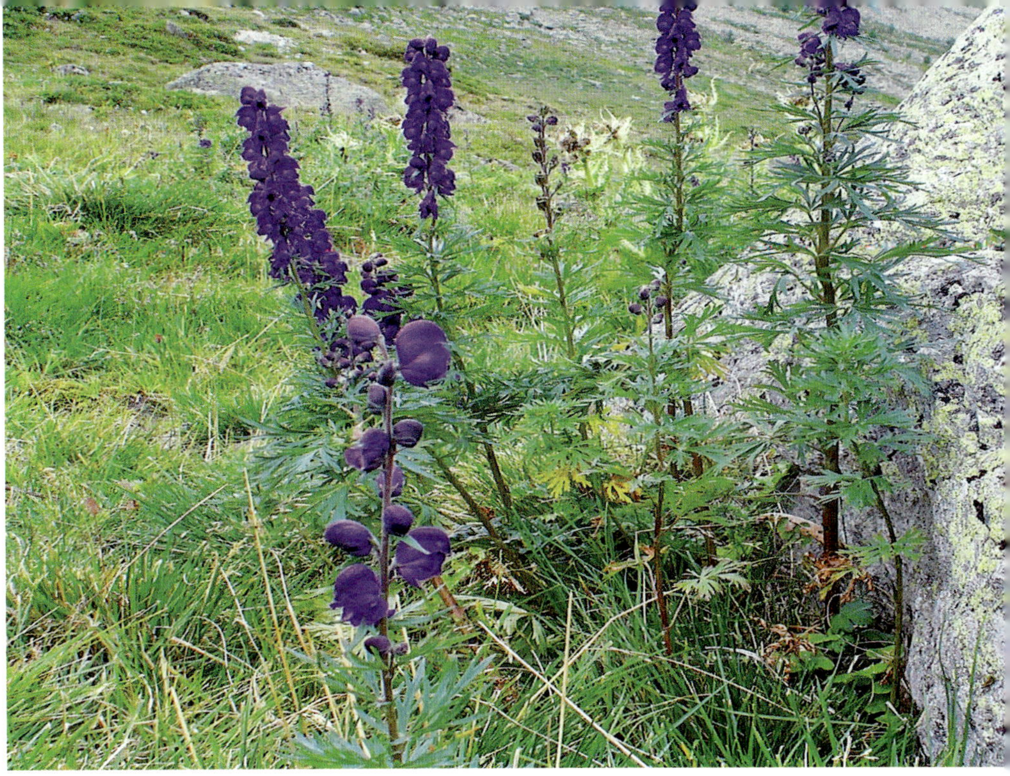

Blauer Eisenhut ist sehr giftig

Tollkirsche (Belladonna)
Die Pflanze ist **giftig** und wird hauptsächlich bei akuten Erkrankungen im Anfangsstadium eingesetzt, insbesondere bei heftigem Fieber, bei Entzündungen oder starken und pulsierenden Schmerzen.

Eisenhut (Aconitum)
Der Eisenhut ist eine **sehr giftige** Pflanze. Doch in der Homöopathie gilt die aus dem Saft der frischen Blätter und von der Blüte bereitete Tinktur als eines der wichtigsten entzündungshemmenden Mittel.

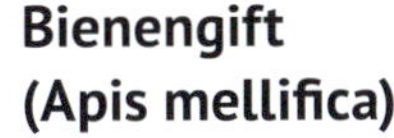

Bienengift (Apis mellifica)
Dieses **Gift** wird meist dann eingesetzt, wenn es zu Komplikationen kommt oder wenn die Mandeln geschwollen sind und heftige Schluckbeschwerden hinzukommen.

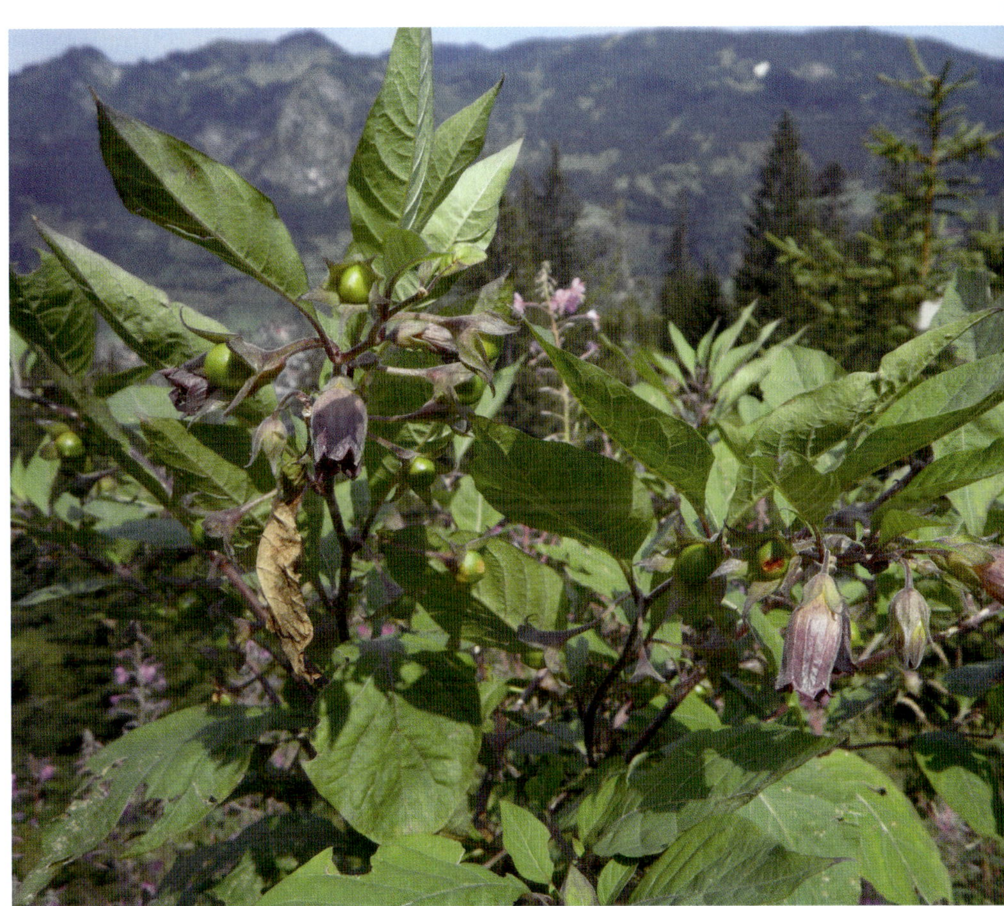

Strauch der Tollkirsche ist sehr giftig

Windpocken

Windpocken (Varizellen) zählen zu einer der häufigsten Kinderkrankheiten und sind hochansteckend. Die Infektionskrankheit wird durch den Varizella-Zoster-Virus verursacht, einem Herpesvirus, der nach Ausheilung der Erkrankung im Körper verbleibt und im Erwachsenenalter die sogenannte Gürtelrose (siehe Kapitel „Herpes Zoster" auf Seite 104) hervorruft.

Die Windpocken sind für ein Kind sehr unangenehm, denn der ganze Körper juckt. Meistens haben die Kinder auch Fieber, das nicht unterdrückt werden sollte, es sei denn, es wäre sehr hoch. Dann muss der Arzt eine Entscheidung treffen.

Welche Heilpflanzen helfen?

Ringelblume (Calendula officinalis) Ringelblumen fördern die Wundheilung, haben einen antientzündlichen Effekt und lindern den Juckreiz.

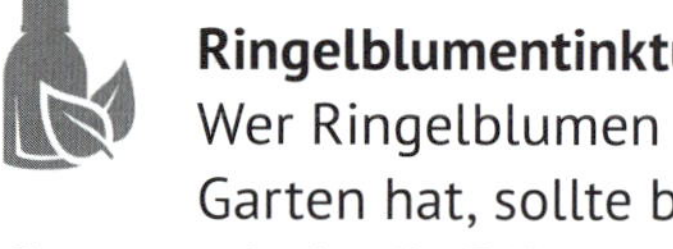

Ringelblumentinktur Wer Ringelblumen im Garten hat, sollte bei Sonnenschein die Blütenköpfe ernten und die Blütenblätter abzupfen. Eine weithalsige Schraubflasche bis zur Hälfte mit den Blüten füllen und mit 38%igem Doppelkorn übergießen. Die Flasche an einen warmen, aber nicht sonnigen Platz stellen und ab und zu gut schütteln. Nach 6–8 Wochen kann die Tinktur abgeseiht und in eine dunkle Flasche abgefüllt werden. Zum Betupfen eines Kindkörpers reicht ein ½ Glas Wasser mit einem ½ Teelöffel Tinktur. Für das nächste Betupfen ein frisches Glas Wasser mit Tinktur anrühren.

Was sonst noch hilft

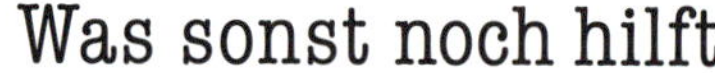

- Abwaschung mit Essigwasser. Dazu guten Apfelessig im Verhältnis 1 : 1 mit Wasser verdünnen, einen weichen Lappen tränken und die juckenden Stellen betupfen.
- Lycopodium-Puder wird aus der Bärlapp-Pflanze gewonnen. Das gibt es in der Apotheke. Den ganzen Körper mit dem Puder einstäuben (siehe auch Seite 134).

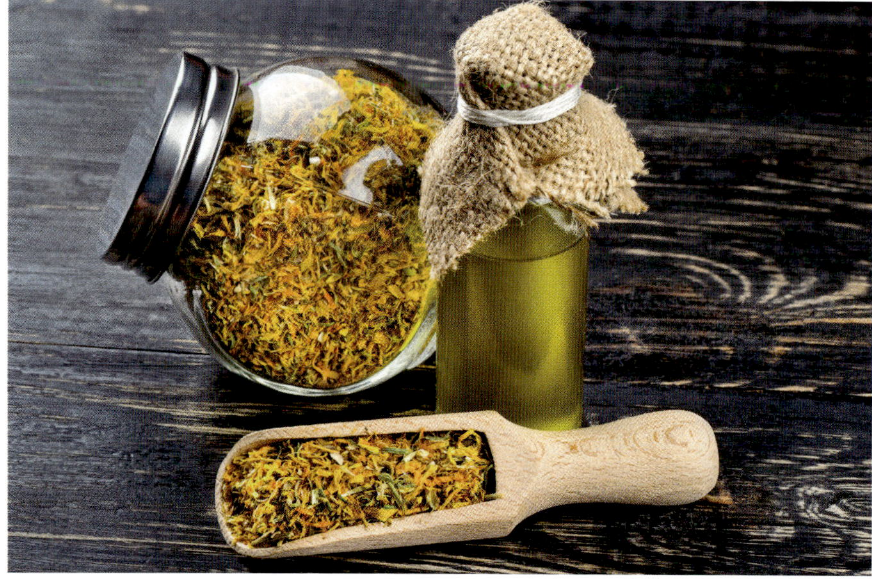

Man kann auch mit getrockneten Ringelblumenblüten eine Ringelblumentinktur ansetzen

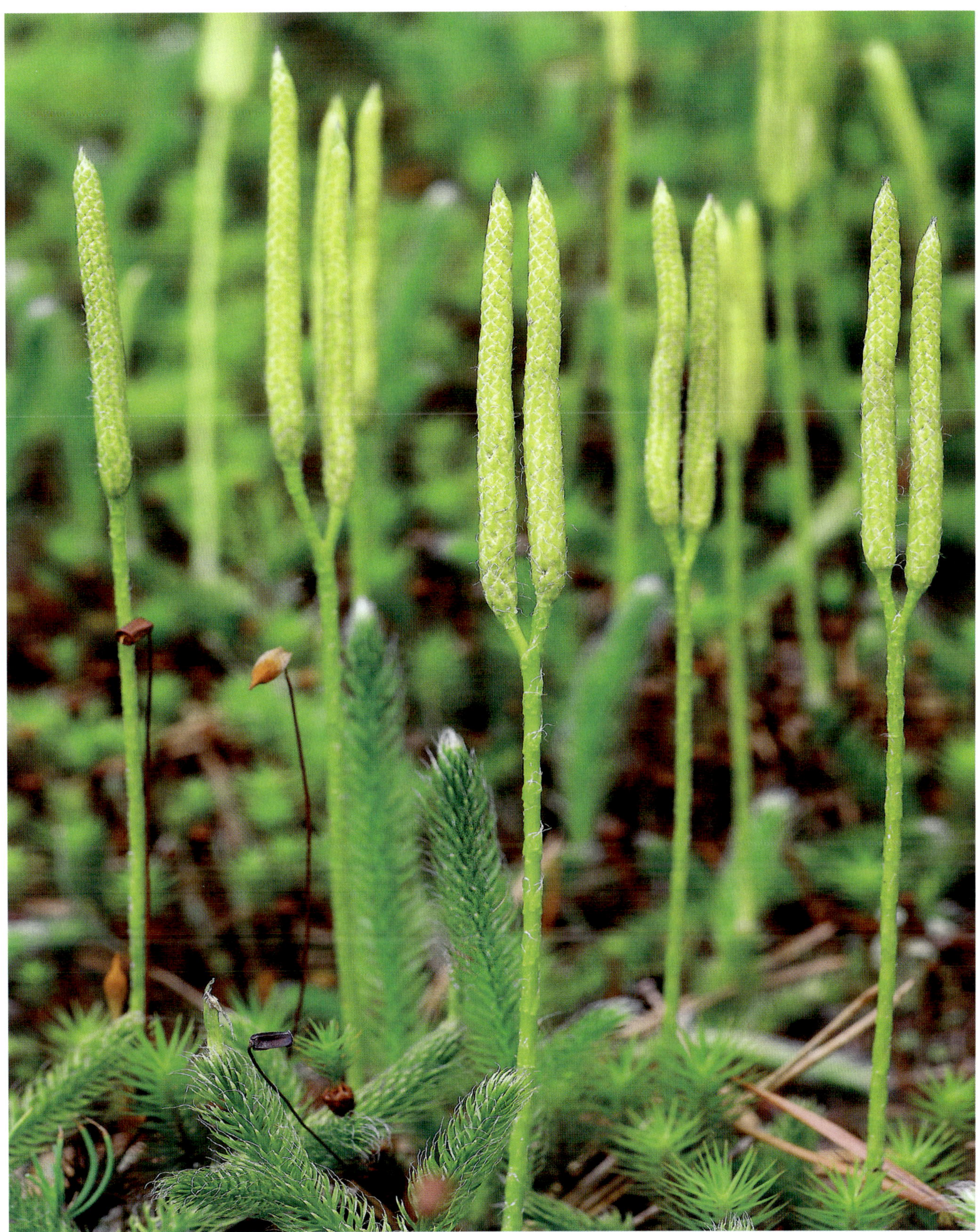

Keulen-Bärlapp (Lycopodium clavatum). Aus den Sporen dieser Pflanze wird das Lycopodium-Puder gewonnen.

Zahnen

Das Zahnen der Kinder bringt meist viele Probleme mit sich. Die Kinder sind unruhig, haben oft Fieber und weinen häufig. Da das Kleinkind noch nicht mitteilen kann, dass es im Mund Schmerzen hat, müssen die Eltern die Ursache für das Verhalten meist erraten. Oft sind die Bäckchen angeschwollen, und nur durch das Fühlen kann am verdickten Zahnfleisch festgestellt werden, dass ein Zahn herauswächst. Das Kind beruhigt sich auch erst, wenn der Zahn durchgestoßen ist.

Welche Heilpflanzen helfen?

Hauswurz (Sempervivum tectorum)
Der frische Saft aus den Blättern wird äußerlich zum Einreiben des geschwollenen und schmerzenden Zahnfleisches angewendet.

Hauswurzöl
Ungefähr 25 g Blätter des frischen Hauswurz in kleine Stückchen schneiden und in ein Schraubglas legen. Darüber etwa 200 ml gutes Olivenöl füllen. Das verschlossene Glas 3 Wochen an ein Sonnenfenster stellen, danach das Öl abseihen, die Hauswurzstücke auspressen und die Flüssigkeit in eine dunkle Flasche umfüllen. Das Hauswurzöl kühl und trocken lagern.

Mit dem Öl 2- bis 3-mal täglich das Zahnfleisch des Kindes einreiben. Abends wird das behandelte Zahnfleisch mit Kamillentee nachgespült. Diese Behandlung kann auch schon vorbeugend durchgeführt werden, dann fällt das Zahnen leichter.

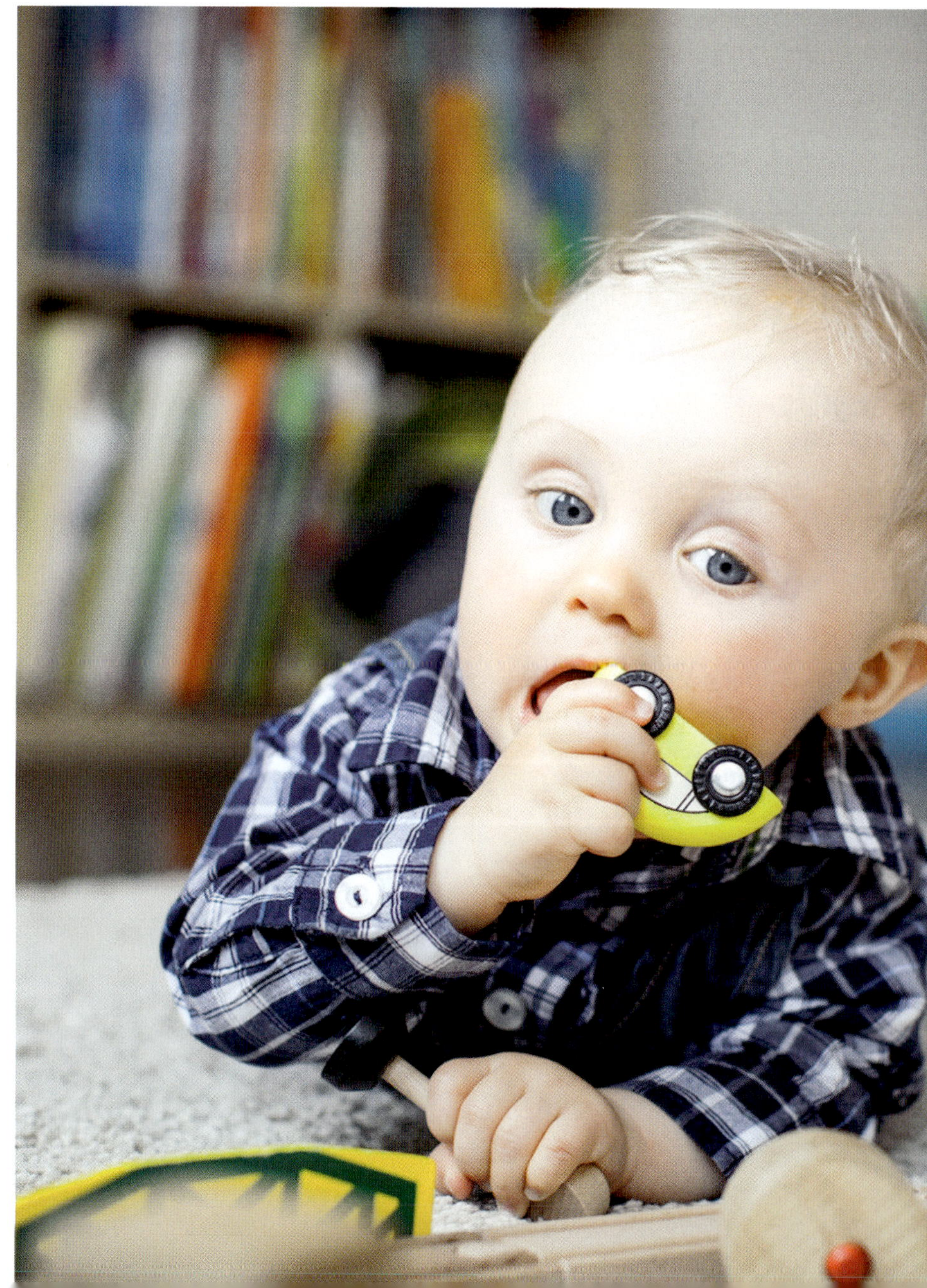

Mein Tipp!

Wenn man Kleinkindern einen Tee kocht, sollte er grundsätzlich dünner gekocht werden als gewöhnlich. Die halbe Menge an Kräutern reicht völlig aus.

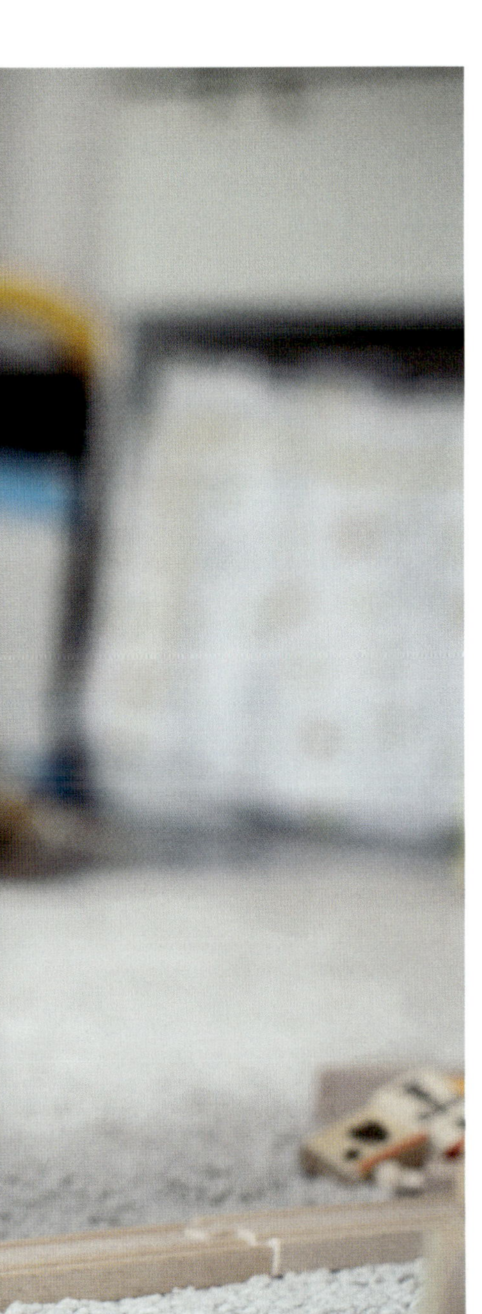

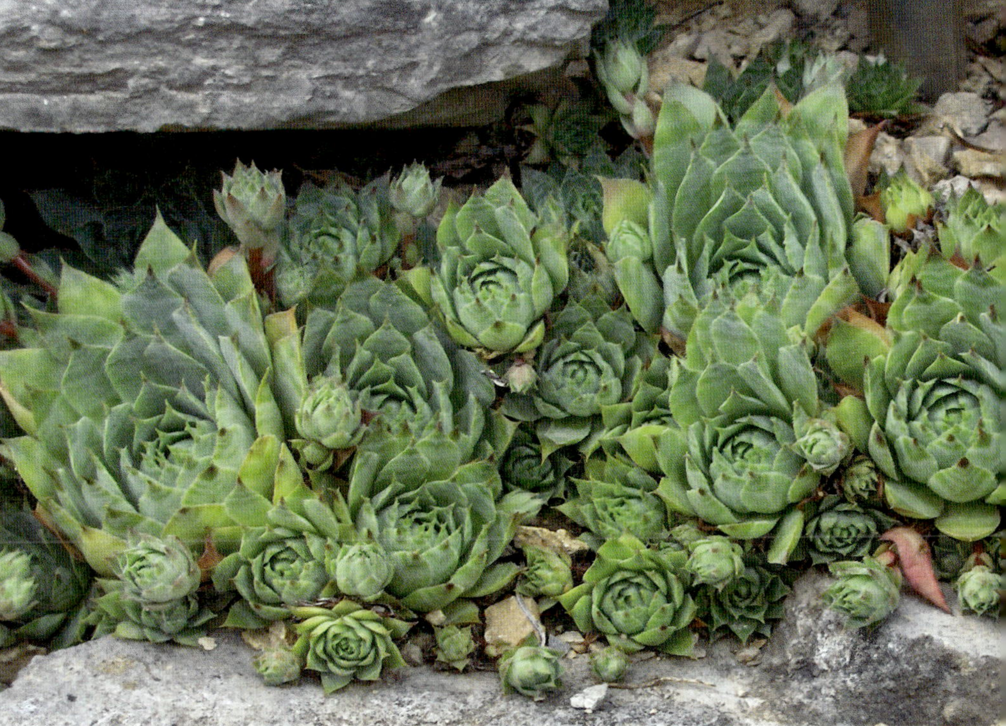

Hauswurz

Feige (Ficus)
Die Feige wirkt antibakteriell und soll beim Zahnen und bei Zahnschmerzen helfen.

Feigentee mit Rautenkraut
3 getrocknete Feigen in feine Stückchen schneiden, mit einen gehäuften Teelöffel zerkleinertem Rautenkraut und einem ¼ Liter Wasser in einen kleinen Topf geben. Das Ganze kurz aufkochen, abseihen und auspressen. Mit dem Tee die Kiefer des Kindes, innen und außen, mehrmals am Tag einreiben. Auch hier kann man mit Kamillentee nachspülen.

Wenn Kleinkinder die ersten Zähne bekommen wird alles angekaut

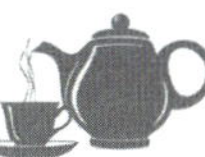

Kräuterteemischung
20 g getrocknete Löwenzahnblätter
10 g getrocknete Birkenblätter
10 g getrocknete Brennnesselblätter
10 g getrocknete Melissenblätter

Die Kräuter mischen (ergibt 50 g). 1 gehäuften Teelöffel der Mischung mit ¼ Liter kochendem Wasser übergießen, abgedeckt 5 Minuten ziehen lassen, abseihen und in kleinen Portionen dem Kind in der Flasche anbieten.

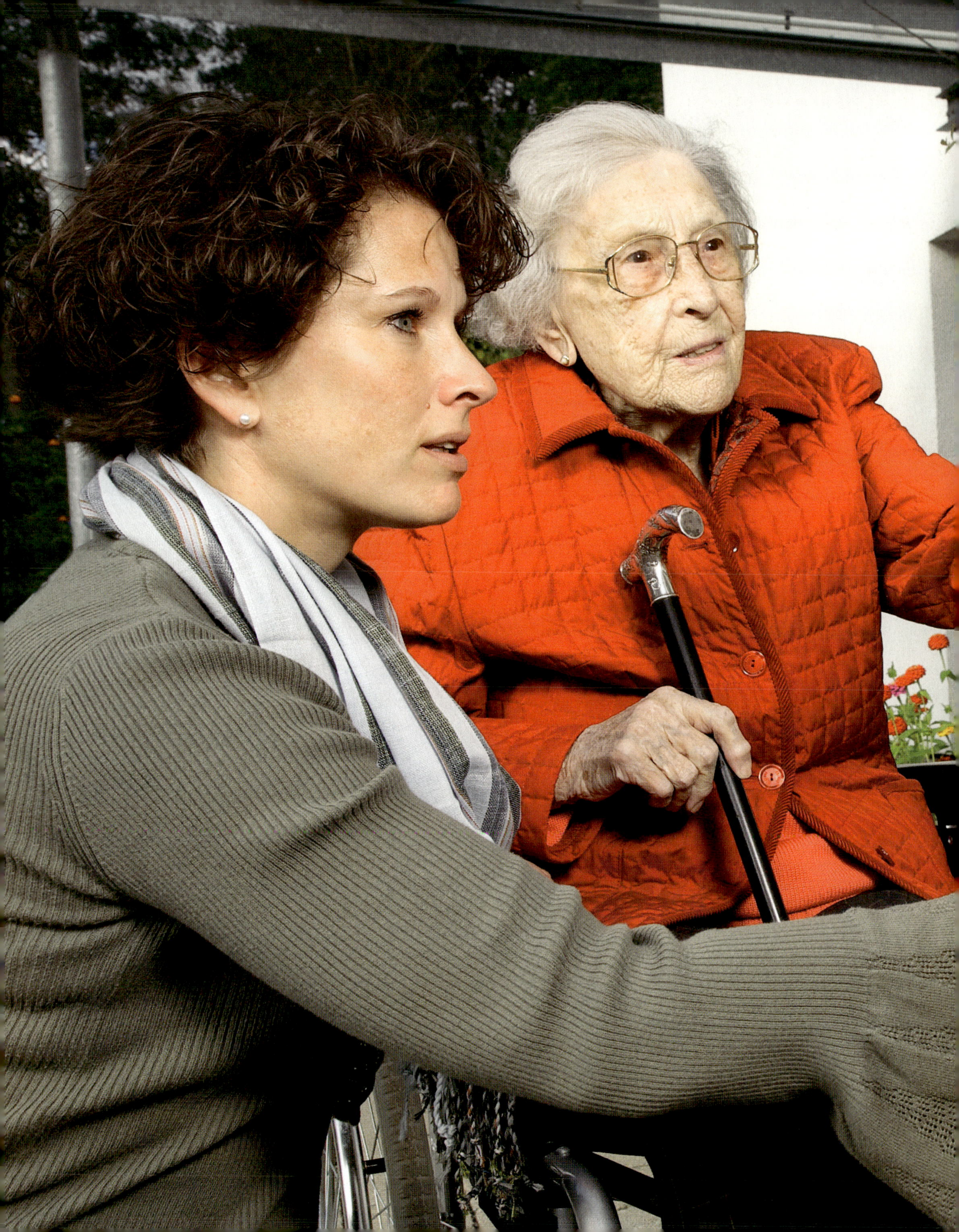

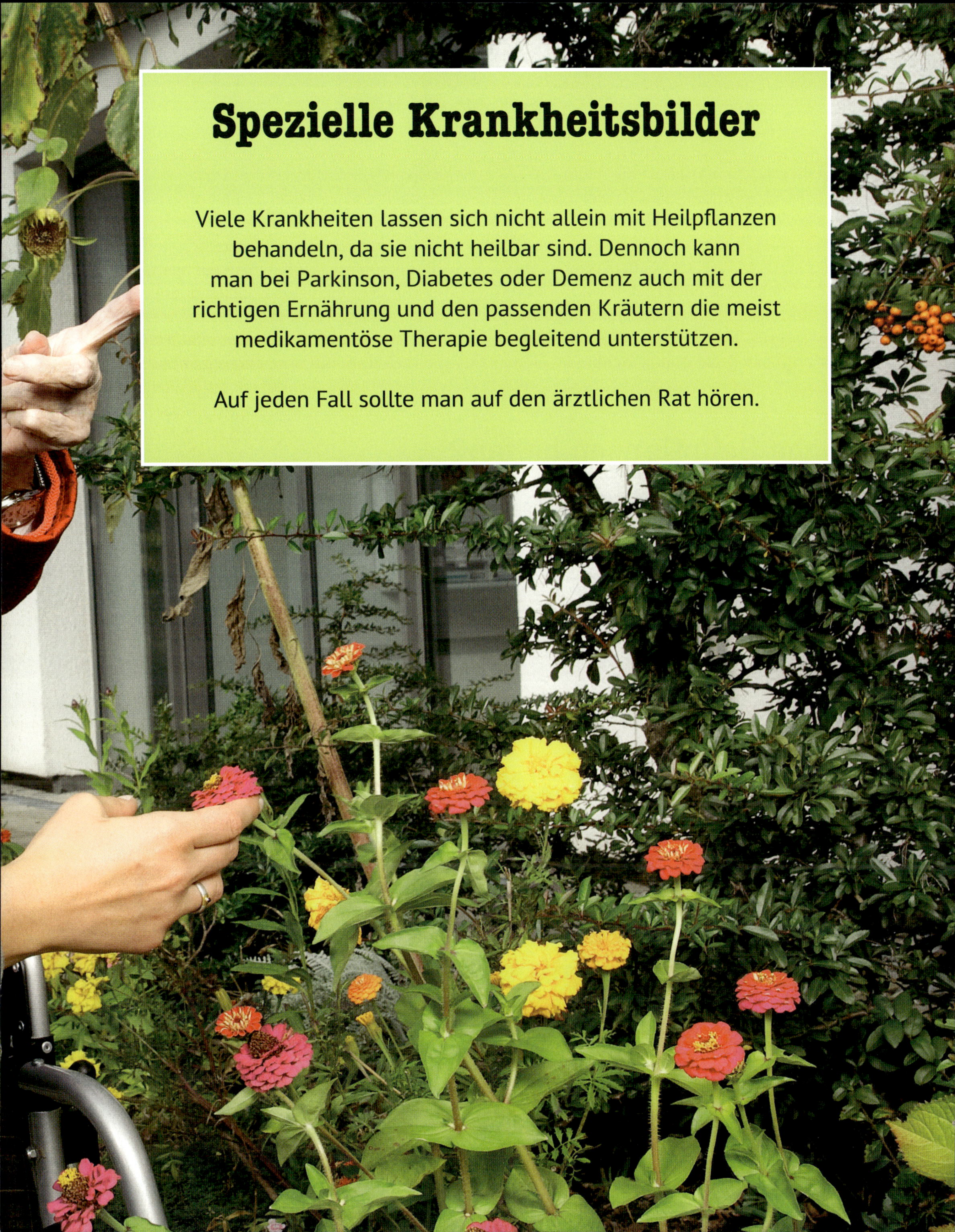

Spezielle Krankheitsbilder

Viele Krankheiten lassen sich nicht allein mit Heilpflanzen behandeln, da sie nicht heilbar sind. Dennoch kann man bei Parkinson, Diabetes oder Demenz auch mit der richtigen Ernährung und den passenden Kräutern die meist medikamentöse Therapie begleitend unterstützen.

Auf jeden Fall sollte man auf den ärztlichen Rat hören.

Alzheimer – Demenz

Die Alzheimer-Krankheit ist die häufigste Form der Demenz: Fast zwei Drittel aller Demenzerkrankten sind meist älter als 65 Jahre. Es gibt aber auch deutlich jüngere Menschen, die daran erkranken. Bei Alzheimer sterben im Gehirn über viele Jahre Nervenzellen und Nervenzellverbindungen ab, vor allem jene Regionen, die für Gedächtnis, Sprache, das Denken und die Orientierung zuständig sind. Heilbar ist Demenz nicht. Dennoch muss ein Arzt bei den ersten Anzeichen von Vergesslichkeit aufgesucht werden, um andere Erkrankungen auszuschließen. Leider gibt es zurzeit noch keine richtig helfenden Medikamente. Einige Pflanzen aus der Heilkunde können vorbeugend schützen oder begleitend eingesetzt werden, um den Verlauf zu verzögern. Hilfreich sind persönliche Nähe und gemeinsame Freizeitaktivitäten möglichst im Freien.

Welche Heilpflanzen helfen?

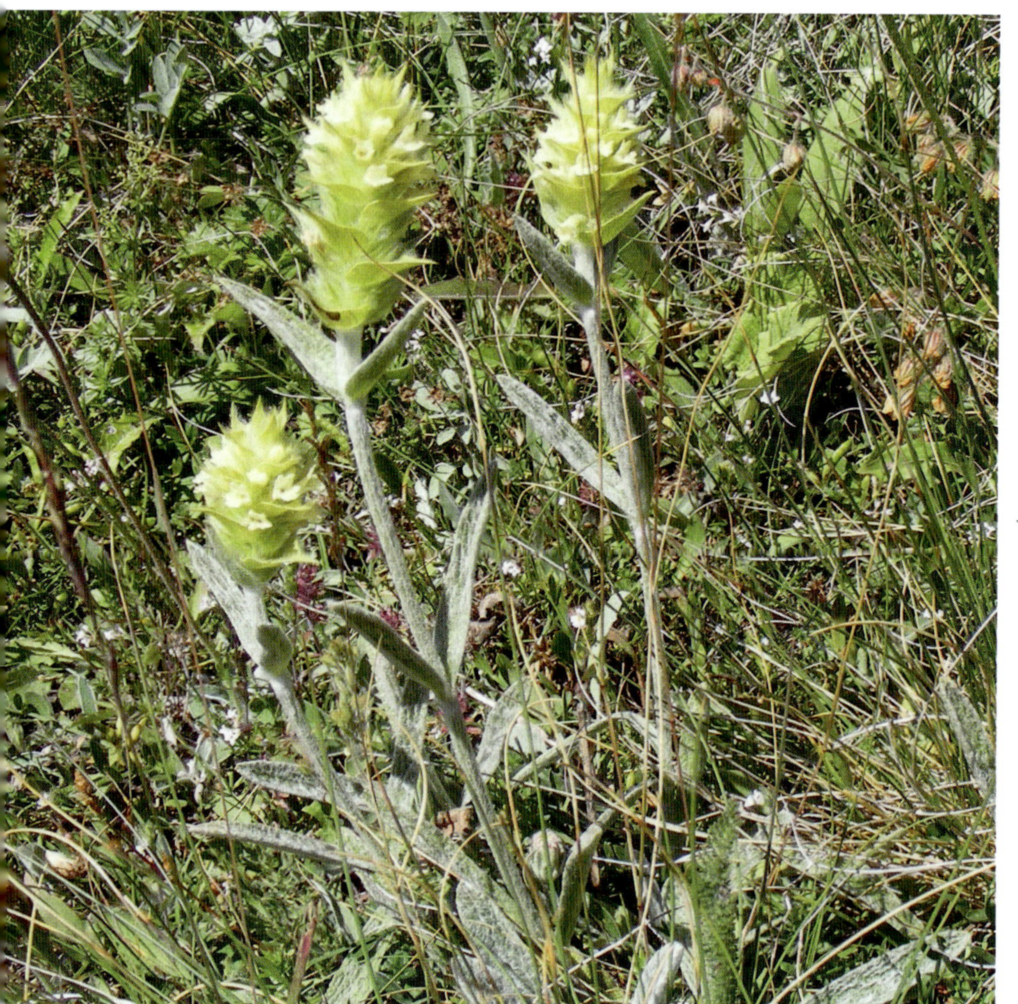

Griechisches Eisenkraut

Griechisches Eisenkraut (Sideritis scardica)

Die Pflanze wächst bevorzugt an sonnigen Berghängen in Griechenland und kann gegen alle Beschwerden, die vom Kopf herrühren, eingesetzt werden: Vergesslichkeit, Lernstörungen, Nervosität, Migräne, Schlaflosigkeit, Prüfungsangst, Depression und sogar Alzheimer.

Griechischer Eisenkrauttee

Dieser auch Griechischer Bergtee genannte Tee hilft dem Gedächtnis auf die Sprünge. Vom getrockneten Kraut (aus der Apotheke) 1 gehäuften Esslöffel mit 1 Liter kochendem Wasser übergießen, bedeckt 10 Minuten ziehen lassen und dann in eine Wärmekanne abseihen. Täglich 1–4 Tassen Tee trinken.

Griechische Eisenkrauttinktur

Ein weithalsiges Schraubglas zur Hälfte mit dem getrockneten Eisenkraut füllen und mit 38%igem Doppelkorn aufschütten, bis alles gut bedeckt ist. Das verschlossene Glas bei Zimmerwärme 6–8 Wochen ruhen lassen. In dieser Zeit sollte es täglich geschüttelt werden, damit nichts schimmelt. Danach die Tinktur in kleine, dunkle, etikettierte Fläschchen abfüllen. Täglich 1- bis 3-mal einen Teelöffel voll einnehmen.

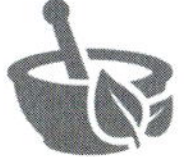

Braunhirse-Dolomitgesteinsmehl-Pulver

Täglich morgens nüchtern in ½ Glas warmem Wasser 2 gehäufte Esslöffel braune Wildhirse und 1 gestrichener Teelöffel Dolomitgesteinsmehl auflösen und trinken.

Rosmarin (Rosmarinus officinalis)

Rosmarin wird auch „Kraut der Erinnerung“ genannt. Seit Längerem weiß man, dass diese Heilpflanze die Gedächtnisleistung verbessern und dadurch einer Demenz vorbeugen kann.

Mischtinktur

200 ml Ginkgo-Tinktur,
100 ml Rosmarintinktur,
100 ml Cayenne-Tinktur

Die Tinkturen miteinander vermischen (ergibt 400 ml Mischtinktur), gut schütteln und in einer dunklen Flasche aufbewahren. Ich habe mir die Tinkturen selbst hergestellt (Herstellung siehe Seite 17) und gemischt, ersatzweise können die Tinkturen auch in der Apotheke gekauft werden. Von dieser Tinktur kurmäßig 3-mal täglich 1 Teelöffel einnehmen, bis sie aufgebraucht ist.

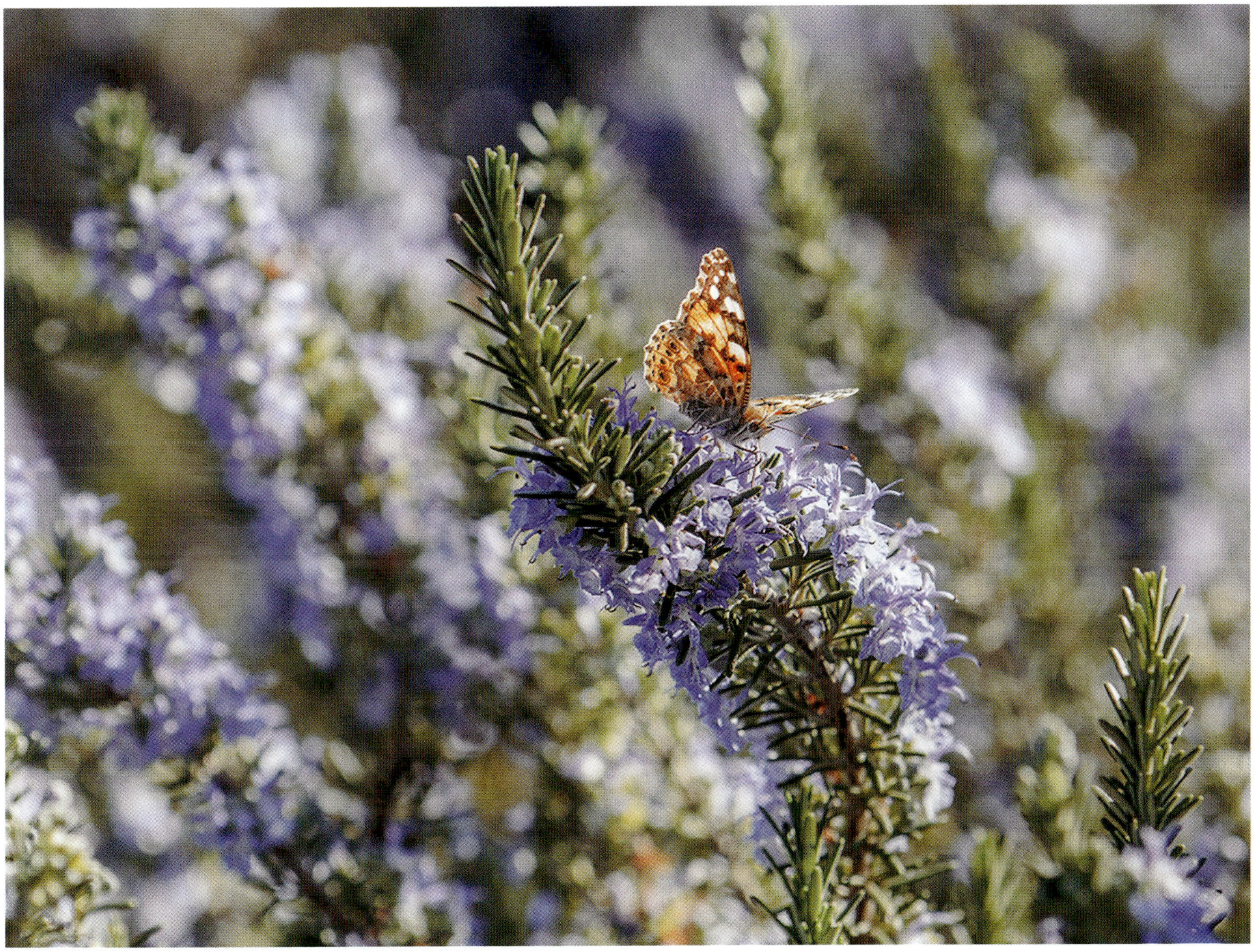

Rosmarin

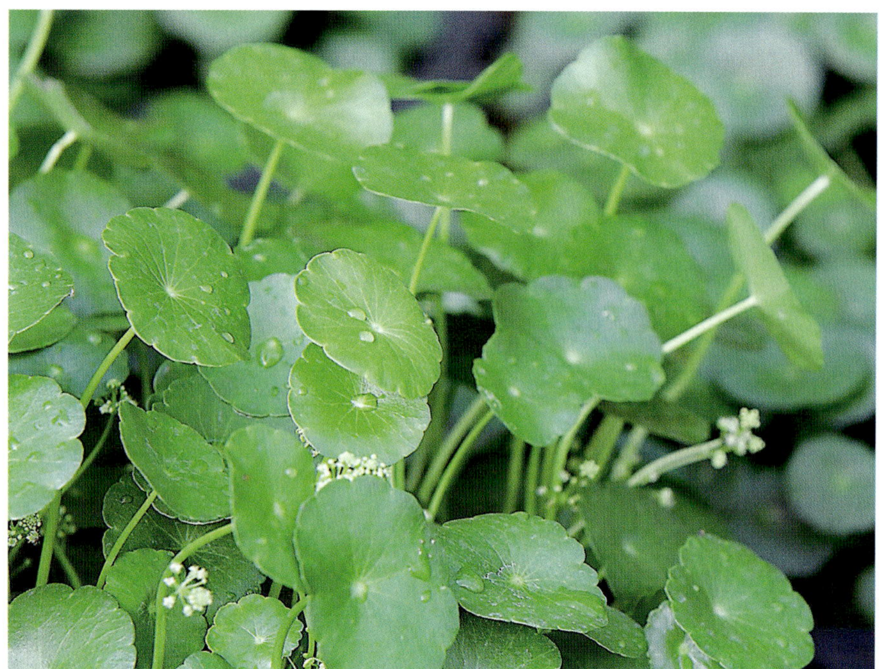

Gotu-Kola-Pflanze

Bockshornklee (Trigonella foenum-graecum)

Wer einen Garten hat, kann Bockshornkleepflanzen im Kräutergarten ansiedeln. Jedes Gemüse kann mit diesem geschnittenen Kraut verfeinert werden. Zur Vorbeugung den Bockshornkleesamen geröstet oder gemahlen über das Essen streuen. Einfacher ist es, die fertigen Kapseln aus der Apotheke einzunehmen.

Gotu-Kola (Centella asiatica)

Ein Kraut, das seit Jahrhunderten als Gedächtniskraut bezeichnet wird und das ich griffbereit im Gewächshaus in Ampeln hängen habe. Sooft ich daran vorbeigehe, nehme ich mir 2–3 Blätter und stecke sie direkt in den Mund.

Gehirnfreundliche Suppe

400 g Limabohnen (über Nacht einweichen)
1 kleiner Hokkaidokürbis
1 Handvoll Gerste
2 Esslöffel geschroteter Dinkel
getrocknete Brennnesseln
getrocknete Melisse
getrockneter Salbei
getrocknetes Bohnenkraut
getrockneter Rosmarin
Kräutersalz, Pfeffer, Muskat
Leinöl

Bohnen in frischem Wasser ansetzen, 1 Handvoll Gerste, den klein geschnittenen Hokkaidokürbis, die Kräuter sowie 2 Esslöffel geschroteten Dinkel dazugeben. Die Zutaten so lange leise köcheln, bis sie weich sind. Nach dem Abschmecken werden noch 3–4 Esslöffel Leinöl in die fertige Suppe getröpfelt.

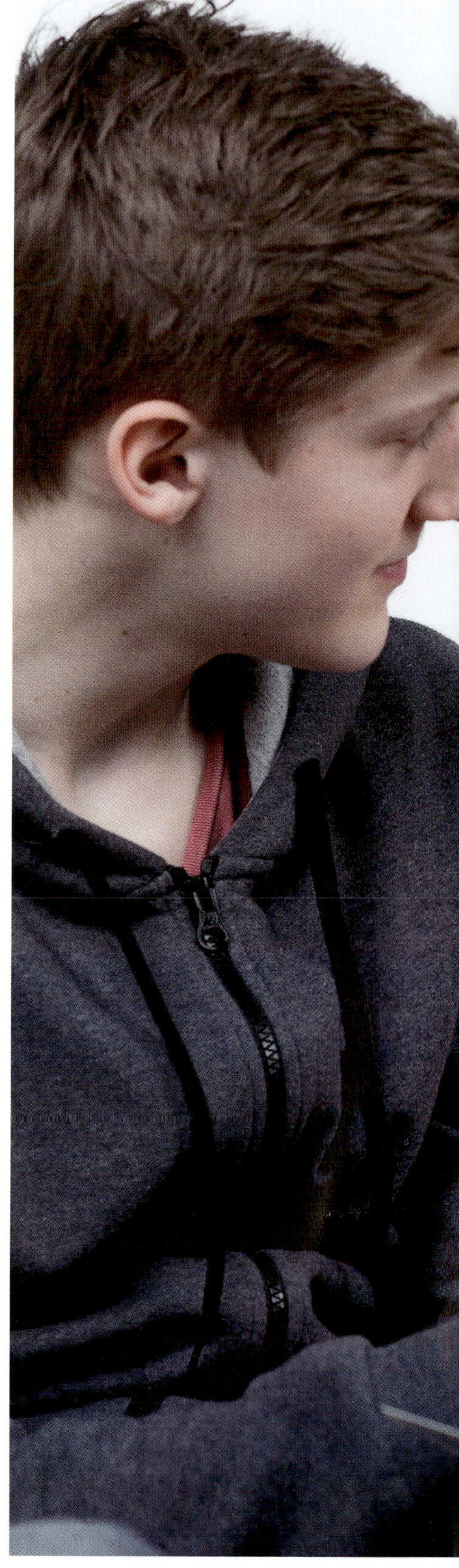

Gemeinsame Zeit ist eine schöne Zeit

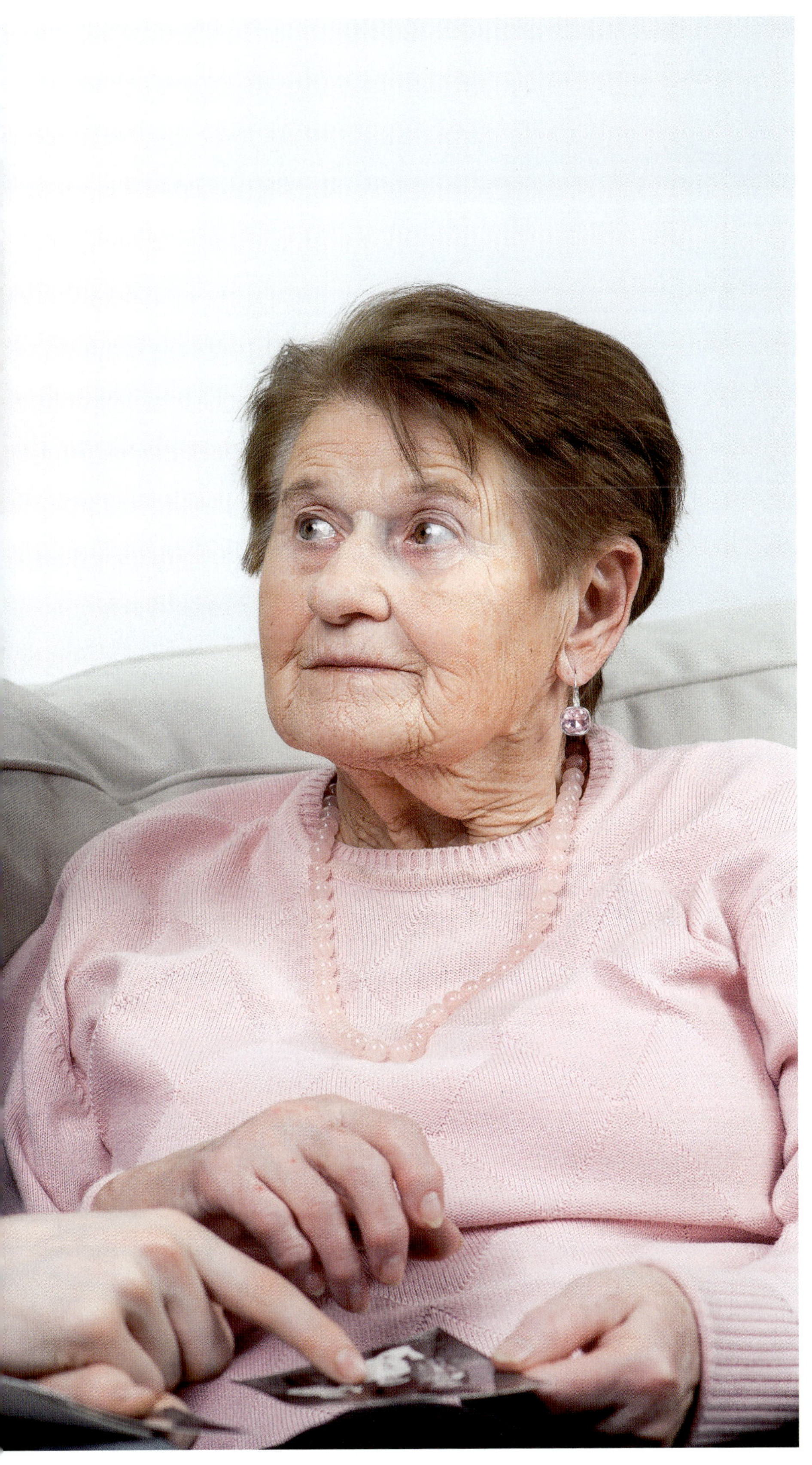

Was sonst noch hilft

Vitamin B (Zündkerze für das Gehirn) ist hauptsächlich in tierischen Lebensmitteln enthalten: z.B. in Schweinefleisch, -leber, Huhn, Lachs, Hering, Geflügel, Thunfisch. Vegetarier finden B-Vitamine in folgenden Lebensmitteln:

- Vitamin B1 (Thiamin): Vollkornbrot, Erbsen, Weizenkeime, Eigelb
- Vitamin B2 (Riboflavin): Milch, Käse, Eier, Bierhefe, Mandeln (man sollte täglich ein paar Mandeln essen)
- Vitamin B3 (Niacin): Erdnüsse
- Vitamin B4 (Cholin): Eidotter, Weizenkeime, Kohl, Sojabohnen, Nüsse
- Vitamin B5 (Pantothensäure): Weizenkleie, Eigelb, Vollkorn, Camembert
- Vitamin B6: Sojabohnen, Weizenkeime, Walnüsse
- Vitamin B9 (Folsäure): Spinat, Salat, Spargel, Getreide
- Vitamin B12: Eier, Milchprodukte, braune Wildhirse, Spirulina, Sanddornbeeren (als Saft oder roh), Beinwellblätter (davon sollten den ganzen Sommer über täglich 2–3 mittelgroße Blätter kleingehackt im Salat sein)

Borreliose

Borreliose wird auch Lyme-Erkrankung genannt, da die Erkrankung vor etwa 30 Jahren erstmals in Amerika in der Nähe des Ortes Lyme auftrat. In dem großen Waldgebiet nahe Lyme hielten sich viele Tiere, hauptsächlich Rehe, auf. Je mehr Häuser in Richtung Wald gebaut wurden, desto näher kamen sich Menschen und Tiere – und mit den Tieren kamen auch die Zecken, die die Borreliose auf die Menschen übertragen.

Man spricht allgemein vom Zeckenbiss, allerdings beißen Zecken nicht, sie stechen. Da Zecken immer von unten nach oben klettern, und zwar meist nicht höher als einen Meter hoch, hilft die Empfehlung, im Wald einen Hut zu tragen, damit man vor herabfallenden Zecken geschützt ist, nicht. Nach einem Spaziergang durch Feld und Flur oder Wald sollte man den Körper zunächst intensiv nach Zecken absuchen. Manchmal hilft es, schnell zu duschen, um so die sich noch nicht festgesaugten Zecken wegzuspülen.

Eine Zecke krabbelt ca. vier Stunden am Körper, bis sie den passenden Platz zum Stechen gefunden hat. Hat man eine Zecke entdeckt, muss sie schnellstens herausgezogen und die Stelle desinfiziert werden. Tritt nach 2–3 Tagen ein roter runder Kreis um die Einstichstelle oder anderswo auf, dann sollte man schnell einen Arzt aufsuchen. Eine Antibiotikagabe zu Anfang der Infizierung kann eine Borreliose verhindern, später bleibt sie wirkungslos. Kräuter können zum Teil die Beschwerden lindern.

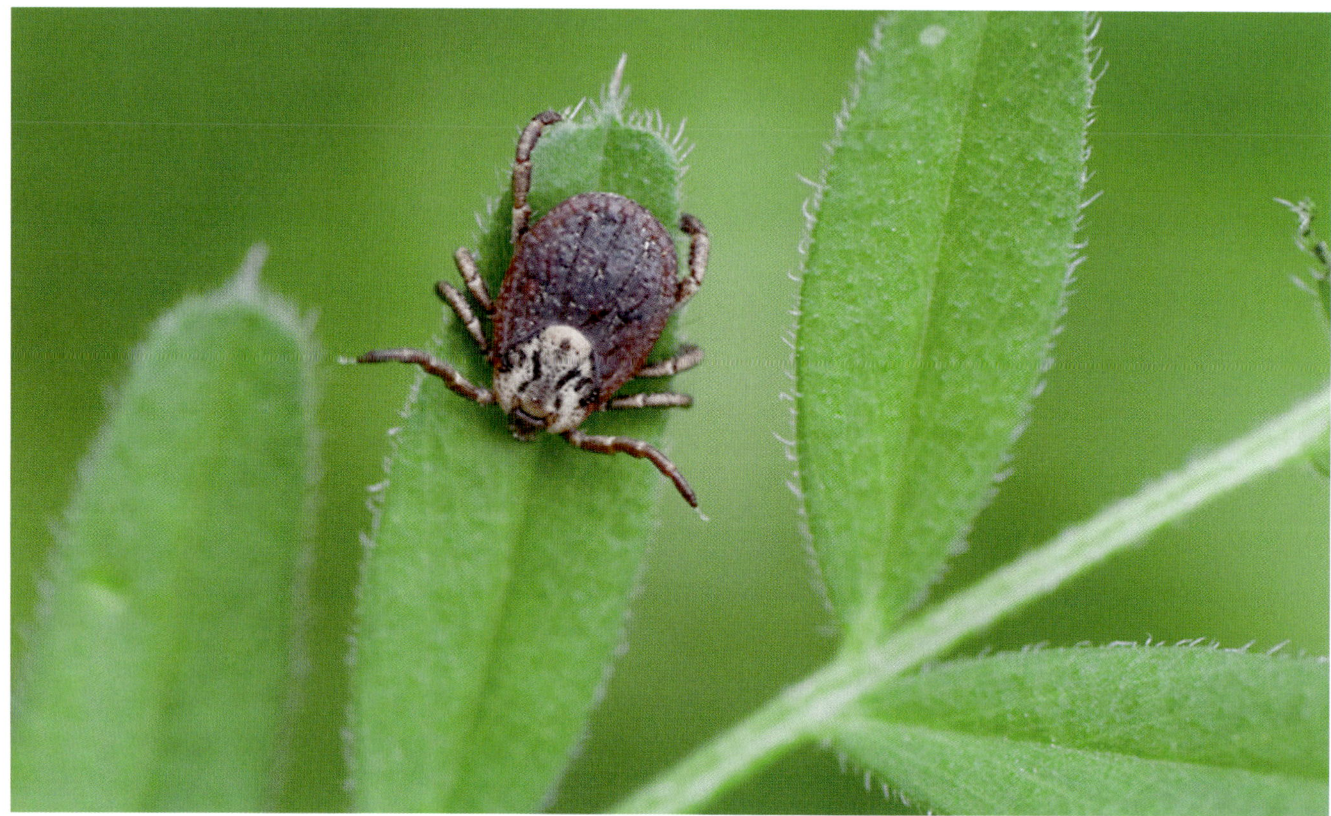

Zecke an Pflanze

Welche Heilpflanzen helfen?

Sonnenhut (Echinacea, verschiedene Arten)
Studien haben bewiesen, dass diese Pflanze immunstärkende Eigenschaften besitzt. In der Apotheke gibt es Tinkturen, Kapseln oder auch Tees. Wer die Pflanze reichlich im eigenen Garten hat, kann sich auch dort bedienen.

Echinacea-Tee
Für den Tee Blüten und Blätter ernten und gesondert trocknen. Die kleine Blüten werden kreuzweise eingeschnitten, damit das Trocknen nicht zu lange dauert. Vor dem Teekochen vermischt man alles wieder und schneidet es sehr klein. 1 gehäuften Esslöffel der Mischung mit ½ Liter kochendem Wasser übergießen, alles 10 Minuten bedeckt ziehen lassen. Nach dem Abseihen den Tee in 2 Portionen schluckweise trinken.

Wer allergisch gegen Korbblüten ist, kann auf der Zunge ein Prickeln verspüren, das aber bald wieder verschwindet.

Knoblauch (Allium sativum)
Knoblauch soll auch bei Borreliose hilfreich sein und zwar auch dann noch, wenn Antibiotika nicht mehr wirkt.

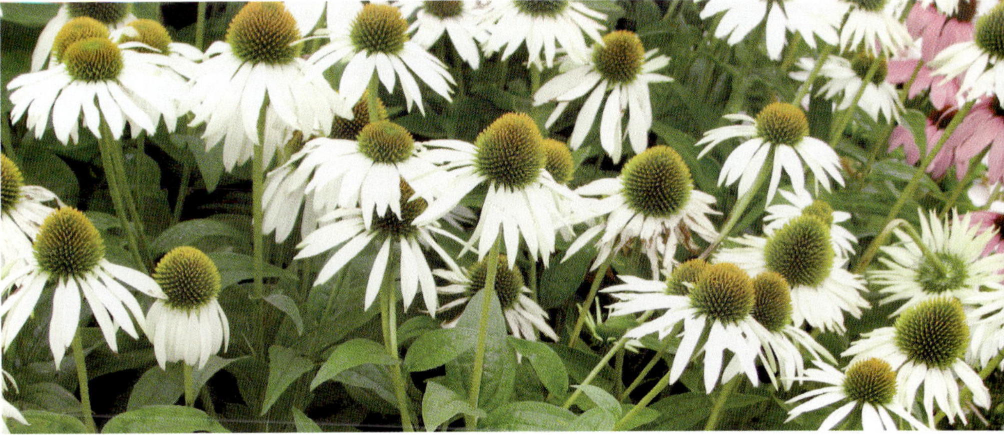

Weioßer Sonnenhut

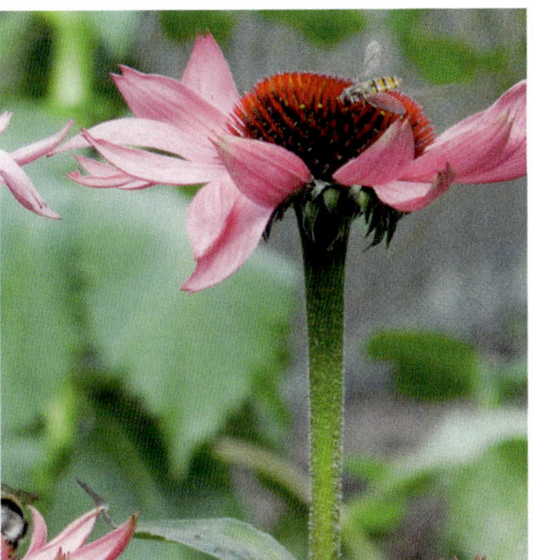

Roter Sonnenhut mit Schwebfliege

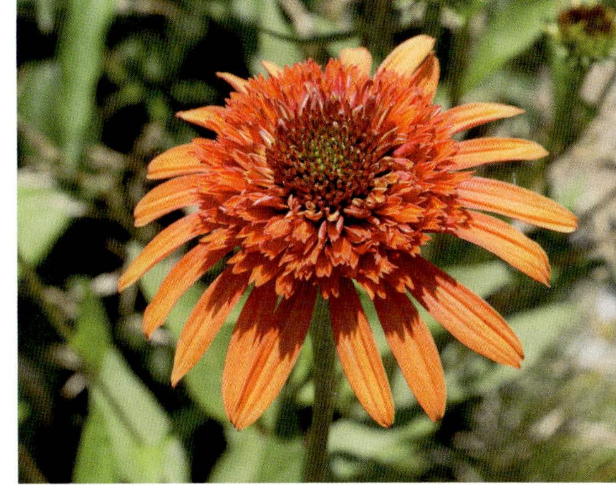

Rot-Oranger Sonnenhut

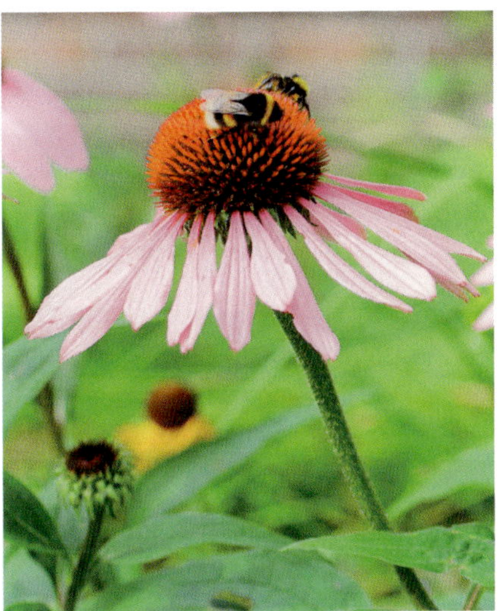

Roter Sonnenhut mit Gartenhummeln

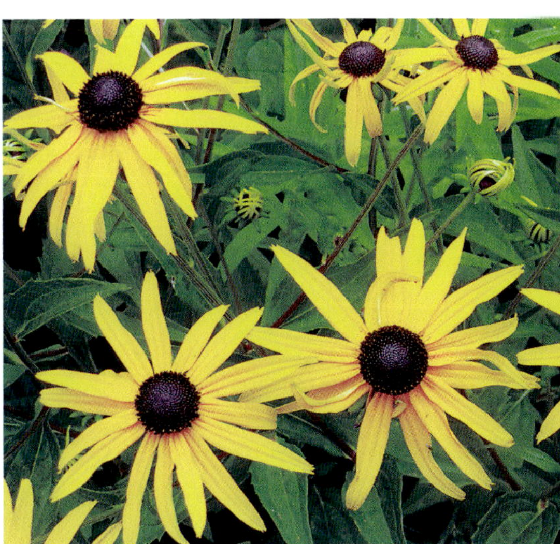

Gelber Sonnenhut

Knoblauch-Möhren-Saft
Für den Saft werden eine ½ Knoblauchknolle und 2 dicke Möhren sehr fein gerieben, zu Saft gepresst und gut vermischt. Der Saft wird, über den Tag verteilt, eine Woche lang teelöffelweise eingenommen. Damit müssten alle Borrelien absterben. Über den Tag verteilt öfter einmal etwas Petersilie kauen, das hilft gegen den Knoblauchgeruch.

Süßholz (Glycyrrhiza glabra)
Süßholzwurzelstückchen sollten öfters verwendet werden, beispielsweise als Zugabe in einem Tee, somit können bakterielle sowie virale Infektionen bekämpft werden.

Kräuterteemischung
getrockneter Oregano
getrockneter Rosmarin
getrockneter Thymian
getrockneter Hopfen
Von dieser Mischung 1 gehäuften Esslöffel und 1 Teelöffel Süßholzwurzel mit ½ Liter kochendem Wasser übergießen, 10 Minuten ziehen lassen, abseihen und in 2 Portionen schluckweise trinken.

Dickblume (Pycnanthemum muticum)
Diese Pflanze sollte jeder im Garten ansiedeln, da sie die insektenabwehrende Substanz Pulegon beinhaltet. Mit den zerstoßenen Blättern werden vorbeugend, zum Schutz gegen Zecken, nackte Beine und Arme eingerieben.

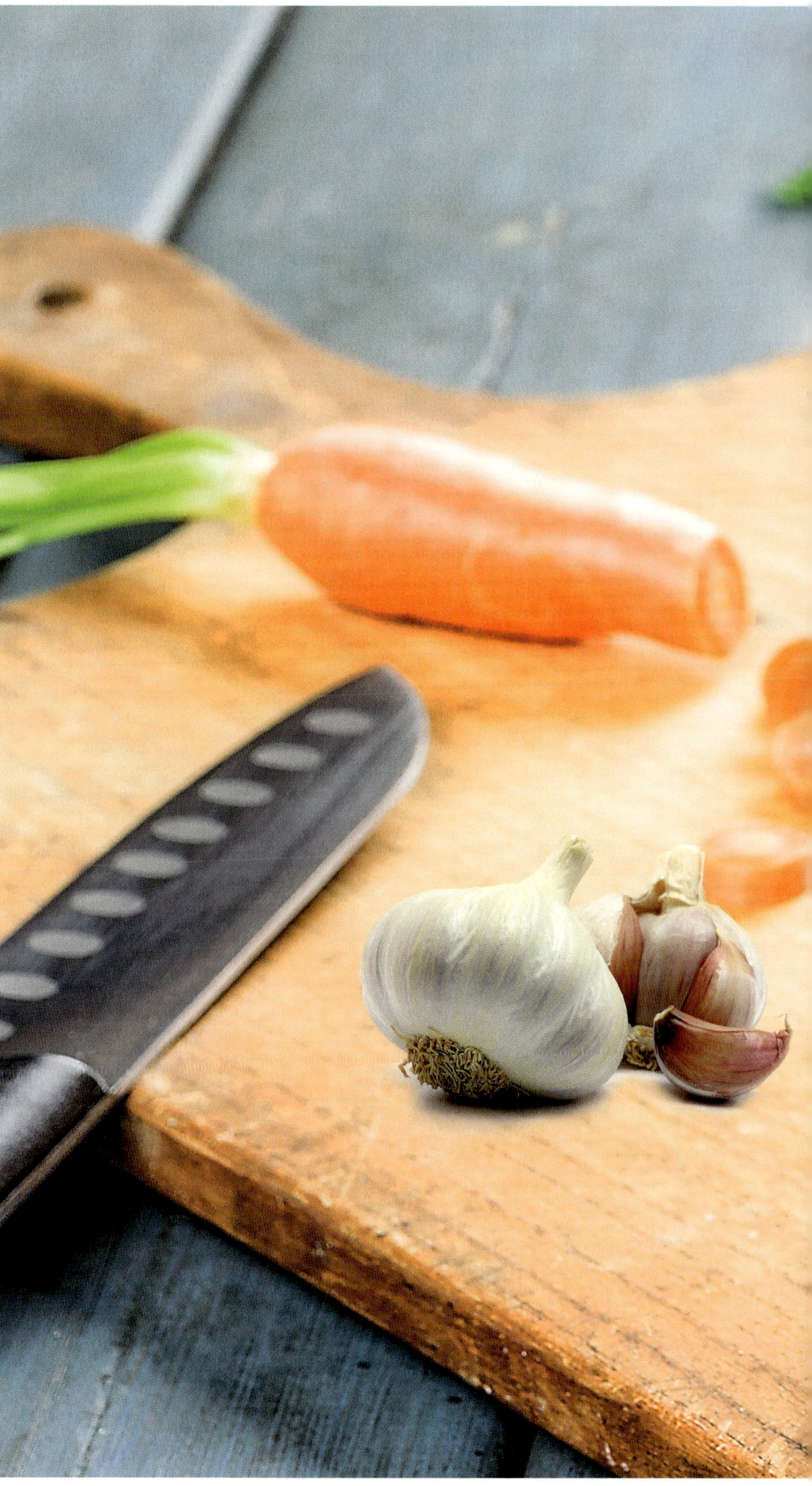

Frischer Möhren-Knoblauch-Saft

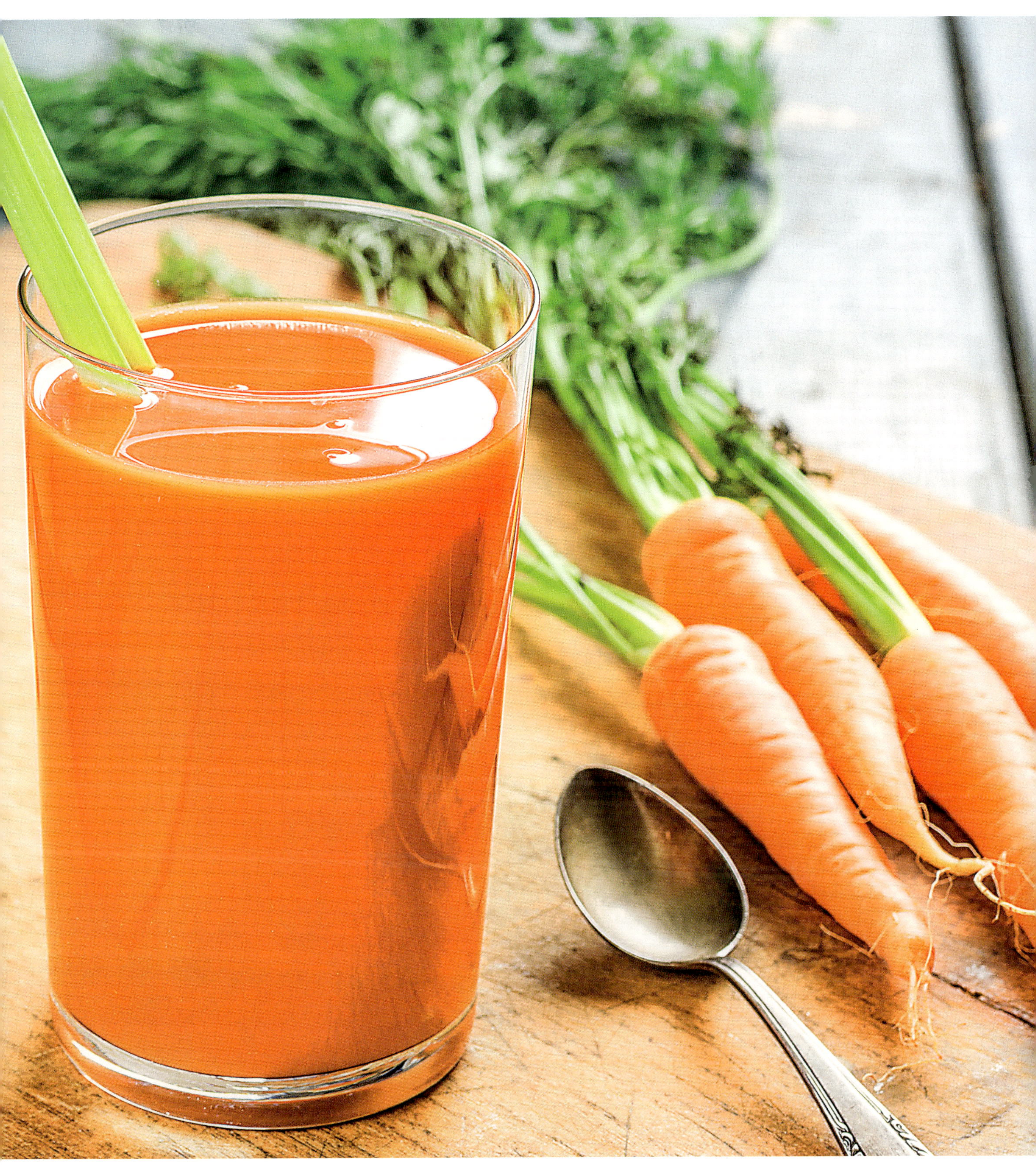

Diabetes mellitus

Diabetes hat sich in den letzten Jahren erheblich ausgebreitet und ist zu einer Volkskrankheit geworden. Bewegungsmangel und Überernährung sind wohl die häufigsten Ursachen. Es gibt zwei Diabetes-Typen: Beim Typ 1 zerstören körpereigene Antikörper die Insulin produzierenden Zellen in der Bauchspeicheldrüse – es wird zu wenig oder gar kein Insulin mehr gebildet. Diese Diabetiker müssen lebenslang Insulin spritzen, um ihren Blutzuckerspiegel zu senken. Bei Menschen mit Diabetes Typ 2 wird zwar noch eigenes Insulin produziert, es kann aber nicht genug Zucker aus dem Blut ins Gewebe gelangen – die Zuckerkonzentration im Blut steigt an. Meist müssen Tabletten geschluckt werden, manchmal reicht auch eine Ernährungsumstellung mit bestimmten Gewürzen (Bockshornkleesamen, Kurkuma, Zimt, Nelken, Lorbeer), damit der Körper die Glukose besser verwerten kann. Außerdem sollte man reichlich Zwiebeln und Knoblauch verwenden.

Welche Heilpflanzen helfen?

Alle Bohnen besitzen Substanzen, die bei der Blutzuckerregulierung hilfreich sind. Diese Bestandteile befinden sich auch in getrockneten Bohnenhülsen, aus denen ein Tee gekocht werden kann (siehe Seite 62). Wer Bohnen im eigenen Garten hat, kann sie nach der Reife auspulen und die Hülsen mit einer Gartenschere in kleine Stücke schneiden. Die Teezutat wird in einem Schraubglas aufbewahrt.

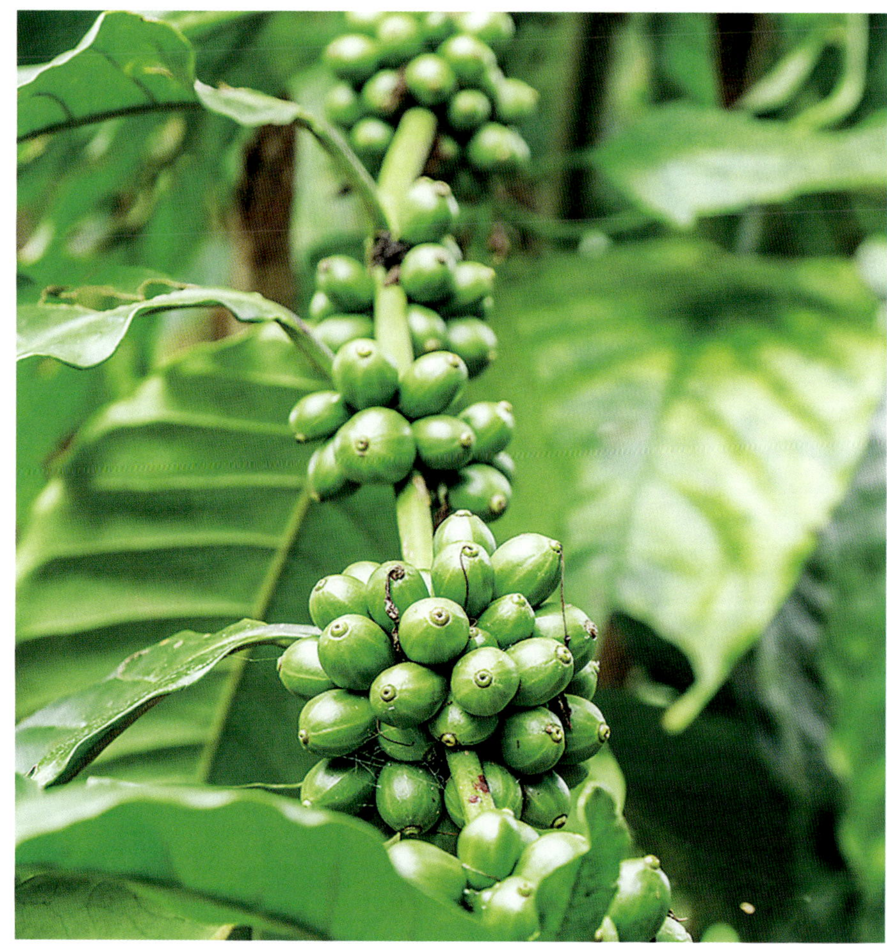

Grüne Kaffeebohnen

Kaffeebohnen
Sie enthalten ebenfalls einen Stoff, der die Bauchspeicheldrüse anregt, Insulin zu produzieren.

Tee von grünen Kaffeebohnen
Grüne (ungeröstete) Kaffeebohnen (aus dem Reformhaus oder Internet) werden mit einer Kaffeemühle grob gemahlen.

1 gehäuften Teelöffel Kaffeepulver mit ¼ Liter kochendem Wasser übergießen, 5 Minuten ziehen lassen und abseihen. Den Tee schluckweise trinken.

Bittermelone (Momordica charantia)
Diese außergewöhnliche Heilpflanze ist ein rankendes Kürbisgewächs mit beachtlichen Heilwirkungen, denn laut Untersuchungen besitzt die komplette Pflanze blutzuckersenkende Substanzen.
Aus getrockneter Bittermelone kann ein Tee gekocht werden, der pikant schmeckt (im Reformhaus erhältlich). Schon kleine Mengen (etwa 2 Teelöffel) vom Pulver der getrockneten Pflanze sollen den Blutzucker um die Hälfte gesenkt haben. Zusätzlich kann die Frucht ausgelöffelt oder zerkleinert in einem Mixer püriert als Bittermelonensaft getrunken werden. Ein gesundheitlicher Erfolg ist gewiss, es ist nur mit etwas Arbeit verbunden. Einem Diabetiker würde ich empfehlen, sich eine Pflanze zu kaufen, wenn sie warm überwintern kann.

Was sonst noch hilft

- Alle Heilpflanzen, die Bitterstoffe enthalten, helfen in gleicher Weise. Dazu gehören: Tausendgüldenkraut, Löwenzahnkraut und -wurzel, Enzianwurzel, Bitterklee. Man kann sie in Maßen roh verwenden oder getrocknet als Tee, einzeln und gemischt.
- Als Abendessen wäre eine Haferschleimsuppe mit einer geraspelten Möhre empfehlenswert.
- Brunnenkresse, frisch geerntet und regelmäßig über den Salat gestreut, kann den Blutzuckerspiegel deutlich senken.

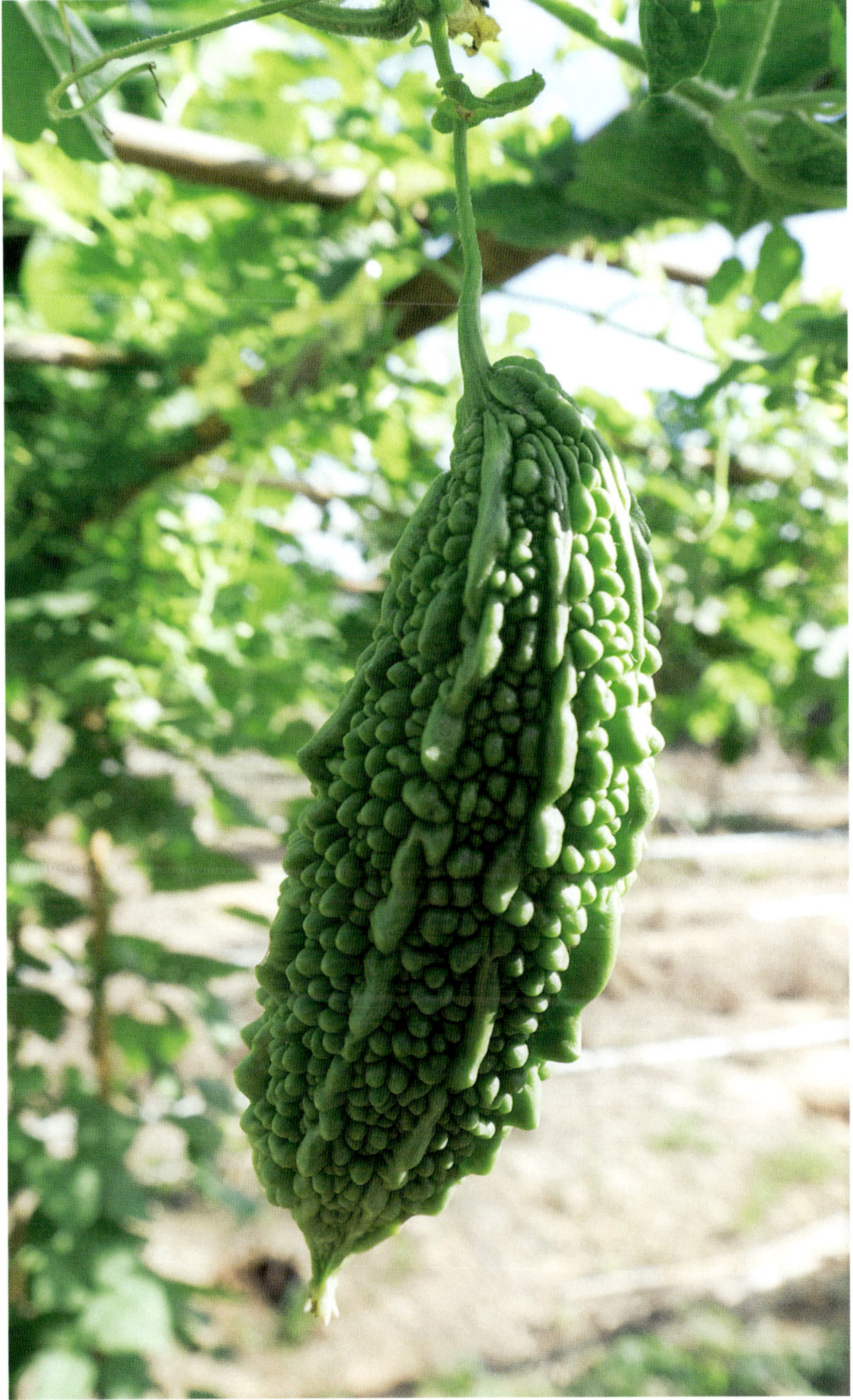

Bittermelone

Ginseng bei Diabetes

In der traditionellen chinesischen Medizin ist die positive Wirkung von Ginseng bei Diabetes schon lange anerkannt und durch die Erfahrungen tausendfach bestätigt. Dies wird aber von wissenschaftlicher Seite noch immer bezweifelt. Von zwei Eigenschaften des Ginsengs ist man jedoch auch hier überzeugt – nämlich davon, dass der Rote Ginseng das Immunsystem ganz erheblich stärkt und den Blutzuckerspiegel regulieren kann. So wird der Rote Ginseng zu einem sehr guten Nahrungsergänzungsmittel für Diabetiker und für Menschen, die an Blutzuckerschwankungen leiden.

Bei einer Studie, die das Department of Nutritional Sciences der University of Toronto in Kanada mit 19 Typ-2-Diabetikern durchführte, die über 12 Wochen hinweg Roten Ginseng einnahmen, sollte die antidiabetische Wirksamkeit, aber auch die Sicherheit einer Ginsengeinnahme überprüft werden. Die Studienteilnehmer nahmen begleitend zu ihrer üblichen Diabetes-Therapie (Diät und/oder Medikation) drei Mal täglich 2 Gramm Roten Ginseng ein. Nach 12 Wochen stellte man fest, dass in der Ginsenggruppe die Werte der morgentlichen Nüchtern-Blutzuckerspiegel sowie die Insulinwerte um 33 bis 38 Prozent sanken. Ein klarer Beleg für die Wirksamkeit des Ginsengs.

Der Ginseng (Panax ginseng) ist eine in koreanischen, chinesischen und sibirischen Berg- und Waldregionen vorkommende 30–60 cm hohe Pflanze. In diesen Regionen wird Ginseng seit Jahrtausenden als sehr wirkungsvolle Heilpflanze eingesetzt.

Je nach Verarbeitung der Wurzel werden verschiedene Arten der Pflanzendroge erzeugt. Bei uns kennt man vor allem die Rote und die Weiße Ginsengwurzel.

Durch die unterschiedlichen Verarbeitung des Ginsengs kommt es zu diesen beiden Erscheinungsformen der Droge.

Traditionell wird der Rote Ginseng mit Wasserdampf behandelt, danach erfolgt eine Trocknung in der Sonne oder der Ginseng wird geröstet. Durch die hohe Temperatur bei der Dünstung findet eine Veränderung der Inhaltsstoffe statt. Die Wurzel wird dadurch rötlich.

Weißer Ginseng wird durch eine Trocknung in der Sonne ohne vorheriges Kochen gewonnen. Der geschälte Ginseng wird in der Sonne gebleicht. Die Blätter, Blüten und Samen können ebenfalls als Pflanzendroge eingesetzt werden.

Wirksame Inhaltsstoffe sind vor allem Ginsenoside und Saponine. Von diesen sind bis zu 150 verschiedene Vertreter in der Pflanze enthalten.

Den höchsten Ginsenosidanteil besitzen angeblich die Blätter und die Wurzelhaare mit 5–6 % Gesamtginsenosidanteil. Die Hauptwurzel, die meist verkauft wird, besitzt lediglich einen Anteil von ca. 1,3 %. Innerhalb des Inhaltsstoffprofils machen die Saponine in der getrockneten Wurzel 2–3 % aus. Daneben finden sich Polysaccharide, wie zum Beispiel Panaxane und Ginsenane, Polyacetylene, ätherisches Öl als auch phenolische Verbindungen und primäre Naturstoffe.

Ginseng wird in Form von den geschnittenen Wurzelscheiben, dem Trockenextrakt und als Tee in Apotheken und Drogerien angeboten. Die Wurzel wird außerdem in Kapseln, Tabletten, Dragees oder Pastillen verarbeitet. Extrakte aus dem Roten Ginseng haben in der Regel einen deutlich höheren Gehalt an Ginsenosiden.

Für die Zubereitung eines Ginseng-Tees werden 3 g der fein geschnittenen Wurzel (1 Teelöffel entspricht etwa 3,5 g) mit siedendem Wasser übergossen. Dann 5–10 Minuten zugedeckt ziehen lassen und durch ein Teesieb abseihen.

Die Einnahme standardisierter Teepräparate aus dem Handel ist empfehlenswert. Der Tee sollte 1- bis 3-mal täglich über einen Zeitraum von 3–4 Wochen getrunken werden. Die Anwendung sollte aber unbedingt mit einem Arzt geklärt werden. Je nach Absprache mit dem Arzt, kann der Ginseng bis zu drei Monaten eingenommen werden. Eine erneute Anwendung ist nach erst einigen Wochen Pause möglich. Die Ginsengwurzel sollte dunkel, kühl und trocken gelagert werden und nicht in Kinderhände gelangen können.

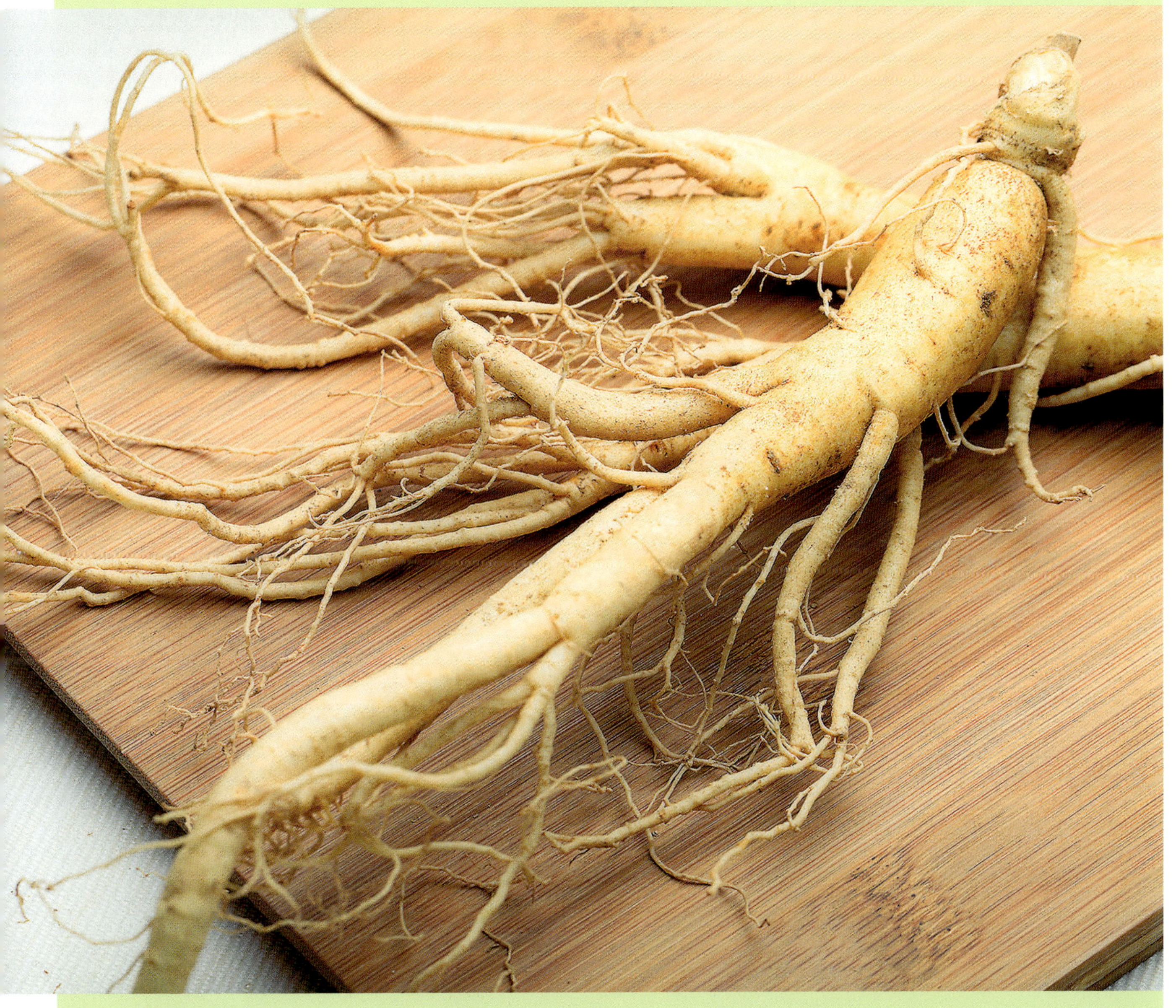

Ginseng-Wurzeln

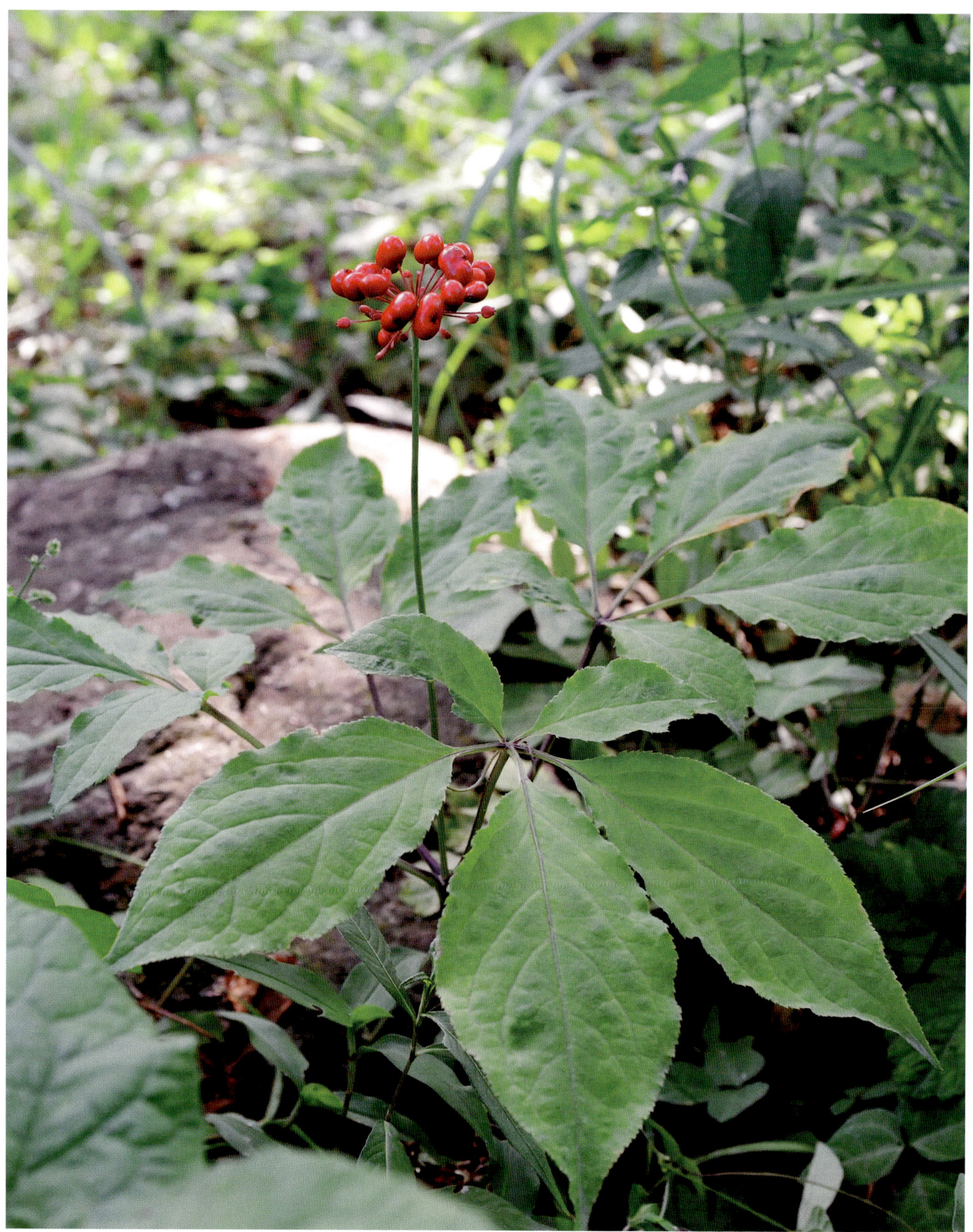

Roter Ginseng

Multiple Sklerose

Multiple Sklerose ist eine Autoimmunerkrankung, bei der die Schutzschicht der großen Nerven zerstört wird. Dadurch entsteht eine Fehlsteuerung innerhalb der Nerven.

Bei dieser Erkrankung gibt es eine Vielzahl von Symptomen, kleine Schwächeanfälle, aber auch schlimme Attacken, sogar völlige Lähmung. Die Symptome kommen in den meisten Fällen schubweise. Nach einem Anfall können manche Patienten wieder ein ganz normales Leben führen, während andere ein Leben lang auf fremde Hilfe angewiesen sind.

Multiple Sklerose muss immer von einem Arzt behandelt werden. Zusätzlich zu den Medikamenten soll eine fettarme Diät die Therapie unterstützen, das heißt eine Reduzierung der gesättigten Fettsäuren, also der tierischen Fette in Fleisch, Milch und Milchprodukten. Wenn dazu noch einige Kräuter und Früchte gegessen werden, müsste das eine spürbare Hilfe sein.

Welche Heilpflanzen helfen?

Große Brennnessel (Urtica dioica)
Ich empfehle hier eine Behandlung, die wahrlich nicht einfach ist. Es gehört schon Mut dazu, sie durchzuführen. Man schneidet einige Brennnesselstiele von noch nicht blühenden Brennnesseln ab, bindet sie an den Stielen zusammen und schlägt mit diesem Busch auf den nackten Körper ein. Das brennt höllisch, aber die Substanzen, die in der Brennnessel stecken, darunter das Histamin, gelangen in kleinsten Mengen durch die Haut in den Körper, wo sie wirken wie Bienenstiche. (Mit Bienenstichen wurde Multiple Sklerose schon therapiert.)

Portulak-Blüte

Portulak (Portulaca oleracea)
Der wilde Portulak ist sehr magnesiumreich. Da es sich um eine chronisch entzündliche Erkrankung handelt, muss der Betroffene ausreichend Nährstoffe mit antientzündlichen Eigenschaften zu sich nehmen – wie beispielsweise Magnesium –, die die Krankheit möglicherweise positiv beeinflussen können. Portulak kann roh in Salate inte-

griert werden. Wenn man reichlich davon hat, kann er wie Spinat, der ebenfalls sehr magnesiumreich ist, gedünstet werden, ansonsten mit Spinat mischen.

Moringa oleifera

Dieser Baum ist der vitamin- und mineralstoffreichste Baum der Erde und kann nachweislich bei mehr als 300 Krankheiten hilfreich eingesetzt werden. Moringa-Blattpulver (gibt es im Internet) kann über das Essen gestreut oder in etwas Wasser aufgelöst getrunken werden, jeweils morgens und abends ein gehäufter Teelöffel voll.

Heidelbeere (Vaccinium myrtillus)

Heidelbeeren, egal ob die Wildform oder die veredelte, haben Inhaltsstoffe, die bestimmte Gewebe daran hindern, sich abzubauen. Zusätzlich besitzen sie eine entzündungshemmende Wirkung und lindern dadurch Symptome der Multiplen Sklerose.

Schwarze Johannisbeere (Ribes nigrum)

Von den Samen der Schwarzen Johannisbeere wird ein Öl gewonnen, dessen Inhaltsstoffe bei der Behandlung von Multipler Sklerose und anderer Autoimmunerkrankungen wirken soll. Nach täglicher Einnahme des Öls (in der Apotheke erhältlich; Packungsbeilage beachten) soll sich nach einigen Wochen eine Besserung zeigen.

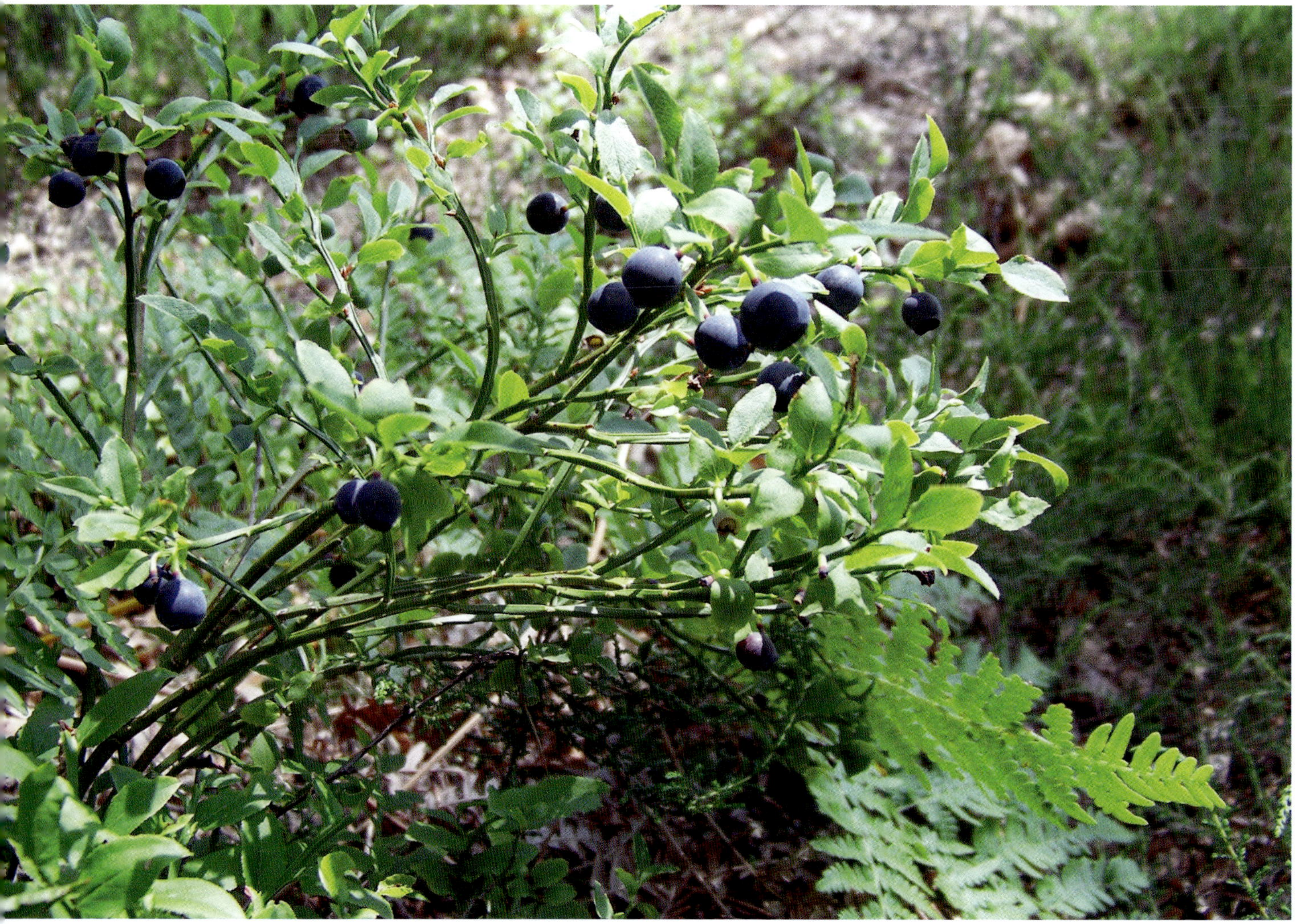

Heidelbeeren am Strauch

Ohnmachtsanfälle

Wenn jemand in Ohnmacht fällt, ist der Blutstrom zum Gehirn vermindert. Dafür kann es verschiedene Ursachen geben: Schmerzen, Aufregung, Hunger und Erschöpfung, aber auch unangenehme Gerüche und stickige Luft. Als ich noch ein Schulkind war, bin ich öfters während des Gottesdienstes in der Kirche in Ohnmacht gefallen, immer dann, wenn das Weihrauchfass geschwenkt wurde, ich konnte den Weihrauch nicht vertragen. Meine Mutter brachte mich dann an die frische Luft und gab mir ein Stückchen Brot – schnell war ich wieder munter.

Ein Ohnmachtsanfall kann ganz plötzlich kommen oder sich durch vorherige Anzeichen ankündigen, mit kaltem Schweiß auf der Stirn, mit Schwindel, Rauschen in den Ohren und Flimmern vor den Augen. Bei diesen Anzeichen sollte man sich schnell auf den Boden legen, die Beine hochlagern und die Kleidung, wie Gürtel und Krawatte, lockern.

Zusätzlich ist es hilfreich, einen Ohnmächtigen mit Wasser zu besprengen, mit einem feuchtkalten Lappen Stirn und Schläfen zu kühlen oder einen Eisbeutel auf die Stirn zu legen. Ältere Frauen haben oft noch Kölnisch Wasser in der Handtasche, um im Notfall damit einem Ohnmächtigen Stirn und Schläfe einzureiben und ihn daran riechen zu lassen.

Wenn sich die Gelegenheit bietet, sollte die Person eine Tasse starken Bohnenkaffee trinken, damit werden die Lebensgeister geweckt und sie kommt schnell wieder auf die Beine.

Ohnmachtsanfälle können aber auch einen ernsten Hintergrund haben, zum Beispiel Durchblutungs- oder Herzrhythmusstörungen. Eine Abklärung der Ursache durch einen Arzt ist dringend zu empfehlen.

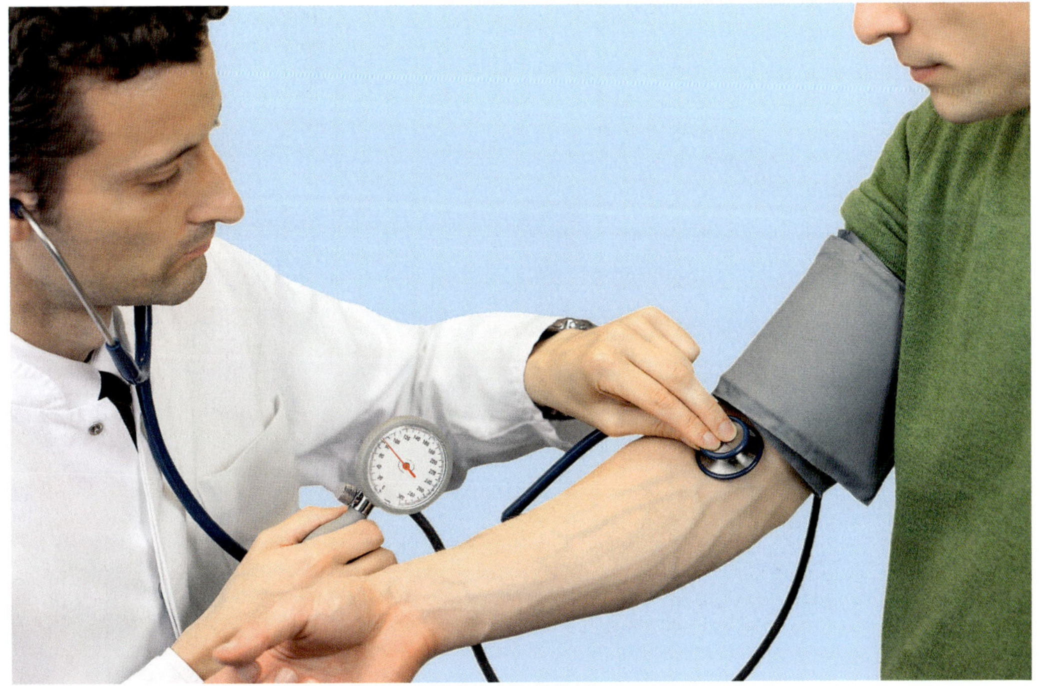

Ohnmachtsanfälle können sehr unterschiedliche Gründe haben. Eine Abklärung durch einen Arzt ist unbedingt erforderlich, bevor weitere Maßnahmen ergriffen werden. Vor einer Selbstdiagnose ist zu warnen.

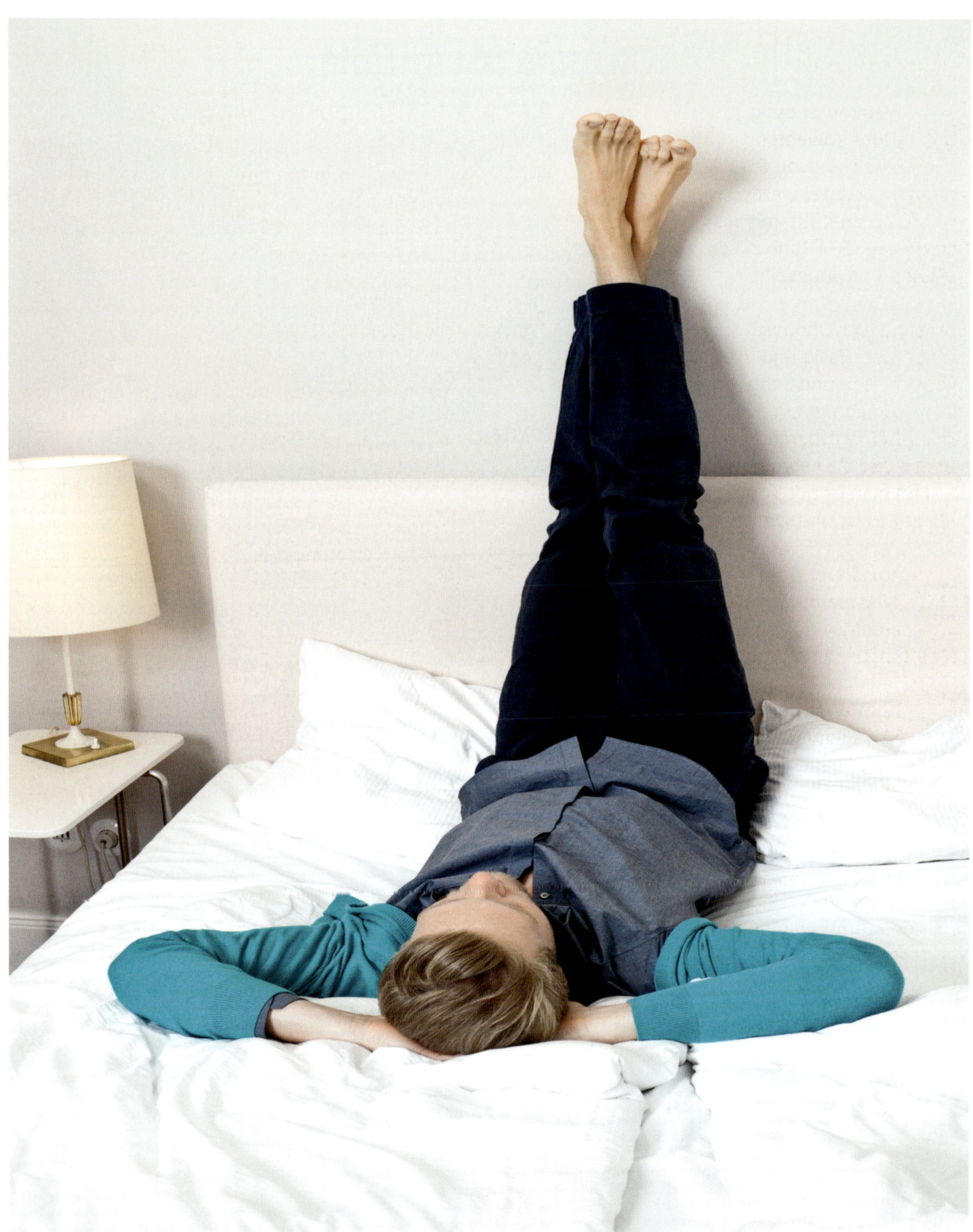

Füße hochlegen kann eine Ohnmacht verhindern

Welche Heilpflanzen helfen?

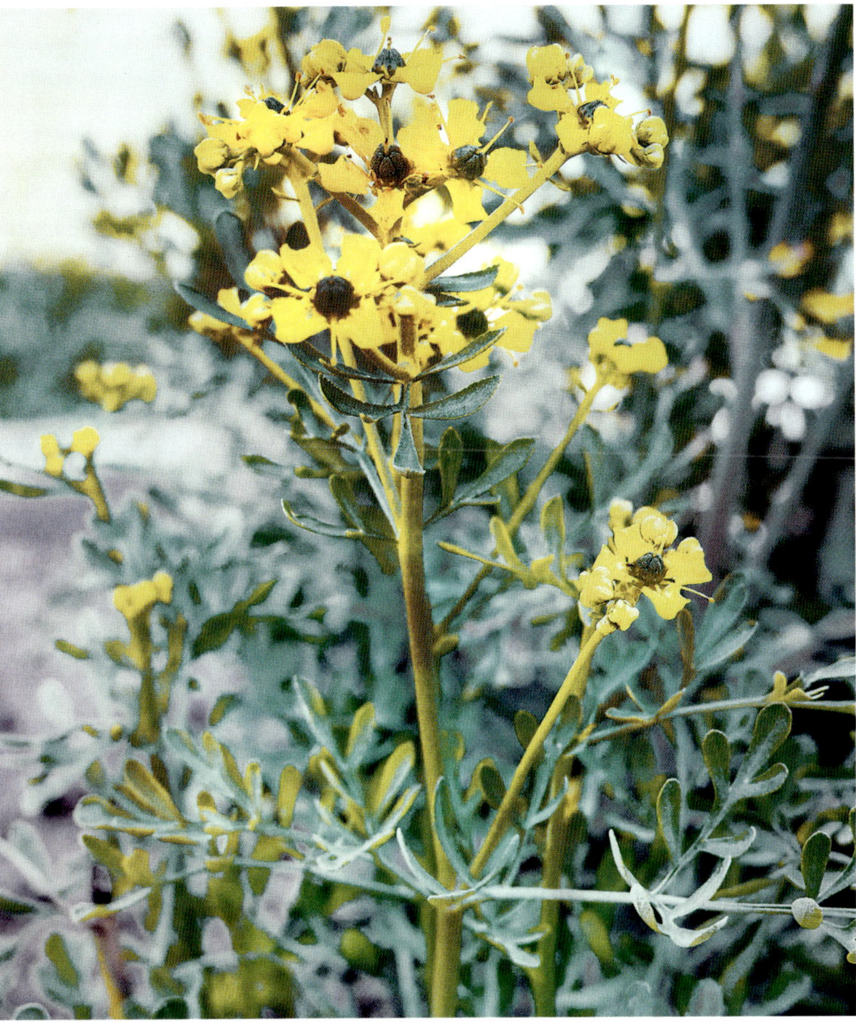

Weinraute

Weinrautenessig (Ruta graveolens)

Eine Handvoll fein geschnittene Blätter werden in ein Schraubglas gefüllt, mit Essig übergossen, 3–4 Tage ziehen gelassen und abgeseiht.

Bei drohender Ohnmacht riecht man an dem Essig und reibt damit auch Stirn und Schläfe ein, am besten immer ein gefülltes Fläschchen griffbereit in der Handtasche mitnehmen. Wichtig ist, dass man es gut beschriftet hat: was es ist und wofür es ist.

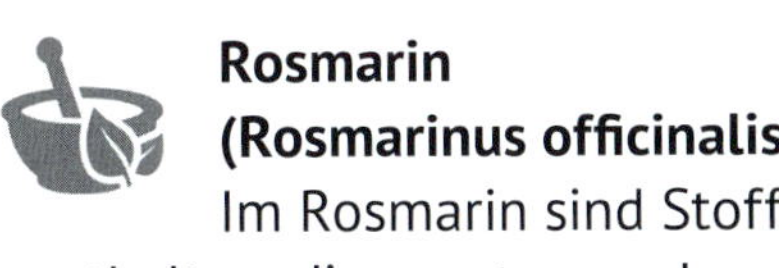

Rosmarin (Rosmarinus officinalis)

Im Rosmarin sind Stoffe enthalten, die munter machen.

Rosmarinöl

Eine Handvoll geschnittene Rosmarinnadeln in ein Schraubglas füllen und mit Olivenöl übergießen, bis alles gut bedeckt ist. Das Glas an ein Sonnenfenster stellen. Damit nichts schimmelt, sollte es öfters geschüttelt werden. Nach 4 Wochen das Öl abseihen, die Nadeln auspressen und das fertige Rosmarinöl in eine Flasche füllen. Von diesem Öl nimmt man im Notfall 1 Esslöffel ein.

Rosmarintee

Pro Tasse 2 Teelöffel geschnittene Blätter mit ¼ Liter kochendem Wasser übergießen, 10 Minuten bedeckt ziehen lassen und abseihen. Diesen stärkenden Tee dem Ohnmächtigen anbieten, wenn es ihm wieder besser geht.

Mischtropfen

1 Esslöffel geschnittene, frische Raute, ½ etwas zerkleinerte Zimtstange und 1 Esslöffel frische Kamillenblüten in ½ Liter gutes Olivenöl geben, alles erhitzen und 14 Tage mit einem Sieb geschützt stehen lassen. Danach die Zutaten auspressen und das Öl in eine Flasche füllen. Täglich 2-mal 10 Tropfen auf einem Stückchen Brot essen.

Wichtig!

Man kann auch ein ätherisches Rosmarinöl kaufen und damit Stirn und Schläfe einreiben, man darf es aber niemals einnehmen!

Die Heilwirkung des Honigs

Schon vor 5000 Jahren glaubten die Ägypter, dass die Tränen des Sonnengottes auf die Erde fallen und zu Bienen werden. Der Honig stand für sie für Glück, Vitalität und Lebensfreude. Selbst die Steinzeitmenschen versüßten sich das Leben mit Honigwaben der wilden Bienen. Hippokrates (460–370 v. Chr.) und Paracelsus (1493–1541) nutzten Honig für Heilmixturen. Bis heute ist seine wohltuende Wirkung bei Erkältungen bekannt. Es gibt aber auch wissenschaftliche Studien, die belegen, dass im Honig die Wirkstoffe der primären Nektarpflanzen enthalten sind und so unterschiedliche Heilwirkungen haben.

- Akazien-Honig hilft sehr gut bei Husten und Erkältung und stabilisiert das Verdauungssystem.

- Heidekraut-Honig hilft bei Blasenerkrankungen, Rheuma und gegen Müdigkeit.

- Kastanien-Honig ist blutreinigend, stabilisiert den Blutkreislauf und hilft bei Venenleiden.

- Kiefern- und Tannen-Honig hilft ebenfalls bei Erkältungen und Krankheiten der Atem- und Harnwege, ist infektionshemmend.

- Lindenblüten-Honig hilft bei Kopfschmerzen und Migräne und wirkt entspannend bei Stress und Nervosität.

- Löwenzahn-Honig ist gut zur Blutreinigung bei Leber- und Gallenleiden und wirkt harntreibend.

- Lavendel-Honig wirkt schmerzlindernd, krampflösend und ebenso bei Nervosität und Atemwegserkrankungen.

- Rosmarin-Honig stärkt den Zellschutz gegen freie Radikale, ist krebsvorbeugend und stärkt die Vitalität nach Krankheiten.

- Sonnenblumen-Honig hat fiebersenkende Wirkung bei Kinderkrankheiten.

- Weißdorn-Honig stärkt die Blutgefäße und das Herz. Er ist gut geeignet für ältere Menschen (ohne Diabetes).

Da jeder Honig einen hohen Zuckergehalt hat, ist er für Diabetespatienten nur mit Vorsicht zu genießen.

Heilmittel Propolis und Gelée Royal

Honigbienen erzeugen aus harzhaltigen Pflanzenknospen, zum Beispiel Rosmarin, ein Kitt-Harz, das **Propolis** genannt wird. Es wird von den Bienen mit Wachs und Pollen vermengt und durch Speichelsekret geschmeidig gemacht. Propolis hemmt das Wachstum von Bakterien und die Vermehrung von Pilzen und Viren. So ist Propolis ein starkes natürliches Antibiotikum und kann bei inneren und äußeren Erkrankungen eingesetzt werden. Fragen Sie aber Ihren Arzt, ob das Mittel für Sie geeignet ist. In einigen Fällen gab es auch allergische Reaktionen.

Die Speise der Bienenköniginnen, das **Gelée Royale**, kann bei Erschöpfungszuständen helfen und die Wiedergenesung nach Krankheiten unterstützen. Gelée Royale besteht aus Eiweiß, Aminosäuren, Fetten, Vitaminen, Mineralstoffen, Zucker und Wasser. Es sollen auch zahlreiche hormonähnliche Verbindungen darin sein, denen eine Stärkung der natürlichen Abwehrkräfte zugeschrieben wird.
Die Gewinnung des Gelée Royale ist sehr aufwendig und teuer. Daher wird es meist aus China importiert.

Rosmarin-Honig

Die Ursachen und Auslöser von Ohnmachtsanfällen sind so vielschichtig und kompliziert wie der menschliche Organismus selbst. Die häufigsten Ursachen sind starke Schmerzen, zu hoher Blutdruck, zu niedriger Blutdruck, Herzschwäche, Herzrhythmusstörungen, Unterzuckerung in Folge von Diabetes, Atemnot und schwerste Körperverletzungen.

Honig ist ein jahrtausendealtes Naturheilmittel und hat viele heilende und lindernde Eigenschaften, um den Ursachen von Ohnmachtsanfällen entgegenzuwirken.

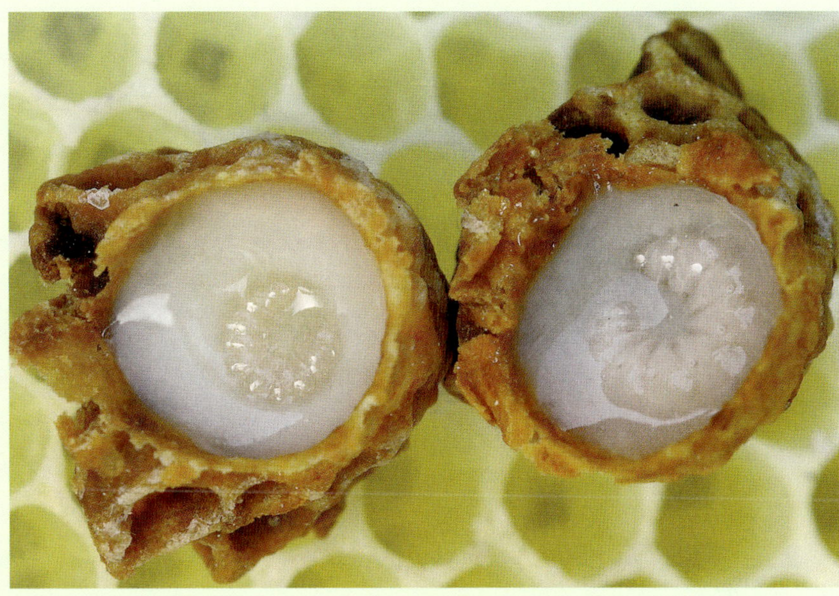

Auch die Larven der Bienenköniginnen werden mit Gelée Royale aufgezogen. Im Bild zwei Königinnen-Larven in Brutzellen aus Wachs und Propolis, gefüllt mit weißem Gelée Royale.

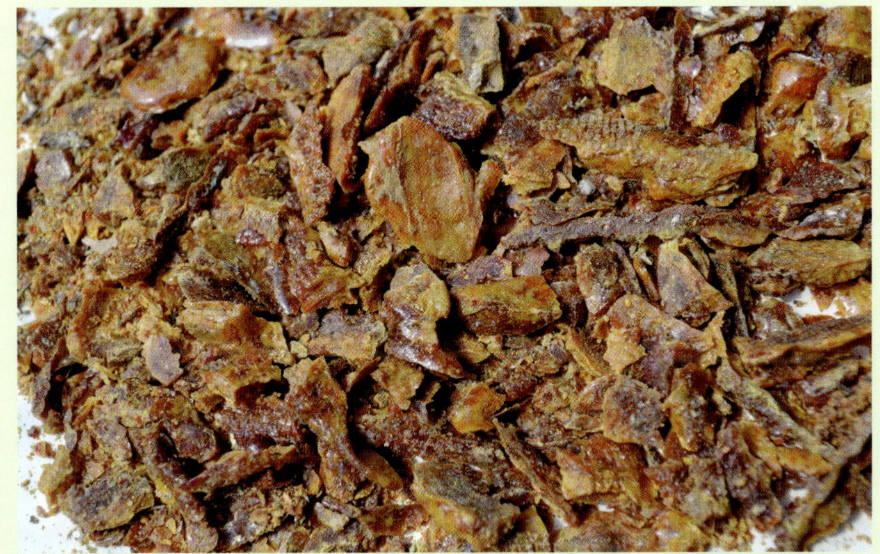

Das Kitt-Harz der Honigbienen „Propolis" wird von Imkern mit Spezialgittern im Bienenstock geerntet. Die Bienen erkennen die Gitter als Fremdkörper und hüllen sie deshalb mit Propolis ein, sodass der Imker die Gitter nur noch entnehmen muss.

Um diesen wunderbaren Naturheilmitteln ihren verdienten Stellenwert zu geben, habe ich auf diesen Seiten die Bienenprodukte und ihre Wirkung noch einmal näher dargestellt und möchte sie Ihnen ganz besonders ans Herz legen. Für Diabetiker ist die Einnahme von Honig aber unbedingt mit dem Arzt abzusprechen.

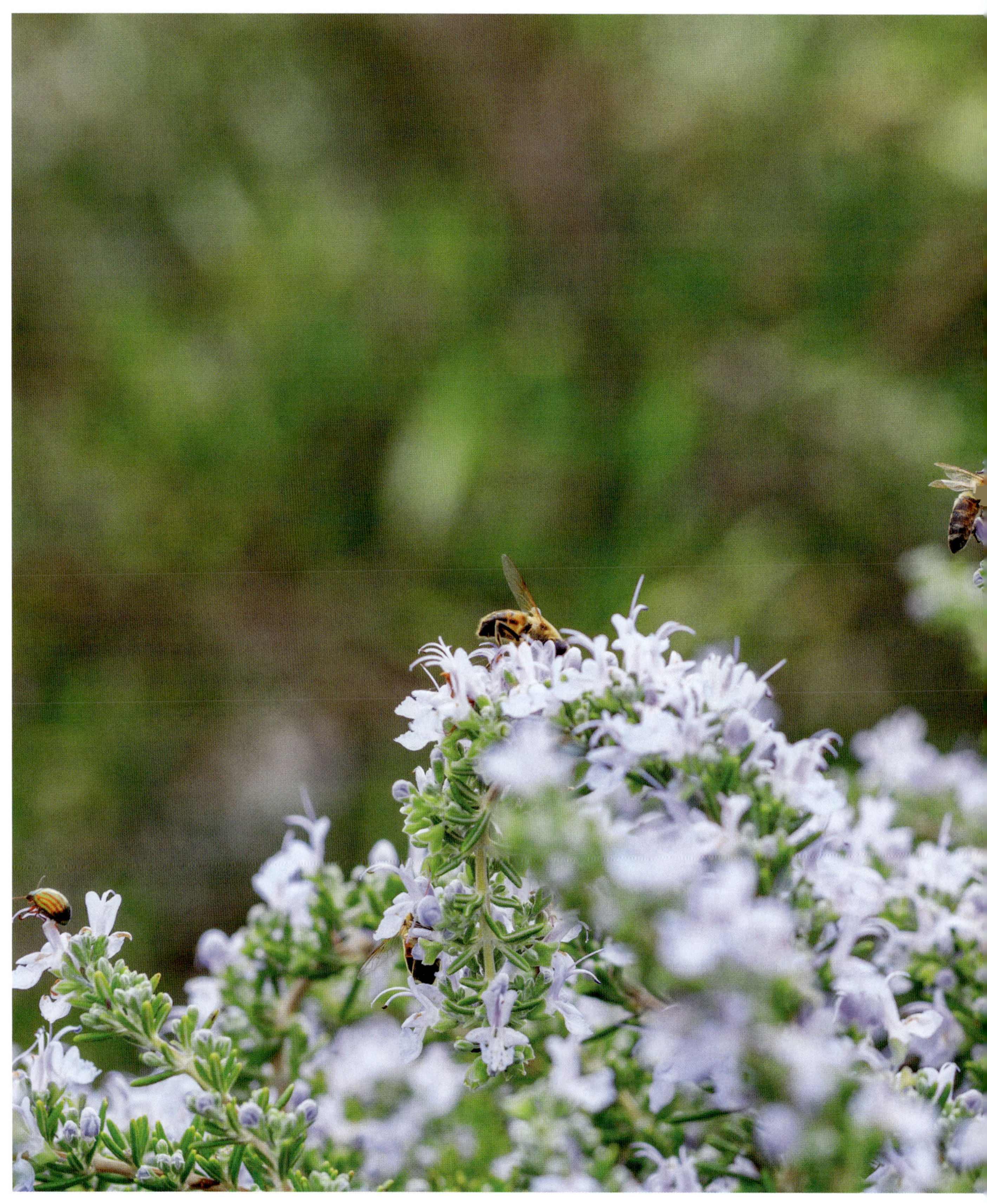

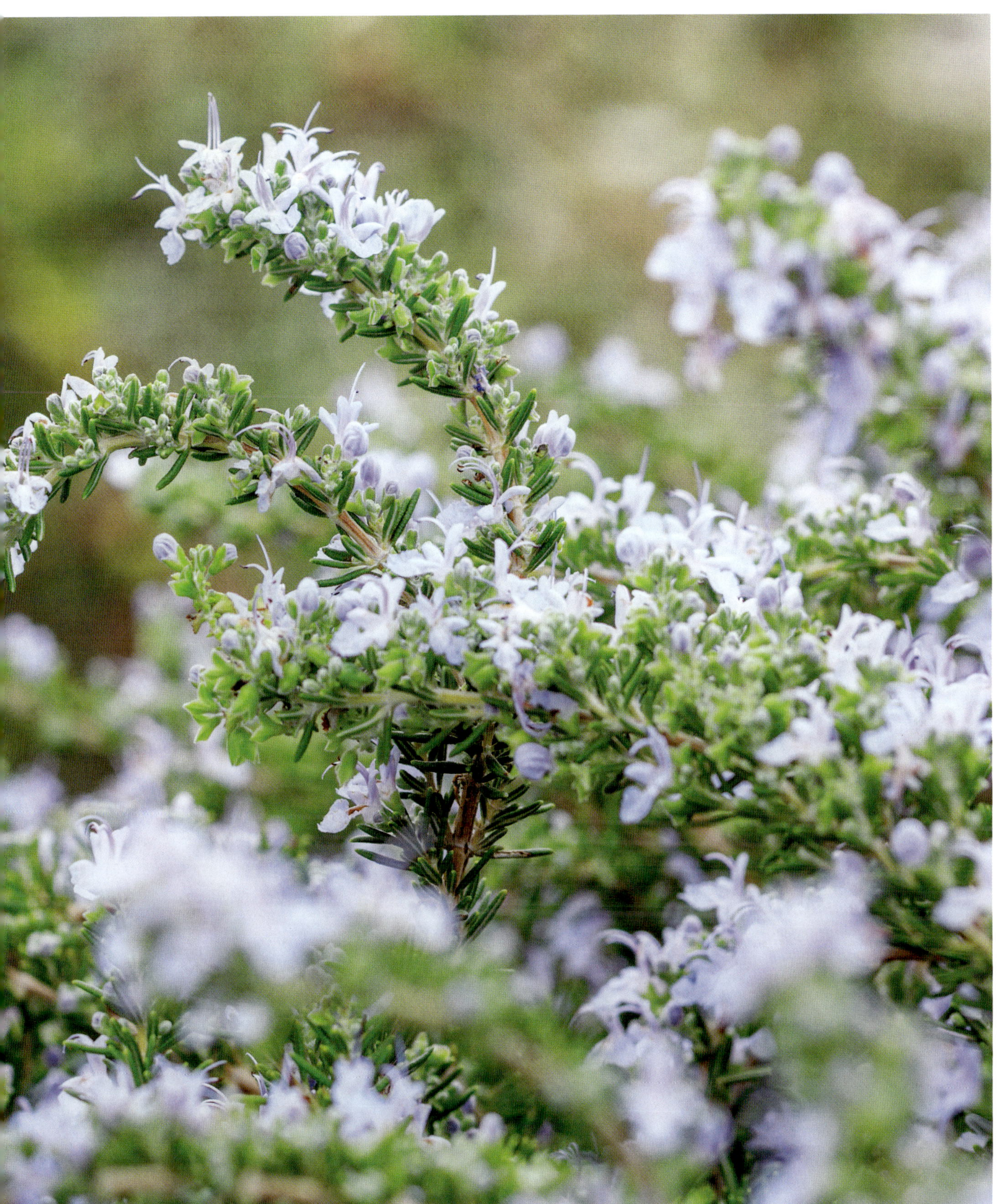

Blühende Rosmarinsträucher sind eine sehr beliebte Bienenweide und liefern Nektar und Pollen für alle Arten von Bienen und Hummeln.

Parkinson

Eine Parkinsonerkrankung sollte sehr ernst genommen werden. Es ist unbedingt erforderlich, dass der Erkrankte sich von einem Arzt behandeln lässt und seine Empfehlungen beherzigt. Von dieser nicht heilbaren Krankheit sind überwiegend ältere Menschen betroffen, aber manchmal auch jüngere. Die Krankheit umfasst verschiedene Störungen wie z. B. das Zittern der Gliedmaßen und die Verlangsamung der Bewegungen, weil sich die Muskeln versteifen. Bei Parkinson produziert der Körper zu wenig Dopamin, da die Zellen, die es produzieren, geschädigt sind. Der Arzt verschreibt in der Regel L-Dopa als Medikament. Natürlich gibt es auch hier, wie bei fast allen Krankheiten, pflanzliche Heilmittel, die eingesetzt werden können und die möglicherweise einige Symptome lindern. So enthalten die unten genannten Bohnen ebenfalls L-Dopa. Sie wurden bereits klinisch getestet, und es wurde bewiesen, dass sie wirksam sind. Die Anwendung sollte ausprobiert werden, allerdings nur nach Absprache mit dem Arzt.

Welche Heilpflanzen helfen?

Juckbohne (Mucuna Pruriens)

Das in der Juckbohne enthaltene L-Dopa ist eine Vorstufe des Dopamins im Gehirn.
Der Sohn meiner Freundin ist Heilpraktiker und hat für seine an Parkinson erkrankte Mutter Juckbohnenpulver aus England besorgt. Mittlerweile gibt es auch in Deutschland Kapseln mit Pulver und getrocknete Juckbohnen. Um einen Erfolg zu haben, müssen täglich 400–500 g gekochte Bohnen gegessen werden. Wer solche Mengen Bohnen isst, muss aber mit starken Blähungen rechnen.

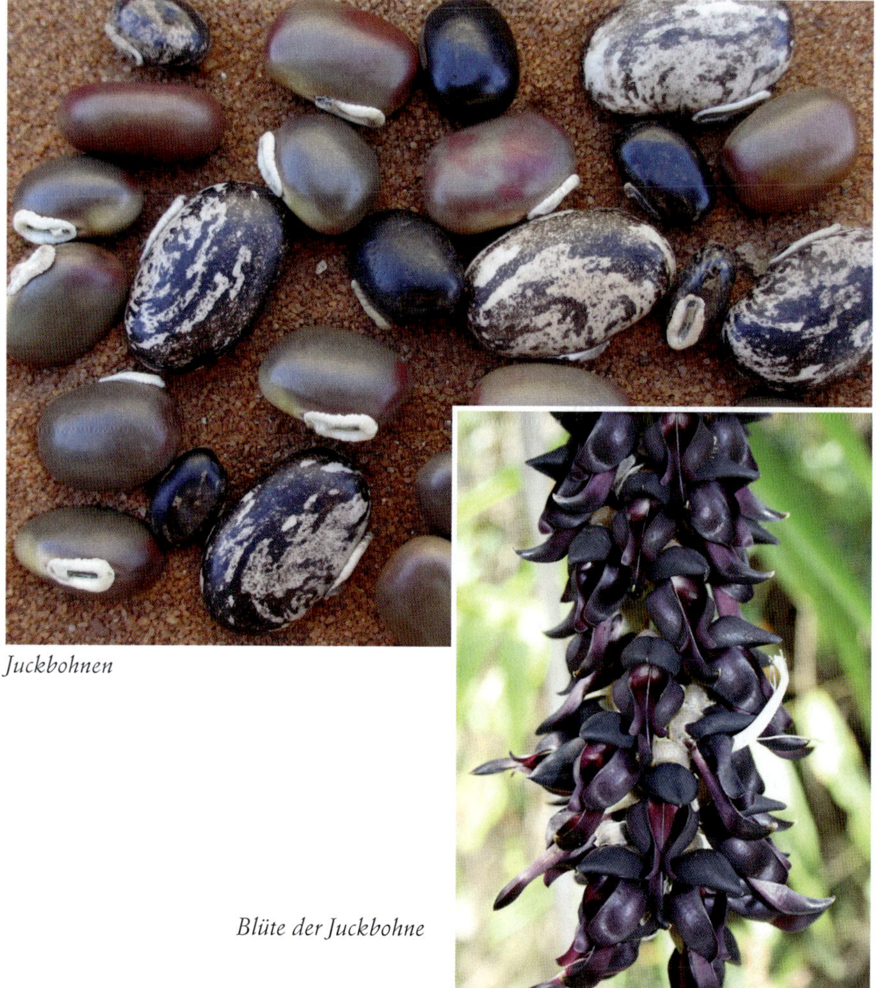

Juckbohnen

Blüte der Juckbohne

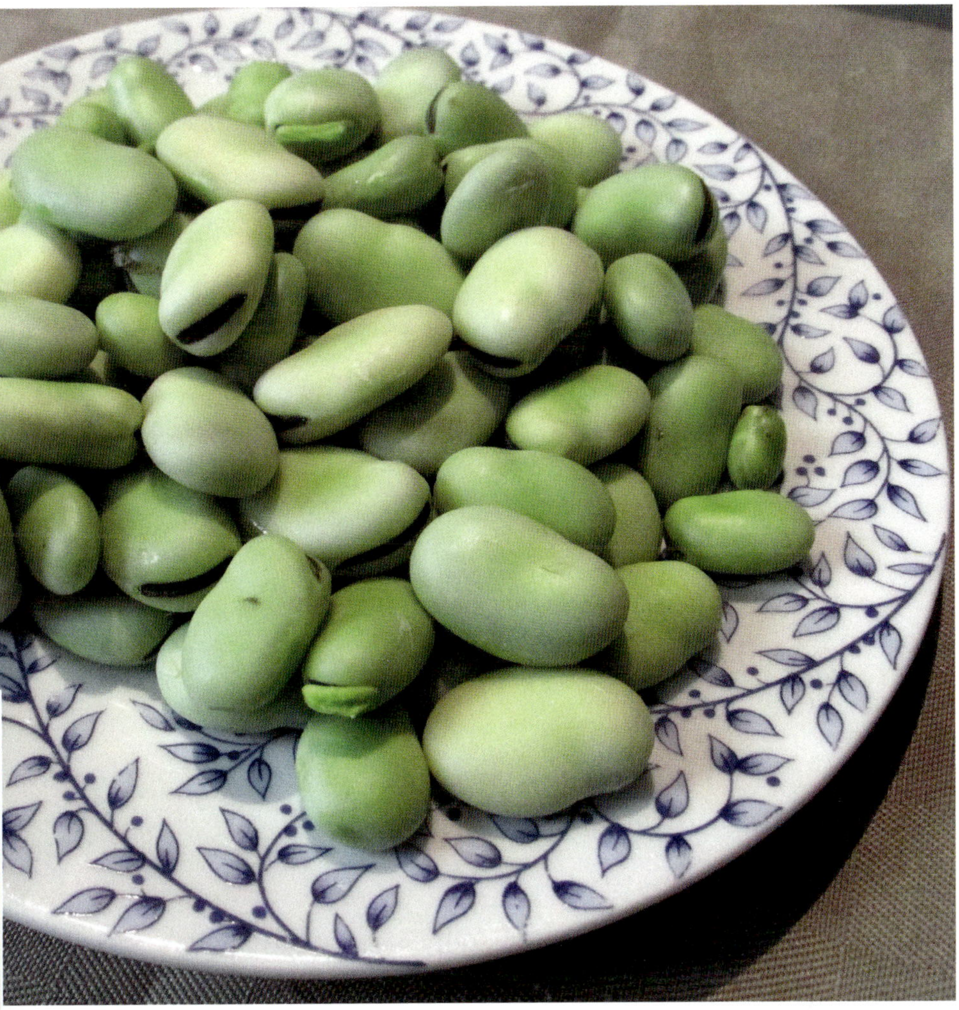

Frische Dicke Bohnen

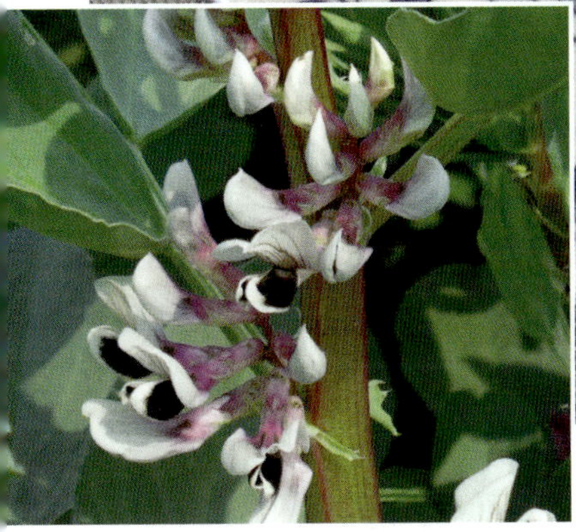

Blüte der Dicken Bohne

Dicke Bohne oder Puffbohne (Vicia faba)

Diese auch Saubohne genannte Sorte enthält ebenfalls L-Dopa sowie einen hohen Gehalt an Kalium und hat dadurch positive Wirkungen auf Muskeln und Nerven. Übrigens, die Puffbohne, die zu der Familie der Wicken zählt, hat botanisch nichts mit der Gartenbohne zu tun und beinhaltet demnach auch kein Phasin, das giftig ist.

Meerrettichbaum (Moringa oleifera)

„Moringa, der essbare Wunderbaum“, so heißt der Titel eines Büchleins, das ich fast auswendig gelernt habe. Dieser Baum ist der vitamin- und mineralstoffreichste Baum der Erde. Alles an ihm ist heilkräftig und essbar. Am wertvollsten sind die Blätter. Ich empfehle, morgens und abends je 1 gehäuften Teelöffel Moringa-Blattpulver (aus der Apotheke) in ½ Glas mit warmem Wasser aufgelöst zu trinken. Moringa-Pulver hilft bei unzähligen Krankheiten. Das Pulver kann natürlich die Parkinsonerkrankung nicht heilen, aber es kann helfen die Abwehr zu stärken und die Krankheit zu verhindern oder zu verzögern. Ich empfehle es bei jeder Unpässlichkeit. Der Moringa-Baum ist leider sehr kälteempfindlich und in Mitteleuropa nicht leicht zu kultivieren (siehe auch Seite 191).

Schwindel

Beim Schwindel hat man das Gefühl, zu schwanken. Der Drehschwindel (auch Vertigo genannt) ist da schon ein wenig schlimmer: Hierbei hat man das Gefühl, als ob sich die Welt um einen herum drehen würde. Wenn dem so ist, sollte ein Arzt oder Heilpraktiker zu Rate gezogen werden.

Bei einem normalen Schwindel, also bei dem Gefühl zu schwanken, kann versucht werden, ohne fremde Hilfe, mit natürlichen Mitteln alles wieder in den Griff zu bekommen. Sebastian Kneipp empfiehlt Kaltwasseranwendungen: Den gut durchwärmten Körper in die Badewanne stellen und die Beine von unten nach oben mit kaltem Wasser abduschen, zuerst das rechte dann das linke Bein. In derselben Weise werden kalte Armbäder im Waschbecken durchgeführt. Ein angenehm warmes Rosmarinbad kann auch von Vorteil sein. Es bringt den Kreislauf in Schwung. Aber nicht länger als 20 Minuten darin baden.

Welche Heilpflanzen helfen?

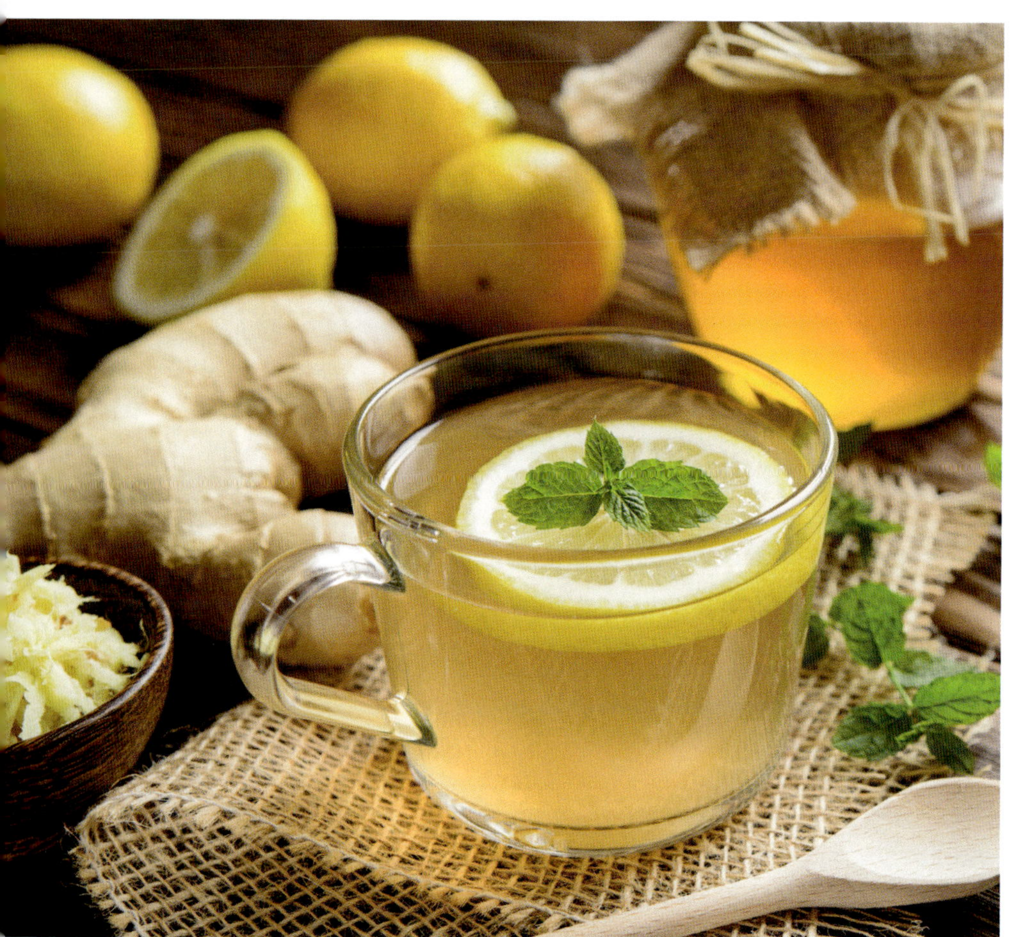

Schwindel ist nicht zu unterschätzen

Ingwer (Zingiber officinale)
Durch das Kauen eines frischen Ingwerstückchens helfen die Inhaltsstoffe des Ingwers einen Schwindel zu besänftigen, auch bei der Reisekrankheit. Wem der frische Ingwer zu scharf ist, kauft im Reformhaus kandierten Ingwer oder kocht sich einen Ingwertee.

Ingwertee
Einige Scheibchen frischen Ingwer mit ¼ Liter kochendem Wasser übergießen, bedeckt ziehen lassen und abseihen. Den Tee, je nach Geschmack, mit Honig süßen und schluckweise trinken.

Ginkgo (Ginkgo biloba)
Diese Heilpflanze verbessert die Durchblutung des Gehirns und zwar „weg vom Rumpf", also in den Glied-

maßen und das bis in die feinsten Kapillargefäße. Untersuchungen haben bewiesen, dass eine Ginkgo-Tinktur Schwindel lindern, ja sogar beseitigen kann. Fertige Ginkgo-Tinkturen gibt es in Apotheken zu kaufen. Wer einen Ginkgo-Baum im Garten hat, kann die Tinktur auch selbst herstellen (siehe Seite 17). Bei Schwindel täglich 3-mal 1 Teelöffel einnehmen. Prophylaktisch reicht 1-mal täglich 1 Teelöffel.

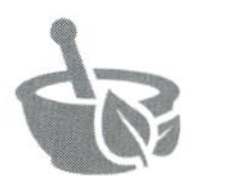

Kürbis
(Cucurbita pepo)

Die Kürbissamen sollen Inhaltsstoffe besitzen, die Schwindel lindern können. Täglich eine Handvoll Samen kauen. (Kürbissamen vom Ölkürbis, haben keine Schalen.)

Kürbissamenbrotaufstrich

1 Handvoll Kürbissamen
1 Avocado
1 Zitrone
1 kleine Zwiebel
Kräutersalz
Pfeffer aus der Mühle
1 Teelöffel Chia-Samen

1 Handvoll Kürbissamen in der Küchenmaschine fein mahlen und in ein Schüsselchen füllen. 1 Avocado, den Saft 1 Zitrone, die fein gehackte kleine Zwiebel, etwas Kräutersalz, Pfeffer aus der Mühle und 1 Teelöffel Chia-Samen dazugeben. Mit einer Gabel alles fein zerdrücken und verrühren. Den Brotaufstrich zweimal am Tag essen.

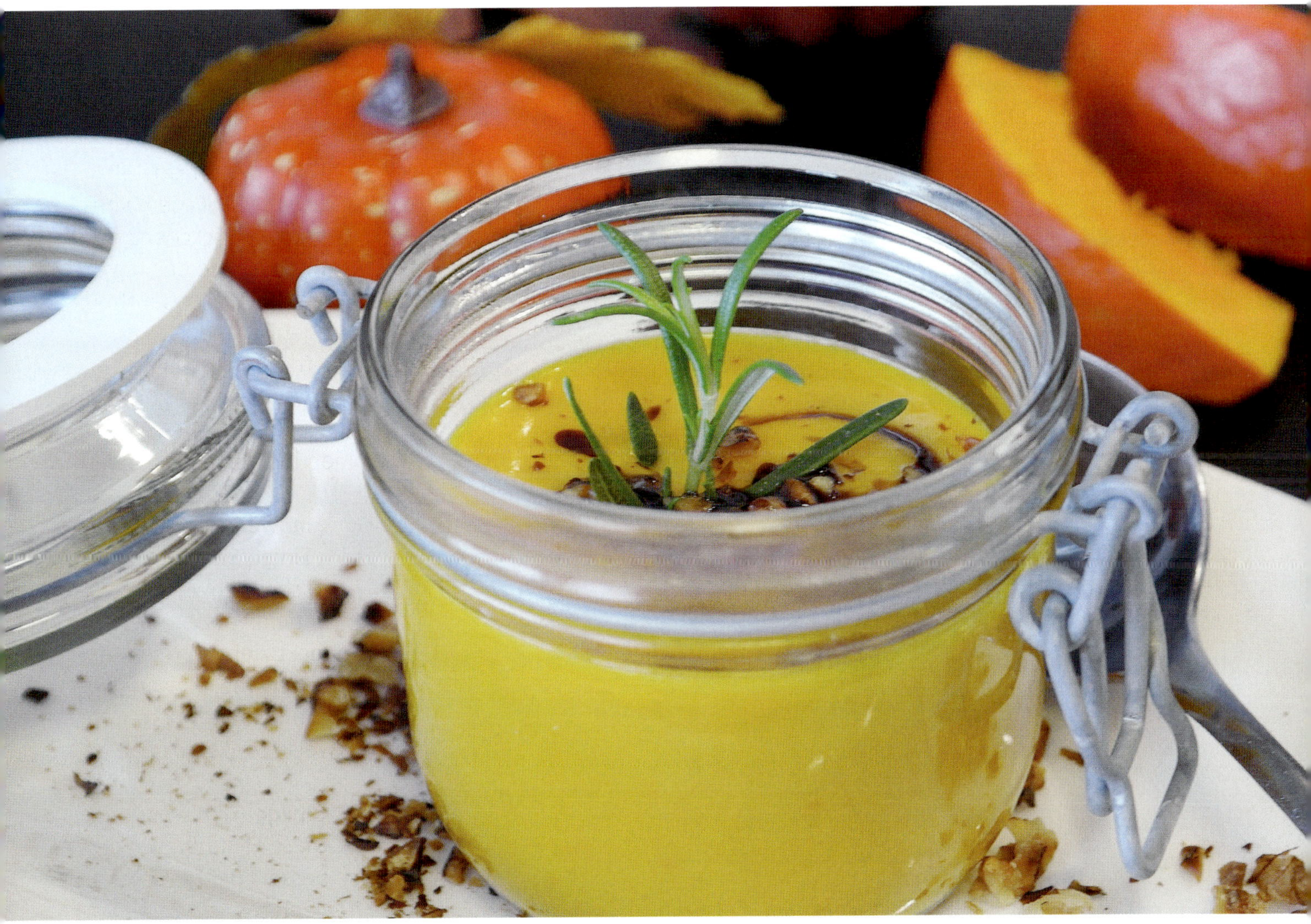

Brotaufstrich vom Kürbis

Nachwort

Liebe Mama!
Ich habe lange überlegt, wie ich mit dem Nachwort für dein neues Buch anfange und was ich überhaupt sagen möchte. Es ist schon so viel gesagt und geschrieben worden, und sich zu wiederholen, wäre wohl nicht so schön. Gedichte mag ich sehr und, wenn ich jemandem etwas Wichtiges sagen möchte, bediene ich mich gerne eines solchen. Dichter finden für vieles passende Worte. Also habe ich mich auf die Suche gemacht und bin fündig geworden. Friedrich Rückert hat in seinem Gedicht „Meine Mutter" mehr als trefflich aufgelistet, was Letztere alles sein kann, und ich habe mir das auf dich am besten Passende herausgepickt. Die Liste ist lang.

In einem Zeitraum von 3 Jahren hast du nun das sechste Buch geschrieben. Das macht mich mächtig stolz. Du überlässt uns, der Familie und auch den Leserinnen und Lesern einen reichen Wissensschatz, der uns allen hilft, gesund zu bleiben oder es wieder zu werden. Bei deinem fünften Buch „Kräuterliesels Smoothies" durfte ich mit dir zusammenarbeiten. Das war eine intensive Erfahrung, die mich geprägt hat. Ich habe und werde noch viel von dir lernen. Darauf freue ich mich.

Die Art, wie du es angehst, ein Buch zu schreiben, beeindruckt mich sehr. Du sitzt hochkonzentriert vor deinen Unterlagen. Im Kopf konstruierst du Sätze, wägst ab, verwirfst, überlegst neu und schreibst erst, wenn du zufrieden mit dir bist, alles auf – quasi druckreif. Deine Notizen sind sauber, eine Seite ist wie die andere. Da ist nichts durchgestrichen, überschrieben oder eingefügt. Das ist unglaublich beeindruckend. Liebe Mama, ich werde alles in meiner Macht stehende tun, dass du so fit bleibst und uns noch lange mit deinen schriftstellerischen Leistungen erfreust. Mein größter Wunsch ist es, deine „Mühlengeschichten" in Buchform in den Händen halten zu können. Diese Geschichten aus deiner Kindheit haben mich als Kind fasziniert und bewegt und ich habe sie meinen Kindern immer gerne weitergegeben. Jetzt wäre die nächste Generation an der Reihe, aber solche Geschichten verschwinden mit dem Menschen, der sie erlebt hat. Daher wäre es schön, sie verewigt zu wissen.

In dem hier vorliegenden Apothekerbuch hast du es wieder geschafft, umfangreiches Wissen, Ratschläge und Tipps leicht verständlich und für jeden nachvollziehbar niederzuschreiben. Es ist ein alltagstaugliches Werk, das jedermann/-frau benutzen kann. In der heutigen Zeit wird es immer bedeutsamer, sich auch mit alternativen, nebenwirkungsfreien und natürlichen Mitteln zu helfen. Auch die Schulmedizin hat ihre Grenzen und es gibt glücklicherweise immer mehr Menschen und auch Mediziner, für die es kein Widerspruch ist, von Naturmedizin und Schulmedizin gleichermaßen zu profitieren. Im Idealfall ergänzen und unterstützen sich beide Bereiche. Du bist für mich der beste Beweis: Eine gesunde Lebensweise hält fit und gesund bis ins hohe Alter. Für mich und meine Familie ist es selbstverständlich, bei Beschwerden erst einmal dich anzusprechen. Häufig kannst du uns weiterhelfen – mit Tinkturen, Salben, Tees und vielen guten Ratschlägen. 70 verschiedene Krankheitsbilder mit nahezu 500 Tipps hast du zusammengetragen. Das ist schon eine ganze Menge, und manch Kranker kann seine Genesung mit natürlichen Heilmitteln und Anwendungstipps unterstützen. So bereicherst du unser aller Leben. Dafür möchte ich dir von Herzen danken und wünsche dir weiterhin viel Glück, Gesundheit und Erfolg!

Alles Liebe.

Deine Tochter Margret

Meine Mutter

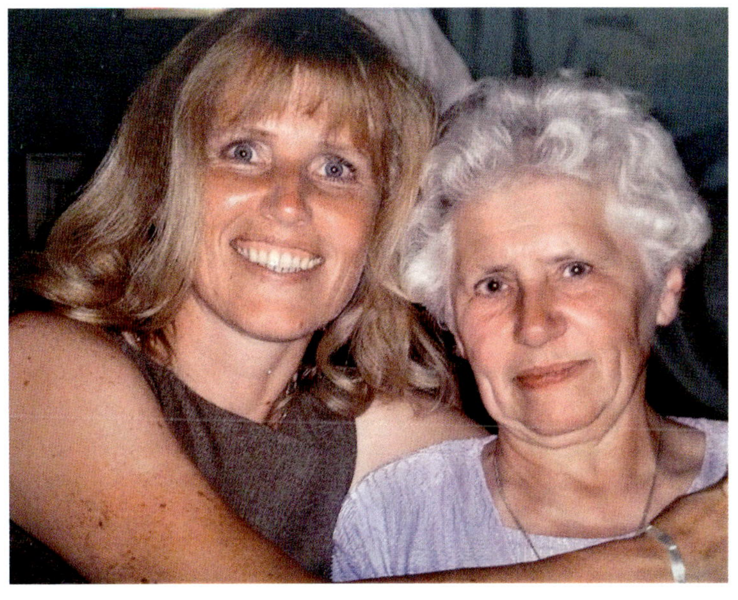

Zeitungsbringerin
Fliegenwedelschwingerin
Fehllose Jägerin
Liebe Beleberin
Kleinmutes Heberin
Sorgenabwenderin
Trostredespenderin
Leidens Abfragerin
Besserungswahrsagerin
Leisanschweberin
Arzneigeberin
Stundenmahnerin
Zeitvertreibsanbahnerin
Temperaturspürerin
Feuernachschürerin
Witterungskünderin [...]
Morgenbegrüßerin
Abendrastversüßerin
Nachtvorleserin [...]
Allzeitunterhalterin
Gesprächsstoffentfalterin
Wunschablauscherin [...]
Allesbeschickerin
Allesüberblickerin
Allesbestreiterin
Krankenkostbereiterin
Festgabebedenkerin
Weihnachtsentenschenkerin
Engelverwenderin
Enkelzuspruchsenderin
Ordnerin,
Schmückerin
Kopfkissenrückerin [...]
Schlummerbecherfüllerin
Kalte Knie Umhüllerin
Nachtruhanwünscherin
Wenn ich wachensmatt bin,
Heimlich schwach
schachmatt bin,
Treue Mitträgerin [...]
Unbelohnt Taglöhnerin
Allzeit frohe Frönerin
Liebliche Verwöhnerin:
Nimm dies Liebeszeichen hin,
Wie ich dir dankbar bin.

Friedrich Rückert 1788 – 1866

Register der Heilpflanzen und Heilmittel

M

N

O

P

Q

R

Register der Krankheitsbilder und Symptome

Bildquellennachweis

akhorn38, Fotolia 268
alessandrozocc, Fotolia 267
Alex Staroseltsev, Fotolia 202
Alexander Raths, Fotolia 253
alexmak, Fotolia 178
Ana Blazic Pavlovic, Fotolia 226-227
andregric, Fotolia 260
angorius, Fotolia 35 m.
ARochau, fotolia 31
ARochau, Fotolia 163
ArtCookStudio, Fotolia 179
Baltazar, Fotolia 146 2.v.o.
Barbara Pheby, Fotolia 146 u.r.
Bellini, Fotolia 107
BillionPhotos.com, Fotolia 146 mitte
bit24, Fotolia 61
Björn Wylezich, Fotolia 219
byheaven, Fotolia 19
chaphot, Fotolia 274
cheri131, Fotolia 278
Creative Family, shutterstock 284
Curcuma_longa_roots.jpg 154
dabjola, shutterstock 81 u.
dabjola, shutterstock 167
daffodilred, Fotolia 92
Dar1930, Fotolia 207
diyanadimitrova, Fotolia 102
doris oberfrank-list, Fotolia 161
doroguzenda, Fotolia 116
drubig-photo, Fotolia 155
Es75, Fotolia 196
eyetronic, Fotolia_69802921 281
Fabrice Alexandre, Fotolia 248
Gaby Kiesewetter, Schupbach 52, 224
Gina Sanders, Fotolia 258
gioiak2, Fotolia 65, 286
Glaser, Fotolia 79
goldbany, Fotolia 171, 188, 245
GreenArt Photography, Fotolia 186, 187
Heike Rau, Fotolia 133
isa870, Fotolia 78
JackF, Fotolia 162
Jacqui Martin, shutterstock 118 u.
JenkoAtaman, Fotolia 20
J. Jung, Limburg 8, 10, 14, 15, 46, 48, 69, 72,87, 89, 95, 103, 108, 113, 180, 221, 218
jopelka, shutterstock 18
JPC-PROD, Fotolia 158
jumpgrafik 60, 62
Karl Newedel 25 (alle), 26, 27
Kazakov Maksim, shutterstock 34, 123, 148, 254
kichigin19, Fotolia 47
Klaus-Dieter Häring, Elbtal 15, 16, 17, 28, 36, 43, 50 o., 50 u., 54, 59, 65 u.r., 68 u., 71, 80 l., 81 o., 82, 86 o., 87 o., 130 o., u., 132, 138, 257, 297
Köpenicker, Fotolia 255
Kristin Gründler, Fotolia 262
Kyrill Ritschtschow, Fotolia 240
Kzenon Fotolia_ 31, 243
leszekglasner, Fotolia 214
leungchopan, Fotolia 277
LianeM, Fotolia 223
liimit, Fotolia 22
Lotus Images, shutterstock 147, 2.v.o.
M. Schuppich, Fotolia 66, 139
mahey, Fotolia 282
Manfred Ruckszio, shutterstock 247
Maridav, Fotolia 115
Marina Lohrbach, Fotolia 32
Markus Mainka, Fotolia 23
masterq, Fotolia 153
mates, Fotolia 146 u.l.
Monika Wisniewska, Fotolia 39 u.
Morphart Creation, shutterstock 17
Mushy_Fotolia 68 o.
nadine333, Fotolia 68 m.
nataliya_rodenko, Fotolia 30
Natika, Fotolia 146 o.
Nattika, shutterstock 147 u.
noirchocolate, Fotolia 290
Peter Maszlen, Fotolia 264
petrrgoskov, Fotolia 98 o.
photocrew, Fotolia 219
PhotoEd, Fotolia 146 m.l.
Photographee.eu, Fotolia 168
Photographee.eu, Fotolia 164
picsbyst, Fotolia 177
Picture-Factory, Fotolia 136, 256, 269
pixaybay: 17 o., 49, 55 u., 55 o.,67, 62 u., 73, 74 o., u., 75, 76, 84, 83, 88, 99 beide, 100, 119 u., 121, 124, 127 o., 129, 140 (beide), 150, 151, 152, 165, 178 o.l., 183 u., 184 u., 190 , 203, 209 l. , 237, 251, 254, 259, 271 u.r., 279, 291 ,
pixelunikat, Fotolia 105
rainbow33, Fotolia 160
rdnzl, Fotolia 212
Robert Kneschke, Fotolia 156
Room76 Photography, Fotolia 86
sasimoto, Fotolia 244
scerpica, Fotolia 242
Schlierner, Fotolia 147 3.v.o., 272
Sebastian Duda, shutterstock 12
siwaporn999, Fotolia 128
solstizia, Fotolia 94
Sonja Birkelbach, Fotolia 213
Sriba3, Fotolia 189
Stefan Körber, Fotolia 166
Studio7192, Fotolia 203
suriya, fotolia 143
Swapan, Fotolia 133
tibanna79, Fotolia 151
Tomsickova,Fotolia 239
Tubifex 107
TwilightArtPictures, Fotolia 77 r. u. l.
Uryadnikov Sergey, Fotolia 134
v.apl, shutterstock 39 o.
VadimGuzhva, Fotolia 104
vladimirfloyd, Fotolia 98 u.
volff, Fotolia 147 o.
wasanajai, shutterstock 91
were, Fotolia 110
whatamiii, Fotolia 275
womue, Fotolia 241
Zerbor, Fotolia 273
Zhukov Oleg, shutterstock 122

Creative commons:
Agong1 288 u.r.
Aiwok 209 r.
AlaskaDave 208
Aleš Kladnik 200
Alvals 64
André Helbig 120 u-
André Karwath 120 o.
anniesannuals 53
anniesannuals 42
AnRo0002 188 m., 201
Assianir 289
Astralek 288 o.l.
Badagnani 127 u.
Assianir 289
Astralek 288 o.l.
Badagnani 127 u.
Böhringer Friedrich 122
C. T. Johansson 173
Captain-tucker 271 m.r.
CHK46 53
Christian Fischer 56-57, 114, 215 mitte, 261
Danny Steven S. 176 (klein)
David Monniaux 45
David Niergarth 70, 203
Deyan Vasilev 41 o.
Dominicus Johannes Bergsma 271 u.l.
Dwight Sipler 125
Eli Shany 237
Eric Toensmeier 191
EugeneZelenko 58 r.
Fornax 195
H. Zell 56 u., 65 o., 176, 179 u.r., 179 o., 206, 211, 230 o, 259
Hajotthu 53 u.l., 183 o.
Guido Gerding 194
Goldmull 285
Hedwig Storch 184 o., 228
Hugo.arg 89 u., 131, 144 r.
Jamain 206
Jerzy Opioła 111
John Tann 217
JoJan 58 l.
Jonas Bergsten 174
Jörg Hempel 252
Jürgen Howaldt 172
Karelj 29
KaukOr 257 u.
Kor!An 271 o.
Krzysztof Ziarnek 126
Lazaregagnidze 205
Llez 44
Maja Dumat 40 u., 225
MarkusHagenlocher 56 o.l.
Mars2002 280
Matt Lavin 175, 192-193
Michael Wolf 181
Milgesch 122
Mountainhills 173
MurielBendel 142
Myrabella 198-199
myself/Molekuel 289
Nico&Co 270
O. Pichard 144 l.
Paul Fenwick 90
peganum 230 u., 246
Plenuska 106, 283Pethan 35 o.
PRA 229 o.
Public domain 41, 57 r., 63, 141, 231 u.
Puusterke 188 o.
Qwert1234 35 u.
Qwertzy2 263
Ra'ike 159 l., 159 r.
Raffi Kojian 108 o.
Rameshng 182
Rasbak 141
Rob Hille 236
Rumen Evtimov 266
Salicyna 234-235
Sanja565658 231 o.
Simon Eugster 65
Tangopaso 101
Tigerente 2, 37. 222
Udo Schmidt 233
Waugsberg 285
WeeJeeVee 117, 271 m.l.
Willow 80
Wolfgang1018 185
YvoBentele 165
Zachi Evenor 135
Zeynel Cebeci 51, 197

Weitere Bücher von Liesel Malm

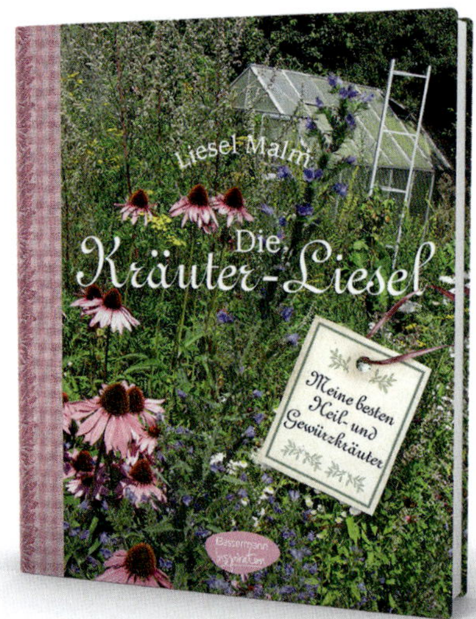

208 Seiten
durchgehend farbig bebildert
ISBN 978-3-572-08062-5
Auch als E-Book erhältlich

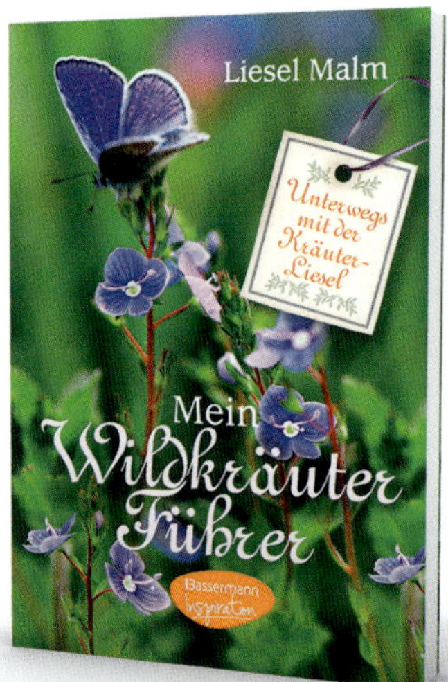

320 Seiten
durchgehend farbig bebildert
ISBN 978-3-572-08167-7

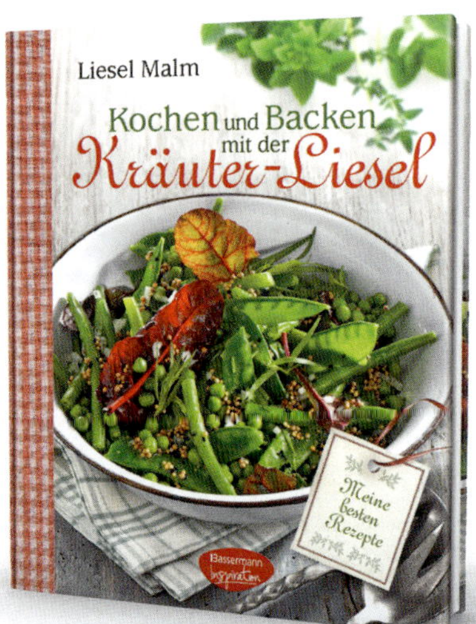

144 Seiten
durchgehend farbig bebildert
ISBN 978-3-572-08172-1

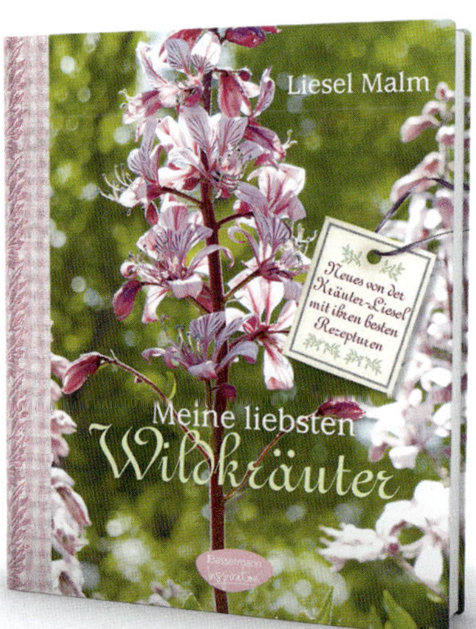

192 Seiten
mit 250 Farbfotos
ISBN 978-3-572-08149-3
Auch als E-Book erhältlich

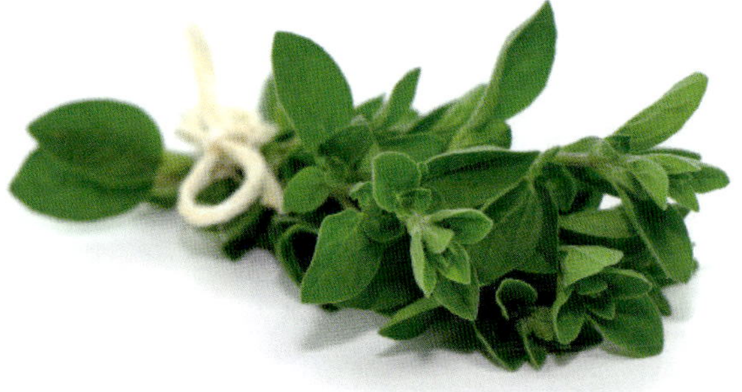

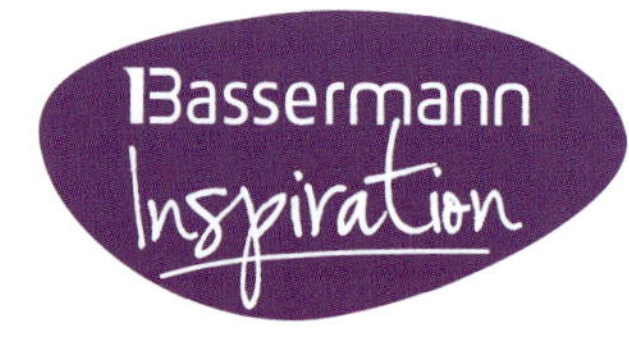

www.bassermann-verlag.de

Besuchen Sie uns auch auf